全国中医药行业高等教育"十四五"规划教材

全国高等中医药院校规划教材（第十一版）

中药加工与炮制学

（供中药学类、中医学类、中西医临床医学等专业用）

主　编　王秋红

中国中医药出版社

·北　京·

图书在版编目（CIP）数据

中药加工与炮制学 / 王秋红主编 . —北京：中国中
医药出版社，2022.1（2023.6重印）
全国中医药行业高等教育"十四五"规划教材
ISBN 978-7-5132-6788-5

Ⅰ . ①中… Ⅱ . ①王… Ⅲ . ①中药加工—中医学院—
教材 ②中药炮制学—中医学院—教材 Ⅳ . ① R28

中国版本图书馆 CIP 数据核字（2021）第 052079 号

融合出版数字化资源服务说明

全国中医药行业高等教育"十四五"规划教材为融合教材，各教材相关数字化资源（电子教材、PPT 课件、
视频、复习思考题等）在全国中医药行业教育云平台"医开讲"发布。

资源访问说明

扫描右方二维码下载"医开讲 APP"或到"医开讲网站"（网址：www.e-lesson.cn）注
册登录，输入封底"序列号"进行账号绑定后即可访问相关数字化资源（注意：序列号
只可绑定一个账号，为避免不必要的损失，请您刮开序列号立即进行账号绑定激活）。

资源下载说明

本书有配套 PPT 课件，供教师下载使用，请到"医开讲网站"（网址：www.e-lesson.cn）认证教师身份后，
搜索书名进入具体图书页面实现下载。

中国中医药出版社出版

北京经济技术开发区科创十三街 31 号院二区 8 号楼
邮政编码 100176
传真 010-64405721
保定市西城胶印有限公司印刷
各地新华书店经销

开本 889×1194 1/16 印张 22 字数 588 千字
2022 年 1 月第 1 版 2023 年 6 月第 2 次印刷
书号 ISBN 978-7-5132-6788-5

定价 82.00 元
网址 www.cptcm.com

服 务 热 线 010-64405510 微信服务号 zgzyycbs
购 书 热 线 010-89535836 微商城网址 https://kdt.im/LIdUGr
维 权 打 假 010-64405753 天猫旗舰店网址 https://zgzyycbs.tmall.com

如有印装质量问题请与本社出版部联系（010-64405510）

全国中医药行业高等教育"十四五"规划教材
全国高等中医药院校规划教材（第十一版）

《中药加工与炮制学》
编 委 会

全国中医药行业高等教育"十四五"规划教材
全国高等中医药院校规划教材（第十一版）

专家指导委员会

名誉主任委员

余艳红（国家卫生健康委员会党组成员，国家中医药管理局党组书记、副局长）

主任委员

王志勇（国家中医药管理局党组成员、副局长）

秦怀金（国家中医药管理局党组成员、副局长）

副主任委员

王永炎（中国中医科学院名誉院长、中国工程院院士）

张伯礼（天津中医药大学名誉校长、中国工程院院士）

黄璐琦（中国中医科学院院长、中国工程院院士）

卢国慧（国家中医药管理局人事教育司司长）

委　员（以姓氏笔画为序）

王　伟（广州中医药大学校长）

石　岩（辽宁中医药大学党委书记）

石学敏（天津中医药大学教授、中国工程院院士）

匡海学（教育部高等学校中药学类专业教学指导委员会主任委员、黑龙江中医药大学教授）

吕文亮（湖北中医药大学校长）

朱卫丰（江西中医药大学校长）

刘　力（陕西中医药大学党委书记）

刘　星（山西中医药大学校长）

安冬青（新疆医科大学副校长）

许二平（河南中医药大学校长）

李灿东（福建中医药大学校长）

李金田（甘肃中医药大学校长）

杨　柱（贵州中医药大学党委书记）

余曙光（成都中医药大学校长）

谷晓红（教育部高等学校中医学类专业教学指导委员会主任委员、北京中医药大学党委书记）

冷向阳（长春中医药大学校长）

宋春生（中国中医药出版社有限公司董事长）

陈　忠（浙江中医药大学校长）

陈可冀（中国中医科学院研究员、中国科学院院士、国医大师）

金阿宁（国家中医药管理局中医师资格认证中心主任）

周仲瑛（南京中医药大学教授、国医大师）

胡　刚（南京中医药大学校长）

姚　春（广西中医药大学校长）

徐安龙（教育部高等学校中西医结合类专业教学指导委员会主任委员、北京中医药大学校长）

徐建光（上海中医药大学校长）

高秀梅（天津中医药大学校长）

高树中（山东中医药大学校长）

高维娟（河北中医学院院长）

郭宏伟（黑龙江中医药大学校长）

曹文富（重庆医科大学中医药学院院长）

彭代银（安徽中医药大学校长）

路志正（中国中医科学院研究员、国医大师）

熊　磊（云南中医药大学校长）

戴爱国（湖南中医药大学校长）

秘书长（兼）

卢国慧（国家中医药管理局人事教育司司长）

宋春生（中国中医药出版社有限公司董事长）

办公室主任

张欣霞（国家中医药管理局人事教育司副司长）

李秀明（中国中医药出版社有限公司副经理）

办公室成员

陈令轩（国家中医药管理局人事教育司综合协调处副处长）

李占永（中国中医药出版社有限公司副总编辑）

张峘宇（中国中医药出版社有限公司副经理）

沈承玲（中国中医药出版社有限公司教材中心主任）

前　言

为全面贯彻《中共中央 国务院关于促进中医药传承创新发展的意见》和全国中医药大会精神，落实《国务院办公厅关于加快医学教育创新发展的指导意见》《教育部 国家卫生健康委 国家中医药管理局关于深化医教协同进一步推动中医药教育改革与高质量发展的实施意见》，紧密对接新医科建设对中医药教育改革的新要求和中医药传承创新发展对人才培养的新需求，国家中医药管理局教材办公室（以下简称"教材办"）、中国中医药出版社在国家中医药管理局领导下，在教育部高等学校中医学类、中药学类、中西医结合类专业教学指导委员会及全国中医药行业高等教育规划教材专家指导委员会指导下，对全国中医药行业高等教育"十三五"规划教材进行综合评价，研究制定《全国中医药行业高等教育"十四五"规划教材建设方案》，并全面组织实施。鉴于全国中医药行业主管部门主持编写的全国高等中医药院校规划教材目前已出版十版，为体现其系统性和传承性，本套教材称为第十一版。

本套教材建设，坚持问题导向、目标导向、需求导向，结合"十三五"规划教材综合评价中发现的问题和收集的意见建议，对教材建设知识体系、结构安排等进行系统整体优化，进一步加强顶层设计和组织管理，坚持立德树人根本任务，力求构建适应中医药教育教学改革需求的教材体系，更好地服务院校人才培养和学科专业建设，促进中医药教育创新发展。

本套教材建设过程中，教材办聘请中医学、中药学、针灸推拿学三个专业的权威专家组成编审专家组，参与主编确定，提出指导意见，审查编写质量。特别是对核心示范教材建设加强了组织管理，成立了专门评价专家组，全程指导教材建设，确保教材质量。

本套教材具有以下特点：

1.坚持立德树人，融入课程思政内容

把立德树人贯穿教材建设全过程、各方面，体现课程思政建设新要求，发挥中医药文化育人优势，促进中医药人文教育与专业教育有机融合，指导学生树立正确世界观、人生观、价值观，帮助学生立大志、明大德、成大才、担大任，坚定信念信心，努力成为堪当民族复兴重任的时代新人。

2.优化知识结构，强化中医思维培养

在"十三五"规划教材知识架构基础上，进一步整合优化学科知识结构体系，减少不同学科教材间相同知识内容交叉重复，增强教材知识结构的系统性、完整性。强化中医思维培养，突出中医思维在教材编写中的主导作用，注重中医经典内容编写，在《内经》《伤寒论》等经典课程中更加突出重点，同时更加强化经典与临床的融合，增强中医经典的临床运用，帮助学生筑牢中医经典基础，逐步形成中医思维。

3.突出"三基五性"，注重内容严谨准确

坚持"以本为本"，更加突出教材的"三基五性"，即基本知识、基本理论、基本技能，思想性、科学性、先进性、启发性、适用性。注重名词术语统一，概念准确，表述科学严谨，知识点结合完备，内容精炼完整。教材编写综合考虑学科的分化、交叉，既充分体现不同学科自身特点，又注意各学科之间的有机衔接；注重理论与临床实践结合，与医师规范化培训、医师资格考试接轨。

4.强化精品意识，建设行业示范教材

遴选行业权威专家，吸纳一线优秀教师，组建经验丰富、专业精湛、治学严谨、作风扎实的高水平编写团队，将精品意识和质量意识贯穿教材建设始终，严格编审把关，确保教材编写质量。特别是对32门核心示范教材建设，更加强调知识体系架构建设，紧密结合国家精品课程、一流学科、一流专业建设，提高编写标准和要求，着力推出一批高质量的核心示范教材。

5.加强数字化建设，丰富拓展教材内容

为适应新型出版业态，充分借助现代信息技术，在纸质教材基础上，强化数字化教材开发建设，对全国中医药行业教育云平台"医开讲"进行了升级改造，融入了更多更实用的数字化教学素材，如精品视频、复习思考题、AR/VR等，对纸质教材内容进行拓展和延伸，更好地服务教师线上教学和学生线下自主学习，满足中医药教育教学需要。

本套教材的建设，凝聚了全国中医药行业高等教育工作者的集体智慧，体现了中医药行业齐心协力、求真务实、精益求精的工作作风，谨此向有关单位和个人致以衷心的感谢！

尽管所有组织者与编写者竭尽心智，精益求精，本套教材仍有进一步提升空间，敬请广大师生提出宝贵意见和建议，以便不断修订完善。

国家中医药管理局教材办公室

中国中医药出版社有限公司

2021 年 5 月 25 日

编写说明

　　全国中医药行业高等教育"十四五"规划教材《中药加工与炮制学》是首次编写的针对中药资源与开发、中草药栽培与鉴定等专业的规划教材。目前，我国有四十多所高校开设中药资源与开发、中草药栽培与鉴定专业，自1992年开始招生，至今已经具有较大规模。除了占比49%的中医药院校，药科大学、农业大学、西医院校、农林学院、民族大学等高校也有开设。作为中医药产业前端的中药加工与炮制，涵盖中药材采收、产地加工、炮制等内容，是连接中药材种植、养殖和临床应用的桥梁，其意义在于为中医临床治疗提供优质的中药饮片，保障中医药治疗效果和用药安全。在中医药漫长的发展历程中，中药加工与炮制已成为中医药的特色和标志，在产业链条中的位置极其重要，其学科发展也极具特色。但遗憾的是，还没有一本适用于中药资源与开发、中草药栽培与鉴定等专业的，反映中药材采收—产地加工—炮制加工全貌的规划教材。中药资源与开发等专业的教学一直使用《中药炮制学》教材，教材内容仅见从药材到饮片的后续加工过程，对于中药材采收、产地加工没有涉及，教材内容与专业需求不相匹配，存在知识空白点，这对于该专业的教学肯定是不适合的。纵观中药加工与炮制的发展历程，从药用动植物的采收，到产地加工、炮制、粉碎、贮藏，甚至丸、散、膏、丹制作等都属于传统中药加工与炮制范畴。此次编写正是回归本原，并首次针对中药资源与开发、中草药栽培与鉴定等专业教学要求进行编写。该书作为一本系统介绍中药加工与炮制学的教材，适用于中药学类、中医学类、中西医临床医学、药学等专业的本科教学使用。

一、本教材主要特色

　　本教材对课程的知识结构框架和具体内容进行了较大的调整。在体例上，前半部分主要集中了对基本概念、理论、方法的介绍，加强对理论的总结和提炼。以往对加工与炮制理论的概括远远不足，以致于一般认为中药加工与炮制是一项专门技术，仅仅停留在技术层面。本教材系统总结了加工与炮制的传统理论，对核心内容——对药性的影响进行了专章论述。后半部分则主要是以对内涵解析的现代视角对代表中药品种的加工与炮制内容进行介绍。在内容上，重新梳理并明确了中药材采收、产地加工、炮制概念的内涵与外延，提出广义"中药炮制"的概念；对加工与炮制的发展、理论与技术的形成脉络进一步整理，对各味药的"加工与炮制沿革"予以概括介绍；融入新时期"新医科"的医学发展理念，对课程定位、与其他学科的关系进行介绍；首次在教材中总结加工与炮制文化的传承性，概括"药帮"与炮制流派、"道地药材"的历史与现实意义；首次把炮制转化多糖、炮制性味理论及发酵法原理研究等最新研究成果补充到中药加工与炮制研究中；对于中药饮片生产、经营所涉及的法律、法规进行了较为全面的汇总；对个别药味增写了"辨析思考"的内容，以利于引导、培养学生的辨析性思维。本教材在编写中突出了实践创新型人才培养、中医思维方式养成、中药加工与炮制文化传输的理念。助力推进课程思政建设，把加工与炮制的"品味虽贵，必不敢减物力；炮制虽繁，必不敢省人工"的工匠精神融入思政教育中，更好地体现教材服务于教育"立德树人"的根本任务。

二、本教材主要内容

全书分 11 章，第一至十章概括介绍中药加工与炮制的发展历程、基本理论、加工与炮制目的及对药物的影响、质量要求与包装贮存、采收、加工、净制、切制及炮制法，以及其现代研究的方法与内容；第十一章按照入药部位排序，对代表、特色中药品种，对其来源、采收、产地加工、炮制法、历史沿革、质量要求、炮制作用与相关研究分别予以介绍，共收录 174 味中药的加工与炮制内容。

三、本教材编写分工

原卫生部药政局副局长、原国家食品药品监督管理局注册司司长、资深中药炮制专家张世臣教授担任本教材主审。本教材第一章《绪论》由王秋红编写；第二章《中药加工与炮制的传统理论》由石继连编写；第三章《中药加工与炮制目的及对药物的影响》由张春凤编写；第四章《质量控制与包装贮藏》由蒋桂华、王晖编写；第五章《中药材采收》由金传山、笪舫芳、范新凤编写；第六章《产地加工》由李玮、梁泉、邓亚利编写；第七章《净制》由王延年编写；第八章《饮片切制》由戴万生编写；第九章《中药炮制》由李越峰、李林编写；第十章《中药加工与炮制研究》由李伟、曹岗编写；第十一章《常用中药的加工炮制》由李红伟、张凡、李慧芬、汪金玉、王知斌、杨新杰、李艳凤、肖井雷、刘先琼、杜红、周改莲、付小梅、孟祥龙、王少男共同编写。由于本教材为首编教材，经过副主编第一轮审稿后，金传山、李玮、李红伟、李伟、王知斌、李林 6 位老师又参与了第二轮审稿，主编进行第三轮审稿。王光宁老师任学术秘书。

本教材配套的数字化教材由王秋红、李玮、李慧芬、李艳凤、马恩耀负责组织编写，两家专业饮片生产企业广州采芝林药业有限公司、江西景德中药股份有限公司为编写提供了大量实物样本、图片和视频资料。

本教材的编写得到了中国中医药出版社的信任与大力支持，得到了参编院校各级领导的热情鼓励与支持，在此深表谢意。由于编写时间紧张，虽经全体编委会老师辛苦努力，疏漏之处仍在所难免，恳请各院校在使用本教材过程中多提出宝贵意见，以便再版时修订提高。

《中药加工与炮制学》编委会
2021 年 12 月

目　录

第一章
绪 论

扫一扫，查阅本章数字资源，包含PPT、视频、图片等

第一节 概 述

一、中药材采收、产地加工与中药炮制的概念

中药主要来源于自然界的动物、植物、矿物，但其原药用植物、动物及原矿石，一般不可以直接入药，必须按照中药特有的加工炮制方法，经过采收、产地加工及炮制后制成中药饮片才能用于临床调剂配方或中成药生产。中药饮片是中药材经过炮制后可直接用于中医临床或制剂生产使用的处方药品。中药材经加工炮制后，其外观性状和药物性味、功能均发生较大变化，更利于临床疗效的发挥并保障用药安全。获得优质中药饮片，提高临床疗效，保障临床用药安全，是中药加工与炮制的根本目的。

中药材采收，又称采集，是按照中医药理论，选择正品药用植物、动物，在特定的季节和时间，以一定的方法，选取规定的药用部位，并除去非药用部位和杂质的中药加工技术。由于矿物药不受生物生长期影响，所以大多全年可采。动、植物的采收应适时，长期以来形成了各品种特有的"采造时月"。

产地加工是将采收获得的新鲜药材就近在产地进行净制、干燥，以及以特定方法加工，使其成为中药材的加工技术。采收与产地加工是两个连续的处理步骤。

中药炮制是在长期的中医医疗实践中，依据中医药基本理论，按照中医临床辨证施治的用药需求和药物自身的性质，形成的对中药进行加工处理、独具特色的制药理论与技术。狭义"中药炮制"的概念和范畴，仅指从中药材成为饮片的加工过程，即不包含采收、产地加工的内容。而广义上，中药独有的加工技术统称为炮制，包含采收、产地加工、炮制加工、其他加工等内容，与传统中药炮制的范畴相一致。炮制范畴的变化与社会分工细分和学科分类细化有关。

中药炮制在历史上又称为"炮炙""修治""修事"。古称谓多用"炮炙"一词，突出了用火加工处理药物的方法；"修治""修事"则包含了对中药的所有加工处理内容，即采、净、干、切、炒、藏等。传统"炮炙"的概念甚至包括调剂、煎煮、粉碎、筛药，以及制备丸、散、膏、丹的内容。

随着中医药学的发展和制药技术的进步，对药材加工处理已超出了火处理的范围，"炮炙"二字已不能确切反映和概括药材加工处理的全貌。现今，"炮制"已经固化为概括中药加工处理的专有名词，"炮"代表各种与火有关的加工处理方法和技术，"制"则代表各种更广泛的加工处理方法和技术。

近年来，中药饮片加工呈现出向产地加工，甚至采收环节延伸的趋势，这恰与广义"炮制"的范畴相一致。产地加工、趁鲜加工、炮制一体化蓬勃兴起，越来越多的饮片生产企业已经把生产延伸到产地，从源头上控制饮片质量。实际上，当今的饮片炮制生产已经覆盖了采收、产地加工和炮制在内的全部加工环节。

传统的中药加工与炮制，其理论与技术的形成和发展历时数千年，现已形成了独特的理论和工艺技术体系，是中医药学的特色和优势，在中医药学的发展进程中起到了极为重要的、不可替代的作用。

中药加工与炮制学是研究中药加工与炮制的传统理论、历史沿革、工艺技术、加工与炮制原理、饮片质量标准及其发展方向的学科，是一门极具发展前景的综合应用学科。

二、中药加工与炮制学的任务

1. 探讨加工与炮制原理　中药加工与炮制理论是在长期的用药实践中逐渐形成的，是中医药理论的重要组成部分，与中医药理论一样起源于朴素的、直观的古代哲学体系，即以"五行"划分物质世界，以"阴阳""五行生克"认识物质世界的属性、规律，并以此为基础形成中药的"四气""五味""归经""有毒无毒"的药性认识。加工与炮制理论的核心内容是炮制改变药性，尤其是对性味的影响。对中药药性内涵的阐释是中药研究的基本、难点问题，而对炮制改性内涵的研究则是加工与炮制原理研究的核心问题。现代生命科学以解剖、细胞、分子、微生物为基础研究生命现象及药物的作用。以现代科学阐释加工与炮制原理是中医药现代化的重要内容。

2. 改进和规范加工与炮制工艺　饮片加工往往存在各地各法、各药各法的情况，又由于中药自身品种众多、产区不同，种养殖技术不一致，以致难以形成统一的加工与炮制工艺技术规范。目前还是以沿袭古法加工为主，整体工艺技术水平较低，距离规范智能化的现代生产模式还有较大差距。因此，研究并改进加工与炮制工艺，使之科学化、规范化，并提高其自动化、智能制造的水平，是一项重要任务。

3. 制定科学合理的中药材、饮片质量标准　中药加工与炮制对应的标准包括中药材标准、中药饮片标准两种。现行国家各级标准中还是以中药材标准为主，也有较多品种增加了中药饮片标准，一般规定炮制、性状、鉴别、检查、浸出物、含量测定、性味与归经、功能与主治、用法与用量、贮藏等内容，其中检查项目中主要包含水分、总灰分、酸不溶性灰分、重金属及有害元素、农药残留等内容。但是也存在如下问题：饮片标准大多类同于药材标准，普遍缺少反映饮片加工后变化的特征指标，尤其是内在活性成分变化的指标；有效性指标还不够确切，难以量化；安全性指标缺少标准制定依据的研究。因此，制定科学合理的真正反映中药材和中药饮片内在质量及药效作用的质量评价体系是一项迫切的任务。

4. 传承创新，促进学科发展　中药加工与炮制学是中药学一级学科下最具特色的二级学科。历经长期的发展历程，认识水平由最初的古代朴素哲学体系到科学技术高度发展的今天，其内容既有科学合理的精华部分，又有不合理的部分，在没有深入归纳总结的前提下，不宜轻易否定传统的炮制理论和操作技术，应在传承精华的基础上推陈出新，培养特色人才，全面促进学科的发展，使作为中医药学特色的中药加工与炮制学能够更好地服务于中医临床。

三、与其他课程的衔接

新的时期，我国中医药高等教育提出了"新医科"的发展理念，即在以人工智能、大数据为代表的新一轮科技革命和产业变革的背景下，医、工、理、文学科交叉融合的创新"医科"发展思路。中药加工与炮制学本身就是一门综合性应用技术科学，除了与中医学、中药学、中药鉴定学、中药药剂学等基础中医、中药学科有着十分密切的关系外，随着学科的发展，与微生物学、分子生物学、免疫学等医科学科，与机械制造、自动化控制、生物工程学等工科学科，与数理科学、物理化学、有机化学等理科学科，与中医史等文科学科，衔接也很紧密。

1. 与医药信息学的关系 大数据时代，医药信息学覆盖了中药产业链条的全部，中药加工与炮制是连接中药种植和临床使用的中间环节，大数据信息的采集、建立数据分析处理平台，已然成为指导中药加工与炮制生产的指挥棒。应用大数据分析技术，组合应用卫星遥感、人工智能制造和智能控制等技术，将是中药加工与炮制生产升级的方向。

2. 与中药资源学的关系 中药资源是保证饮片质量的首要环节。目前中药资源已由早期的野生为主，转变为人工种、养殖为主，并推行 GAP 管理。GAP 基地建设、中药种质资源鉴定、基地生态环境研究、种苗繁育技术、栽培技术、养殖技术、质量监控等内容是中药资源学主要的研究内容，均与下游的中药加工与炮制息息相关。

3. 与中药化学的关系 中药化学是中药加工与炮制学的专业基础课，是加工与炮制原理研究、性味物质基础研究、药材和饮片质量研究的必要手段和方法。随着色谱–质谱联用、色谱–核磁联用、微量取样、在线工业视觉–成分检测等中药化学研究技术和方法的升级，极大拓展了中药加工与炮制研究的方法。

4. 与中药药理学的关系 中药药理学同样是中药加工与炮制学的专业基础课，是研究对药性、功效、毒性影响，评价饮片药效作用的重要研究手段。药效指标是评价饮片质量的金指标，而有效成分指标是更易量化的、可测量的次级评价指标，饮片的安全性评价更要采用药理学分支——毒理学的研究方法，所以中药加工与炮制学同中药药理学密切相关。

5. 与生物工程学的关系 现代生物工程学是以基因、细胞、微生物、酶和发酵工程为主体的科学技术体系。现代生物工程学的各种技术为中药加工与炮制研究提供了先进的手段和方法，如生物芯片为中药加工分子水平的机制研究提供方法，同时中药发酵法本身就属于发酵工程的范围，在制取生物转化产物上与现代生物工程异曲同工，而加工与炮制的许多方法均与酶的作用相关，所以生物工程学将成为研究的有力助力。

第二节 起源与发展

一、中药加工与炮制的起源

中药加工与炮制伴随着中药的发现和应用而起源。药食同源，故中药采收与食物的获取直接相关，即植物药的采集和动物药的捕集是在古人获取食物的过程中形成的。产地加工、炮制加工与饮食加工具有同源性。

中药的发现始于原始社会，在使用中药时，人们用最古朴的方式将之洗净，用手擘破，用石块打碎，捣为粗末，用牙齿咬咀成小段，或晾晒贮存，由此形成了中药加工的萌芽。火、陶器、酒的发明，极大地推动了加工与炮制技术的发展。随着生产力水平的提高和中药用药品种的扩大，加工与炮制技术也不断丰富和提高，经过世代的传承积累，实践经验上升为理性认识，逐渐形成了中药材特有的制药法——中药加工与炮制技术。

火的发现，使古人住、食、衣的生活条件得以极大改善。《礼记·礼运》记载："未有火化，食草木之实，鸟兽之肉，饮其血，茹其毛。未有麻丝，衣其羽皮。后圣有作，然后修火之利，范金合土，以为台榭宫室牖户，以炮以燔，以烹以炙，以为醴酪。"归功于"修火之利"，使食物炮生为熟。《礼纬含文嘉》云："燧人氏始钻木取火，炮生为熟，令人无腹疾，有异于禽兽。"同时也出现了各种以火加工炮制药物的方法和技术，从古称"炮炙"一词中，可见一斑，"炮""炙"均源于食物加工。时至今日，以火处理药物仍是中药加工与炮制的主要内容。

陶器的制作，以及后期铜器、铁器的出现使用，也提供了中药加工与炮制必需的工具器皿，为其发展创造了必要的条件。

酒在我国起源很早，其历史可追溯到新石器中期的仰韶文化时期。新石器晚期的龙山文化时期已有专用的陶制酒器。商代殷墟出土的甲骨文中有"鬯其酒"的记载，东汉班固《白虎通义》释之："鬯者，以百草之香，郁金合而酿之成为鬯。"酒为"百药之长"，具有多种药效作用，酒作为炮制的重要辅料，可以降低寒性，引药上行，增强活血祛瘀之效。酒的发明说明先人较早就有了发酵技术，而且以发酵酒曲入药（六神曲的前身）。酒是良好的有机溶剂，富含乙醇等醇、酸、酯类物质，与近代制药工业以乙醇做溶媒提取亦有同工之妙。

二、中药加工与炮制的发展历程

在近两千年的漫长发展历程中，中药加工与炮制大体可以分成以下 4 个发展阶段：春秋战国至宋代（公元前 722 年—1279 年）是中药加工与炮制技术的起始和形成时期；金元、明时期（1280—1644 年）是中药加工与炮制理论的形成完善时期；清代（1645—1911 年）是中药加工与炮制品种和技术的扩大应用时期；近现代（1911 年以后）是与现代医学融合的振兴、发展时期。

（一）春秋战国至宋代

春秋战国时期，医药逐渐脱离巫学，中医诊治疾病的理论体系开始形成，中药加工与炮制技术初现端倪，饮片品种散在各中医文献中。

安徽阜阳双古堆汝阴侯夏侯灶（汉高祖刘邦开国功臣夏侯婴之子，卒于公元前 165 年）墓出土的西汉初年汉简中，记载有药物、功用、病证等内容，可见"煮""焙"等炮制法，以及"燔牡蛎""煮陈蒲"等熟药的记载。

湖南长沙马王堆汉墓出土的帛书《五十二病方》中，记载了修治、切制、水制、火制、水火共制等炮制内容。如"取杞本长尺，大如指，削，木臼中，煮以酒""止血出者，燔发""燔鹿角""令金伤毋痛，取荠熟干实，令焦黑"。

《素问·缪刺论》有"左角之发方一寸，燔治"，即为血余炭。《灵枢·邪客》有"治半夏"的记述。《黄帝内经》所载"㕮咀"即饮片切段。《素问·宣明五气》及《灵枢·九针论》中均有"酸入肝""辛入肺""苦入心""咸入肾""甘入脾"的"五味所入"认识，奠定了辅料作用的基础。

秦汉以来，随着用药经验不断丰富，中药加工与炮制的目的、原则等理论认识得以初步总结，炮制基础理论开始构建，炮制方法和炮制品大幅增加。

我国最早的药学专著《神农本草经》在"序例"中记载："凡此七情，合和视之，当用相须相使良者，勿用相恶相反者。若有毒宜制，可用相畏相杀者，不尔勿合用也。"由方剂配伍法则拓展为传统的制药原则。"药有酸、咸、甘、苦、辛五味，又有寒、热、温、凉四气，及有毒无毒、阴干曝干、采造时月，生熟，土地所出，真伪新陈，并各有法。"强调了中药的采收、产地加工与生熟炮制各有不同，如"白胶，一名鹿角胶，煮鹿角作之"，矾石、石膏、寒水石等矿物药"采无时"。

东汉张仲景《金匮玉函经》在《证治总例》中记载"有须烧炼炮炙，生熟有定……又或须皮去肉，或去皮须肉，或须根去茎，又须花须实，依方拣采，治削极令净洁"。在卷第七《方药炮制》中记载了20多味中药的加工炮制内容，如"凡半夏不㕮咀，以汤洗十数度，令水清滑尽，洗不熟有毒""附子、大黄之类，皆擘解，不㕮咀，或炮或生，皆去黑皮，刀刮取里白者""凡㕮咀药，欲如大豆，粗则药力不尽"。在《伤寒杂病论》中多用随方脚注的方式记述中药炮制的内容，如桂枝汤："桂枝三两去皮，芍药三两，甘草三两炙，生姜三两切，大枣十二枚擘。"这种记述方法，体现了临方炮制、因病炮制的中医个性化用药特点。

魏晋南北朝时期，炮制理论和炮制技术进一步发展，出现了炮制的初步分类方法和最早的炮制专著。

东晋葛洪在《肘后备急方》中的"诸药毒救解方"中总结了"中半夏毒，以生姜汁、干姜并解之；中芫花毒，以防风、甘草、桂并解之；中附子、乌头毒，大豆汁、远志汁并可解之"，为后世用辅料炮制药物减轻毒副作用奠定了基础。葛洪所著《抱朴子》对炼丹术做了系统的阐述，术语"炼法"也源于炼丹术，客观上促进了煅法的发展，进一步丰富了饮片品种和加工的内容。

有关中药加工与炮制规范标准的论述，最早见于南朝陶弘景所著《本草经集注·序》之"合药分剂料理法则"，陶氏以药材类别，如皮类、子类、金石类等，分别论述加工与炮制方法和要求，如："凡桂心、厚朴、杜仲、秦皮、木兰之辈，皆削去上虚软甲错处，取里有味者秤之。""今皆细切之……于药力同出无生熟也。"首次提出细切、药力同出的切制概念和原则。

南北朝刘宋时期，我国第一部炮制专著《雷公炮炙论》问世，该书作者一般认为是雷敩。原书已经散佚，其佚文多存于《证类本草》及其他本草著作中，现有版本为唐末五代时胡洽整理诸本草著作中引用雷氏炮制条文辑录而成。该书称制药为修事、修治、修合，全书载药300多种。书中对药物炮制方法的阐述详细而完备，并注意中药正品的来源。记述的加工方法，包括拣、去甲土、去粗皮、去节、揩、拭、刷、刮、削、剥等净制方法；切、锉、擘、捶、舂、捣、研、杵、磨、水飞等切制、粉碎法；阴干、风干、晒干、焙干、炙干等干燥法；煮、煎、炼、炒、熬、炙、焙、炮、煅等加热炮制法；苦酒浸、蜜涂炙、同糯米炒、酥炒、麻油煮、糯泔浸、药汁制等辅料炮制法。除了总结前人的加工方法外，也有新的发挥，如大黄用蒸法缓和泻下作用；莨菪子、吴茱萸等用醋炮制；茵陈"勿令犯火"；芍药、知母、没食子用竹刀刮去皮，勿犯铁器；对质地坚硬的贝壳类、矿物类要用火煅，以便粉碎。这些论述至今仍有指导意义。另外，书中记载了135种中药皆用辅料加工，合用两种以上辅料的饮片多达32种，还出现酸枣叶、升麻叶、车前草根等新辅料。该书的问世，标志着中药炮制从医案、方书、本草中分化出来，成为一门独立的分支。

唐代孙思邈在《备急千金要方》中描述采收"早则药势未成，晚则盛势已歇"。序例中专章"合和"论述药物的加工与炮制。"诸经方用药，所有熬炼节度，皆脚注之，今方则不然，于此篇具条之，更不烦方下别注也。"作为一部大型的临床实用方书，该书除在随方中记载了大量的加工法及饮片外，以专章分类叙述各类中药的加工炮制，强调加工后用药，在张仲景、陶弘景的分类加工炮制基础上，进一步总结形成了更加完善的"制药通则"。书中写道："凡草有根、茎、枝、叶、皮、骨、花、实，诸虫有毛、翅、皮、甲、头、足、尾、骨之属，有须烧炼炮炙，生熟有定，一如后法，顺方者福，逆之者殃。或须皮去肉，或去皮须肉，或须根茎，或须花实，依方炼治，极令净洁，然后升合称两，勿令参差。"该书也提出了依法炮制、依方炮制的重要意义。在《千金翼方》中写道："夫药采取，不知时节，不以阴干曝干，虽有药名，终无药实，故不依时采取，与朽木不殊，虚费人工，卒无裨益。"强调按时采收、依法干燥的重要意义。另外，孙思邈《千金翼方》中首次记述了造生熟干地黄法。

唐代，中药加工与炮制技术进一步丰富完善。孟诜《食疗本草》中记述了以童便作为辅料的加工方法。王焘《外台秘要》中始载麸炒药物法，另外，此书收载《伤寒论》之方，均加入"切"字，而原书方中无"切"字样，并对《伤寒论》记载的炮制法有修订。蔺道人《仙授理伤续断秘方》对"焙"解释为便于碾为细末；记载的醋淬自然铜法，沿用至今。

唐代由政府组织、苏敬等人编纂的《新修本草》被认为是世界上最早的药典，更是首次将中药加工与炮制列为法定内容。记载的加工方法有炼、烧、熬、煮、煨、炒、炙、煅、燔、蒸等，对玉石、丹砂、矾石等矿物药的加工方法记述较详，增加了作曲、作豉、芒硝提净等新方法。此外，对辅料也做了规定，如"唯米酒入药"等。

《太平圣惠方》是宋代医方大成，由医官王怀隐等依据当时太医院收集的各家验方汇编而成，共 100 卷，分 1670 门，载方 16834 首。"脚注"记载了大量的炮制内容，首载乳制法。在论"合和篇"中写道："凡合和汤药，务必精专，甄别新陈，辨明州土，修治合度，分量无差，用得其宜，病无不愈……炮炙失其体性，筛罗粗恶，分剂差殊，虽有疗疾之名，永无必愈之效。"书中有"修事净切"的描述。

宋代王衮撰的《博济方》首载巴豆霜制法，提出了"依法修制""依法修事"的炮制要求。

《小儿药证直诀》是小儿科的重要医书之一，包括钱仲阳《小儿药证直诀》3 卷、阎孝忠《阎氏小儿方论》1 卷、董汲《小儿斑疹备急方论》1 卷。在《小儿药证直诀·下卷·诸方》中"脚注"了 104 种药的炮制法，阎氏、董氏方论又增加约 39 种。记述的炮制方法有炮、焙、炒（慢炒、麸炒）、煨（面煨、纸煨）、烧灰、煅、酒炙（酒炒、酒浸、酒熬）、醋炙（醋淬、醋煮）、姜汁浸、蜜炙、甘草水浸、浆水浸、米泔水浸、制霜、酿制、水银熬，以及治削、切制等方面的内容。与前人相比，发展多种炮制方法，例如：牛胆酿南星、巴豆取霜、铅同水银熬、萝卜制雄黄、半夏曲、米泔水浸黄连、白矾火飞、镑沉香等。在炮制原理上有"药性虽冷，炒焦用之乃温也"的论述。

朱肱撰《类证活人书》在火候上有"以文武火炒"的炮制发挥。

宋代唐慎微所著《经史证类备急本草》（简称《证类本草》），共 31 卷，载药 1748 种，在每种药物之后附有采收、加工与炮制内容。该书对陶弘景收录《名医别录》"合药分剂料理法则"的内容进行了转载，并使之更加完善，对分类加工的各类中药均有涉及，如"凡用麦蘖、曲、大豆黄卷、泽兰、芜荑、僵蚕、干漆、蜂房，皆微炒"。该书在《本草纲目》问世之前的近五百年间一直有着较为深远的影响。其广泛辑录了宋以前有关药学方面的文献，各注出处，包括《雷公炮炙论》《本草经集注》及《新修本草》等多达两百多种经史典籍的内容。宋代官府在《证类本草》的基础上，组织编撰了《大观本草》《政和本草》《绍兴本草》等书，颁行于民间，使得前世的制药理论和方法得以广泛流传、继承。

陈师文等编撰的《太平惠民和剂局方》出自"太医局卖药所"（又名熟药所），后改名为"医药和剂局"，即为宋代官办的加工炮制作坊。该书设"论炮炙三品药石类例"章节，强调"凡有修合，依法炮制，分两无亏，胜也"，使炮制成为国家法定制药要求。该书收录了 185 种饮片的加工方法和要求，重视缓和药性、减少毒副作用方法的运用，如水飞、醋淬、纸煨、面煨、巴豆制霜、苍术米泔水浸制等，沿用至今。书中还有"一药多炮"加工法，如治小肠疝气的"夺命丹"，其中制吴茱萸"用吴茱萸一斤，分作四份，一份酒浸，一份醋浸，一份汤浸，一份童便浸，各浸一宿，同焙干"。该书还有一个比较突出的特色，即所载的成方制剂均以饮片作为原料进行制备。随着成方制剂及专门制药坊的出现，饮片加工开始作为成药加工的前段工序，此后早期的采收、产地加工与炮炙加工一体化的方式也分离开来，形成了产业链条中相对独立的两个部分。

宋代的加工与炮制方法更加多样，饮片品种更加丰富，同时经过长期的实践检验，合理的方法得以保留和发扬，不合理的得以淘汰，操作技术基本形成。此间摆脱了丹石家服食思想的影响，如《新修本草》对丹砂、石胆、朴硝、矾石等的"炼饵服之"，《雷公炮炙论》以紫背天葵、首乌藤自然汁炮制金石药等都已不使用，开始大量使用辅料和中间传热体炮制药物，有米、面、胡麻、黑豆、麸、羊脂、酥、石灰、蛤粉、砂等。此外，《急救仙方》创制豆腐煮草乌以解毒；《苏沈良方》中记载的从人尿中炼制秋石的方法，是世界上最早采用皂苷提取性激素结晶的记载。

总之，在宋以前，炮制理论主要集中于确立基本的炮制原则，炮制方法由简单到复杂，由单一到多元化，饮片品种已初具规模，是加工与炮制技术的形成时期。

（二）金元、明时期

金元时期，在中药归经学说理论确立的基础上，加工与炮制更加重视生熟饮片的不同临床功效、炮制辅料作用、炮制作用的总结等。经过明代进一步的系统整理，逐渐形成了传统的炮制理论。此时期加工与炮制理论形成的标志是根据理论指导创制新的炮制法和饮片进行组方用药。

金代张元素在《珍珠囊》中有白芍"酒浸行经，止中部腹痛""木香行肝气，火煨用，可实大肠"的论述。

金代李杲《用药心法》有"黄芩、黄连、黄檗、知母，病在头面及手梢皮肤者，须用酒炒之，借酒力以上腾也；咽之下，脐之上，须酒洗之；在下生用；大凡生升熟降；大黄须煨，恐寒则损胃气；至于川乌、附子须炮，以制毒也"的论述。还提出"病在中焦、上焦者用根，在下焦者用梢，根升而梢降"的理论。

元代王好古在《汤液本草》中云"方言熬者即今之炒也"，还有"仲景言㕮如麻豆大，与咬咀同意，咬咀，古之制也，古者无铁刃，以口咬细，令如麻豆为粗药，煎之使药水清，饮于腹中则易升易降也，此所谓咬咀也。今人以刀器㕮如麻豆大，咬咀之药，取汁易行经络也。若治至高之病加酒煎，去湿以生姜，补元气以大枣，发散风寒以葱白，去膈上痰以蜜"的论述。其认为地黄"生则性大寒而凉血，熟则性寒而补肾；酒洒蒸如乌金，假酒力则微温"，以此说明地黄生、凉、熟、温的不同。

元代罗天益著《卫生宝鉴》有"㕮药类：古人用药治病，择净、咬嚼、水煮服，谓之咬咀，后人用铡刀细㕮，桶内㕮过，以筛齐之，药有气味厚薄、升降浮沉、补泻，各个不同。今详录之，及拣择制度修合之法具列于后"的记述。

元代朱震亨撰《丹溪心法》中有"白术分作四份，一份用黄芪同炒，一份用石斛同炒，一份用牡蛎同炒，一份用麸皮同炒，右各微炒黄色，去余药，只用白术研细"，用以治盗汗的记载，体现出"一药多炮，以药制药"的特色。

元代葛可久《十药神书》为中医治疗肺痨专书，全书共约30首药方，有止血、止咳、增加营养等方。书中首次提出炭药止血的理论："经云：北方黑色，入通于肾，皆肾经药也。夫血者，心之色也，血见黑即止者，由肾水能制心火也。""大抵血热则行，血冷则凝……见黑则止。"其中的"十灰散"治呕、吐、咯、嗽血，大蓟、小蓟、荷叶等10味药的制备须"烧灰存性，研极细末，用纸包碗盖于地上一夕，出火毒"。

明代，以《本草纲目》《本草品汇精要》《普济方》为代表的大型本草、方书典籍问世，加工成饮片使用已成为临床用药固有的特色，并在各医典著作中多有体现。该时期的中药加工，在传统工艺技术方面有较大进步，尤其对炮制理论的认识、总结上具有显著提高。医家结合自身的临床实践发展炮制技术，使之更趋合理化，也随之形成了以工艺技术特色为依据的炮制分类法，如"三类分类法""雷公炮炙十七法"。

徐彦纯编撰的《本草发挥》辑自金元诸家著作，对炮制作用原理有较多的阐述，如"神曲火炒以补天五之气，入足阳明胃经"；还指出童便制、盐制的作用，即"用附子、乌头者当以童便浸之，以杀其毒，且可助下行之力，入盐尤捷也""心虚则盐炒之，以盐炒补心肺"等。

明代太医院院判刘文泰等编纂《本草品汇精要》，共载药 1815 种，首次采用斤两制度。该书分列【苗】【地】【时】【收】【制】等项，记述了植物的自然生境和性状、道地产地或主产地、采收时间、采收方法、炮制方法等内容，是一本收录全面的大型本草典籍。

陈嘉谟《本草蒙筌》的"制造资水火"中记述："凡药制造，贵在适中，不及则功效难求，太过则气味反失……匪故巧弄，各有意存。酒制升提，姜制发散，入盐走肾脏仍仗软坚，用醋注肝经且资住痛，童便制除劣性降下，米泔制去燥性和中，乳制滋润回枯助生阴血，蜜制甘缓难化增益元阳，陈壁土制窃真气骤补中焦，麦麸皮制抑酷性勿伤上膈，乌豆汤、甘草汤渍曝并解毒致令平和，羊酥油、猪脂油涂烧，咸渗骨容易脆断。有剜去瓤免胀，有抽去心除烦。"第一次系统概括了辅料的作用。关于姜的炮制作用也比较有特色："去皮日曝，又名干姜（汉州造干姜法：以水淹姜三日，去皮，又置流水中六日，更刮去皮，方曝干，酿于瓮中三日乃成）。干则味辛，炮则味苦……干辛专窜而不收，堪治表，解散风寒湿痹……炮苦能止而不移，可温中，调理痼冷沉寒……炒黑止唾血、痢血良；煨研塞水泻、溏泻妙。"另外，该书"五倍子"条下所载的"百药煎"的制备方法，实际上就是没食子酸的制法，早于瑞典药学家舍勒制备没食子酸 200 多年。

明代薛立斋《校注妇人良方》"提要"中载："薛氏之用白芍，多用酒拌炒，因白芍之性味酸寒，产后用之于大补、八珍等汤内以酒拌炒用无妨，凡属脾胃虚寒弱、面色萎黄者，亦宜酒拌炒用之。"

明代李时珍所著《本草纲目》是我国古代医药学巨著，载药 1892 种。关于加工炮制方面，除于"序例"中引证诸家学说外，每种药品之下，有"集解"项，记述产地、采收、加工的内容。另外，大多有"修治"一项，收录了前人 50 多部典籍中有关加工炮制的资料，综述古代制法，介绍当代经验，并提出作者自己的看法。如石膏"修治"项下载："古法唯打碎如豆大，绢包入汤煮之，近人因其性寒，火煅过用，或糖拌炒过，则不妨脾胃。"对于附子、乌头类，从采收加工到炮制综述较全，并提出自己的加工方法：附子，其酿法"用醋醋安密室中，淹覆弥月，乃发出晾干"。书中共有 144 种药物，如木香、高良姜、芜蔚子、枫香脂、樟脑等药的炮制方法是李时珍个人的经验记载。对前代有问题的方法，李时珍也加以指正，例如独活条："雷敦曰，采得细锉，以淫羊藿拌……裹二日，曝干去藿用，免烦人心。"李时珍认为此法有误，认为"此乃服食家治法，寻常去皮或焙用尔"。全书记载炮制方法近 20 类，有水制、火制、水火共制、加辅料制、制霜、制曲等法。其中多数制法至今仍为饮片生产所沿用，如半夏、天南星、胆南星等炮制方法。

明代张洁《仁术便览》中提出"凡炒药大中小分三等，作三次炒，庶无生熟之患""凡七月、八月、九月遇晴明天气，预制咀片过冬，冬月天寒、水冰，制则失药力"，要求大小分档操作及按季节加工。

明代罗周彦《医宗粹言》的卷四为《药性论》，用简洁的记述体例，一两个句子，概括介绍药性、辅料、炮制的要点，重点讲述药物的炮制方法，有"诸药制法"专章，并单列出一些特殊的制法，如炼秋石、制玄明粉、竹沥、荆沥等，提出"凡药中用子者，俱要炒过研碎入煎，方得味出，若不碎，如米之在谷，虽煮之终日，米岂能出哉"，论述了"逢子必炒"的原则。其介绍的炮制方法详尽，炮制目的的有也作了叙述，注重与功效相联系，是一部重要的加工炮制文献。

明代龚廷贤《寿世保元》全书共10卷，卷一《本草篇》"药论"项有作者对于炮制的认识，如"炒以缓其性，泡以剖其毒，浸能滋阴，炼可助阳，但制有太过、不及之弊"，"药性歌括"项，脚注炮制法。卷二至卷十所列药方亦皆脚注炮制法。记述的品种还包括桃仁泥、烧盐等。

明代张景岳著《景岳全书》，包括"本草正两卷"，共记录药味300多种，大多述及炮制方法，并对炮制理论有所发挥，如"黄芪生者微凉，可治痈疽；蜜炙性温，能补虚损""白术制以人乳，欲润其燥，炒以壁土，欲助其固"等。

明代陈实功《外科正宗》在"论治法"中，药方脚注了炮制法。在卷四有炼玄明粉法（萝卜制）、炼硝石（芒硝）法、取蟾酥法、（童便）制附子法，颇为详细，最后又将书中未注炮制法的诸药，补充说明了其炮制方法，并谓："前方诸药未注炮炙，今开于后，凡药必遵雷公炮炙，入药乃效。如未制，生药入煎，不为治病，反为无益。譬如人食肴馔，不用烹炮，生食者岂不害人，当熟思之。"

缪希雍所撰《炮炙大法》是第二部炮制专著，为《先醒斋广笔记》卷四的单行本。该书收载了439种药物的产地、采药时节、品质优劣、炮制辅料、操作工艺、饮片贮藏等内容，亦述及炮制前后药性的变化及不同的治疗作用。在前人的基础上有所发挥。将前人的炮制方法归纳为"雷公炮炙十七法"，是按操作技术进行分类的最早分类法。

李中梓所撰《本草通玄》对加工操作的注意事项、辅料制的目的、净选的目的做了精辟概括，指出："制药贵得中，不及则无功，太过则损性。煅则通红，炮则烟起，炒则黄而不焦，烘则燥而不黄。酒制升提，盐制润下，姜取温散，醋取收敛，便制减其温，蜜制润其燥，壁土取其归中，麦麸资其谷气，酥炙者易脆，去穰者宽中，抽心者除烦。"

傅仁宇《审视瑶函》是一部眼科专书，全书共6卷。凡例中对炮、煨、炙、煅、焙、炒等方法做了简述。卷一中有"用药寒热论""用药生熟各宜论"两段，前者曰：芩、连、知、柏之类，制之必以酒炒，庶免寒润泄泻之患；后者概述了生、熟药物的异同性质，云："补药之用制熟者，欲得其醇厚，所以成其资助之功；泻药制熟者，欲去其悍烈，所以成其攻伐之力。用生用熟，各有其宜，实取其补泻得中，毋损下气耳。"说明了"补汤宜用熟，泻药不嫌生"的道理。另外，附方项下脚注有药物炮制法，记载较为详细。

邓苑所著《一草亭目科全书·异授眼科》也是眼科专书，对矿物药的加工方法颇为特殊。如炉甘石的炮制，写道："将炉甘石置倾银罐内，炭火煅成碧色取起，用连汁、童便淬之，如此煅淬七次，加朱砂三钱同研为末，水飞去脚，候干，又研极细如尘，收贮所用。"书中还有"炮炼法"一段，对35种药物（内有矿物药20种）做了专门细致阐述，称"炮炙"为"炮炼"。又有"制药法"与"研药法"等专段介绍，且对硇砂等药必须炮制的道理做了说明："硇砂、丹、炉不制有毒。""研药法"中提出珍珠"打碎慢研"的方法，云："珍珠、琥珀、玛瑙、珊瑚，皆所难研者。古人有用火煅者，虽易碎，去其真性，又近于燥，不可用；水磨者，荡去细尘，亏者太过；不如用布数层包定，铁锤打碎，放开，拣细者入杵钵内，轻轻慢研，细筛，真性不失，亏者不多也。"

总之，金元、明时期，在前人对加工与炮制作用有了初步解释的基础上，再经过此期间实践中的不断总结、验证，形成了中药加工与炮制的系统理论。

（三）清代

清代，饮片品种的种类进一步扩大，医籍文献中多有专节、专章记载饮片加工的工艺、作用等内容，并结合医家的实践对前人的加工方法、饮片用药等进行探讨、纠偏。

清代郭佩兰所著《本草汇》的编写方式依照《本草纲目》，引证前人本草47本，从《神农本草经》《本草通玄》到《医学纲目》等。该书收载488种中药，其中记载炮制内容的有299种，记述颇详，并且对临床作用进行解释。其中造豉法、造神曲法、豆淋酒法、净松香法、制大风子油法、制百药煎法、制沥法、取蟾酥法、造酥法、炼秋石法、升轻粉法、蒸饼法等均有详细收载。

徐大椿在《医学源流论》中总结的"其制之意又各不同，或以相反为制，或以相资为制，或以相恶为制，或以相畏为制，或以相喜为制；而制法又复不相同，或制其形，或制其性，或制其味，或制其质"的制药原则，至今仍具有指导意义。

刘若金所著《本草述》为医史文献中著名本草书之一，记述了480多种中药的药性、加工方法及炮制作用。全书多见"照雷公炮制""慢火熬""如法洗浸""各以法记，火酒润之""烹制如法""如法固济""固济煅红""蒸制得法""如法去皮""以糠火煨烧""如法制造""各随法制"等描述，强调依法炮制、遵古炮制。后经清代杨时泰删节整理为《本草述钩元》，记载有关炮制药物300余种，列于各药"修治"项中，详细地叙述了各代经验、加工方法、目的及理论解释。

清代陈士铎《本草新编》以问答编写形式讨论中药的临床应用、配伍等内容，对某些中药的加工、炮制与药性也进行讨论，回答问题详尽而透彻。如对古人常用"饭上蒸"法的解答，是为了克服"忌铁锅而又要用铁锅"而采用的补救办法。另外，提出对体轻之药，如淫羊藿、蒲公英等制成煎膏，缩小体积，便于携带、配方使用等。

清代汪昂《本草备要》在"药性总义"说："或采收非时，则良楛异质……或制治不精，则功力大减。"楛即粗劣、不精致之意，强调采收加工不当，则药物的功效大减。

清代张仲岩所著《修事指南》为我国第三部炮制专著，收录药物232种，系统地叙述了各种炮制方法。书中"炮制论"全面概括了辅料作用、操作方法、加工器具等内容。所述内容虽多来源于《证类本草》《本草纲目》，但经过归纳整理，记述更为系统、清晰，指出"炮制不明，药性不确，则汤方无准而病证无验也"。在辅料作用上有"吴茱萸汁制抑苦寒而扶胃气，猪胆汁制泻胆火而达木郁，牛胆汁制去燥烈而清润，秋石制抑阳而养阴，枸杞汤制抑阴而养阳"等总结，也有"煅者去坚性，煨者去燥性，炙者取中和之性，炒者取芳香之性"的精辟论断。

清代王维德著《外科证治全生集》中记载有炮制的品种130余种，多为适应外科用药及制剂需要的，如外科常用药雄黄、明矾、蟾酥、黄丹、硫黄、蜂房、乳香等药的炮制。对剧毒药，如番木鳖、砒石、甘遂的炮制也有独特的制法介绍。

《医宗金鉴》为清政府组织编辑的医学丛书，由吴谦等编著。全书有炮制内容的中药400多种，其中绝大部分炮制方法与近代方法相近。书中有"各别捣筛为散""须臾绞去滓""异捣筛合治之""如法熬胶""且不炮不制""研细频筛，再研，取尽为度""以石器碾为细末""文火熬之""阴干为末""以纸黑焦为度""慢火熬之""以文火炸化去渣""用糠火煨"等炮制发挥。

严西亭、施澹宁、洪缉庵所纂《得配本草》收录了中药品种647种。在炮制方面的介绍亦颇为丰富，特别是对加不同辅料炮制后药性变化的阐述，更是详尽。凡例条下，写明"药有制法，制得其宜，性味功用为之变化，今备采雷公炮炙法，详载于后"。对生地黄不同辅料炮制后药性的变化阐述较有特色"鲜用则寒，干用则凉，上升酒炒，痰膈姜汁炒，入肾青盐水炒，阴火咳嗽童便拌炒"。

赵学敏《本草纲目拾遗》是在《本草纲目》刊行 100 余年后出版的，收录了《本草纲目》中未记载的药物，补充了《本草纲目》的不足部分，收载中药共计 900 余种，其中有炮制内容的品种 240 余种，收录的炮制方法很多，现代炮制方法大多都已包括，并有一些现代不常用和已经不使用的炮制方法，如炒药类，除有炒、炒黄、炒焦、炒黑等外，又有炒干、炒熟、炒枯、炒黄烟尽等法，又有瓦上炒、隔纸炒、陈土炒、黄土炒、砂炒、牡蛎粉炒、蛤粉炒、酥油炒、香油炒等。淬药类，除醋淬外，有烧酒淬、韭汁淬、三黄汤淬。其中炭药有近 70 种，其用途大部分用于疮、痔、烫伤、疳、癣等外科药，以及止血、崩漏、痢疾的治疗，也可看出这一时期对炭药的重视。记载的泥球包煅、装竹筒盐泥封固煅及阴阳瓦泥封煅法，可视为扣锅煅的雏形。对半夏长期浸泡的加工方法提出了不同看法："今药肆所售仙半夏，唯将半夏浸泡，尽去其汁味，然后以甘草浸晒……全失本性……是无异食半夏渣滓，何益之有？"

清代饮片加工的一大特色是炭药品种丰富。温病学派大家叶天士与吴鞠通的医案著作中，也有大量的炭药应用记载。

清代还一个特点是重视应用鲜药，鲜药品种多，治疗的病证增多，还用于危重证候的急救。温病学派的"滋养阴液"治则是鲜药应用的理论基础。叶天士《临证指南医案》、吴鞠通《温病条辨》、王孟英《温热经纬》中收载了鲜生地、鲜荷叶、藕汁、梨汁、西瓜翠衣等鲜药品种。

总之，清代是炮制品种和技术进一步扩大应用的时期。

（四）现代

中华人民共和国成立后，在我国政府的重视下，中药炮制得以迅速发展。在炮制的药政管理、传统经验总结、工艺技术改进、教育、科研等方面均取得了长足进步。

饮片质量标准体系逐渐完备，包括《中华人民共和国药典》（简称《中国药典》）、《全国中药炮制规范》及各省、自治区、直辖市《中药饮片炮制规范》在内的多层次、突出地域特点的标准体系。建立了饮片加工的质量保障体系，包括《中药材生产质量管理规范》《药品生产质量管理规范》及生产符合性检查等。

在继承方面，各地对散在于本地区的具有悠久历史的加工技术、特色饮片、文献进行了整理，相继整理出版了多部炮制专著，如《中药炮炙经验介绍》《中药炮炙经验集成》《历代中药炮制资料辑要》《历代中药炮制沿革》等。另外，国家中医药管理局多次组织中药炮制技术特色人才的培养工作，汇集特色技术传承人，组织培训班或以师徒传承的方式培养特色专门人才。

在教育方面，高等中医药院校中的中药学、中药资源与开发、中草药栽培与鉴定各专业都开设了"中药加工与炮制"课程，并将该课列为必修专业课。在教学实践中，由最初的结合本地区特点编写的自编教材，至 1979 年卫生部组织成都中医学院主编，首次编写的全国高等医药院校统一试用教材《中药炮制学》，再到 2001 年出版的全国高等医药院校中医药系列教材，以及"十五""十一五""十二五"期间多次更新、反复修订出版的多部《中药炮制学》国家规划教材，拓展到本次集采收、产地加工、炮制为一体的《中药加工与炮制学》规划教材，均为中药加工与炮制专门人才培养及继承和发扬中药炮制科学提供了基础保障。

在科研方面，以现代科学技术为手段，围绕炮制原理研究、工艺技术优化、质量控制研究等关键问题，陆续在国家各级项目中开展科技攻关，成效显著。"八五""九五"期间，先后完成了何首乌、白芍、草乌等 40 种中药饮片的炮制工艺和质量研究。"十五"期间，又先后将川芎、巴戟天、千金子等 80 个品种列入国家重大科技专项 "创新药物和中药现代化" 研究课题中。"十一五" 期间国家组织开展中药饮片炮制共性技术和相关设备研究，对 10 种炮制共性技术及炮制设备开展攻关。"十二五" 期间，基于提高中药安全性质量标准、引领中药国际化的目标，组织开展 "中药炮制技术规范研究" 的中医药行业专项，特别针对 83 种有毒饮片品种的科技攻关。"十三五" 期间，国家发展和改革委员会和国家中医药管理局共同组织实施 "中药标准化行动计划"，涉及 100 种临床常用饮片的全程质量控制标准和等级标准。"十四五" 开局之年，科技部组织开展的国家重点研发计划——中医药现代化专项，加大了对中药饮片加工与炮制的支持力度，在饮片质量标准研究、炮制共性关键技术及中药饮片智能化生产模式建立 3 个大项目中予以立项支持，推动饮片生产从传统手工模式向着规范、现代化生产模式的改变。

2006 年 5 月，"中药炮制技术" 经国务院批准，被列入首批国家级非物质文化遗产名录。中药炮制作为我国独有的制药理论与技术，其内涵不断被现代科学揭示证明，并承载着为中医临床提供优质饮片，保障中医治疗疗效的使命。

第三节　中药加工与炮制文化

中药加工与炮制讲求因药制宜、技艺独特、制作精细，注重减毒增效、因病制药，采收、产地加工、炮制方法至今依旧沿袭古法。

中药加工与炮制具有文化属性，是中医药先人在长期实践中创造形成的中华民族特有的制药形式，具有较强的传承性。纵观中药加工与炮制的发展历史，传承古法、遵古炮制是业界的共识，也因此使古老的中药加工与炮制技术代代相传，得以传承至今。

鸦片战争后，现代医学被快速引入，中医药学与现代医学有着不同的科学体系，由于认知方式的不同，中医药受到打压，中药加工与炮制文化也随之不被重视。

在新的历史时期，首先，要深刻认识中医药的地位和时代价值，认清中药加工与炮制对于中医药的重要意义。中医药是中华文明的重要组成部分，也丰富了中华文明的内涵，体现了中华文明的价值。其次，是如何认识和把握中医药发展规律，挖掘中医宝库中的精华，增强民族自信，更好地传承中药加工与炮制的技术和理论。同时应当认识到，更好的传承是建立在加工与炮制科学化基础之上的。随着对中医药认识的提高，饮片所承载的确切的中医治疗效果越来越得到世人的认可。作为中医药文化重要组成的加工与炮制技术得以在全世界广泛地传播，其科学内涵不断被现代科学所揭示。

值得注意的是，中药加工与炮制技术，从古时各地各法、规格众多，到固化为现今较为统一的、标准化的饮片加工方式和品种，并随着机械化、自动化炮制装备的发展，中药加工与炮制已然由临方炮制的个性化前店后坊模式向着集约化、规模化、简约化方式转变，涉及如何更好地挖掘、传承及发扬的问题。

一、中药加工与炮制文化的传承性

1. 文化的形成　中药加工与炮制文化是在中国传统文化、朴素物质观哲学思想的基础上孕育而生，加工与炮制文化伴随着农耕文化、饮食文化、火文化、水文化而不断发展，具有整合、导向、规范、传播的文化属性功能。在农耕文化影响下，基于 "天地人相应" "因地制宜" 的系统与环境协调思想，形成了中药种、养、采收、加工的特有技术。炮制加工与饮食加工具有同源性，如 "水能克火"，黑色属水，红色属火，故 "红见黑则止"，炭药止血的理论由此产生；加热炮制可以降低药物的寒性，"水煮三沸，百毒俱消"概括了水火加工对药物的影响。正是这些中华民族特有的文化元素，构筑了加工与炮制文化的理论内核。

中医药文化的核心价值体现于治病、养生，而加工与炮制的核心价值则体现在实现这一目标应确保的中药安全与有效。

中药材、饮片作为旧时主流医学治病、养生的载体，在人们的生产生活中占有非常重要的地位。形成的药墟、药市、药都，以及交易与质量分级、定价等药事管理活动，都构成了加工与炮制文化的主要表现形式。

2. 文化传承的形式　祖传、师徒传承，通过口耳相传、口传心授是早期加工与炮制文化传播的形式。

传统医籍的记述是加工与炮制文化传承的主要形式。文字出现以后，原先依靠口传心授的用药经验和制药实践得以记录，由早期零散的记录逐渐形成了丰富的炮制文献资料。现存的炮制文献资料主要存在于炮制专著、本草、方书、医案等著作中。

另外，早期医疗的形式是医药一体、方药结合、临方炮制、前店后坊的模式。"一方一法""一药多炮""一药复炮"是临方炮制的特点。"前店后坊"是指坐堂医在药店开方后，在药店后的加工间现场进行临方炮制，该模式也使炮制方法与临床疗效的相关性能迅速得到总结、归纳，新的炮制方法又能快捷、方便地应用于医疗实践，成就了中医治疗辨证用药、依方炮制、个性医疗的特色。

由于我国地域辽阔，气候差异大，各地区的生活习惯均有差异，身体状况不尽相同，导致各地习用的饮片品种、饮片规格和用药习惯不一致，也由此形成了以不同地域的药墟、药市为载体"流派传承"的文化传承形式，并使文化传承的内容、活动更加丰富。

二、传统炮制流派

1. 四大药帮　北京的京帮，江西的樟帮、建昌帮，以及四川的川帮，被称为四大药帮。

（1）京帮　京帮是以北京同仁堂为代表的炮制流派。

在应用辅料炮制方面，除了姜煮、姜炙外，还有姜腌制，如姜腌制半夏、天南星和白附子等。除了盐水炒，还有盐粒炒，如大青盐粒拌炒怀牛膝等。其特色还包括以乌豆制作豆腐用作辅料，如豆腐制附子以解毒；以米汤煨制葛根以制燥；常用辅料还有甘草水煎液、明矾水溶液和黄连水煎液等。

在技术上，水选洁净药材强调"抢水洗"，即淘洗。京帮切药用高案刀，切制的饮片大小适中，片形规整，达到"陈皮一条线，凤眼鸡血藤，乌眼胡黄连，泽泻如银元，清夏不见边，川芎蝴蝶片，槟榔一百零八片"的切制效果。朱砂用水飞方可去毒。蒸制器具多采用铜炖罐，有单味药物罐蒸和多味药物罐蒸，较有特色。京帮认为铜罐传热好、不与药物反应。

特色饮片品种包括百药煎、七制香附、九转胆星、铜罐酒蒸大黄等。

秉承"炮制虽繁必不敢省人工，品味虽贵必不敢减物力""修合无人见，存心有天知"的古训，京帮技术是现今中药炮制的主流技术，并对后世饮片标准和炮制规范制定发挥了重要影响。

（2）樟帮　樟帮炮制技术起源于江西省樟树药都，始于东汉时期，距今约1800年的历史。药祖葛玄在樟树阁皂山洗药炼丹，守药行医，后经南宋著名药师侯逢丙来樟树设药加工，开店经营，奠定了樟帮药业的基础。樟帮炮制技术的特点，首先是刀功精良，樟帮的刀具"樟刀"面小口薄，轻便锋利，切制的饮片"薄如纸、吹得起、断面齐、造型美"。"白芍飞上天，木通不见边，陈皮一条线，半夏鱼鳞片，肉桂薄肚片，黄柏骨牌片，甘草柳叶片，桂枝瓜子片，枳壳凤眼片，川芎蝴蝶双飞片，一粒槟榔切108片，一粒马钱子切206片"均是对樟帮切制技巧的赞誉。饮片干燥也具有特点，要求保持形、色、气、味俱全，按类别总结出"八类干燥法歌诀——黏性、芳香、粉质、油质、色泽与根须、根皮、草叶干燥法，各有千秋勿乱为"。樟树炒、煅等加热炮制的特点包括"逢子必炒，药香溢街"；炒黄的药应"黄而不焦，香气回溢"；"火炮的药松泡酥脆，外焦起泡，内黄空松，功效俱到"；火煅之药应酥而不坚，"坚者煅淬，较坚明煅，轻者飞煅，得其酥脆，留其药性"；炒炭之药焦而存性；滋补药重蒸闷。另外，在辅料使用上也很讲究，不仅有酒炙、酒蒸，还有酒洗；甘草、皂角浸渍而解毒；藤黄山羊血制而去毒；鳖血炒柴胡；童便浸马钱子。此外，还形成了特色的炮制品种，如七制、九制香附、发酵炮制的中洲枳壳，以姜做辅料蒸制而成的临江片（附子）等。

樟帮炮制，选料道地药材，精细制作中蕴含着"制虽繁，不惜工""公平交易、远近无欺；如有瞒秤、吃价，永世不昌"等执业思想，是成就"药不到樟树不灵，药不到樟树不齐"的基石。

（3）建昌帮　建昌帮发源于江西建昌府（现南城县）。"建昌帮"在切制方面独具特色，工具种类齐全。切药刀把长、面大、线直、刀深，比较吃硬、省力，切成的饮片斜、薄、大、光，与樟帮相比有"见刀识帮"之说。"雷公刨"至今沿用，刨片效力高、美观。其他的特色工具还有枳壳榨、槟榔榉、茯苓刀、泽泻笼、附子筛、香附铲、麦芽篓、药坛、圆木甑等。

在辅料方面，以谷糠作为辅料较具特色，区别于北方常用的麦麸，形成了"南糠北麸"的地域差异，如用谷糠煨、谷糠煅、蜜糠炒，谷糠还用于净选、润制、吸湿、密封养护等。此外，白矾、朴硝、童便、米泔水、硫黄、砂子等辅料的运用也各有特色。

水制注意区分四季水性，有"冬水善，夏水恶""不明水性，就不懂水制""看水头""久洗无药味，久泡无药气，少泡多润莫伤水，无气无味卖药渣"等认识。

火候、火力方面，长于武火急速快炒，使饮片色鲜、气香；多以文火煨、制，使饮片纯真味厚。

特色饮片品种包括煨附片、姜半夏、明天麻、贺茯苓、炆熟地等。

秉承"炮制虽繁，必不得省工夫；辅料虽贵，必不得短斤两""谨伺水火不失其度，炮炙精细逞其巧妙"的思想，铸就了建昌帮炮制技术的源远流长。

（4）川帮　以成都为中心，包括重庆、云南、贵州等西南地区，依托我国西南"天府之国""天然药谷"的独特药材资源优势，炮制品种以川产道地药材为主，以同仁堂、庚鼎药房、精益堂老字号药房的加工技术为代表，偏重于蒸制与复制法。特色品种包括"九制大黄""九转南星""仙半夏""临江片"（附子炮制品，樟树首创，后变为四川道地品种）等。

此外，非主流的炮制技术流派还有江西的赣南帮、福建的闽南帮、武汉的文帮等。

2. 祁州"十三帮"　1101年，宋徽宗建中年间，祁州（河北安国）即开始了以祭祀药王邳彤为主题的医药交易活动。自此，河北安国药市日渐繁荣，每年春秋两季，药商云集，各分以省，省自为帮，或销或采，形成了具有地域特色和主营药材品种为主的、附带加工与炮制特色的"十三帮"。

（1）京通卫帮　由北京、天津、通州一带的药商组成，主营同仁堂丸散膏丹、黄芪、藏红花、紫硇砂、鹿茸、砂仁、木香、犀角、丁香、枳实、枳壳等品种。

（2）关东帮　由东北及朝鲜一带的客商组成，主要来自营口。关东帮是大帮，主营人参、黄芪、龙胆、木贼、黄柏、细辛、五味子、虎骨、防风等。

（3）古北口帮　又名口外帮，由古北口、热河、承德、平泉一代的药商组成，主营山货品种，如防风、赤芍、黄芪、桔梗、甘草、知母、柴胡等。

（4）西北口帮　又名口帮，由呼和浩特、张家口、包头一带药商组成，主营黄芪、甘草、当归、大黄等。

（5）陕西帮　由陕西、甘肃、宁夏一带的药商组成，主要来自汉中，主营当归、枸杞、羚羊、麝香、鹿茸、大黄等。

（6）山西帮　也包括小部分陕西药商，主营羚羊角、枸杞、甘草、紫草、款冬花、小茴香、西贝母等。

（7）山东帮　以济南药商为主，主营全蝎、阿胶、金银花、瓜蒌、柏子仁、桔梗、丹皮等，大都切制成饮片。

（8）宁波帮　由上海、浙江、宁波等地的药商组成，主要经营进出口业务，以麦冬、白术、栀子、吴茱萸、陈皮、浙贝母、杭芍、玄参等为主。

（9）彰武帮　由河南安阳（旧称彰德）、武安一带的药商组成，主营白芷、石菖蒲、党参、花粉、红花、连翘、瓜蒌、全蝎、麝香等，多制成饮片。

（10）怀帮　由怀庆（沁阳）一带药商组成，主要来自郑州、怀庆，主营麝香、朱砂、四大怀药等。

（11）亳州帮　由亳州一带药商组成，主营白芍、菊花、金银花、补骨脂等。

（12）川帮　由四川药商组成，主营川贝母、川麦冬、黄连、川郁金、川枳实、川枳壳、川佛手、川芎、虫草、麝香等。

（13）江西帮　由江西、云南、贵州等地药商组成，主营朱砂、栀子、枳实、枳壳、厚朴、雄黄等。

后来又增加了"广帮""禹州帮"和以专营黄芪的"黄芪帮"。广帮，以经营两广及南洋等地进口药材为主，实力雄厚，主营印度进口的木香、沉香、西红花、犀角、乳香、没药、牛黄、番泻叶等，印度尼西亚进口的血竭、芦荟、丁香、沉香、牛黄、犀角、珍珠等，越南进口的砂仁、豆蔻、肉桂、犀角等，以及大西洋的龙涎香、非洲的广角（犀角）、美国的花旗参和泰国的暹罗角（犀角）等。禹州帮，由河南禹州及其附近的药商组成，主营来自四川、云南、贵州的药材，包括当归、大黄、川芎、泽泻、黄连等。黄芪帮，专做黄芪加工，由安国本地药商组成。

传统药市经营搭建了中药生产加工、贮运、品质鉴别、流通交易的平台，讲求货品地道，药材采收需按季出山，加工炮制的规格、数量要符合市场需求。药商帮会的形成，在特定历史时期，发挥着朴实的行业监管约束作用，并形成了各药帮所代表的独特药材品种和加工炮制特色。安国作为距今最近古代都城的药市，在中药发挥主导作用的年代，品种之齐全，质地之纯良，齐山海之产，聚名贵珍宝之奇，也成就了安国"药都"之美誉。

三、药材和饮片的道地性

《神农本草经》中"药有酸、咸、甘、苦、辛……及有毒无毒，阴干曝干，采造时月，生熟，土地所出，真伪新陈，并各有法"，记载的药物巴豆、秦皮、蜀椒、吴茱萸均指明了道地性。陶弘景《本草经集注》中载："诸药所生，皆有境界。"李时珍《本草纲目》继承前人"道地"思想，"生产有南北，节气有迟早，根苗异采收，制造法异度"，指明产地、加工对药材道地性的影响。现今对"道地药材"质量标准的研究还不系统，如果再不提倡或熟悉道地药材的质量和特点，这门传统经验技术就有失传的可能，会使中药治疗效果日趋下降，甚至无从谈起中医中药的特色和优势，也影响中医药的声誉。

道地药材是指名优正品而又生长在适宜的条件和特定产区的药材，因其产品质量优良，功效显著，故被历代中医药学家所公认的药材。道地药材是在长期用药实践中总结出的，如山药、地黄、牛膝、菊花产于怀庆府的被誉为"四大怀药"；麦冬、白芍、白术、延胡索、温郁金、杭白菊、浙贝母、玄参产于浙江的被誉为"浙八味"；还有广藿香、辽细辛、细木通、绵黄芪、绿萼梅、明天麻等。所谓"正品"，首先与药用植物的"品种"有直接关系，也是形成道地药材的重要内在因素，若药用植物的"品种"不同，即使有同样的生长条件，也永远成为不了道地药材。其次，道地药材的生长与自然条件也是密切相关的，否则即使药用植物的"品种"相同，没有适宜的生长条件，药材的质量也会低劣。

（一）道地药材的特点

1. 道地药材具有地域性，受地域环境的影响

植物的生长受气候、土壤、阳光、水分、环境等影响。李时珍对药材地黄的评价为"今人唯怀庆为上"。怀庆府，即现今河南省沁阳市及其毗邻孟州市、温县一带。《本草乘雅半偈》记载："江浙壤地者，受南方阳气，质虽光润而力微，不及怀庆山产者禀北方纯阴，皮有磊可而力大也。"《本草从新》言"以怀庆把大而短，糯体细，菊花心者佳"，被称为"道地药材"。麦冬的主流品种可分杭麦冬和川麦冬两大类，以杭麦冬质优，为道地药材。杭麦冬个头一般较川麦冬肥大，表面黄白色，显油润，杭麦冬的特点为块根肥壮盈寸，味甜质柔，被誉为"浙八味"之一。

同一地区的药材，质量亦有差别。当归主产于甘肃陇南市武都区、宕昌县及甘肃定西市岷县，喜生于气候凉爽、土壤肥沃的山地，按武都区的地势来讲，位于甘肃南部岷山山脉东支，山后面岷县、宕昌县等县，多为黑钙土，腐质肥沃，土层深厚，全年最高气温为23℃，适合当归生长，故岷县产当归质量最优。其特点是主根肥大而长，支根少而粗壮，内外质地油润，清香。而山前面沿白龙江流域的武都、文县、漳县一带，土层较薄，腐质土少，气温较高，所产当归一般是主根较短，支根多而细，油性差，故有"前山腿子，后山王"之说。

2. 道地药材受栽培技术、采收、加工与炮制的影响

栽培可以影响药材的道地性。杭芍质量优，亳芍产量最大。杭芍栽培后至少需4年才能采收，川芍、亳芍多在栽培后3年即可采收。杭芍栽培后除第一年外，每年都要进行一次开穴修根，即摘除小根，仅留粗壮的根5～10根，这样可集中养分，促使芍药的根条更为肥大。杭芍、亳芍每年在清明左右需摘去刚形成的花蕾，可提高产量，但川芍的习惯却是不摘掉花蕾。

采收可以影响药材的道地性。知母以河北产量最大且质优，尤其保定地区易县产者根茎肥大、质坚、色白、柔润，嚼之发黏，为上品，故有"西陵知母"的称谓，采收季节应在春季、秋季采集生长3年以上的根茎，尤以深秋品质最好。甘草主要成分甘草酸在开花前含量约占10%，花盛开后可降至4.5%。

产地加工与炮制也可以影响药材的道地性。土茯苓、萆薢、乌药、狗脊均属坚硬的根、根茎类药材，干后实难浸透切片，都是产地直接切片。切片后颜色鲜艳，外形美观，便于煎出有效成分，但若不能按规定切片，片型过厚，原本质量优良的"道地药材"由于在加工炮制环节的失误，会使质量大大降低。

3. 道地药材可以引种，道地药材的产区也不是一成不变的

引种要注意品种须是正品，引种地区的气候、土壤、阳光、湿度等自然条件与原产地接近。

人参历史以山西上党为最佳，但随着自然环境的破坏，上党不再产人参，道地产区变为东北地区。西洋参在山东文登的引种也已形成规模。山西浑源县、应县是引种黄芪较为成功的例子，已有300多年的种植历史。黄芪主产于山西、内蒙古、黑龙江、吉林，各地的黄芪各有不同的特

点，而栽培黄芪当首推山西浑源县、应县。黄芪喜生于干燥向阳山坡、土层深厚的沙质土壤中，所以浑源县、应县的地势、土壤最适宜黄芪生长，需种植后 5 ～ 6 年采挖，所产的黄芪根性状为圆柱形，头粗尾细，支根多剪去，一般长 50 ～ 90cm，直径 2 ～ 3.5cm，质地绵韧，纤维性强，显粉性，味微甜，嚼之有豆腥味，被誉为道地药材。

4. 道地药材具有质量均一性，均一性应是中药材质量评价的一个重要指标

历史上，湖北、河南、山东和山西等省都曾被视为丹参的主要产地或道地产区。研究发现，遗传背景及小尺度的生态因子，如区域土壤、小气候及人为影响对丹参次生代谢产物积累影响较大。各地丹参差异不明显，无法确认道地性。其化学成分各不相同，但又彼此交叉，无地区差异，丹参化学成分在地理空间上没有规律可循。表明在较大尺度上，气候、土壤类型等生态因子对丹参次生代谢产物积累的影响不明显。其化学成分在同一个省内的变异可能会大于空间距离更远的不同的省，提示遗传背景及小尺度的生态因子对其有重要影响。近代以来，川产中江丹参被列为道地药材可能与其质量的均一性有关。丹参道地性的形成与当地的加工种植历史、栽培技术及栽培过程中的品种选育也密切相关。

（二）道地药材的研究

主要围绕着以下方面：①种质鉴定：研究居群间的地理变异，通过对形状变异、遗传变异、化学成分变异、药理药效变异的研究揭示变异与产地的关系。②质量评价及控制：建立标准化的评价体系，质量的均一性也是道地药材的指标之一。对道地药材的生产种植、采收加工、炮制过程建立控制标准。③对生态环境的研究。④探讨道地药材的成因，尤其植物内生菌对道地药材的影响。⑤道地药材的引种研究。

第四节 中药加工与炮制的法规

中药加工与炮制的法规涉及法律法规、技术规范、质量标准 3 个方面，覆盖从中药材种植与加工、饮片生产、流通和使用的全过程。

一、法律法规

（一）《中华人民共和国药品管理法》

《中华人民共和国药品管理法》是药品研制、生产、经营、使用、检验的基本法律。

1. 明确了中药饮片炮制的依据 中药饮片必须按照国家药品标准炮制；国家药品标准没有规定的，必须按照省、自治区、直辖市人民政府药品监督管理部门制定的炮制规范炮制。省、自治区、直辖市人民政府药品监督管理部门制定的炮制规范应当报国务院药品监督管理部门备案。这是中药加工与炮制必须遵守的法规。

2. 明确了中药饮片生产企业的职责与义务 从事中药饮片生产活动，应当经所在地省、自治区、直辖市人民政府药品监督管理部门批准，取得药品生产许可证。

中药饮片生产企业履行药品上市许可持有人的相关义务，对中药饮片生产、销售实行全过程管理，建立中药饮片追溯体系，保证中药饮片安全、有效、可追溯。

3. 明确了生产销售假劣中药饮片的法律责任 生产、销售假劣中药饮片的，没收违法生产、销售的药品和违法所得，责令停产停业整顿，并可处违法生产、销售的药品货值金额 10 倍以上

30 倍以下的罚款；货值金额不足 10 万元的，按 10 万元计算；情节严重的，可吊销药品生产许可证、药品经营许可证等。

生产、销售的中药饮片不符合药品标准，尚不影响安全性、有效性的，责令限期改正，给予警告；可以处 10 万元以上 50 万元以下的罚款。

（二）《中华人民共和国中医药法》

《中华人民共和国中医药法》是为继承和弘扬中医药，保障和促进中医药事业发展，保护人民健康制定的法律。

1. 明确了国家对传统炮制技术工艺的保护　国家保护中药饮片传统炮制技术和工艺，支持应用传统工艺炮制中药饮片，鼓励运用现代科学技术开展中药饮片炮制技术研究。

2. 规定了医疗机构炮制中药饮片的情形　对市场上没有供应的中药饮片，医疗机构可以根据本医疗机构医师处方的需要，在本医疗机构内炮制、使用。医疗机构应当遵守中药饮片炮制的有关规定，对其炮制的中药饮片的质量负责，保证药品安全。医疗机构炮制中药饮片，应当向所在地区的市级人民政府药品监督管理部门备案。

根据临床用药需要，医疗机构可以凭本医疗机构医师的处方对中药饮片进行再加工。

3. 明确了违规炮制中药饮片的处罚　违反规定炮制中药饮片的，由中医药主管部门和药品监督管理部门按照各自职责分工责令改正，没收违法所得，并处 3 万元以下罚款，向社会公告相关信息；拒不改正的，责令停止炮制中药饮片活动，其直接责任人员 5 年内不得从事中医药相关活动。

（三）《药品生产监督管理办法》

1. 明确了中药饮片生产许可条件　从事中药饮片生产活动，应当符合以下条件，并向所在地省、自治区、直辖市药品监督管理部门提出《药品生产许可证》申请：

（1）有依法经过资格认定的药学技术人员、工程技术人员及相应的技术工人；

（2）有与药品生产相适应的厂房、设施、设备和卫生环境；

（3）有能对所生产药品进行质量管理和质量检验的机构、人员；

（4）有能对所生产药品进行质量管理和质量检验的必要的仪器设备；

（5）有保证药品质量的规章制度，并符合药品生产质量管理规范要求。

中药饮片生产企业应当履行药品上市许可持有人的相关义务，确保中药饮片生产过程持续符合法定要求。

2. 明确了中药饮片出厂放行要求　中药饮片生产企业应当建立中药饮片的出厂放行规程，明确出厂放行的标准、条件，并对饮片质量检验结果、关键生产记录和偏差控制情况进行审核，对饮片进行质量检验。符合标准、条件的，经质量受权人签字后方可出厂放行。

中药饮片符合国家药品标准或者省、自治区、直辖市药品监督管理部门制定的炮制规范的，方可出厂、销售。

二、技术规范

1.《中药材生产质量管理规范》（GAP）　GAP 涵盖了中药材生产的全过程，也包含了中药材初加工的技术规范，规定了中药材初加工过程中应尽可能排除非药用部分及异物，特别是杂草及有毒物质，剔除破损、腐烂变质的部分；需干燥的应采用适宜的方法和技术迅速干燥，并控制温度和湿度，使中药材不受污染，有效成分不被破坏；加工场地应清洁、通风，具有遮阳、防雨和防鼠、虫及禽畜的设施；地道药材应按传统方法进行加工。

2.《药品生产质量管理规范》（GMP） GMP是药品生产和质量管理的基本准则，适用于药品制剂生产的全过程和原料药生产中影响成品质量的关键工序。大力推行药品GMP，是为了最大限度地避免药品生产过程中的污染和交叉污染，降低各种差错的发生，是提高药品质量的重要措施。

2014年发布的GMP附录"中药饮片"适用于中药饮片生产管理和质量控制的全过程。要求严格控制中药饮片的炮制工艺，在炮制、贮存和运输过程中，应当采取措施控制污染，防止变质，避免交叉污染、混淆、差错；生产直接口服中药饮片的，应对生产环境及产品微生物进行控制。中药饮片应按照品种工艺规程生产。中药饮片生产条件应与生产许可范围相适应，不得外购中药饮片的中间产品或成品进行分包装或改换包装标签。

GMP附录"中药饮片"对人员、厂房设施、设备、物料和产品、确认与验证、文件管理、生产管理、质量管理等做了详细的规定。

自2019年12月1日起，国家取消了药品GMP认证，不再受理GMP认证申请，不再发放药品GMP证书。尽管取消了GMP认证，但不等于取消GMP检查，而是将5年一次的GMP认证检查改为随时对GMP执行情况进行符合性检查，监督企业的合规性，对企业持续符合GMP规范提出了更高的要求。

3.《药品经营质量管理规范》（GSP） GSP对药品的经营过程进行了规范，包括对中药饮片的管理人员、验收人员、调剂人员的资质，以及验收、养护、销售过程等做了详细规定。

三、饮片质量标准

《中华人民共和国药品管理法》规定药品应当符合国家药品标准。国务院药品监督管理部门颁布的《中国药典》和药品标准为国家药品标准。中药饮片必须按照国家药品标准炮制；国家药品标准没有规定的，必须按照省、自治区、直辖市人民政府药品监督管理部门制定的炮制规范炮制。

1.《中国药典》 自1963年版开始，一部收载中药材、饮片等品种，规定了来源、采收、产地加工、性状、鉴别、检查、含量测定、饮片炮制、性味与归经、功能与主治、用法与用量、贮藏等的要求。设有《药材和饮片取样法》《药材和饮片检定通则》《炮制通则》专篇，是中药材、饮片质量要求的国家标准。

2.局颁（或部颁）标准 1994年国家中医药管理局颁布了《中药饮片质量标准通则（试行）》，规定了饮片的净度、片型、粉碎粒度、水分标准及饮片色泽要求等内容。

《全国中药炮制规范》由原卫生部药政局组织编写，1988年出版，收载常用中药554种及其不同规格的饮片品种。该书主要精选全国各省、自治区、直辖市实用的饮片品种及适宜的加工工艺与质量要求。附录中收录了《中药炮制通则》《全国中药炮制法概况表》。

以上两个标准同样属于国家药品标准。

3.省级饮片标准 此类标准是为了补充《中国药典》《部颁标准》覆盖品种的不足，由各省、自治区、直辖市药品监督管理部门批准，并在国家药监部门备案的饮片标准。由于中药加工多具地方特色和习用品，难以形成统一标准，各省、自治区、直辖市都制定了适合本地的质量标准，如中药饮片炮制规范、中药材质量标准等，用以指导、监督本地区或一定区域范围内的饮片生产、流通和使用。

第二章
中药加工与炮制的传统理论

扫一扫，查阅本章数字资源，包含PPT、视频、图片等

第一节　加工与炮制的制则与制法

关于中药的传统制药原则和方法，清代名医徐大椿（即徐灵胎）在其《医学源流论》中的"制药论"中专门进行了论述："制药之法，古方甚少，而最详于宋之雷敩，今世所传《雷公炮炙论》是也。后世制药之法，日多一日，内中亦有至无理者，固不可从，若其微妙之处，实有精义存焉。凡物气厚力大者，无有不偏，偏则有利必有害，欲取其利而去其害，则用法以制之，则药性之偏者醇矣。其制之义又各不同，或以相反为制，或以相资为制，或以相恶为制，或以相畏为制，或以相喜为制。而制法又复不同，或制其形，或制其性，或制其味，或制其质，此皆巧于用药之法也。"徐大椿首次将制药之义和法则进行了总结归纳。

一、传统制药原则

1. 相反为制　是指用药性相反的辅料或药物以制约中药的偏性或改变其药性，也称"反制"。如用辛热的酒炮制苦寒的大黄、黄柏、黄连，或用辛温的姜汁炮制黄连，或用辛温的吴茱萸炮制黄连等，以缓解药物的苦寒之性；用咸寒的盐水炮制益智仁，可缓解益智仁的温燥之性；天南星用苦寒的胆汁炮制成胆南星后，其温燥之性可转为寒凉等。

2. 相资为制　是指用药性相似的辅料或药物以增强药物的药性和疗效，也称为"从制"。如用咸寒的盐水炮制寒凉的知母或黄柏，可引药入肾，增强药物滋阴降火的作用；用羊脂油炙淫羊藿、酒炙仙茅或酒淬阳起石，均可增强其温肾壮阳的作用。

3. 相畏为制　利用药性互相制约炮制，降低药物毒副作用。如生姜、白矾等炮制半夏、天南星可降低其毒性，即半夏、天南星畏生姜和白矾，或生姜、白矾杀半夏和天南星。

4. 相恶为制　即减缓药物峻烈之性的炮制原则。如麸炒苍术、白术，可减缓其辛燥之性。

5. 相喜为制　主要是指通过炮制改善药物的形、色、气、味，饮片的形状和颜色美观，气味利于服用，使患者乐于接受。一般来说，动物药及树脂类药物具有一定的腥臭异味，经过加辅料和加热炮制，即可矫正不良气味。如蕲蛇和乌梢蛇酒炙，蜈蚣和虻虫烘焙，乳香和没药醋炙等，均可矫正其不良气味。

二、传统制药方法

1. 制其形　通过净制、切制或破碎等方法改变药物外形或分开不同药用部位，既可使药物外形美观，也便于调剂和煎煮等。如粗大或较长的药材，都需切制成不同外形的小规格饮片。

2. 制其性　通过炮制改变或缓和药性，以更好地适合临床安全有效的用药需要。

3. 制其味　通过炮制矫正不良气味，以利于服用。如动物药和树脂类药物，生品多具有腥臭异味，制后可矫味。

4. 制其质　通过炮制改变药物质地，使之酥脆或疏松，利于制剂。如质地坚硬的矿物药、化石药和甲壳药等，通过煅制或砂炒后质地酥脆。

第二节　加工与炮制对中药药性的影响

中药药性包括性味、升降浮沉、归经和毒性几个方面，加工与炮制对药性的改变是炮制理论的核心内容，而其关键是对四气五味的影响。中药的性味、升降浮沉及归经是相互关联的，炮制改变性味，则会引起升降浮沉及归经产生相应的变化。药性中的毒性包括狭义的毒性和副作用，合称"毒副作用"。加工与炮制的主要目的之一就是降低毒副作用，保障用药安全。

一、对四气五味的影响

中药的性味即四气五味，是古代医家在长期临床实践中通过系统归纳形成的对中药性能属性的概括。每种中药均有其固有的性味，其性味各有所偏。中医治疗疾病，正是以中药性味之偏纠正机体的阴阳偏盛或偏衰的失衡状态。炮制通过对中药四气五味的调整，达到辨证施治用药的目的。

在相反为制的制药原则下，用药性相反的辅料或一定的炮制方法，可以纠正、缓和药物的过偏之性，减少不良反应。如苦寒的黄连，用辛热的酒炮制后，能降低其苦寒之性，以免伤胃，即"以热制寒"。又如辛温的砂仁、菟丝子等用咸寒的盐水炮制后，能缓和其辛温之性，即"以寒制热"。这与中医临床"寒者热之，热者寒之"的治则相符。

在相资为制的炮制原则下，用药性相似的辅料炮制药物，使其性味增强，疗效增强。使寒凉的药物更加寒凉，即所谓的"寒者愈寒"，如用苦寒的胆汁炮制黄连，可增加黄连的苦寒之性；用咸寒的盐水炮制苦寒的知母、黄柏，可增强其苦寒之性。使辛温的药物更辛热，即所谓的"热者愈热"，如用辛热的酒炮制仙茅、阳起石，可增加其温肾壮阳的温补之性；用辛温的酒炮制川芎、当归、威灵仙等，增强其行气活血止痛或祛风通络止痛的作用。

同一种中药经过不同方法或火候炮制，可制成不同药性的饮片，使之适用于临床不同的病证。如大黄经过不同方法炮制成生大黄、酒大黄、醋大黄、熟大黄、清宁片和大黄炭等规格，其药性相应改变，分别适用于不同的临床需要。另一种情况是药物性味发生了根本性的转变，炮制前后的功效迥然不同，扩大了用药品种。如生地黄蒸制成熟地黄后，苦凉药性变为甘温，药性改变，其功效也由清变补，清热凉血药成为滋阴补血之品。又如何首乌经黑豆汁蒸制后，苦泄药性转为甘温，功效由清热解毒、润肠通便、截疟，变为补肝肾、益精血、乌须发。

二、对升降浮沉的影响

升降浮沉是指中药作用于机体上下表里的趋向，它是中医临床用药应当遵循的规律之一。一般具有升阳发表、祛风散寒、涌吐开窍等功效的中药能上行向外，属于升浮的药性；具有清热泻下、利尿渗湿、重镇安神、息风潜阳、消积导滞、降逆止呕、止咳平喘等功效的中药能下行向内，属于沉降的药性。

升降浮沉与性味有密切的关系，还与中药的气味厚薄有关。一般而言，性温热、味辛甘、质轻的药物，属阳，具有升浮之性；性寒凉、味酸苦咸、质重的药物，属阴，具有沉降之性。药物经过炮制后，由于性味的变化，可以改变其作用趋向，尤其是具有双向性能的药物更明显，辅料的影响也更大。

通常酒制性升，姜制则散，醋能收敛，盐制则下行。如酒制黄芩、黄柏、黄连、大黄等，能引药上行；盐炙知母、黄柏，引药下行入肾，增强其泻相火作用，用于肾阴虚火旺；莱菔子生品以升为主，用于涌吐风痰，炒黄后以降为主，长于降气化痰。

三、对归经的影响

归经是指中药在治疗过程中有选择性地对某些脏腑或经络表现出明显的作用，而对其他脏腑或经络的作用不明显或无作用。大多数中药具有多种功效，同时归入数经。临床上常常为了使中药专注于某一主症，利用炮制和方剂配伍使药物主要作用于某一脏腑或经络，充分发挥其疗效，而对其他脏腑或经络的作用相应地减弱。

炮制可以加强或改变药物的归经，称为"引药归经"，特别是某些辅料的作用比较明显。"五味入五脏"，醋制入肝经，蜜制入脾经，盐制入肾经等。如益智仁可入脾、肾经，经盐炙后则主入肾经，专用于涩精缩尿。生柴胡可入肝、胆、肺经，用醋炙后，可缓和对肺经的作用而增强对肝经的作用，疏肝止痛作用增强。又如山药生用归脾、肺、肾经，土炒或麸炒后，均可增强归脾经作用，补脾健胃止泻的功效增强。

四、对药物毒性的影响

在古代医药文献中，早期的"毒药"通常是药物的总称。所谓"毒"主要是指药物的偏性，作用于机体可产生一定的生理活性。中医用药正是利用药之"毒"纠正脏腑的偏盛偏衰。后世医药著作中所称的"毒"则是狭义的概念，指药物的毒性和不良反应，用之不当，可导致中毒，与现代"毒"的概念是一致的。

中药的毒性一般被描述为"无毒""有小毒""有毒""有大毒"。减毒或消除毒性是加工与炮制的重要内容，常用方法有净制、水泡漂、水飞、加热、加辅料处理、去油制霜等。如蕲蛇去头，朱砂、雄黄水飞，乌头类蒸或煮，马钱子砂炒，甘遂、芫花醋制，巴豆制霜等，均可除去或降低毒性。

药物经加工与炮制降低毒性的主要途径有：①使毒性成分发生改变，如川乌、草乌等；②毒性成分含量减少，如斑蝥；③利用辅料的解毒作用，如白矾制天南星、半夏等。

炮制有毒药物时一定要注意去毒与存效并重，不可偏废，并且应根据药物的性质和毒性的特点，选用恰当的炮制方法，才能收到良好的效果。如制马钱子粉中的生物碱士的宁、巴豆霜中的油脂等，在中国药典中均有一定范围内的上下限规定含量，含量偏低会影响疗效，含量过高则可能有一定的毒性。

第三节　中药加工与炮制的其他理论

在漫长的发展历程中，中药加工与炮制由最初散在的具体应用的饮片品种，逐渐形成为传统的制药技术，再由技术经过归纳总结形成炮制理论。理论的形成又反之用于指导加工与炮制的实践、指导临床应用。

一、适时采收

中药材采收有异于作为食材或其他用途的动植物的采收，除了矿物药因成分稳定不受生长节律影响外，植物、动物类中药特别强调要在形成药性最佳的时期采收。唐代《新修本草·序》中曰："动植形生，因方舛性；春秋节变，感气殊功。离其本土，则质同而效异；乖于采摘，乃物是而实非。"前人称之为"采造时月""适时采收""采之有时"，包括长期以来形成的药材特定的采收年限、采收季节、采收时间，否则"失其时，则气味不全"。唐代孙思邈曰："凡药，皆须采之有时日，阴干、曝干，则有气力。若不依时采之，则与凡草不别，徒弃功用，终无益也。"中药材要适时采收，这与药用动（植）物都有一定的生长期，其所含化学成分的积累和生物量均受生物节律的影响有关。

早在《神农本草经》中就可见："古之善为医者，皆自采药，审其性体所主，取其时节早晚，早则药势未成，晚则盛势已歇。"时至今日，适时采收仍是中药材采收和产地加工必须奉行的原则。

二、生熟理论

生熟理论是指中药生、熟饮片在药性和功效方面有所区别，分别应用于不同的临床治疗需要，包含生熟异治或者生熟异效理论。生饮片是指仅经过净选、切制及干燥的饮片；而熟饮片是指生饮片经过加热、加辅料等方法炮制后的饮片。

中药生熟概念的提出始见于《神农本草经》，在其"序例"中有"阴干曝干，采造时月，生熟，土地所生"的记述。东汉名医张仲景在《金匮玉函经》中指出"有须烧炼炮炙，生熟有定"，认为中药可炮制成生、熟品分别应用于临床。唐代孙思邈所著《备急千金要方》与《千金翼方》再次指出"生熟有定，一如后法"。元代张元素在《珍珠囊》中总结出中药"生升熟降"；王好古在《汤液本草》中引述了李东垣《用药法象》的论述，总结了"生泻熟补"的理论。明代傅仁宇在《审视瑶函》中对中药生熟异治的论述也较为详尽。至明代时，中药饮片的生熟理论已较为成熟。其主要内容包括：

1. 生泻熟补　是指一些药物生品寒凉清泻，而成为熟品以后，药性偏于甘温，作用偏于补益。如地黄生用性味苦寒，为清热凉血之品，蒸制成熟地黄后，成为滋阴补血之品。又如何首乌生用清热解毒、润肠通便，经过用黑豆汁蒸制后，成为补益之品。

2. 生峻熟缓　是指一些中药生饮片药性峻烈，制成熟饮片后作用缓和。如麻黄生品发汗解表之力峻烈，经过蜜炙加热后，其发汗作用得以缓解。又如大黄生用泻下作用峻烈，经过酒炙、醋炙、蒸制或炒炭后，随着加热程度增大，其泻下作用也相应地缓和。

3. 生毒熟减　许多中药的生品毒性或刺激性比较大，不适合直接应用于临床，经过炮制后可使其毒性或刺激性降低，甚至消除。有毒的中药较多，减毒的炮制方法也较多。如毒性较大的生川乌、生草乌经过长时间蒸或煮后，其毒性得以明显降低。另外，又如牵牛子、苍耳子、川楝子、斑蝥、马钱子、甘遂、大戟、芫花、商陆、狼毒、干漆、何首乌、藤黄、半夏、天南星、蜈蚣等，均可经加热或加辅料炮制后减毒。

4. 生行熟止　生饮片行气散结，发散解表，活血化瘀作用强，炮制成熟饮片则偏于收敛，具有止血、止泻作用。如荆芥生品性味辛温，具有解表散风的功效，经过炒炭后辛散之性明显减弱，同时产生了止血的功效。又如木香生用行气，煨制后实肠止泻作用增强。

5. 生升熟降　升降浮沉是中药作用于机体的趋向，中药经过炮制尤其是用辅料炮制后，其趋向会有所变化。某些中药生用偏于升浮，熟用则偏于降沉。如莱菔子生品以升为主，长于涌吐风痰，炒后以降为主，善于降气化痰，消食除胀。

6. 生降熟升　传统炮制理论认为"酒炒则升，姜汁炒则散"，即中药经过酒炙或姜炙后，其趋向变为升浮，酒炙和姜炙均为典型的"熟升"。如生黄柏苦寒沉降走下焦，为清下焦湿热之品，经辛散升热的酒制后则引药上行，善于清上焦头面之火。苦寒沉降的生黄芩、生黄连、生黄柏等酒炙后，也均表现为生降熟升的趋向变化。明代名医李言闻（李时珍之父）在其《人参传》中指出："人参气味俱薄，气之薄者，生降熟升，味之薄者，生升熟降。"

三、炮制减毒增效理论

中药应用于临床，应尽量保障其安全有效。毒性中药在炮制前，往往因作用猛烈以致病人难以耐受；还有一些药物因各种原因，应用于临床时药效难以充分发挥而影响疗效，这些中药以适当的方法加工炮制后，可降低毒副作用或增强疗效，更利于临床治疗。

减毒增效理论是在长期的中医用药实践中总结出的，是中药加工与炮制的根本任务所在。《神农本草经》在序录中指出："若有毒宜制，可用相畏相杀者，不尔勿合用也"；《雷公炮炙论》指出"半夏……若洗不净，令人气逆，肝气怒满"；元代王好古在《汤液本草》中指出："大黄须煨，恐寒则损胃气；至于川乌、附子须炮，以制毒也。"均说明炮制可以减毒。《黄帝内经》中"凡咬咀药，欲如豆大，粗则药力不尽"；陶弘景《本草经集注》中"凡汤中用完物皆擘破……诸虫先微炙，诸石皆细捣"，说明切制、炮制均有利于药力发挥而增强疗效。明代徐彦纯《本草发挥》中指出："用附子、乌头者当以童便浸之，以杀其毒，且可助下行之功，入盐尤捷也。"说明童便制附子、乌头既可减毒又可增效。

四、炭药止血理论

中药经炒炭或煅炭后，可产生或增强止血作用。最早的炭药记载于我国最早的医方书《五十二病方》中，曰"止出血者，燔发"。张仲景提出了"烧炭存性"的理论。唐代起炭药止血的记载开始增多。元代葛可久在其《十药神书》中首次明确提出了炒炭止血的理论："大抵血热则行，血冷则凝……见黑则止。"《本草纲目》中有"烧炭诸黑药皆能止血"的总结。清代赵学敏在《本草纲目拾遗》中明确提出了"炒炭存性"的理论。

五、辅料作用理论

辅料作用理论是指利用加工与炮制辅料以增强、缓和或改变药性，从而引药归经或影响中药的作用趋向，使之更适用于临床安全有效的用药需要。辅料作用理论形成于金、元、明时期。金代李杲、元代王好古、明代陈嘉谟、清代张仲岩均对辅料作用进行了系统总结。

1. 酒制升提　酒性味甘、辛，药物酒制后可引药上行，使之作用向上、向外。如黄连、黄芩、黄柏、知母等酒炙后，可治头面及皮肤的热邪。

2. 姜制发散　生姜性味辛、温，能散寒解表、降逆止呕、化痰止咳。药物经姜制后，其发表、祛痰、止呕等发散作用增强。

3. 盐制走肾而软坚　盐性味咸、寒，能清热泻火、软坚散结。盐制药物可引药下行入肾经，增强补肝肾、滋阴降火、疗疝止痛、软坚润燥的作用。如川楝子、胡芦巴、橘核等盐炙后可增强疗疝止痛的作用。

4. 醋注肝经且资住痛　醋性味酸、苦、温，能收敛散瘀止痛。药物经醋制后可引药入肝经，增强活血疏肝止痛的作用。如柴胡、青皮等醋炙后可增强疏肝解郁止痛；莪术、三棱等经醋炙后入肝经血分，其散瘀止痛作用增强。

5. 米泔水制去燥性和中 米泔水性味甘凉、平和，能清热解毒、止渴利水。药物经米泔水制后能降低药物辛燥之性，增强健脾和胃作用。如苍术、白术等用米泔水制后，可缓和其辛燥之性。

6. 乳制滋润回枯，助生阴血 乳汁性味甘、咸、平，能益气补血、滋阴润燥、养血调经。药物经乳汁制后可增强滋生阴血、润燥、补脾益气的作用。如白术乳制可润其燥性，且增强滋补作用。

7. 蜜制甘缓难化，增益元阳 蜜性味甘、平，能甘缓、润肺、解毒、调和诸药。药物经过蜜制后，可引药入脾经，调和脾胃，补中益气。如甘草蜜炙后可增强补脾和胃、益气复脉的功效；黄芪蜜炙后可增强补中益气的作用。

8. 陈壁土制窃真气，骤补中焦 陈壁土性味温、甘、苦、平，能燥湿补脾、温中和胃、止呕止泻。药物经土炒后，可调和脾胃，降低药物对脾胃的刺激性。如白术、山药等用土炒后，可增强补脾止泻作用。

9. 麦麸制抑酷性，勿伤上膈 麦麸性味甘、淡，能和中益脾。麦麸炒制或煨制药物，可缓和药物燥性，矫正药物不良气味，增强和中益脾作用。如苍术麸炒后，可缓和其辛燥之性，气变芳香，增强健脾和胃的作用；枳实和枳壳麸炒后缓和其峻烈之性，偏于理气健脾消食；僵蚕麸炒后可缓和其辛散解表之力，且缓解其腥臭异味，便于服用；肉豆蔻经麦麸煨制后，可减少其刺激性，增强其固肠止泻之功。

10. 吴茱萸汁制抑苦寒而扶胃气 吴茱萸性味辛、苦，热，能散寒止痛、降逆止呕、助阳止泻。吴茱萸的水煎液作为液体辅料炮制苦寒药物，可抑制药物苦寒之性，免于伤胃。如吴茱萸汁制黄连（即萸黄连），可缓和黄连苦寒之性，又可清气分湿热、散肝胆郁火，舒肝和胃止呕，用于肝胃不和、呕吐吞酸。

第三章
中药加工与炮制目的及对药物的影响

第一节　加工与炮制是中医用药的特色

中药材经产地加工后，根据药材的性质及调剂、制剂和临床的需要，进一步炮制成饮片后使用。饮片是中医临床的用药形式之一。中药经过不同方法的加工与炮制，制成各种规格的饮片，其功效会产生不同的变化，改变或调整了药性，疗效得以加强，并减低了毒副作用，使中医临床用药符合辨证施治、个性化医疗的需要。因此，加工与炮制是中医用药的特点和优势。

一、饮片是中医用药的基本形式

中药的形式包括中药材、中药饮片、中成药。产地加工得到的中药材一般不直接使用，需要炮制加工成中药饮片才能用于临床配方或中成药生产。中药饮片包括生饮片和经过炮制的熟饮片，是临床用药的基本形式。二者均是通过中医药特有的制药技术，即炮制技术加工制备而成。

中药来源于自然界的动物、植物及矿物，常常含有泥沙杂质或混有其他植物或非药用部分甚至有毒药物，经加工与炮制后，制成饮片，会使净度增加，便于分称剂量、调剂配方及煎出有效成分。另外，中药大多成分复杂、一药多效，需要根据病情的发生、发展变化，选择不同的炮制品予以取舍。有些毒副作用需要消除或纠正，才能保证用药安全。

炮制对药性和药效的调整，其本质是改变了中药物质基础，使成分含量或种类发生增减变化、使溶出度改变甚至引起机体的吸收变化。

二、加工与炮制对方剂、调剂及制剂的影响

中医理、法、方、药的治疗体系，最终通过用药治疗得以实现。用药治病主要基于中医治则、治法及辨证施治的原则，依据方剂配伍组方的意图，依法、依方炮制药物，对药性做出调整，协同药力，使药物适应治疗的需要。

中药经炮制可在整体效应上达到转变或调整，更好地适应临床辨证论治对药物和组方的需要。饮片炮制和复方配伍是中医临床用药的两大特色，也是中医用药的优势所在。饮片炮制对中医临床疗效的影响是多方面的。

（一）加工与炮制对中药方剂的影响

1. 保证方剂用药剂量与配比的准确　剂量和配比的准确是方剂疗效的基本保证，依法炮制才能确保方剂药物的净度、大小均匀、生熟宜用等，使剂量和调配准确。如山茱萸去果核、巴戟

天去木心，均可提高净度。再如二妙散，具有清热燥湿的功效，治疗湿热下注，方中苍术要求制用，以免过于辛温而燥；关黄柏应去粗皮，以强清热燥湿之功。

2. 提高方剂的整体疗效　传统制药法的"从制"可以增强药物的性味，即突出某方面的作用而增效，这是中药炮制的重要目的之一。炮制通过调整方剂中某些药味的作用，进而增强整个方剂的疗效。如三子养亲汤中的紫苏子、芥子、莱菔子均需炒制后配方。中医认为，治痰以顺气治标，健脾燥湿治本，但气实而喘者，以顺气降逆治本，治痰为标。三子养亲汤功效是降气平喘、化痰消食，适应证是气实而喘、痰盛懒食。紫苏子炒后辛散之性减弱，温肺降气作用增强；芥子炒后辛散耗气的作用缓和，温肺化痰作用增强；莱菔子炒后由升转降，功效由涌吐风痰变为降气化痰，消食除胀。方药均与病证相符，使全方降气平喘、化痰消食的作用增强。

如柴胡疏肝散（《景岳全书》）由柴胡、芍药、枳壳、甘草、川芎、香附、陈皮组成。方中柴胡醋炙后缓和了生品的和解退热作用，突出了疏肝止痛之效；香附和陈皮醋炙后也增强了疏肝理气、调经止痛的作用；甘草蜜炙后以甘温益气、缓急止痛为主，可协助其他药共奏行气止痛之功；川芎经酒炙可增强活血止痛的作用。全方药物依法炮制配伍后，增强其疏肝解郁、调经止痛之效。

3. 增强方剂对病变部位的作用　五味入五脏，炮制中大量使用具有性味功效的辅料（或其他药物作辅料）加工药物，对中药的归经发挥重要影响，并进而影响方剂的归经。如缩泉丸，益智仁入脾、肾经；山药入脾、肺、肾经；乌药入肾、脾、肺、膀胱经。益智仁盐炙后则专于入肾经，为君药，具有温肾纳气、固涩小便的作用。三药合用，温肾祛寒，健脾运湿，侧重于肾，兼能顾脾，健后天之脾又可益先天之肾，故该方的主要功效是温肾缩尿，用于下元虚冷、小便频数及小儿遗尿。

4. 消减方剂的不良反应　通过炮制，调整药效，趋利避害或扬长避短，可以消除方剂中不利于治疗的某些作用。如干姜，其性辛热而燥，长于温中回阳，温肺化饮，在四逆汤中用干姜生品，其能守能走，力猛而速，功专温脾阳而散里寒，助附子破阴回阳，以迅速挽救衰微的肾阳。在生化汤中干姜则需砂烫为炮姜入药，这是因为生化汤用于产后受寒、恶露不尽、小腹冷痛等。因产后失血，血气大虚，炮姜微辛而苦温，既无辛散耗气、燥湿伤阴之弊，又善于温中止痛，且能入营血助当归、炙甘草通脉生新，佐川芎、桃仁化瘀除旧，促全方生化之妙；若用生品，则因辛燥，耗气伤阴，于病不利。

5. 扩大方剂的应用范围　若组成方剂的药物不变，仅药物炮制加工不同，也会使方剂的功效发生一定的变化，改变部分适应证。如补血调血之四物汤（《太平惠民和剂局方》）由当归、川芎、白芍、熟地黄组成。如血虚兼血热者，可用生地黄以清热、滋阴、凉血；如血虚无热者，可用熟地黄滋阴补血；如血虚兼腹痛者，白芍应用酒炙品以防酸寒之性损伤脾阳，特别是产后血虚腹痛，尤以酒炙白芍为佳；如血虚兼瘀滞者，除加桃仁、红花外，川芎、当归酒炙为好，以增强活血祛瘀的作用。再如白虎汤，本是张仲景治伤寒邪入阳明由寒化热之证。由于伤寒病开始感受的是寒邪，寒邪容易损阳，也易伤中，所以立方用药都要注意保存阳气和顾护脾胃。方中石膏、知母足以泄热，用甘草之目的不是清热泻火，而是为了顾护脾胃，防止石膏、知母大寒伤中，故原方药用长于补脾益气的炙甘草。吴鞠通用白虎汤治温病，则改炙甘草为生甘草，并加重用量。因为温病开始是感受热邪，热邪容易伤阴；温邪上受，首先犯肺，肺胃经脉相通，可顺传于胃，致使肺胃同病，其热邪更甚，且多有伤阴现象，用生甘草既可增强泄热作用，又能甘凉生津，兼和脾胃，故在同一方中，炮制品的选用有所区别。

（二）加工与炮制对调剂的影响

1. 净制对调剂的影响　中药来源于植物、动物及矿物，在采收加工、贮存及运输的过程中，常附带泥土、砂石及非药用部位。因此，加工与炮制的第一道工序就是除去杂质及非药用部位。净制可以确保药物的净度，保证入药剂量准确，还可以除去有毒部位，保证用药的安全性。

2. 切制对调剂的影响　合药分剂是调剂的主要内容。饮片的大小、厚薄、整碎等差异较大时，称量抓取不方便，分剂量也不易做到准确。有些中药材体积较大，需要进行切制后才能进行调剂。切制的目的之一是使中药材体积适中、大小均匀，便于临床调剂使用。

3. 炮制对调剂的影响　古时讲求"因方炮制""临方炮制"，加工与炮制是早期调剂工作的主要内容。调剂时的"处方应付"均为加工炮制后的饮片。另外，矿物药质地坚硬，无法直接分割进行调剂，需经过明煅、煅淬等方法炮制后，使其质地酥脆，容易分取。有些毒性药物，经炮制减毒后，才能调剂入药。

（三）加工与炮制对制剂的影响

中成药是根据《中国药典》《中国医院制剂规范》等标准规定的处方，将药物加工制成具有一定规格，可直接用于临床的药品。

1. 饮片的质量优劣决定制剂的质量和疗效　中药饮片是中药制剂的原料，其质量优劣，必然影响制剂产品的质量和疗效。如净制可保证制剂剂量准确，切制可以利于有效成分煎出，保证药效。依法炮制可以增强疗效。如《伤寒论》中治疗"脉结代、心动悸"的炙甘草汤，炙甘草是君药，应净制后蜜炙入药。

2. 不同制剂工艺对饮片的要求有别　剂型因素对于制剂中炮制品的选择也有影响。例如半夏在不同制剂中，炮制要求不一。以半夏水提物入中成药者，可直接以生半夏使用；而以半夏粉末制备丸剂、散剂、胶囊剂等成药者，必须使用制半夏。如藿香正气散中的半夏，若用于汤剂，宜用炮制品；若用于藿香正气丸，则炮制品要严格控制麻味；若用于藿香正气水，则可以生用。这是因为半夏有刺激性毒性，毒性蛋白结合于不溶于水、具有倒刺的草酸钙针晶中，严格过滤即可除去。

3. 饮片标准的制定有利于制剂质量控制　控制饮片质量是保证中药制剂有效、安全的重要保证，并为制剂质量控制提供科学依据。药材炮制的方法、温度、时间和添加辅料的种类、用量，都会对药材中有效成分的含量产生影响。现阶段，大多数饮片的质量标准还不完备，反映内在性味变化的指标缺失。

4. 饮片依法炮制有利于保证制剂安全　炮制减毒是加工与炮制的重要目的之一，依法炮制有毒中药也使制剂安全得以保证。炮制可使有毒成分发生化学转化或含量减少，从而降低毒性。如治疗跌打损伤的小活络丹，由川乌、草乌、乳香、没药、天南星、地龙组成，必须按要求将原料炮制成制川乌、制草乌、醋乳香、醋没药、胆南星后再制成丸剂，以发挥祛风除湿、活络通痹之效，否则全方多为有毒之品，不依法炮制，非但无效，还易引起中毒。

炮制对制剂的影响涉及中药化学、方剂学、中药药剂学等多个学科。由于制剂工作的特殊性，在保证制剂有效、安全的同时，还应考虑剂型的不同特点，以此为指导来确定炮制品的选用。总之，根据辨证论治的临床需要，依法炮制饮片才能发挥其应有的作用，保证制剂的疗效。

第二节 中药加工与炮制的目的

中药加工与炮制的目的可概括为以下几个方面。

一、洁净药物，除去杂质和非药用部位

这是中药炮制的第一步任务。对来自天然的中药材，选择规定的药用部位，去除杂质和非药用部位，分离不同的药用部位，保证药物的净度，以保证药材质量和用药剂量的准确。

二、降低毒性，保证临床用药安全

对有毒类中药进行加工炮制，可以降低其毒性或刺激性，保证临床用药安全。通常采用去除毒性大的非药用部位、加水、加热、加辅料、复制、水飞等加工处理，使毒性降低。降低毒性是中药加工与炮制的首要任务。

三、改变药性，适应临床治疗需要

改变药性是炮制的根本目的，主要包括以下方面：

1.改变性味 即对四气五味的改变。中药的性味是中医组方用药的依据。每味中药均有其固有的性与味，"性"和"味"的不同组合使药物具有了多种药性和功能。炮制正是通过对"性"和"味"的改变，从而使药物适应临床治疗的需要。中药加工与炮制对性味的影响较大，不同的炮制火力、辅料和方法对性味均能产生不同程度的影响。

2.改变升降沉浮的作用趋势 "升降沉浮"是药物作用于机体的趋势。其基础是炮制改变性味，进而影响升降沉浮的作用趋势。李东垣认为"味薄者升，气薄者降，气厚者浮，味厚者沉"。李时珍则言"酸咸无升，辛甘无降，寒无浮，热无沉"。总之，味辛甘的药物味薄，属阳，作用升浮；气温热的药物气厚，属阳，作用升浮；味酸苦咸的药物味厚，属阴，作用沉降；气寒凉的药物气薄，属阴，作用沉降。此外，中医药理论认为，质轻的药物能扬上，作用升浮；质重的药物能重镇，作用沉降。如用"诸花皆升（唯旋覆花降）"理论来阐述菊花质轻，能上清头目之火。用"诸石皆降"理论来阐述磁石、礞石、赭石所具有的潜阳安神、纳气平喘、下痰、平肝潜阳及降逆止血功效。

3.辅料及生熟的不同能影响药物的作用趋势 李时珍认为"升者引之以咸寒，则沉而直达下焦，沉者引之以酒，则浮而上至颠顶"。大黄生品大苦大寒，药性沉降，作用下行，泻下力猛，经酒蒸或者酒炖后，借酒之力，则能上行，可上清头目之火。黄柏生品能清下焦湿热，经酒制后的炙黄柏作用上行，兼清上焦之热。

4.影响归经 归经是指药物对机体某一脏腑、经络的选择性作用。炮制可以影响药物的归经，尤其是炮制辅料的作用。中药均有其不同的归经，有的可以作用于多个脏腑、经络。炮制可以改变药物的归经，还可以使药物专于某一经络的作用，即有选择性地针对主症作用于主脏，发挥最佳疗效。如生姜主入肺经；而干姜主要用于回阳救逆，主入心；煨姜则主要用于和中止呕，主入胃；姜炭具有温经止血作用，主入脾。砂仁生品能行气、开胃、消食，入脾、胃、肾经，生品主要作用于中焦，盐炙后可专于入肾，治肾精疾病。

四、缓和过偏药性

中药往往各具偏性，中医治疗疾病正是以药物之偏性纠正人体之偏，使机体失衡的疾病状态得以矫正。但性味偏盛的药物在临床应用中会产生副作用，要通过炮制来纠正其偏盛之性，以达到缓和药性、减少副作用的目的。如药物过寒伤阳，过热伤阴，过酸损齿伤筋，过苦伤胃耗液，过甘生湿助满，过辛损津耗气，过咸助湿生痰。为适应不同病情和体质的需要，通过炮制以缓和药性。如麻黄生品具有辛散之性，解表力强，蜜炙麻黄则辛散之力降低，止咳平喘之力增强。蒲黄生品性滑，用于活血化瘀，而蒲黄炭则性涩，用于止血。黄连生品大苦大寒，久服伤胃，炒黄连随着炒的程度不同，苦寒之性相应降低。

五、增强疗效

除通过配伍增加中药的疗效外，也可以通过炮制提高疗效，增强疗效是炮制的主要目的之一。中药经炮制后，其质地、形体、微观结构、内含成分等均可发生变化。如质地变得疏松、细胞破损、比表面积增大、与溶媒接触更多等，可加快药效成分的浸润、渗透、解吸、溶解、扩散等过程。此外，经过蒸、煮、炒、煅、发酵等炮制处理，亦可使物质基础发生改变，可能产生新成分或者增加有效成分的含量。药物经炮制后往往从多方面增强其疗效。如种子类药物，其种皮坚韧，炒后种皮破裂，利于有效成分煎出而增强疗效。延胡索能止痛、活血、散瘀，经醋炙能显著提高疗效，研究表明，延胡索中含有多种游离型生物碱，为其镇痛的药效物质，但难溶于水，醋炙后，可使生物碱成盐，易溶出，疗效增强。

六、利于贮藏，保存药效

药物经过加热处理等过程，可以杀灭霉菌和害虫以防霉、防虫利于贮藏。种子类药物经过炒制后，可防止发芽利于贮藏。有些含苷类成分的药物经过加热处理可杀酶保苷，使苷的共生酶失去活性，便于该类中药的保存。桑螵蛸药材为刀螂或螳螂的具卵鞘，经过蒸制可将虫卵杀死以防孵化，便于贮存。

七、便于调剂和制剂

加工与炮制后的饮片通过调剂、制剂应用于临床是中药炮制的根本目的。调剂过程需要按处方分称剂量，中药制剂一般也要求以饮片入药。植物类药材，经水处理软化，切制成一定规格的片、丝、段、块后，可便于调剂时分称剂量、调配药方。质地坚硬的矿物类、甲壳类及动物化石类药材，一般不易粉碎和煎出其药效成分，不利于制剂和调剂，必须通过加热等处理，使其质地酥脆而便于粉碎，如自然铜、磁石等。

八、矫正不良气味，利于服用

动物类药物或其他有特殊气味的药物，在服用时易引起恶心、呕吐，常采用炮制的方法矫臭矫味。常用的方法有酒炙、蜜炙、醋炙、麸炒、炒黄、水漂等。如五灵脂有臭味，需要进行醋炙矫味；紫河车有腥味，需要进行漂、酒蒸矫味；蛇类、昆虫类药、脏器类药及树脂类药也都需要通过炮制矫正气味。

中药品种繁多，炮制方法各异。中药炮制的目的不是孤立的，往往一种炮制方法能达到几方面的炮制目的；或由于炮制方法不同，一种药物同时具有多方面的炮制目的，不同目的选择应当以临床治疗为依据。要知常达变，具体药物具体分析。

第三节　加工与炮制对中药化学成分的影响

中药治病的物质基础是其所含的活性成分。在炮制过程中，由于受到加热、辅料及水处理等影响，其理化性质发生改变，使化学成分或者易于溶出，或者被分解、氧化转化成新成分，使药物的化学成分发生质和量的变化。由此导致中药功效的改变，或增效，或降毒，或产生新的作用，以适应中医临床的需要。这些理化性质的变化，是中药性能及疗效变化的物质基础。研究炮制对化学成分理化性质的影响，对探讨中药炮制的原理、规范炮制工艺、建立质量标准具有重要意义。

一、对含生物碱类药物的影响

生物碱在植物体内分布不均，如黄柏中的小檗碱、多糖多集中于韧皮部，粗皮（栓皮）中分布少，为非药用部位，需刮去栓皮。同一药物不同部位所含成分种类不同、活性不同，应分别入药。如莲子肉主含淀粉和蛋白质可补脾养心、涩肠固精，莲子心主含多种生物碱能清心泄热。

大部分游离生物碱难溶于水，但一些季铵型生物碱（如小檗碱、益母草碱等）、含极性基团较多的游离小分子生物碱可溶于水，在软化时应"抢水洗""少泡多润，药透水尽"，尽量减少生物碱的损失。如苦参质地坚硬，故一般在产地趁鲜洗净切片，避免干后再软化而损失成分。槟榔中具有驱虫作用的槟榔碱，为减少其损失，采用减压冷浸软化以缩短水浸时间，也可直接打碎入药，避免槟榔碱损失。

酒是一种良好的有机溶剂，可促进生物碱及其盐的溶解；胆汁也是很好的表面活性剂，有助溶作用。如黄连经酒、胆汁等炮制后，小檗碱等生物碱在水煎液中的含量均有不同程度的增加。醋炙可以使生物碱成盐，提高在水中的溶解度。

加热炮制可使有毒生物碱的含量降低或结构发生转化，降低毒性。如川乌所含的双酯型生物碱经蒸、煮炮制后，可转化为单酯型生物碱或胺醇型乌头胺类成分，使毒性降低。

有些药物中含有热敏感的生物碱成分，应避免高温炮制。如石榴皮、龙胆草、山豆根所含的生物碱为其有效成分，遇热活性降低，应尽量避免热处理，以生用为宜。

二、对含苷类药物的影响

苷类是糖或糖的衍生物通过其端基碳上的半缩醛羟基或半缩酮羟基与非糖部分缩合脱水形成的化合物，多存于植物的果实、树皮、根、花中，一般亲水性较强。苷类成分常与酶共存于植物体中，在一定的温度、湿度条件下易酶解。

多数苷类成分易溶于水，水处理时易随水流失，应遵循"少泡多润"的原则，如甘草、秦皮等。

加热可以杀酶保苷，保存药效。如黄芩为防止氧化变绿，需经蒸后杀酶再作软化切制。

酒可提高含苷类药物的溶解度。如红花的主要成分为红花苷和红花黄色素，酒炙后其水溶性浸出物含量增加。苷类成分在酸性条件下容易水解，因而苷类为有效成分时，一般少用或不用醋进行炮制。

有些苷类成分水解后可以缓和药性。如大黄的结合型蒽醌苷类泻下作用峻烈，炮制可使其水解，泻下作用缓和。

三、对含挥发油类药物的影响

挥发油是一类经水蒸气蒸馏所得到的挥发性油状成分的总称。挥发油一般具有芳香性，在常温下可自行挥发而不留痕迹，大多数比水轻，在水中溶解度小。挥发油化学成分复杂，在植物体内多以游离状态存在，有的以结合状态存在。在空气中及光线下会氧化变质，失去原有的香味并形成树脂样物质。

皮类药材的挥发油多集中在树皮的韧皮部，需要通过净制除去非药用部位的栓皮才能入药，如厚朴、肉桂。花椒的挥发油多集中在果皮中，应分离花椒目。

虽然挥发油在水中溶解度小，但水处理时亦应抢水洗或少用水，否则会随水分蒸发而流失。如薄荷、荆芥等宜喷润后迅速加工处理，不宜带水堆积久放，以免香味散失或发酵变质。

由于挥发油易挥发散失，炮制时应避免加热或暴晒。《雷公炮炙论》中载茵陈"勿令犯火"，此类药物宜阴干。挥发油类经加热炮制后，一般均有质和量的改变，如白术麸炒后挥发油颜色加深，其中白术内酯类成分含量略增加。

药物中所含挥发油为结合状态时，需堆积发汗后香气方可逸出，如厚朴、肉桂经堆放发酵后，挥发油才能游离释放出来。

四、对含鞣质类药物的影响

鞣质是一类结构较复杂的多元酚类化合物，又称单宁或鞣酸，在医疗上常作为收敛剂，具有收敛止血、止泻、抑菌、保护黏膜等作用，有时也用作生物碱及重金属中毒的解毒剂。

鞣质的极性较强，易溶于水，尤其易溶于热水。以鞣质为主要药用成分的药物，水处理时要注意少用水，如地榆、侧柏叶、石榴皮等。

鞣质为强还原剂，暴露于阳光与空气中易发生氧化，颜色加深。如槟榔、白芍等在切片、晾晒时，暴露于空气中有时色泽泛红，就是所含鞣质氧化所致。鞣质在碱性溶液中变色更快，炮制时应特别注意。

鞣质遇铁能发生化学反应，生成墨绿色的鞣酸铁盐沉淀，因而在炮制含此类成分的药物时，要避免用铁，传统上有"竹刀切，木盆洗"的说法。煎药要用砂锅，也是为了避免鞣质与铁发生反应。

鞣质能耐高温，经高温处理，一般变化不大。如大黄经酒炙、炒炭炮制后，蒽醌苷类的含量明显减少，但鞣质的含量变化不大，故大黄致泻作用减弱而收敛作用相对增强。

五、对含有机酸类药物的影响

有机酸是一类含羧基的化合物，包括脂肪族、芳香族和萜类有机酸。其广泛存在于植物体，尤其以未成熟的肉质果实含量较高。

低分子有机酸大多能溶于水，水处理时宜采用"少泡多润"的方法，以防止有机酸流失。如地龙中的丁二酸是其平喘的有效成分，清洗时要抢水洗。一些植物含有较多可溶性的草酸盐，有一定毒性，如酢浆草，动物食后可导致虚弱甚至死亡，可通过水处理将草酸盐除去而降低毒性。

中药中的有机酸除少数以游离状态存在外，一般都与钾、钠、钙等结合成盐或与生物碱类结合成盐。脂肪酸多与甘油结合成酯或与高级醇结合成蜡。还有一些有机酸是挥发油与树脂的组成成分。醋制可使有机酸游离出来，如乌梅经醋蒸后，可使其所含的枸橼酸钾中的枸橼酸游离出来。

有机酸含量较高时对口腔、胃黏膜刺激性较大，加热炮制可降低含量，缓和刺激性和不良反应。如山楂炒后，部分有机酸被破坏，酸性降低，减少了对胃肠道的刺激。有的中药经加热炮制后，有机酸发生转化，如咖啡豆经炒制后，绿原酸被破坏，转化成咖啡酸和奎宁酸，同时酒石酸、枸橼酸、苹果酸、草酸减少，生成具有挥发性的乙酸、丙酸、丁酸、缬草酸等。

有机酸对金属有一定的腐蚀性，易使金属器具生锈、药材变色变味，炮制含有机酸的中药时应避免使用金属容器。

六、对含油脂类药物的影响

油脂是脂肪油和脂肪的总称，其主要成分为长链脂肪酸的甘油酯，大多存在于植物的种子、动物药中。

去油制霜可除去部分油脂类成分，以缓和或降低滑肠致泻的作用。如巴豆油既是有效成分又是有毒成分，去油制霜后可缓和峻泻作用并降低毒性，将其制霜压榨前加热易于将油脂榨出，同时破坏毒蛋白。

油脂类成分在饮片表面溢出，即"走油"，在空气中久放或处于湿热条件下均易发生氧化，产生过氧化物、酮酸、醛等，称为"酸败"。酸败后不能再供药用，因此，含油脂类成分的药物宜低温冷藏，如苦杏仁。

七、对含树脂类药物的影响

树脂通常存在于植物的树脂道中，多在外伤刺激下分泌，大多由萜类化合物经氧化、聚合而成，是一类复杂化合物，一般不溶于水。树脂多具有活血祛瘀、消肿止痛、防腐等作用。

炮制含树脂类的药物时，多用酒、醋，以提高树脂类成分的溶解度，增强疗效。如五味子的补益成分五味子素为树脂类物质，酒制可以提高溶出率。乳香、没药为树脂类药物，醋制能增强活血、止痛的作用。

加热炮制可以破坏部分树脂，降低毒性和不良反应。如牵牛子树脂有小毒，经炒制后部分树脂被破坏，泻下作用得以缓和。

八、对含蛋白质、氨基酸类药物的影响

蛋白质是一类由氨基酸通过肽键结合而成的大分子化合物，蛋白质水解可以产生多肽、氨基酸。蛋白质是一类大分子的胶体物质，多数可溶于水，生成胶体溶液，一般煮沸后蛋白质凝固不再溶于水。酶类也属于蛋白类成分。

因蛋白质和氨基酸易溶于水，以水处理时应防止该类药效成分的流失。

蛋白质能和蛋白质沉淀剂如鞣酸、重金属盐等产生沉淀，故含蛋白质、氨基酸的药物不宜和含鞣质类药物一起加工炮制。酸碱度对蛋白质和氨基酸的稳定性、活性影响也较大。

一些含毒性蛋白质的药物经加热处理可使毒性蛋白变性，毒性降低或消除。如苍耳子、巴豆、白扁豆、蓖麻子等含有毒蛋白的药物，加热炮制可以降低毒性。

加热可使蛋白质凝固变性，且大多数氨基酸遇热不稳定。故含有苷类有效成分的药物，加热可破坏或降低其共生酶的活性，避免苷类成分分解而影响疗效。另外，以蛋白质、氨基酸为药效成分的中药以生用为宜，如天花粉、蛇毒等。

某些含蛋白类药物经高温炮制后可产生新的物质，如黑大豆经过干馏能产生吡啶类、卟啉类

衍生物，具有解毒、止痒、抑菌、抗过敏等新的治疗作用。

在加热炮制的过程中，氨基酸在少量水分存在的条件下与单糖反应，生成具有特异香味的环状化合物，如缬氨酸和糖能生成具有香味的褐色类黑素；亮氨酸和糖类能产生面包香味。麦芽、稻芽等炒制后变香与此相关。

九、对含糖类药物的影响

构成植物体的有机物中 80%～90% 是糖类成分，又称碳水化合物，是植物细胞和组织的重要营养和支持物质，包括单糖、寡糖和多糖。

中药中的糖类成分含量分布不均匀，根及根茎类药材的地上部分、皮类药材的木质心部分一般含糖类成分较低，净制去除残茎、抽去木心可提高饮片糖类成分的含量，如牛膝、巴戟天等。

近年来，多糖的炮制转化成为研究热点。一些含糖苷类药物在加热炮制后，可分解形成糖和苷元。如何首乌蒸制后水溶性总糖含量升高，其中单糖、低聚糖、多糖均有所增加，以水溶性多糖含量增加为主，水溶性糖类成分的增加可增强制何首乌的补益作用。

十、对无机成分的影响

无机成分广泛存在于中药材中，尤以矿物类、化石类和贝壳类中药的含量较高，植物类中药的无机成分多与有机酸结合成盐存在。矿物类、化石类、贝壳类药材多采用煅法、煅淬法、水飞法、提净法炮制。植物类药材炮制后，其中的无机成分可发生变化。

炮制使药物质地疏松，利于有效成分溶出。含有无机成分的矿物药，生品质地坚硬，通常采用煅或煅淬的方法炮制，可改变其理化性质，易于粉碎，利于有效成分溶出，也有利于在胃肠道吸收。如磁石主要成分为 Fe_3O_4、Fe_2O_3 等，生品在水中溶解度极小，经过火煅醋淬后生成醋酸铁，质地变得酥脆，也易被机体吸收而发挥疗效。

提高药物洁净度，去除杂质或有毒成分。某些矿物类中药含较多杂质，可加工炮制除去杂质。如芒硝采用提净法，利用主要成分溶于水、杂质不溶于水的性质，重结晶以提净药物。一些含汞或砷的有毒中药，如朱砂，其主要成分为 HgS，还含有游离汞和可溶性汞盐；雄黄主要成分为 As_2S_2，常含有砷的氧化物 As_2O_3，两种药物均可用水飞法，使朱砂含有的游离汞和可溶性汞盐、雄黄含有的可溶性砷盐溶于水而除去，降低毒性。

含有结晶水的药物，经过炮制失去部分结晶水而增强收敛作用。如生石膏为含水硫酸钙，煅制可使其脱去部分结晶水，收敛作用增强。

部分药物通过加热炮制使无机成分发生变化，产生新的治疗作用。如炉甘石生品主含 $ZnCO_3$，经过煅后转化为 ZnO，具有解毒、明目退翳、收湿止痒、敛疮作用。自然铜生品的主要成分为 FeS_2，经煅制后，煅自然铜中出现 Fe_7S_3、Fe_2O_3、Fe_3O_4 等，具有续筋接骨的功效。有的中药则忌用火炮制，如"朱砂见火即变汞，雄黄见火毒如砒"。

炮制可增加无机元素的含量。药物经切、炒、烫、煅、蒸等不同方法炮制后，可提高微量元素的溶出量。如头发含有 10 余种微量元素，制炭后有机物被破坏，促凝血作用的钙、铁及其他元素溶出率增大，产生止血作用。黄连酒制、姜制和吴茱萸制后，钾、钙、镁等多种元素含量均高于生品黄连，说明酒制可增加微量元素的溶出。辅料的应用常常使某些微量元素含量增加。如蜂蜜富含微量元素，作为辅料炮制药物，如苍术、白术、山药、黄芪、甘草等，均会使这些药物微量元素的种类和含量有所提高。土炒党参中的铁、锂、钙含量远远大于生品及其他炮制品，锌、锰、锶元素含量也较生品及其他炮制品高。

　　加工与炮制可减少有害元素的溶出，降低毒性。磁石主要含 Fe_3O_4，并含有硅、铅、钛、镁等杂质及一定量的砷，经煅制醋淬后，砷含量显著降低，其他有害元素钛、锰、铝、铬、钡、锶等，煅制后均有变化，尤其锶煅后未检出，说明磁石煅制对去除其有害元素具有一定意义。

第四章
质量控制与包装贮藏

扫一扫，查阅本章数字资源，包含PPT、视频、图片等

中药材、中药饮片的质量控制涉及饮片生产的全流程，而包装和贮藏是保障饮片质量、利于流通的重要措施和环节。

第一节　中药材与饮片的质量控制

中药材、中药饮片的质量控制，贯穿整个饮片生产的始终。对全过程的质量控制要优于仅仅对炮制终点的质量控制，即结果的质量检查。饮片生产的全过程包括：药材的基原、产地、种植、采收、产地加工、炮制、包装、贮存等环节。质量控制的内容既包括中药材、中间品、饮片的质量标准和质量检查，又包括操作过程中的工艺技术规范，甚至是为达到质量要求而对设备、环境条件、操作人员的要求。饮片生产企业的 GMP 符合性检查即是对饮片生产的过程质量控制，未来对饮片生产的质量控制将向产地延伸到中药材生产的源头，即种植、采收、产地加工环节。

质量控制涉及两方面的主要内容，第一是"安全性"控制，第二是"有效性"控制。"安全性"质量检查的项目，包括饮片纯净度、有害物质限量检查和有毒物质含量。纯净程度检查的内容包括净度、灰分、酸不溶性灰分、水分等。有害物质检查的内容包括农药残留、重金属和砷盐检查、二氧化硫残留量的检查、黄曲霉毒素检查、卫生学检查等。有毒物质检查是指对饮片所含毒性成分的含量测定。"有效性"的质量检查项目，包括浸出物含量、含量测定（有效成分、指标成分、类别成分）、特征（指纹）图谱。

中药材与饮片的质量要求不完全相同。中药材经过加工炮制成为中药饮片，外观性状（形、色、气、味、质）及内在化学成分、药性及功效均发生较大变化。

另外，随着对中药内涵、炮制原理认识的深入，中药材、饮片质量检查的内容已由传统的以外观、经验检查为主，向着以多成分指标、反映内在性味物质基础和功效的内在质量控制方向发展。现代检测仪器和检测技术的发展和应用，使饮片的质量控制也逐步向规范化、数字化和现代化方向发展。如液相色谱－串联质谱法、分子生物学检测技术、高效液相色谱－电感耦合等离子体质谱法等的应用，以及对照药材、对照提取物等检测手段的应用，都推动了检测水平的提高。

一、外观性状检查

性状主要包括形状、大小、表面（色泽与特征）、质地、断面（折断面或切断面）及气味等特征。观察方法主要为感官判定，如眼看（较细小的可借助于放大镜或体视显微镜）、手摸、鼻闻、口尝等方法，具有简单、易行、迅速的特点。

1. 形状　形状是指药材和饮片的外形。观察时一般不需预处理，如观察很皱缩的全草、叶或花类时，可先浸湿，使其软化后展平观察。观察某些果实、种子类时，如有必要，可将其浸软后，取下果皮或种皮，以观察其内部特征。如防风的"蚯蚓头"，党参的"狮子盘头"，苍术的"朱砂点"，何首乌的"云锦花纹"，松贝的"怀中抱月"等。

饮片的片型应均匀、整齐、色泽鲜明、表面光洁、无污染、无泛油、无整体、无枝梗、无连刀、掉边、翘边等，且要符合《中国药典》及《全国中药炮制规范》的规定。

2. 大小　大小是指药材和饮片的长短、粗细（直径）和厚薄。一般应测量较多的供试品，可允许有少量高于或低于规定的数值。测量时应用毫米刻度尺。对细小的种子或果实类，可将每10粒种子紧密排成一行，测量后求其平均值。

《中药饮片质量标准通则（试行）》对饮片大小的规定：异形片不得超过10%；极薄片不得超过该片标准厚度0.5mm；薄片、厚片、丝、块不得超过该片标准厚度1mm；段不得超过该标准厚度2mm。

3. 色泽　色泽是指在日光下观察中药材的颜色、光泽度，以及观察其表面光滑、粗糙、皮孔、皱纹和附属物等外观特征。如用两种色调复合描述颜色时，以后一种色调为主，例如黄棕色，以棕色为主。

中药材与饮片都有固有的颜色光泽，若加工不当，或贮存不当均可引起颜色光泽的变化。生品饮片有其固有的色泽，如花类药材的红花、款冬花、菊花，叶类药材的荷叶、侧柏叶、大青叶等一旦颜色褪去，说明日晒或暴露过久或贮存过久。生品饮片进一步炮制后，原有色泽发生变化，如地黄酒蒸后颜色变为乌黑色；甘草生品饮片为黄白色，经过蜜炙之后则变为老黄色；经制炭的药物由原有颜色变为黑褐色。在炮制操作中，常以饮片表面或断面的色泽变化作为判断炮制程度的标准。炮制不当，会表现出颜色的变化，如白芍变红、黄芩变绿，不仅影响外观，而且是内在质量变化的标志。

《中药饮片质量标准通则（试行）》要求各饮片的色泽应符合该品种的规定，另外炒黄品、麸炒品、土炒品、蜜炙品、酒炙品、醋炙品、盐炙品、油炙品、姜汁炙品、米泔水炙品、煅制品等含生片、糊片不得超过2%；炒焦品含生片、糊片不得超过3%；炒炭品含生片和完全炭化者不得超过5%；蒸制品应色泽黑润，内无生心，含未蒸透者不得超过3%；煨制品含未煨透者及糊片不得超过5%；煅制品含未煅透及灰化者不得超过3%。

4. 气味　中药材及其炮制品均有其固有气味。一些芳香类中药，如当归、薄荷、独活等，因含有挥发油而具有浓郁的香气；一些中药有其独特的气味，如檀香的清香气，阿魏的浊臭气，桂枝的辛辣味等。所以对含挥发油类成分的中药多数生用，在干燥或贮藏过程中也要密切观察挥发油的存逸。气味散失与贮存有较大关系。

饮片应带有所用辅料的气味，如醋炙品有醋香味，炒焦具有焦香气。

二、净度

净度是指中药材和饮片中所含杂质及非药用部位的限度，即纯净程度。药材中的杂质如泥沙、灰屑、霉烂品、虫蛀品、杂物等，以及非药用部位如壳、核、栓皮、芦头、动物类的头足翅、矿物类药材的夹杂物等应符合规定的净度标准。

《中国药典》规定：除另有规定外，饮片含药屑、杂质通常不得超过3%。

中药材和饮片净度的检查方法：取定量样品，拣出杂质、草类、细小种子类，过3号筛，其他类过2号筛。药屑、杂质合并称量计算。

三、灰分检查

灰分是将中药材、饮片在高温下炽灼、灰化至恒重，所剩残留物的重量百分比。将干净而又无任何杂质的合格药材或饮片高温炽灼，所得灰分的重量百分比为生理灰分。在总灰分中加入稀盐酸滤过，再将残渣炽灼至恒重，所得灰分的重量百分比为酸不溶性灰分。

总灰分和酸不溶性灰分，两者都是控制纯净度的有效指标。饮片质量稳定时两者都在一定范围之内。如五加皮总灰分不得超 11.5%，酸不溶性灰分不得超 3.5%。酸不溶性灰分多数是无机类的泥沙、酸不溶性盐类、重金属。此外，炮制时砂烫、滑石粉烫、蛤粉烫和土炒等炮制辅料也可引入酸不溶性灰分。

四、水分检查

水分是控制中药材及其饮片质量的一个基本指标。含水过多时容易造成发霉、虫蛀，严重者可使有效成分分解、酶解，也减少了配方的实际用量。含水量过少时可造成干裂、气味散失、变色等。因此，控制炮制品中的水分，对于保证药材、饮片的质量和贮存保管都有重要的意义。一般含水量宜控制在 7% ～ 13%。

《中药饮片质量标准通则（试行）》中规定：蜜炙品含水量不得超过 15%；酒炙品、醋炙品、盐炙品、姜汁炙品、米泔水炙品、蒸制品、煮制品、发芽制品、发酵制品均不得超过 13%；烫制后醋淬制品不得超过 10%。含水量的测定可以采用费休法、烘干法、减压干燥法、甲苯法、气相色谱法。

五、浸出物

对有效成分、有效部位或主成分群尚不完全清楚或没有准确定量方法的中药材和饮片，可以用浸出物的含量作为指标，用以表示该药材可溶于此种溶剂的溶出量，以衡量其质量。

根据主要成分的性质，可选用不同的溶剂。一般常用的溶剂是水、甲醇和乙醇，所得浸出物分别称为水溶性浸出物和醇溶性浸出物。如巴戟天水溶性浸出物以冷浸法测定不得少于 50.0%；三七照醇溶性浸出物热浸法测定，用甲醇作溶剂，不得少于 16.0%。

六、含量测定

中药经炮制加工后其化学成分的含量会有增减变化及新成分的产生，加工与炮制不当也会造成成分流失。含量测定是从内在指标上控制中药材和饮片质量的首选方法。

含量测定系指用化学、物理或生物的方法，对药材、饮片含有的有效成分、指标成分或类别成分进行的测定，包括挥发油及主成分的含量、生物效价测定等。测定方法常用光谱法或色谱法。如辛夷，挥发油含量不得少于 1%(mL/g)；索马里乳香挥发油含量测定不得少于 6.0%(mL/g)；生大黄含总蒽醌不得少于 1.5%，含游离蒽醌不得少于 0.2%，酒大黄、熟大黄含游离蒽醌不得少于 0.5%；水蛭采用生物效价测定，每 1g 含抗凝血酶活性应不低于 16.0U。

"一测多评"即以一种对照品，通过校正因子换算，实现同时对多种成分的检测。如味连，以盐酸小檗碱为对照品，可同时实现对小檗碱、巴马汀、黄连碱、表小檗碱 4 个成分的含量测定。

以代表功效的性味物质的含量测定作为"有效性"质量控制的核心指标，是未来发展的方向。

七、有毒成分

有毒成分是指毒性中药自身所含有的药理活性峻烈、易导致不良反应甚至中毒、死亡的化学成分。有毒成分的含量检查是控制饮片"安全性"的重要指标。中药加工与炮制可以降低毒性，通过控制饮片毒性成分的含量，保证临床用药安全及有效，即"去毒存效"。如《中国药典》规定：马钱子中士的宁（$C_{21}H_{22}N_2O_2$）的含量应为 1.20%～2.20%，马钱子碱（$C_{23}H_{26}N_2O_4$）不得少于 0.80%；其炮制后的马钱子粉含 $C_{21}H_{22}N_2O_2$ 应为 0.78%～0.82%，$C_{23}H_{26}N_2O_4$ 不得少于 0.50%。川乌含乌头碱（$C_{34}H_{47}NO_{11}$）、次乌头碱（$C_{33}H_{45}NO_{10}$）和新乌头碱（$C_{33}H_{45}NO_{11}$）的总量应为 0.05%～0.17%。制川乌含双酯型生物碱以 $C_{34}H_{47}NO_{11}$、$C_{33}H_{45}NO_{10}$ 及 $C_{33}H_{45}NO_{11}$ 的总量计，不得过 0.04%，含苯甲酰乌头原碱（$C_{32}H_{45}NO_{10}$）、苯甲酰次乌头原碱（$C_{31}H_{43}NO_9$）、苯甲酰新乌头原碱（$C_{31}H_{43}NO_{10}$）的总量应为 0.07%～0.15%。

八、特征图谱与指纹图谱

特征图谱与指纹图谱可从更全面、整体的角度表征化学成分群的组成和变化，明确共有峰、特征峰、出峰时间、峰面积，进行定性或定量分析，客观反映中药内在质量的整体性和特征性，用以评价中药的真实性、有效性、稳定性和一致性。一般常见的是化学成分的特征图谱，还包括 DNA 分子的特征图谱。

九、二氧化硫残留

饮片中硫的存在形式包括二氧化硫、硫黄、亚硫酸、亚硫酸盐、亚硫酸氢盐、焦亚硫酸盐和低亚硫酸盐，它们的残留量均以二氧化硫计。《中国药典》规定采用酸碱滴定法、气相色谱法、离子色谱法测定经硫黄熏蒸处理过的药材或饮片中二氧化硫的残留量。

二氧化硫残留的关键点是最大残留限量问题。亚硫酸盐类作为常用的食品添加剂在国内、外食品工业中广泛使用，主要作为漂白剂，具有漂白、防腐、抑制褐变等作用。早期认为是无害的，随着研究的深入，逐渐认识到少量的摄入对人体无害，过量会刺激呼吸道黏膜，诱发气管炎、支气管炎等呼吸道炎症；哮喘病人尤为敏感，会加重病情甚至死亡；还可能造成脑、心、肝、胃肠、胸腺、肾、睾丸和骨髓等多种器官的损伤。另外，二氧化硫能与维生素、氨基酸和蛋白质反应，破坏营养成分。所以各国均制定相关法规，对其限量使用。

中药熏硫的历史由来已久，尤其在产地加工技术落后的早期普遍使用。熏硫对中药安全性、有效性的影响还有待进一步研究。一般认为熏硫具有漂白、杀虫、防霉、利于干燥和贮藏的作用，但其也可能产生异味并对中药化学成分产生影响，且缺少规范操作和使用限量规定，甚至以工业硫黄替代使用，造成有害元素砷等的次生污染。

国际食品法典委员会（CAC）的食品添加剂通用标准，对各类食品中亚硫酸盐（以二氧化硫计）的最大用量规定为 15～1000mg/kg 不等，中草药和香料的最大限量规定为 150mg/kg。韩国制定了较为严格的中药材二氧化硫最大残留限量为 30mg/kg。《中国药典》规定，除另有规定外，药材及饮片（矿物类除外）的二氧化硫残留量不得超过 150mg/kg。《中国药典》对山药、牛膝、粉葛、甘遂、天冬、天麻、天花粉、白及、白芍、白术、党参 11 味药材及其饮片品种规定，二氧化硫残留量不得超过 400mg/kg，其中毛山药和光山药不得超过 400mg/kg，山药片不得超过 10mg/kg。

研究表明，中药材炮制加工及使用过程中的晾晒、加热处理、煎煮等，会降低二氧化硫的残留量。

十、重金属及有害元素

重金属及有害元素主要是指铅（Pb）、汞（Hg）、镉（Cd）、铜（Cu）、银（Ag）、铋（Bi）、锑（Ti）、锡（Sn）、砷（As）等。重金属主要来源于其生长的土壤（植物药），或其食物（动物药），或其形成时的物质（矿物药）。比如炉甘石来自菱锌矿床，自然界中该矿常与铅矿伴生；冬虫夏草的自然生境中常含有大量的砷元素。其次，是工业"三废"排放到土壤、空中、水源中，以及农业生产中施肥与病虫害防治过程使用含重金属的化肥、化学农药等。工业"三废"最终以对土壤的污染最为严重，对根和根茎类药材的影响最大。

《中国药典》主要规定了对铅、镉、汞、铜及砷的检查。如丹参中铅不超过 5mg/kg，镉不超过 1mg/kg，砷不超过 2mg/kg，汞不超过 0.2mg/kg，铜不超过 20mg/kg。水蛭中铅不超过 10mg/kg，镉不超过 1mg/kg，砷不超过 5mg/kg，汞不超过 1mg/kg。

十一、农药残留

农药残留是指农药施用后残存于生物体、农副产品和环境中的微量农药原体、有毒代谢物、降解物和杂质的总称。农药残留对中药质量的影响越来越引起关注，是影响药材和饮片"安全性"的主要问题之一。

《中国药典》规定采用色谱法、质谱法检测药材和饮片的农药残留。第一种方法为气相色谱法测定 9 种有机氯类农药残留量，以及气相色谱法测定 22 种有机氯类农药残留量；第二种方法为气相色谱法测定 12 种有机磷类农药残留；第三种方法为气相色谱法测定 3 种拟除虫菊酯类农药残留；第四种方法为农药多残留量测定质谱法，其中气相色谱 – 串联质谱法（三重四级杆）检测 88 种农药残留，液相色谱 – 串联质谱法（三重四级杆）检测 523 种农药残留；第五种方法为气相色谱 – 串联质谱法与液相色谱 – 串联质谱法检测禁用农药。规定甲胺磷、甲级对硫磷等 33 种禁用农药不得检出。

目前，我国中药材、饮片的多残留量测定质谱法覆盖的农药品种大幅度增加，并提出以危险性评估为基础作为制定农药残留限量标准的依据，已逐渐接近国际标准的制定。但我国是中药使用大国，农产品使用和中药用药有着不同的特点，现今仍缺少中药农药残留标准制定有关的毒理学和社会学调查，农药残留危险性评估工作开展较少。农残监测是一项系统的动态过程，尚缺少系统的农残数据的检测和监控。

值得一提的是，炮制法（如水洗、加热）是除光化学法、药材提取纯化、土壤修复改善种植地的生态环境外，降低农残的直接、有效的方法。

十二、黄曲霉毒素

黄曲霉毒素（Aflatoxin，AFT）是由真菌黄曲霉 *Aspergillus flavus* 和寄生曲霉 *Aspergillus parasiticus* 产生的迄今为止毒性最强的生物毒素，在自然界中广泛存在，目前已有约 20 种黄曲霉毒素被发现，其中 B_1、B_2、G_1、G_2 是主要毒素，以 B_1 毒性最强。黄曲霉毒素性质稳定，难溶于水，高温也不易使其破坏，极易污染中药，一旦污染则很难除去。

对多种动物的毒性研究表明，黄曲霉毒素的 $LD_{50} \leq 1mg/kg$，如兔、猪、雏鸭。可以导致人体多种脏器损伤，尤其是肝脏损伤，甚至是肝癌的发生，具有极强的三致（致畸、致癌、致突变）毒性。

《中国药典》采用高效液相色谱法、高效液相色谱 – 串联质谱法（前两法分别测定 B_1、B_2、

G_2、G_2 的含量）、酶联免疫法（测 B_1 含量和 B_1、B_2、G_1、G_2 的总量），测定药材、饮片中的黄曲霉毒素的含量。《中国药典》规定对柏子仁、莲子、使君子、槟榔、麦芽等 25 个品种进行黄曲霉毒素检查，如柏子仁、莲子，每 1000g 药材中黄曲霉毒素 B1 的含量不得超过 5μg，G_2、G_1、B_2、B_1 的总量不得超过 10μg。

《中国药典》公布了"中药有害残留物限量制定指导原则"，对中药材、饮片中残留农药、重金属及有害元素、生物毒素等最大限量制定的有关理论依据、最大限量理论值计算方法和有关影响限量制定的因素进行了规定。

有害残留物限量制定主要依赖于风险评估结果。风险评估是在毒理学、流行病学和其他相关数据的基础上，通过对污染物暴露情况和可能的膳食摄入量等信息进行综合分析评价，针对风险性质确定有害残留物人体暴露危害的一种方法，是有害残留物限量制定的重要依据。

最大无毒性反应剂量（NOAEL）是在规定的实验条件下，用现有的技术手段或检测指标未观察到任何与受试样品有关的毒性作用的最大剂量。NOAEL 是通过动物毒理学实验确定的一个重要参数，是制定化学物质安全限量的依据。

每日允许摄入量（ADI）是指人类终生每日摄入某种物质，而不产生可检测到的危害健康的估计量。

有害残留物限量制定是以毒理学数据为基础，结合残留物的暴露情况和人类日常膳食摄入情况，进行风险性评估的结果。

最大限量理论值计算公式：

$$L = \frac{A \times W}{M \times 安全因子} \times \frac{AT}{EF \times ED} \times \frac{1}{t}$$

式中：

L 为最大限量理论值（mg/kg）；

A 为每日允许摄入量（mg/kg bw）；

W 为人体平均体重（kg），一般按 63kg 计；

M 为中药材（饮片）每日人均可服用的最大剂量（kg）；

AT 为平均寿命天数，一般为 365 天 / 年 ×70 年；

EF 为中药材或饮片服用频率（天 / 年）；

ED 为一生的服用中药的暴露年限；

t 为中药材及饮片经煎煮或提取后，农药的转移率（%）；

安全因子：计算农药残留量时安全因子为 100，表示每日由中药材及其制品中摄取的农药残留量不大于日总暴露量（包括食物和饮用水）的 1%；计算重金属及有害元素时安全因子为 10，表示每日由中药材及其制品中摄取的重金属量不大于日总暴露量（包括食物和饮用水）的 10%。

由于黄曲霉毒素毒性强，目前国际上不建议设定黄曲霉毒素的安全耐受量和无毒作用剂量，也无最大限量理论值计算公式，限量越低越好。

十三、微生物限度检查

中药饮片微生物限度检查法用于检查中药材及中药饮片的微生物污染程度。检查项目包括需氧菌总数、霉菌和酵母菌总数、耐热菌总数、耐胆盐革兰氏阴性菌、大肠埃希菌、沙门菌。

十四、其他检查

对不同饮片的质量检查，还要根据各饮片的特性不同进行针对性的检查，如对含油脂的种子类饮片进行酸败度测定。酸败是指油脂或含油脂的种子类药材和饮片，在贮存过程中发生复杂的化学变化，产生游离脂肪酸（FFA）、过氧化物和低分子醛类、酮类等产物，而出现特异臭味，影响药材、饮片的感观和质量的变异现象。测定酸值、羰基值和过氧化值可检查酸败程度，如柏子仁酸值不超过 40.0、羰基值不超过 30.0、过氧化值不超过 0.26。此外，葶苈子、车前子对膨胀度的检查，天竺黄检查体积比和吸水量，鹿角胶对水中不溶物的检查，蜂胶对干燥失重和氧化时间的检查，麦芽对出芽率的检查等，都是对不同饮片的针对性检查项目。

第二节　中药材和饮片的包装

一、中药材的包装

中药材的包装是指根据中药材的性质，选择适当的包装材料或容器，以一定的技术方法，使药材包裹封闭，以确保其质量稳定，便于贮存、运输、流通。

包装的目的在于防止中药材污染、变质，保证药材质量；减少损耗；便于贮藏、运输、装卸；可以美化外观，增加中药材的附加值。

1. 中药材包装的原则

（1）适用　选用的包装材料、包装件体型和包装方法要适合药材自身特点和贮运要求。包材应清洁、干燥、无污染、无毒、性质稳定，不与中药材发生反应及不改变药物性能，切实保证中药材质量。

（2）经济和环保　选择包材应该因地制宜，就近选择，降低包装成本，并注重绿色环保。

（3）美观　包装材料的颜色、外形等要尽量符合美学要求，满足药材商品流通的需求。

2. 中药材常用的包材　不同种类的中药材，包材的种类、强度及包装方法也不同。常用的包装材料及方法如下：

（1）麻袋、布袋、尼龙编织袋　此类材料轻便，较为严密，但负重有限。适用于质地坚硬，挤压不易变形，抗霉、防蛀能力较强的品种，如形态较细小的果实种子类中药材。尼龙编织袋多用于矿石类、贝壳类药材的包装。

（2）纸箱、木箱、铁皮箱　纸箱类材料轻便但容易破损，其牢固性仅次于木箱，适合包装量小、粉末类或是体型规则的加工品与动物类药材；而木箱牢固耐压，适用于一般不耐压的中药材；铁皮箱、铁皮盒等包装性能较好。

（3）编织筐类　指用竹、藤、树枝条等编制而成的方形、长方形、圆形的硬筐，内有衬垫，外有筐盖，周围用绳索或铁丝捆扎，具有一定的抗压性。适用于一般不严格要求防潮和防压的药材。如根及根茎类的桔梗、当归、秦艽、赤芍、羌活等，以及皮类、果实种子类药材，如厚朴、马兜铃、巴豆等。

（4）纤维胶合板桶　此类材料牢固、化学性能稳定、机械性能好，是比较理想的包装材料，但成本较高。适合于液体药材，如蜂蜜、胆汁、苏合香油；挥发性药材，如冰片、薄荷脑、樟脑等的包装。

（5）麻布、席片或尼龙编织布的机械包装　指机械加压后用麻布、席片或尼龙编织布围起打成的货包。适用于较轻的根及根茎类、皮类、果实类、叶类、全草类或花类药材的包装。

（6）其他类　如用绳索、铁丝等捆绑 3～5 道后扎成的货包。适用于部分茎木类药材，如木通、檀香、降香、苏木等均用麻袋绳捆绑牢固。

值得注意的是，筐、篓、席等材料虽资源丰富、成本低廉，但其养护性能较差，不能有效地防虫、防蛀，贮藏和运输中易破损造成药材二次污染和损耗，因此最好不用作运输的包装材料。

3. 特殊中药材的包装　是指性质特殊，需特别保管的中药材品种及饮片的包装，包括贵细、毒麻、易燃、鲜用等药材都有特殊的包装要求。

（1）贵细药材　如天然牛黄、麝香、蛤蟆油、鹿茸、野山参、西洋参、羚羊角、西红花、冬虫夏草等，应使用内包装和牢固美观的外包装箱进行多层包装，以增加保护性、识别性，防止破损、污染。

（2）毒麻类中药材　如砒石、生草乌、生川乌、生马钱子、生半夏、蟾酥、水银、罂粟壳等，应该使用牢固防破损的材料单独包装，并粘贴毒性标志或警示说明。

（3）易燃类中药材　如硫黄、海金沙、干漆、生松香等的燃点较低，在贮运过程中遇火源、助燃物或受光、热影响，且通风散热条件不好时，容易燃烧。其包材要防热、阻燃，搬运中尽量减少碰撞、摩擦，可采用铁皮桶、聚酯塑料桶包装，并贴上防火易燃警示标志。

（4）鲜用药材　鲜生姜、鲜石斛、鲜生地、鲜芦根等中药材，因含水量高、易霉烂，需采用保鲜包装，并低温贮运。

二、中药饮片的包装

中药饮片的包装是指通过机械或人工方式，将一定量的中药饮片装入符合药用规定、适宜的包装材料内并封口，同时进行包装标识的操作过程。

饮片包装的目的：①利于保障饮片质量；②防止再污染，方便贮存、取用、运输、销售；③使饮片的美观、清洁卫生和便于监督检查；④利于装备化、标准化生产；⑤利于临床调配使用。

包装材料的生产条件应与所包装饮片的生产条件相适应。直接口服的中药饮片的包材还必须符合微生物限量指标标准，包装过程也应在洁净车间完成。目前中药饮片的包材除用聚乙烯塑料单膜、聚乙烯复合塑料膜外，还有纤维滤纸、无纺布袋、布包袋等。应根据药物的特点，选择适宜的包材。禁止采用麻袋、竹筐、纤维袋等非药用包材进行中药饮片包装。直接接触饮片的包装材料为一次性，不得重复使用。饮片内、外包装都需注明品名、规格、数量、生产批号、厂名等信息。装入外包装箱时，要有装箱单、出厂检验合格证。

1. 根与根茎类、种子与果实类、花类、动物类饮片　宜选用中包装加大包装。中包装用无毒聚乙烯塑料透明袋，一般为 0.5kg、1.0kg、2.0kg。放入饮片检验合格证后，封口，转入大包装（可用大铁盒或硬纸箱）中。

2. 全草类和叶类饮片　可用无毒聚丙烯塑料编织袋包装，一般装量为 10～15kg/件。

3. 矿物类和外形带钩刺药材的饮片　宜用双层或多层无毒聚丙烯塑料编织袋包装，以防泄漏。

4. 毒麻类饮片　宜用小玻璃瓶、小纸盒等分装到一日量或一次量的最小包装，最多不超过 200g，并贴上完整的说明标签。外包装上应有明显的毒麻警示标志。

5. 对于易霉变、泛油、虫蛀的中药饮片　可采用复合膜塑料袋真空包装。

6. 对于花类药材如金银花、菊花等，以及色泽、成分不稳定易氧化的药材　可采用充气（惰性气体如氮气、二氧化碳）包装。

此外，饮片包装还应开拓包装上的 ENA 条形码（国际物品编码协会制定的世界通用条码），赋以药材名、炮制情况、生物学区别（如同药名的不同品种、野生或人工栽培等），以及商品等级与包装单重等，以便于通过光电读码进行配方、计价等自动化管理，为中药饮片的流通和使用提供便利。

第三节　中药材和饮片的贮藏

贮藏环节对于保障中药质量非常重要。明代陈嘉谟在《本草蒙筌》中有这样的论述："凡药贮藏，宜常提防，阴干，曝干，烘干，未尽去湿，则蛀蚀霉垢朽烂不免为殃……见雨久者火频烘，遇晴明向日旋曝。粗糙悬架上，细腻贮坛中。"从药材采集后到调剂、制剂使用前均涉及贮藏问题，贮存是否得当，直接影响药物质量，影响临床用药的安全、有效。

一、中药材和饮片贮藏中的变异现象

1. 发霉　是指药物受潮后，在适宜的温度下霉菌滋生的现象。霉菌可分泌酵素，溶蚀药材组织，使有机物分解，不仅使药材腐烂变质，有效成分遭到破坏，而且有些霉菌分泌的生物毒素对人体有很大危害，如黄曲霉毒素。

发霉是中药贮藏过程中主要的变异现象之一。夏季炎热、潮湿，再加之药材本身富含脂肪、蛋白质、糖类等营养物质，尤易发霉，所以对贮存环境应严加控制。霉菌生长的适宜温度和湿度为 20 ～ 35℃，相对湿度 75% 以上。

2. 虫蛀　是指仓虫蛀蚀的现象。仓虫将中药材或饮片蛀蚀成洞孔，严重时可被蛀空而成粉末，造成药材损失，另外害虫的排泄物、分泌物、仓虫残体均可污染中药。多因药材在采收、运输中受到污染，干燥、加工时未将虫卵消灭或在贮藏中虫卵由外界进入，如飞蝇产卵带入，或贮藏地和容器本身不清洁带入虫卵，在夏季炎热、潮湿时孵化发生。仓虫的种类繁多，主要有大谷盗、药材甲虫、米象、印度螟、谷蛾、黑皮囊虫及螨等。

仓虫生长的适宜温度为 18 ～ 35℃，相对湿度在 70% 以上，饮片含水量在 13% 以上。螨类的适宜温度为 25℃左右，相对湿度在 80% 以上。每年 5 ～ 10 月是害虫繁殖旺盛期。

3. 变色　是指药材或饮片的固有颜色发生变化，或变为其他颜色，或失去原来颜色。外观颜色的变化可以反映内在质量的变异。所含化学成分发生的酶促反应、氧化、聚合、水解反应等均会使外在颜色发生改变。因保管不当，有些药物的颜色由白色变为黄色，如白芷、泽泻、天花粉、山药等；或由深变浅，如黄芪、黄柏等；或由鲜艳变黯淡，如花类的金银花、菊花、红花等，叶类的大青叶、荷叶等。

4. 变味　是指中药材和饮片固有的气味、味道发生改变，主要通过感官的嗅觉或味觉来判断味变浓、变淡、气味散失或变为其他味，如变苦、变酸、哈喇等。气味散失多指含挥发油类中药，因贮存不当，或风吹日晒，或贮存温度过高，使挥发性成分逸出而造成气味变淡，甚至失去的变异现象。如荆芥、薄荷、香薷、白芷、冰片和当归等易发生气味散失。饮片泛油、泛糖、发霉、虫蛀时，多伴随着味的改变，饮片味的改变意味着内在化学成分也发生了变化。

5. 风化　是指某些含有结晶水的矿物类中药，经风吹日晒或过分干燥而失去结晶水成为粉末的现象。风化主要因贮存环境的相对湿度过低导致。易风化的药物有芒硝、硼砂等。

6. 潮解　是指某些固体矿盐类中药吸收潮湿空气中的水分，使其表面溶化的变异现象。主要因贮存环境的相对湿度过高产生，如咸秋石、硇砂、大青盐、芒硝等。

7. 粘连 是指某些熔点比较低的树脂类或动物胶类中药，受潮、受热后容易粘结成块的现象。如乳香、没药、阿魏、芦荟、儿茶、阿胶、鹿角胶等。

8. 挥发 含挥发油的中药，因受空气和温度的影响，或贮藏日久，使挥发油散失，失去油润，产生干枯或破裂的现象。如肉桂、沉香、厚朴等。

9. 腐烂 是指鲜药材或鲜用饮片，因温度、湿度较高，微生物大量繁殖，导致药物组织被分解、有霉败气味的现象。如鲜生地、鲜生姜、鲜芦根、鲜石斛、鲜茅根、鲜菖蒲等。

10. 冲烧 是指质地轻薄松散的全草、叶类、花类或细小的种子类药，如红花、艾叶、甘松、柏子仁等，由于药材本身干燥度不够，或在包装码垛前吸潮，在紧实状态下细菌代谢产生的热量不能散发，当温度积聚到67℃以上时，热量便能从中心冲出垛外，轻者起烟，重者起火的现象。

11. 泛油 又称走油，是指含有挥发油、糖类和脂肪的中药，在温度、湿度较高的情况下，造成油脂外溢，质地返软、发黏、颜色变浑，并发出油败气味的现象。如苦杏仁、桃仁、柏子仁、郁李仁、炒莱菔子、炒酸枣仁等易泛油。泛油是在酶的催化作用下，油脂被分解为 FFA，溢出组织、细胞，在表面进一步被氧化、分解而出现酸败气味，俗称"哈喇"的变异现象。

含糖类中药也同样可出现类似泛油的现象，而称为"泛糖"。如天冬、麦冬、玉竹、牛膝、黄精、熟地黄等易泛糖。

二、中药材和饮片变异的原因

中药材和饮片变异的因素很多，主要有两方面：一是中药材和饮片自身的性质，二是中药材和饮片贮存的外界环境，两者缺一不可。而自身的性质是固有的，所以影响饮片变异的原因主要是外部因素。归纳起来主要有基原因素、环境因素、生物因素和时间因素。

（一）基原因素

基原因素是指从药材采收，经产地加工、炮制、包装、运输等过程，在某一环节上引入的对贮藏不利的因素。如含水量不符合要求、微生物污染、加工中挥发油过量损失、加工与炮制操作不当、包装或运输过程中二次污染等。如陈皮，烘干的较晒干的不易回潮、生霉和虫蛀；蜜炙品较易生虫；酒炙品不易生虫；桑螵蛸、白果、薤白等蒸后干燥的品质才稳定；延胡索、郁金蒸煮使淀粉粒糊化，比未蒸煮的质地坚硬而不易生虫；包装严密或真空包装更利于贮存等。

（二）环境因素

1. 光 光是一种电磁波，可以使药物所含的化学成分发生光化学反应，尤其是光敏物质，常导致变色、气味散失、挥发、风化、泛油等变异现象。如玫瑰花、红花变色；当归、川芎等气味散失。

2. 空气 空气中的氧和臭氧对药物的变质起着重要作用。另外，空气中混有水蒸气、灰尘及携带的微生物，也是引起变异的因素。臭氧在空气中的含量虽然微少，但是作为一种强氧化剂，可以参与氧化反应。氧则广泛参与细菌等有机体的代谢过程。空气常易引起饮片酸败、泛油、泛糖、发霉、变色、变味等异常现象发生。切制饮片与空气接触面积更大，更易发生变异现象，因此，饮片一般不宜久贮。

3. 温度 温度是产生变异的关键因素之一。低温利于贮存，一般中药在温度15～20℃间贮存是比较稳定的。但随着温度的升高，物理、化学和生物反应均可加快。在高温下，化学成分易发生氧化、水解、分解反应；虫卵、细菌会快速萌发、增殖；物质分子运动加强，含挥发油多的药材，气味易散失；含油脂多的饮片易泛油；动物胶类药和部分树脂类药物，易发软、粘连。

4. 湿度 湿度过高或过低均会影响中药材和饮片的质量。空气中的湿度与药物的含水量间存在着动态平衡。一般药材与饮片的含水量应控制在7%～13%之间，环境相对湿度应在60%～70%之间利于贮存。湿度过高，如相对湿度高于80%，会使药材和饮片吸收更多空气中的水分而含水量大，超出安全水分可出现发霉、虫蛀、泛油、泛糖、变味、潮解等变异现象。相对湿度低于60%时，药材和饮片又会失去水分和挥发油，出现风化、气味散失、干枯或干裂等变异现象。

（三）生物因素

生物因素是指环境中的微生物、仓虫、飞蝇、仓鼠、鸟类及蛇类等生物对饮片贮存的影响，其中最主要的是微生物和仓虫。在温度、湿度适宜的情况下，微生物繁殖速度增加，虫卵易于孵化，可造成发霉、腐烂、发酵、酸败、泛油、泛糖、虫蛀等变异现象。

（四）时间因素

时间因素是指贮存时间的长短对药材和饮片质量的影响。来源于自然界的动、植物类中药，都存在着或快或慢的生物代谢过程。切制后的饮片，与环境接触面大，更易发生变异，所以大多强调尽早使用。只有个别中药强调"陈久者良"，但毕竟是少数。

对于中药材和中药饮片适宜贮存期的研究，也是亟待开展的研究内容。

三、中药材和饮片的贮藏方法

中药的贮藏是一项复杂的综合性应用技术。由于中药材和饮片品种繁多，性质各异，经过长期的积累和总结，形成了特有的传统贮存方法，并不断吸收和借鉴新的技术，形成了多种现代贮藏方法。

（一）传统贮藏方法

传统方法具有简单、实用、成本低的特点，迄今为止仍是广泛应用的基本贮藏方法。

1. 通风 是将库房的潮湿空气置换到仓库外，使库房保持干燥。天气晴好的时候，打开通风口，利用自然气候调节温、湿度，避免库房局部温、湿度过高。在阴雨、潮湿的天气里，要关闭通风口，封闭库房，防止外部湿空气进入，并注意检查，必要时进行吸湿和烘干处理。

2. 晾晒 是指利用日光摊晾，散发药材和饮片的水分，以免受潮。

3. 吸湿 传统上，在库房内撒一层生石灰、木炭或草木灰等吸收水分、杀虫和霉菌，现已少用。小包装中常用氯化钙或硅胶等作为吸湿剂。

4. 密封 是隔绝空气、湿气、微生物、害虫、异物进入的一种贮藏方法。根据品种、数量的多少，可采用库房密封及罐、坛、瓶、桶、箱、柜或缸等容器密封。贵细药、蜜炙品及含糖量多的当归、熟地、桂圆肉等也常用容器密封贮存。密封前要先检查含水量，有无虫蛀、霉变，否则依然达不到好的效果。

5. 对抗同贮法 是将两种或两种以上的药物放在一起保存，或药物喷洒高度白酒或乙醇密封保存，以防止虫蛀、霉变的传统贮存方法。如牡丹皮与泽泻、山药、白术、天花粉等同贮；花椒与蕲蛇、金钱白花蛇、蛤蚧、全蝎、海马同贮；人参与细辛同贮；明矾与柏子仁同贮；冰片与灯心草同贮；土鳖虫与大蒜同贮；吴茱萸与荜澄茄同贮。

另外，乙醇或高度白酒是良好的杀菌剂，且可驱逐仓虫，故可与中药一起密封保存。如动物类药材金钱白花蛇、乌梢蛇、地龙、蛤蚧、土鳖虫和九香虫等；含油脂类药材，如柏子仁、郁李仁、苦杏仁和桃仁等；含糖类药材，如党参、熟地、枸杞子、龙眼肉、黄精、黄芪和大枣等；贵重药材，如人参、三七、冬虫夏草和鹿茸等；含挥发油类药材，如当归和川芎等，均可采用喷洒少量95%药用乙醇或与50℃左右的白酒密封贮存的方法。

（二）现代贮藏方法

1. 气调养护法　通过降氧充氮或降氧充二氧化碳，降低库房氧的浓度，使仓虫和微生物无法生长繁殖，达到杀虫、防霉的目的。氧气是微生物和仓虫生存的必需条件，而氮气、二氧化碳均可使仓虫和微生物无法生长。将贮药空间封闭，留通气口，待钢瓶中的氮或二氧化碳被释放、充满整个空间，再封闭通气口。该法的特点是：操作简单、成本低、不污染环境和药材，对保护药材色泽效果较好，适合大空间密封贮存。

2. 气幕防潮　气幕又称气帘或气闸，是装在低温库房门上，配合自动门以防止库内冷空气排出库外、库外潮热空气侵入库内的装置。因仓库内外空气不能对流，可以减少湿热空气在库内冷处凝结水珠，保持仓库干燥。

3. 低温冷藏　是利用机械制冷设备降温，抑制微生物和仓虫的滋生和繁殖，冷冻或冷藏保存药材和饮片的方法。小型可采用冰箱、冷柜，大型可建低温仓库。一般低温仓库温度控制在20℃以下。

4. 机械吸湿　利用除湿机吸收空气中的水分，降低库房湿度，达到防蛀、防霉的效果。该法不污染药物，是现代仓储常用的除湿方法。

5. 无菌包装和真空包装　无菌包装是先将饮片灭菌，然后经无菌操作装入无菌药包材内，与外部环境隔离，避免杂菌、霉菌、湿气、氧、仓虫等的侵袭。

真空包装可以排除饮片贮存空间内的水分、氧和空气，使杂菌、霉菌和仓虫无法生存。常使用聚乙烯膜，排除空气后密封药物。如人参、鹿茸、冰片、猴枣、熊胆和牛黄等，可采用真空密封包装后贮存。

6. 蒸汽灭菌　是利用热蒸汽杀灭霉菌及虫卵的方法。饮片生产中的蒸、煮操作，以及现代灭菌法的低高温长时灭菌、亚高温短时灭菌和超高温顺时灭菌，均能有效地在基原上灭活药材和饮片携带的微生物和仓虫，同时杀灭中药中的共生酶，保存药效。该法灭菌后，再干燥、包装，利于饮片长期保存。

7. 埃－京氏杀虫法　为一种杀灭仓虫的新方法。以CO_2对药材和饮片充气加压一定时间，再迅速降压，使虫体在缺氧的不利条件下，对压力迅速变化不能耐受而被杀死。杀灭率与压力、作用时间成正比。不同的仓虫其耐受性也不同，一般在 $40 \sim 50$ bar（1bar=1.02kg/cm^2）的压力下，$10 \sim 20$ 分钟，即可有效杀灭。

8. ^{60}Co-γ 射线辐射法　^{60}Co 放射出的 γ 射线有很强的穿透力和杀菌能力，是目前较理想的灭菌方法。但需专门设施，造价成本高。该法目前已成为中药材、饮片和中成药生产最常用的灭菌方法。

四、贮藏保管的注意事项

1. 依据中药材、饮片的性质进行分区、分类管理。对毒性药、易燃、贵细药进行分类管理；对合格品、不合格、待验品进行分区管理。把易发生虫蛀、霉变的饮片列为重点养护对象，如党

参、当归、泽泻、苦杏仁、柏子仁、蕲蛇、瓜蒌皮、枸杞子等。

2.清洁卫生是一切养护工作的基础，重视仓库的清洁工作，破坏害虫、霉菌滋生的条件，是防止虫蛀、霉变最基本、最有效的方法。

3.把好出、入库关，加强贮存管理。验收入库要认真检查、核对；出库要坚持"先进先出"的原则；加强贮存管理，按照库房"干湿度表"数据随时掌握温、湿度情况，做到勤检查、勤通风、勤倒垛。

4.库房硬件设施要完备。库房应有良好的避光性、防湿性且可以通风，周边环境清洁，最好是楼房，可以有效防止鼠害、蚊虫等。具有除湿功能的低温库房可以有效保存各种饮片。条件好的可设立体仓库并进行数字化中控管理。

第五章

中药材采收

扫一扫，查阅本章数字资源，包含PPT、视频、图片等

中药材的质量直接关系着临床疗效，影响中药材质量的因素很多，其中合理采收是保证中药材质量的重要环节之一。我国历代中医药家都重视中药材的采收环节，如《本草经集注》记载："其根物多以二八月采者，谓春初津润始萌，未充枝叶，势力淳浓也。至秋枝叶干枯，津润归流于下也，大抵春宁宜早，秋宁宜晚，花、实、茎、叶，各随其成熟尔。"金元时期著名医学家李杲谓："凡诸草、木、昆虫，产之有地；根、叶、花、实，采之有时。失其地，则性味少异；失其时，则气味不全。"有关中药采收的民间谚语也有很多，如"采药贵时节，根薯应入冬；果实应初熟，种子老熟用；茎叶宜在夏；花采含苞中；采集要合理，资源永利用""春采防风秋采蒿，独活开花质量糟""春秋挖根夏采草，浆果初熟花含苞"等，均强调了中药材应按不同药用部位适时采收。

时至今日，中药材的采收仍主要沿袭古法。但是关于中药材的采收还要考虑中药材与品质相关的内在质量指标的富集与生长期的相关性及生物量因素。合理采收中药材，对保护和扩大药源、最大化获得中药材有效成分，保证中药材质量，具有重要的指导意义。

第一节　采收原则

适时采收是中药材采收的关键。采收原则主要体现为时间性，指采收时间和采收年限。俗语"适时采收是个宝，过时采收是棵草"，充分说明了中药材适时采收的重要性，而"采药有时，无论定月"也说明了采收中药材具有一定的灵活性。因为中药材品种繁多，影响其质量的因素较多，如药用动植物的生长特点、入药部位特征、生长环境、播种季节、生长周期等。早期中药材质量的优劣主要是观其形、察其色、闻其香、品其味等外在经验鉴别为主，并根据这些质量要求，确定了传统中药材的采收期。随着科学技术的发展，中药材的品质鉴别可以借助分析方法来精确检测有效成分或有毒成分等的含量，并以代表功效的药效物质的最大生成和富集的生长时段作为采收期确定的基本依据。如人参中人参皂苷以 8 月后含量最高；槐米有效成分芦丁含量可达 23%，而开花（槐花）后仅含 13% 左右。

以上所述基本是指同一年当中不同时月采收药材对中药材品质的影响。对多年生药用植物来说，采收年限对中药材品质影响很大，有的药用植物要生长几年才能采获到质量好的药材，这与药材本身的特性、环境因素的影响及对药材品质的要求有关。

药用植物有木本或草本之分，有 1 年生、2 年生或多年生等，一般而言，木本植物生长周期较长，如红豆杉、银杏、杜仲等，其采收年限长，而草本植物采收年限和生长周期基本一致。

不同地域的同一种植物，由于受气候或海拔的影响而导致采收年限各不相同，如红花在北方

是 1 年生，在南方是 2 年生。

生长年限对中药材质量的影响也很大，如细辛 3～4 年后方可采收；牡丹皮以丹皮酚和没食子酸含量为指标，发现 5 年生牡丹皮在 9—10 月为最佳采收期；厚朴一般栽种 15～20 年左右收获，树龄愈长皮愈厚，油性愈大，质量也好，采收期为 5—6 月，收获年份过早，树皮内油分差，皮薄，质量不好；人参、西洋参、黄连等则要栽培 4～6 年才能采收到疗效好的药材。

一、传统采收原则

（一）植物类药材

1. 根及根茎类中药材 根和根茎类一般以秋末冬初或初春时采收为佳。秋末冬初植株地上部分枯萎，营养物质全部回归根及根茎中，至初春时地下根及根茎中贮藏有最为丰富的营养物质，有效成分含量也最高，药力浓厚，粉性足，是采收的好时节，如人参、黄芪、当归、威灵仙、草乌等在秋季末采收效果最好；牛膝、大黄、何首乌、板蓝根等冬季采收较好；玉竹、虎杖、赤芍、苦参、远志等是在春初采收较好；也有少数药材如柴胡、明党参春季采挖品质优良；而半夏、太子参、附子等在夏季采挖疗效好；延胡索立夏后，地上部分枯萎，不易寻找，因此多在谷雨和立夏之间采挖；也有些中药材是根据植物的生长发育阶段特点来采收，如三颗针在落果期采收较好。

2. 皮类中药材 皮类中药材主要包括植物树皮和根皮。树皮一般在春末夏初时采收，此时植物形成层较厚，皮部与木质部易分离，剥皮容易，皮内水分、养分输送旺盛，含液汁多，伤口较易愈合，如杜仲、厚朴、秦皮、黄柏等。川楝皮等在寒露前采剥含油量最丰富。根皮通常在秋末或春初时采收，在挖出根后剥取，或趁鲜抽去木心，如地骨皮、苦楝皮、白鲜皮、远志、五加皮、牡丹皮等。

3. 全草类中药材 多数全草类中药材在枝叶生长茂盛时或花蕾期或花刚开放时采收，此时植株正进入旺盛生长阶段，营养物质尚在不断积累之中，植物体组织幼嫩，此时采收品质较好，如藿香、穿心莲、半边莲、细辛、荆芥等。少数药材在生长最为茂盛且在花朵凋谢之前采收疗效好，如益母草。马鞭草宜在开花后采收；带根入药的蒲公英宜在初花期或果熟期之后采收；紫花地丁、茵陈必须在幼苗期采收，尤其是春季幼苗高 6～10cm 时采收的疗效最佳，习称"绵茵陈"，也可在秋季花蕾长成时采收，习称"花茵陈"，但药效逊色于"绵茵陈"。

4. 果实种子类药材 果实种子类药材一般在完全自然成熟时采收，如瓜蒌、栀子、山楂、薏苡仁、连翘、阳春砂等。也有一些药材如木瓜等则宜在近成熟时采收。枳壳、佛手、瓜蒌、木瓜等以未成熟果实入药；枳实、青皮、覆盆子、乌梅、西青果等以干燥幼果入药；有些中药材的采收不仅要观察果实种子的外观形态，还有季节性要求，如山茱萸经霜变红后采摘，川楝子经霜变黄后方可采收，草果一般在 10—11 月，当果实变为紫色未开裂时采收。

另有一些易爆浆易变质的浆果如枸杞子、五味子、女贞、山茱萸等，最好在果实略成熟时，于清晨或傍晚时采收，避免采摘时爆浆，使有效成分流失，降低品质。

多数种子类药材一般在果实充分成熟、籽粒饱满时采收，如车前子、苏子、决明子、牵牛子、补骨脂、白扁豆、王不留行等；也有一些蒴果类植物种子应在种子刚成熟时采收，因为种子成熟时果壳易开裂或易脱落，种子散失，如急性子、茴香、牵牛子等。

少数中药材使用种子的一部分，如龙眼肉（假种皮）、肉豆蔻（种仁）、莲子心（胚），在种子饱满时采收并及时分离药用部位。成熟期不一样的果实或种子应随熟随采。

5. 花类中药材 该类药材包括以花蕾、花朵、花序、柱头、花粉等入药药材的采收。采收时应注意花的色泽和发育程度，一般应于花蕾初放或含苞待放时采收，不宜在花完全盛开后采收，如辛夷花、款冬花、金银花、槐花要在花蕾期采收，若花蕾裂开，则香气挥发，药效降低；月季花等要采摘刚开放的花朵入药。菊花、凌霄花等则要采集盛开的花朵入药；红花要等到花色变为橙红色时采收，藏红花雌蕊柱头要待花朵初开时就要及时采收。花类药材采摘后均应小心放置，以防挤压，避免药效流失。还有些中药如蒲黄、松花粉等不宜迟收，等花全部开放后就会导致花粉散落。

6. 叶类中药材 该类药材多在植物光合作用旺盛期，或花蕾初开时，或者花盛开而果实尚未成熟前采收，如大青叶、臭梧桐叶等，此时叶色浓绿，叶肉肥厚，饱满水灵，获得的营养成分丰足，药性强劲，药力深厚；如荷叶在花蕾初开时采收，干燥后色绿，质地厚，清香气浓烈，品质好，而花期前采收的，干燥后色淡绿、叶薄，品质差。由于植物种类多，发育特点各具不同，要具体分析其最佳采收时间，如艾叶在初春 4、5 月叶子旺盛时采收，而紫苏叶在 7 月下旬至 8 月上旬采收，侧柏叶在夏秋二季采收，桑叶需经霜后采收。

7. 茎木类中药材 该类药材一般在秋冬或春初时采收，此时茎木中有效物质积累丰富，如鸡血藤、大血藤等；木质藤本植物或木本寄生植物宜在全株植物枯萎后采收，如忍冬藤、络石藤、桑寄生等；有些茎木类药材全年可以采收，如降香、苏木、沉香等。

8. 树脂类中药材 树脂是植物体内的挥发油成分，如萜类经过氧化、聚合、缩合等复杂的化学变化而形成的。树脂一般被认为是植物组织的正常代谢产物或分泌物，充当着愈伤组织或某些植物功能的作用，常和挥发油并存于植物的分泌细胞、树脂道或导管中，尤其是多年生木本植物心材部分的导管中。也有些植物原来并无分泌组织，只有损伤后才形成分泌组织或树脂道而渗出树脂，如"活血圣药"血竭，即是具有百年树龄的龙血树干受到损伤后，在微生物侵染和自然氧化下内皮层逐渐变红形成一种红色的液体树脂，干后呈血块状；桃胶是桃树上分泌的树脂，一般是在 6—8 月间采收；阿魏是新疆阿魏的树脂，一般在春末夏初盛花期至初果期采收，但以盛花期采收为佳；乳香一般在春、夏两季采收；没药一般在 11 月至次年 2 月间采收，或者 6—7 月间采收。

9. 菌藻、孢子类、地衣类中药材 该类药材各自差异较大，必须掌握合理的采收期，如茯苓宜在立秋后采收，但安徽的茯苓也有在春季采收的；马勃、海金沙等应在子实体刚成熟时采收，过早幼嫩未成熟，过迟则孢子飞散；灵芝采收时间比较广，主要是待菌盖中孢子出现喷粉现象，菌盖变硬，不增厚，白色边缘消失，颜色由淡黄色转成红褐色即可采收，野生灵芝一般在夏秋之间，栽培灵芝全年可采；冬虫夏草在夏初子座出土，孢子未发散时采挖；麦角在寄主（黑麦等）收割前采收生物碱含量很高；海藻在夏、秋两季采捞；猪苓栽培 3.5～4 年后于春秋两季采收。

（二）动物类中药材

1. 龟甲、鳖甲、海龙、海马等脊椎动物类 该类药材全年均可采收。还有一些是在活动期捕捉，如蛤蚧宜在夏秋季捕捉，全蝎在春夏秋三季均可捕捉，地龙在 6—8 月捕捉，蟾蜍在 4—8 月捕捉，水蛭在春秋两季捕捉，蛇类在早春和秋季捕捉。

2. 昆虫类药材 如以卵鞘入药的桑螵蛸，宜在 3 月中旬前采收；有翅昆虫在清晨露水未干时捕捉，以防逃飞，如九香虫、红娘子、青娘子、斑蝥等；土鳖虫分家养、野生两种，采收时间各异，家养的土鳖虫一般在 9 月下旬至 11 月上旬捕捉，野生的则在活动最频繁的季节，即 6 月中旬至 9 月中旬，在晚上进行捕捉。

3. 部分动物体入药的药材　鹿茸在清明后 45 ～ 60 天采收（5 月中旬至 7 月下旬），过时则会角质化；蛤蟆油是中国林蛙输卵管的干制品，于霜降前捕捉，收集蛤蟆油；龟甲是乌龟的背甲及腹甲，全年均可捕捉，以秋冬二季为多；鸡内金为鸡的砂囊内壁，在宰杀鸡时摘取即可；贝壳类多在夏秋季采收，此时贝壳类动物发育最旺盛，贝壳钙质足，如石决明、牡蛎等。

4. 生理产物和病理产物药材　该类药材可根据动物的生长习性采收。五灵脂为鼯鼠科动物复齿鼯鼠的粪便，全年均可采收；望月砂，即野兔的干燥粪便，四季均可采收，以 9—10 月较多；麝香为雄性成熟麝的香囊的干燥分泌物，公麝 3 岁左右就可分泌较多的麝香，一般在秋末冬初或冬末春初采收；蟾酥为蟾蜍的耳后腺和皮肤腺体的干燥分泌物，多在夏、秋两季采收；蜂王浆是工蜂头部王浆腺的分泌物，用来饲喂蜂王及幼虫，含有多种维生素、矿物元素及多种氨基酸，一般在 5 月中旬采收的蜂王浆品质高于秋季采收的，且春季产浆量高；蜕化皮壳类药材如蛇蜕、蝉蜕一般在 6—9 月及时采集；五倍子是蚜虫寄生在漆树科盐肤木或者同属植物的叶柄或叶子下面的一个囊状虫瘿，在虫瘿呈嫩绿色且带有一点小绒毛的时候药效最佳，一般在夏至以后 10 天左右采摘；牛黄、马宝等病理性结石类药材应在宰杀牛、马时发现后获取。

5. 动物加工品类药材　如阿胶为驴皮熬制而成的胶状物，可全年采收；鹿角霜是鹿角熬制鹿角胶后剩余的骨渣，鹿角一般在 3—4 月间采收。

（三）矿物类中药材

矿物药由于成分十分稳定，本草书籍中多载"采无时"，因此全年随时都可采集。

二、现代采收原则

药用植物在不同的生长发育阶段，其物质积累尤其是药效成分的积累均呈动态变化。一般药效成分的最大积累期应作为采收期确定的依据。现代借助检测仪器，精准测量某地域、某品种中药材的有效成分、有毒成分等的变化，结合产量决定适宜采收期。

1. 有效成分决定采收期　同一种药用植物在不同的生长阶段，有效成分含量也不同。黄连以小檗碱、药根碱、巴马汀含量等为评价指标，研究 7 个不同采收时间云南产黄连根茎中 4 种成分的含量，发现在 10 月及 11 月采收的含量最高，这个时间应为云南黄连最佳采收期。何首乌以二苯乙烯苷为检测指标，发现两年生以 11 月中旬至 12 月上旬采收的含量最高，而以蒽醌类为指标，发现在 12 月中旬最高，因此，何首乌的采收期应结合临床需求考虑。

2. 有效成分结合产量决定采收期　产量即药用部位的生物量，有效成分与产量结合决定中药材适宜采收期，是中药材采收行之有效的做法。主要基于两点考虑：一是野生中药材一般以形体大、光润代表生长年限长、药效强、性味足，现在虽然以人工种植为主，但是生物量大还是代表着生长状况更好、生长期更长；另一方面，中药是多成分、多作用的复杂体系，仅凭几项指标还不能表征其药效物质的全部，还要结合性状指标的大小、质地所反映的产量综合考虑。

对多年生药用植物来说，生长年限越长也存在感染病虫害几率更高的问题，如人参生长 6 年以后，生长速度及有效成分积累缓慢，同时病害增多，影响产品质量，因而延长收获年限是不经济的，现人参一般种植 4 年或 5 年后收获，在 8 月末至 9 月初采收最佳。商洛半夏两年生时在 9 月中旬至 10 月中旬采收为宜，3 年生反而病害、块茎腐烂增加。牡丹皮 5 年生者含丹皮酚最高，为 3.71%，3 年生者为 3.20%，两者的含量虽有差异但不显著，而且 3 年生者种植期少两年，故以 3 年生者为最佳采收年限，一般在 9—10 月采收。草果生长年限较长，研究发现 6 ~ 7 年后产量较高，结合种植成本、人工费用等因素，可以考虑采收 6 年生草果且在立秋后 9—11 月间果实变紫红色而未开裂时采摘。亳州地区白芍应以 4 年生 9—10 月采收为宜。

另外，中药材采收还要综合考虑安全性指标，如毒性成分、重金属和有害元素、农药残留的积累变化情况，这方面的相关研究还稍显不足。一些中药材有肾毒性，如关木通、雷公藤、甘遂、白头翁、草乌、牵牛子、金樱根、巴豆、泽泻等植物类中药材，斑蝥、蜈蚣、海马等动物类，含砷类的矿物类药也有肾毒性，如砒霜、雄黄等。

总之，中药材采收须掌握药用植物的生长规律，并根据不同的气候条件、生长环境，以满足临床治疗为目标，综合考虑药效成分最大化、有毒和有害成分最小化、产量高和经济效益最大化的原则，灵活地选择适宜的采收期。

三、基于物候学理论的中药材采收原则

植物物候学是研究植物周期性事件和环境关系的一门科学，具有悠久的历史。西汉著名的农学著作《氾胜之书》有以物候为指标确定耕种时期的记载"杏始华荣，辄耕轻土弱土；望杏花落，复耕"。华北地区有农谚"枣芽发，种棉花"。

以往确定药材的最佳采收期，大多忽视了气候因素对采收期的影响。从大的时间轴上看，药用动植物所赖以生存的环境因子，包括温度、土壤、光照、水分、微生态环境等也在不断地变化，进而影响动植物生长节律的变化，并以物候变化的形式反映出来。植物物候学理论可以通过构建不同物候期中药材品质的预测模型，为中药材适宜采收期的确定提供有力的技术支撑。

植物物候学研究是基于植物一年四季的物候观测，记录各生长发育期到来的时间和持续时间的天数，比较其时空分布的差异，探索植物发育和活动过程的周期性规律，以及其对周围环境条件的依赖关系，从中发现规律，并利用这些规律，研究大自然的变化规律和指导生产活动。

木本植物物候一般划分为 4 个时段，即芽期、绿叶期、花期、果期（种子期）。在具体的研究中，为了更好地了解各发育期的特征，又将乔木和灌木的生长发育期细分为：萌动期（芽开始膨大期、芽开放期）；展叶期（开始展叶期、展叶盛期）；开花期（花序或花蕾出现期、开花始期、花盛期、开花末期、第二次开花期）；果熟期（果实成熟期、果实脱落开始期、果实脱落末期）；叶秋季变色期（叶开始变色期、叶全部变色期）；落叶期（开始落叶期、落叶末期）。

草本植物物候一般划分为：萌动期、展叶期、花序或花蕾出现期、开花、果实或种子成熟、果实脱落期、种子散布期、第二次开花、黄枯期。

物候观察与确定中药材的采收期密切相关。不同物候时期，中药材对环境的适应机制随外界环境的变化而变化，从而影响体内次生代谢产物的形成和积累。金银花一般于栽后第三年开花，每年开 4 茬，第一茬花从 4 月中旬开始萌蕾，以后每月可采摘一茬，从现蕾到开放、凋谢，大约 15 天左右，可分为米蕾期、幼蕾期、青蕾期、白蕾前期（上白下青）、白蕾期（上下全白）、银花期（初开放）、金花期（开放 1、2 天到凋谢前）、凋萎期。青蕾期以前采收，则干物质少，药用价值低；银花期以后采收，干物质含量高，但药用成分下降。白蕾前期和白蕾期采收，产量、质量均高，但白蕾期采收容易错过采收时机，因此，最佳采收期是白蕾前期。一天之内，以清早至上午 9 点前所采摘的质量最好，此时露水未干，不会损伤未成熟的花蕾，而且香气浓。

影响植物物候变化的因素较多，主要有生物因素和环境因素。前者是内在因素，包括物种及品种类型、生理控制等，后者是外在因素，包括温度、光照、水分、生长调节剂等，其中气温、

光照、水分为主要影响因子。研究表明，随着近年气温的升高，植物生长季延长、春季物候期提前、秋季物候期推迟成为一种全球趋势。

第二节　中药材的采收方法

正确的采收方法能保持中药的外观和有效成分，对于保证药材的品质具有重要意义。中药品种繁多，不同中药材有不同的采收方法。对于野生及易受损伤的药材，主要是以人工采收方法为主；对于大规模人工栽培的药材或矿物类药材，可采用机械化方法进行采收；对于一些叶类、果实种子类和树脂类药材，可采用化学方法进行采收。

一、中药常见的采收方法

（一）人工采收

1. 挖掘法　挖掘法是利用锄头或耙犁等工具将生长于土壤中的中药材挖出或犁出，之后进行采拣的一种方法，常用于根及根茎类药材的采收。具体方法为选取雨后的晴天或阴天，在土壤较为湿润时用钿头或特制的工具进行挖取，采挖时注意保持中药材的完整性，避免损伤。

2. 剪取法　剪取法是利用剪刀或枝剪等工具对中药材进行直接剪取的方法，常用于叶类、藤茎类药材的采收。

3. 剥离法　剥离法是采用特制的刀具对药材进行剥取的方法，包括全部剥取和部分剥取两种，剥取可于春季或秋季进行，常用于皮类药材的采收。

4. 击落法　击落法是在成熟后，通过人为震动，打击树干或树枝，使中药落在采集网或铺设在地上的采集布上的方法。击落时最好在植物下垫上草席、布围等，以便收集与减轻损伤，同时也要尽量减少对植株的损伤，常用于种子、果实类药材的采收。

5. 摘取法　摘取法是直接从动植物体上对药用部位进行摘取的方法，常用于果实类、花类药材的采收。

6. 割取法　割取法是采用镰刀等工具对植物的地上部分直接进行割取的方法，常用于全草类、叶类、部分种子类及茎髓类药材的采收。割取时需要根据药材成熟度是否一致，有的药材一次性进行割取，有的则需要分批进行割取。

7. 砍伐法　砍伐法是利用斧头等工具对植物类中药进行砍伐的方法，常用于木类药材的采收。

8. 割伤法　割伤法是采用小刀或其他锋利的工具将药用动植物割伤，以收集中药的方法，常用于以树脂类药材的采收。

9. 诱捕法　诱捕法是采用食物、光或气味等媒介对药用动物进行捕捉的方法，常用于昆虫类动物的采收。

10. 网捕法　网捕法是采用网对中药进行采收的方法，常用于水生药用动物的采收。

11. 活体收取法　此法是在活体动物体内收取中药的方法，常用于动物体内药用生理产物、病理产物的采收。

（二）机械采收

部分中药材在采收中为了提高劳动效率，采用机械采收的方式进行。机械采收多根据药材自身的特点，采用不同的机械设备进行采收，如拖拉机牵引耕犁、往复切割、螺旋式滚动和水平旋转勾刀式等切割式采叶机械、采摘机、脱粒机等。

（三）化学采收

部分中药材为了提高采收效率，可以采用适宜的化学试剂进行处理后采收，如乙烯利，适用于部分叶类、果实种子类、树脂类和皮类药材。

二、不同入药部位的采收方法

（一）植物类中药材

植物类药材的采收按照其入药部位可分为根及根茎类、皮类、叶类、花类、果实种子类、茎木类、全草类、树脂类等，应根据其各药用部位的特征选择合适的方法采收。

1. 根及根茎类　多采用挖掘法采收。采挖时注意保持根皮的完整性，避免损伤。如野山参在挖取时必须注意保持其支根与须根的完整性。根及根茎类药材除进行人工挖取外，根据其生长的特点，可以采用机械进行采挖，如拖拉机牵引耕犁，拣取除去残茎、叶和须根等。

2. 叶类及全草类　多采用剪取法、摘取法、割取法采收。在其枝繁叶茂、花朵初开时，剪（摘）取药用部位，如益母草、荆芥、艾叶、枇杷叶、桑叶等。采收草本植物的地上部分，大多用割取法，如薄荷、广藿香、益母草等。少数全草类药材连根入药的需要采用挖掘法进行采收，如金钱草、蒲公英、车前草等。叶类药材除了人工采收外，还可以采用机械采收，如银杏叶的大面积采收，可采用往复切割、螺旋式滚动和水平旋转勾刀式等切割式采叶机械进行作业，为避免对树体的影响，采 3～4 年后，结合 1 次人工采收或予以平茬，以恢复树势。叶类药材还可以采用适宜的化学试剂处理后采收，如银杏叶，于采叶前 10～20 天，喷施浓度为 0.10%～0.15% 的乙烯利溶液，使其自然脱落后进行收集。

3. 树皮及根皮类　多采用剥离法采收。一般在春末至夏季期间，如杜仲 4—6 月，厚朴 5 月中旬至 6 月下旬，此时高温多湿，温度可达 20℃以上，昼夜温差较小，大气相对湿度大，可达 70%～80%，树皮养分及汁液增多，形成层细胞分裂较快，皮部与木部容易剥离，伤口较易愈合。少数皮类药材在秋冬两季采收，如苦楝皮，因其在此时有效成分含量高。肉桂则可在春季或秋季采收，5～7 年生的矮林，可进行第一次采收桂皮；有的生长条件优越、昼夜温差小的产地，长势快和健壮的植株，4 年生树也可采收剥皮；一般采收 10～15 年以上的肉桂树，其方法有全部剥皮和部分剥皮两种。全部剥皮可于春季或秋季进行，采剥时，按先上后下，先剥枝皮，后剥干皮的顺序进行，用刮桂刀先在分枝处横切树皮 1 圈，深达木质部，再依次往下 40～50cm 处环切一圈，深达木质部，然后在两圈之间纵切一刀，用竹片插入割缝上下徐徐剥动，将整块桂皮剥下，晒干即成药材；部分剥皮一般每次每一树干剥去 1/3，多选择潮湿的阴雨天气，剥皮后的伤口应喷洒吲哚乙酸，帮助皮类更好的生长，并包扎一星期，以利伤口愈合，生长几年后可再行剥取。部分根皮类药材也可采用机械进行采挖后，除去泥土、须根，趁鲜进行敲打以使木质部与皮层分离以除去木心，如白鲜皮、地骨皮和五加皮等。

4. 花类　多采用剪取法、摘取法采收。花类药材的剪取，通常包括完整的花、花序或花的某一个部分，如洋金花、辛夷、丁香、槐米、莲须、松花粉、蒲黄等。花类药材进行人工摘取时，通常应选择在晴天、上午露水初干时采摘，如红花、菊花、金银花等。

金银花还可以采用机械采收，近年出现了自主研制的金银花采摘机，集采摘、收集于一体，结构轻巧，操控灵活，维护简单，每天可采摘金银花鲜花 100kg 以上。

5. 果实与种子类　多采用击落法、剪取法、摘取法、割取法。采收树体高大的木本或藤本药用植物的果实、种子时，常用击落法，如胡桃。采收其他类型植物的果实、种子时，常用剪取法，如桑椹、五味子、覆盆子、葶苈子、芥子、莲子心等。有些个大的果实、种子类药材也可采用摘取法，如番木瓜、陈皮等。个别种子类药材采用割取果穗后晾晒、敲打的方法，如车前子、牛蒡、补骨脂等。苍耳子于 9—10 月果实成熟，由青转黄，叶已大部分枯萎脱落时，选晴天，割下全株采收，再脱粒，晒干。部分种子类药材也常用机械采收，如薏苡仁，由于其种子成熟期不一致，一般早熟品种在 7 月下旬至 8 月初收获，中熟品种在 8 月下旬至 9 月下旬，晚熟品种在 10 月下旬，当种子成熟度达 80% 时即可用机械将果穗采收，放置 3～4 天使未成熟种子成熟，再用脱粒机脱粒，干燥，用碾米机碾去外壳和种皮，过筛，即得。山茱萸的采收传统多用手工采摘方式，近年来也有用专门的山茱萸采摘机进行采收，利用振动原理，将树上成熟的山茱萸振落，树下人工将果实接住收集即可，比人工采摘效率提高了 10 倍左右，大大降低了劳动强度。

6. 茎木类　多采用剪取法、割取法、砍伐法，如关木通、海风藤、大血藤、鸡血藤、首乌藤、天仙藤、桂枝、桑枝、皂角刺、沉香、降香等。对于茎髓类药材则一般采用割取法将植物割下，用特制的工具除去外皮即可，如灯心草、通草。苏木可采用砍伐法采收，一般在其生长 8 年后，砍伐树干，削去外围的白色边材，截成每段长 60cm，粗者对半剖开，阴干后，扎捆置阴凉干燥处贮藏。沉香的采收是采取含香的树干或根部，需用刀削去白色木部，然后再用特制小刀将不含香的部分尽可能地除去，阴干后即可。

7. 树脂类或以植物液汁入药的其他类　多采用割伤法采收。如安息香、松香、白胶香、漆树等，通过割伤树干收集树脂。一般是在树干上凿 "V" 形伤口，让树脂从伤口渗出，流入下端安放的容器中，收集起来经过加工即成中药材。一般每次取汁的部位应该低于前一次取汁的部位，并要注意不同植物汁液的产量和质量在植物生长的各时期不同，以及一天内的早、中、晚及夜里都是不同的。安息香多在夏、秋两季，选取生长 10 年以上的成龄树，于树干上割成 "三角形" 切口，其汁顺切口流出凝固成香采收。也可先进行乙烯利处理，于距离地面 9～12cm 的树干基部，在同一水平线上按等距离用小刀浅刮树皮 3 处，然后将 10% 的乙烯利油剂薄薄地在刮面上刷 1 层，刷药要在晴天进行，处理后 9～11 天，即可开割，一个割脂周期内平均单株产量 200～250g，收集的液状树脂放阴凉处，自然干燥变白后，用纸包好放木箱内贮藏，树脂受热易融化，切忌阳光暴晒。

（二）动物类中药材

动物类药材按照其入药部位有较大差异，有以全体、部分、生理产物和病理产物入药，应根据其各药用部位的特点选择合适的方法采收。

1. 全体入药　多采用诱捕法、网捕法。如全蝎、蜈蚣、水蛭、斑蝥、土鳖虫、虻虫、九香虫、青娘子、红娘子、蛇类药材等。

2. 部分入药　多采用割取法。如角类的鹿茸、鹿角、羚羊角、水牛角等；鳞、甲类的龟甲、鳖甲、玳瑁等；骨类的狗骨等；贝壳类的石决明、牡蛎、珍珠母、海螵蛸、蛤壳、瓦楞子等；脏器类的蛤蟆油、鸡内金、鹿鞭、海狗肾等。

3. 生理、病理产物　多采用活体收取法或宰杀法。动物类中药材中有一部分是其生长发育过程中形成的生理产物，如蝉蜕、蛇蜕、蜂房；动物的各种分泌物，如麝香、蟾酥、龙涎香、虫白蜡、蜂蜡、蜂蜜、熊胆汁等；有些动物的排泄物，如五灵脂、夜明砂、望月砂、蚕砂、白丁香等；有些动物的病理产物，如珍珠、牛黄、僵蚕、马宝、猴枣、狗宝等。

（三）矿物类中药材

矿物类药材常随着采矿作业进行挖掘采收，一般以未露地面、未受风吹日晒者为佳，如石膏、寒水石、磁石等。有的在开山掘地或水利工程中获得动物化石类中药，如龙骨、龙齿等。

三、采收中应注意的事项

（一）注意扩大药用部位，尽量做到充分开发利用药源

从同一植物的其他部位获取药用物质，也是避免资源浪费，扩大用药部位，综合利用的有效方法。如杜仲，以树皮入药，但通过中药化学、药理研究表明，其枝、叶与树皮的功效相似，可代替树皮药用，故可以考虑以其枝、叶代替树皮入药的可行性。又如柴胡，入药部位为根，但经分析和部分地区长期习用的实践说明，其茎叶所含成分、功效与根相同，故应考虑以带根全草入药。随着野生药用资源的匮乏，扩大药用资源，综合利用是值得考虑的。

（二）注意采收方法，保持药材的完整性

药材采收完整，才能保证内部汁液不漏出，以及不被泥土、杂菌等污染。在采挖根及根茎药材时，要注意其地下的走向和生长深度，以免挖断挖烂，如人参、玉竹、黄精、山药、白芍等。在挖取根皮类药材时，要先将根挖出后，再剥取根皮。采收花类药材时，应摘取或将花剪下，不要留有花梗。采收果实种子类药材时，要注意防止压破和散落，一般不用水洗，以防腐烂或变色失味，如五味子、枸杞子等。

（三）注意保护药材资源，永续利用

保护药材资源，有计划地合理采收是中药材采收的基本原则，遵循采大留小、采密留稀的原则，决不可滥采乱伐，应着重注意以下几点：

1. 要合理、可持续利用中药资源 采收时要做到有计划性，用多少，采多少，用什么，采什么。采收根及根茎类药材应注意挖大留小或有意留一些，任其开花结果以利繁殖；采收花类、果实种子类药材时也要如此，以防绝种；采收树皮类药材时，尽可能纵剥部分树皮，以利再生新皮；采叶或枝叶药材时，在一棵植株上不可采得过多，应留一部分以利继续生长；采植株地上部分的，一般要留根，以利于再生。

2. 充分利用药材资源 同一植物或动物有不同部位同时入药的，要分别采收，使物尽其用。如瓜蒌的根、果实、种子均可入药，则应在果成熟时先采果实，再挖其根；又如梅花鹿，其茸、角、蹄、尾、四肢筋腱、阴茎等都可入药，捕杀时应先取其茸、角，再分别收集其他部位；采收麻黄时，除取其嫩枝和粗根入药外，留下的根头部和细根加以栽培，可继续繁殖生长，以保护药源。

3. 封山育药 有条件的地方在查清当地药源和实际需要之后，把所属山地分区域轮采，实行封山育药。

（四）注意采收器皿的洁净度，避免污染

采收时所选用的器具，如箩或筐及运输车等，必须在使用前清洗干净，保持清洁，以免造成污染。

第六章
产地加工

扫一扫，查阅本章数字资源，包含PPT、视频、图片等

中药材采收后，除了少数药材以鲜药应用外，绝大部分都要进行产地加工。产地加工是将采收获得的新鲜药材就近在产地进行净制、干燥，以及以特定方法加工，使其成为中药材的加工技术，又称产地初加工。

采收获得的中药材大多数是鲜品，药材内部含水量高，且含有大量的糖类、蛋白质、脂肪及多种有机成分，若不及时加工处理，很容易霉烂变质，从而影响药物的质量和疗效。早期中医药先人将采集的中药材鲜品晒干贮藏备用，是最早的产地加工方法。经过几千年的实践、总结，产地加工技术得以继承、发扬，现已成为中药生产的关键技术环节之一，也是道地药材形成的主要因素之一。

第一节　概　述

一、产地加工对中药材质量的影响

1. 对中药材外观性状的影响　采收后的鲜药材经产地加工成商品药材后，其形状、大小、颜色、气味、质地等均发生了较大改变，呈现出各种中药材特有的外观性状特征。如白芍采收后，洗净，用刀切去头尾，两头削平，修去小须根及削平凸出部分，外观与鲜药材有较大不同。药材经产地加工后，外观性状的改变往往是多方面、综合的。如厚朴经发汗后卷成筒状，形状发生了改变，其内表面颜色变紫红色，香气浓郁，尝之味辣而甜，颜色、气味也发生改变。

中药材还存在多基源、多产地及用药习惯的不同，同一种中药的产地加工方法也会多样，致使外观性状有较大差异。北大黄不水洗，直接刮去外皮，开成对半或将小的修成蛋形，阴干或熏干。南大黄先洗净泥沙，晒干，刮去粗皮，横切成 7 ～ 10cm 厚的大块，炕干或晒干，较粗的根则刮去外皮，切成 10 ～ 13cm 长的段。

传统中药材质量评价多采用"辨状论质"，这里的"状"即指各种中药材经过产地加工形成的独有的性状特征，也是中药材区分等级、判断真伪的主要依据。三七经加工后形成钉头，铜皮铁骨，菊花心，以身干、个大、体重、质坚实、断面灰黑色、无裂隙者为佳。肉桂以不破碎、体重、外皮细、肉厚、发汗后断面色紫、油性大、香气浓、嚼之渣少者为佳。茵陈以身干、质嫩、灰白色或灰绿色、无杂草、质绵软如绒、气清香浓郁者为佳。红花以质干、形长、色红艳、质柔软、无枝刺者为佳。荷叶以叶大、完整、色绿、无霉变者为佳。

2. 对中药材内在质量的影响
（1）产地加工对中药材的化学成分有较大影响　产地加工的煮、蒸、烘干等加热操作均会

使对热敏感的化学成分发生转化，不仅有量的变化还有化学成分质的改变，最终影响其质量和功效。益母草药用部位为地上部分，加工时须去除根部。研究表明，总生物碱以叶中含量为1.45%，茎为1.05%，根仅有0.23%；水苏碱含量也是叶中最高，为1.28%，茎为0.98%，根为0.50%，证明根确实不可与叶、茎同等入药。绿原酸为金银花的主要药效成分之一，不同干燥方法其含量有较大差异，微波干燥、热风干燥、晒干绿原酸含量分别为5.93%、5.53%、5.17%，真空干燥及真空冷冻干燥其含量则相对较低，分别为3.95%、3.35%。天麻产地加工时采用蒸后干燥的天麻苷含量显著高于煮后干燥，故现在天麻多采用蒸后干燥的方法，所含巴利森苷具有热不稳定性，在受热过程中，酯键容易断裂，导致巴利森苷类化合物之间相互转化，有部分转化为天麻苷。

（2）对显微结构的影响 产地加工可使中药材的显微结构发生改变，形成更多的毛细管、裂隙，利于使用时溶媒进入，有效成分溶出。

（3）对所含水分的影响 鲜药材的主要特征是富含水分，水分多存在于细胞内，较难失去。产地加工的主要目标之一是使药物干燥，使存在于胞内的结合水失去，药材的干物质更多，利于贮存。

（4）对生物因素的影响 鲜药采集后，往往含有大量的活性酶，对中药的物质组成还会产生分解、转化作用而影响药效。产地加工中多用蒸、煮、烫等方法处理鲜药材，可以使酶反应终止，从而保存药效物质。另外，动、植物药由于生长于大自然中，常含有大量的土壤、环境微生物，产地加工的干燥、加热法都会杀灭或有效抑制中药所携带的各种微生物。动物药在加工时的石灰闷、开水烫也有同样的作用。

二、产地加工的辅料

产地加工的辅料是指中药材在产地加工过程中所加入的具有辅助作用的附加物料，达到洁净药物、防止腐烂、加速干燥、降低药物毒性、利于贮藏等目的。

1. 食盐 食盐主含氯化钠。某些药材加工时需使用食盐水浸泡或煮制，如盐附子、全蝎、土鳖虫等，起到防腐的作用。加工时使用的食盐应符合国家食用标准。

2. 石灰 石灰主要成分为氧化钙，某些药材在加工时，需拌入石灰，起到吸水、防止药物腐烂的作用，如浙贝母、僵蚕、半夏等。此外，青黛在加工过程中，需加入熟石灰调节pH值，加入量直接影响青黛的产量及质量；水蛭捕捉后，亦可埋入石灰中使其死亡，然后干燥。石灰作为药用辅料，重金属及有害元素的含量应符合国家标准规定。

3. 硫黄 硫黄的来源为自然元素类矿物硫族的自然硫。《中国药典》规定硫黄药材中含硫（S）不得少于98.5%。某些药材加工时采用硫黄熏制，如山药、白芷等，用以加速药材的干燥、漂白药物及防止药材生虫、发霉。硫黄的质量直接影响熏制药材的质量，因此，要严格控制硫黄的质量、用量，使熏制药材符合规定的要求。

4. 胆巴 胆巴为卤水制食盐后的母液，主要成分为氯化钙、氯化镁、氯化钠、氯化钾等，主要用于附子的加工。采收后的泥附子在24小时内洗净泥沙，放入胆巴水内浸泡，防止药物腐烂，并降低毒性。应使用食用胆巴，不可用工业胆巴。

5. 白酒 主要用于动物类药材的加工，如九香虫捕捉后，传统加工时也可放入容器内，加入白酒使其闷死，然后再干燥。

6. 草木灰 主要用于动物类药材的加工，如地龙捕捉后，可拌入草木灰使其死亡，然后干燥。

7. 米醋 主要用于玳瑁去甲片用，玳瑁传统取甲时，将捕捉的玳瑁倒悬，用沸醋浇泼，其甲片即能逐次剥下。

三、产地加工的注意事项

产地加工是实施 GAP 的一个重要环节，对中药材质量及进一步炮制加工起着关键的作用，直接影响中药饮片的质量与中医临床疗效。产地加工一方面需要继承传统"道地药材"的加工技艺，另一方面需要探索产业化生产模式，以满足规范化基地药材的批量加工要求。传统与产业化加工方法在中药材质量、临床疗效等方面应满足质量一致性的要求。

（1）药用动植物经产地加工后形成的中药材质量应符合《中国药典》标准。所用水源、器具应清洁、无毒、无污染，且器具不能与中药材发生有毒、有害和降低其有效成分的反应。

（2）中药材采收后应趁鲜尽快处理，防止药物腐烂变质。药材采收后，由于微生物及活性酶的存在，仍会进行或快或慢的物质代谢反应，可使药物的活性成分转化。某些药材待加工时间长，色泽会发生改变。如半夏中的白色体转变为叶绿体，使半夏色泽发绿。如果药材堆积较厚，细胞代谢产生的热量不能散发，使药材温度升高，鲜药材的色泽也会发生较大改变，从而影响加工后药材的质量。

（3）能水洗的中药材一般应趁鲜清洗，此时鲜药材的细胞壁内含物及水分充满整个细胞，水洗过程中，水分不易进入细胞内，有效成分损失小。

（4）干燥时的热能传递介质应洁净，由煤、柴等作为烘干热源时，烟气不应直接与中药材接触。不得在马路上晾晒药物。

（5）有毒中药材产地加工中应注意防护，确保人员安全。

（6）产地加工完成后的中药材，应当及时包装。

第二节　产地加工的一般原则

产地加工的原则可以概括为：在中药材采收后，进一步精选和净化药用部位，保存功效或促进功效发挥，减少体积和水分，形成性味醇厚、干物质富集、可贮存的中药材。

一、植物类药材

1. 根及根茎类 根及根茎类中药材的产地加工一般需经过净制、干燥等环节，具体加工工序随品种及产地各有不同。一般先洗净泥土，除去非药用部分，如须根、芦头等，然后按大小不同分级，晒干或烘干，如太子参、前胡、射干等。一些较大、质地坚实的根及根茎类药材，难以干燥或干燥后不便于切制，往往趁鲜切片、切块或切段，再进行干燥，如何首乌、葛根、苦参、土茯苓、虎杖、粉萆薢、锁阳等。对于干燥后难以去皮的药材，如桔梗、山药、半夏、天冬、天南星等一般趁鲜除去外皮。对于要求去心的药材如巴戟天、远志等可在产地晒至六七成干时，轻轻捶扁后去心。一些要求去毛的药材如狗脊、骨碎补等应除去药材表面的细绒毛、鳞片。某些含淀粉、糖分、浆汁较多及肉质性药材，如天麻、玉竹、黄精、百合、天冬等应趁鲜蒸、烫（煮）。有些根及根茎类药材须发汗，如玄参、续断等。

2. 叶及全草类 叶及全草类中药材采收后应立即摊开、晒干，或置于通风处阴干或晾干。产地加工一般需经过净制、除杂、干燥等环节。成品质量要求以保持原有叶片及全草植株的色泽、具有固定气味，保持形态完整，无霉变、虫蛀等变质现象为宜。叶及全草类中药材大多颜色为绿色，较为鲜艳，不宜在强烈的阳光下暴晒，否则颜色会发生较大改变。对于气味芳香，富含挥发油类成分的药材，干燥过程忌日晒，应置于通风处阴干，如薄荷、荆芥、藿香等。此外，这类中药材采收后应立即加工，及时摊开干燥，不宜堆放过厚、过久，否则会导致药材发热，干燥过程中防止淋雨或沾染露水，影响药材色泽，进而影响药材质量。

3. 花类 花类药材采收后应置于通风处摊开阴干或较弱阳光下晒干，或低温迅速烘干，一般不宜暴晒或高温烘干，以保持其颜色鲜艳、花朵完整，并防止发生腐烂。干燥摊开时撒铺厚度要适中，过厚不易晒干，过薄花易碎散。晾晒时要尽量保护鲜艳颜色，保持浓郁香气，注意控制晾晒时间，避免有效成分散失，如红花、玫瑰花等。花类中药材采收后应立即加工，及时干燥，干燥过程中防止淋雨或沾染露水，否则影响药材色泽。有少数花类药材需短时间蒸制后再进行干燥，如杭白菊、山银花等。

4. 皮类 皮类中药材大多需先进行发汗再进行其他加工，如厚朴、杜仲发汗后，厚朴须卷成筒状再干燥，杜仲在晾晒过程中不解捆，防止皮张卷曲。有些皮类药材采收后要趁鲜刮去栓皮，提高药材的纯净度，如苦楝皮、桑白皮、黄柏等。

5. 茎木类 茎木类一般需除去粗皮及边材，取其心材，晒干，用时刨成薄片或劈成小块片。茎类中药材一般采收后，除去非药用部位，切断，晒干或蒸后干燥。含挥发性成分的茎木类药材，往往采用阴干的方式干燥，如降香。较粗大的木质茎往往趁鲜切片或切段，晒干，如鸡血藤、丁公藤、桑枝等。石楠藤、首乌藤等茎藤类中药材往往将鲜药截成一定长度的段，晒至五六成干，然后卷扎成小扎，继续晒干。茎的髓部入药的，如通草、灯心草，将药材截成段，趁鲜取出髓部，理直，晒干。

6. 果实类 果实类中药材的产地加工一般包括净制、干燥等环节。果实类中药材采收后，一般去除杂质及非药用部位，直接晒干。果实个大不易干燥的，可切成薄片晒干，如枳壳、佛手等；有的蒸后干燥，如宣木瓜；有的烫后干燥，如八角茴香等。果实类药材的外表都带着一层外壳（果皮或种皮），外壳容易干燥，但内仁却不易干透，易出现发霉、变色、泛油等，因此，晾晒时一定要使内部干透。以果皮入药的药材，如瓜蒌皮、陈皮、青皮、橘红、石榴皮等，应先除瓤、核或剥皮后干燥。

7. 种子类 种子类中药材一般将果实采收后直接晒干、脱粒，再收集，如薏苡仁、决明子、牛蒡子、急性子等。有些药材连同果壳一起干燥贮藏，以保持有效成分而不致散失，如砂仁等。含有挥发油类的果实种子类药材采收后不可堆放，否则容易发酵。有的则要打碎果核，取出种仁入药，如杏仁、郁李仁、酸枣仁等。

二、动物类药材

因动物种类、入药部位的不同，动物类中药加工方法多种多样。一般要求及时处理，尽快干燥。某些药材要求去净内脏，如地龙、乌梢蛇、蕲蛇、金钱白花蛇等。某些药材须去除筋膜、残肉，如龟甲、鳖甲。某些药材要求阴干，如蛤蟆油等。昆虫类一般放入沸水中烫死后干燥，如土鳖虫、斑蝥等，也有采用蒸法杀死虫卵，防止其孵化而降低药效，如桑螵蛸。

三、矿物类药材

矿物类中药材的产地加工较为简单，主要去除泥土及非药用部位，保证药材的净度。由于质重，有的矿物药直接在产地将原矿石打碎，进行溶解、过滤、重结晶，如明矾。朱砂产地加工时，将含有朱砂的矿石粉碎成小颗粒或板状片，置于淘洗盘中，根据比重不同，除去杂石及泥沙，再用磁石除去含铁杂质。自然铜、石膏等除去砂石、泥土，洗净，干燥。

第三节　产地加工方法

一、净制

净制是中药材产地加工的第一道工序，是指除去采收后的中药材所混杂的泥沙、杂质、非药用部位及劣质药用部位的处理方法。可分为去残根、去残茎、去皮壳、去毛、去心、去核、去瓤、去残肉、去泥沙杂质、去霉败品等。

净制方法可分为：①挑选：即手工将中药材不能入药的杂质、非药用部分、变质品拣出。②水选：即清洗或浸漂除去中药材中的杂质。清洗指用清水洗去附着在药材表面的泥沙及杂质；浸漂是用宽水溶去药材中所含的毒性成分、盐分、杂质等。③筛选：根据中药材和杂质的体积不同，选用不同规格的筛和箩，筛去砂石、杂质，或大小分档。④风选：是利用中药材和杂质的比重不同，用风选设备，通过风力将中药材和杂质分开，用簸箕颠簸的方式除去杂质也是同样的原理。⑤刮：指用刀具刮去药物表面附着物或非药用部位，常用于树皮类或某些动物类中药材。⑥挖：指用小刀、勺等工具挖去果实类中药材的内瓤、毛核等非药用部位。⑦撞：将药材装入麻袋、竹筐或撞笼中推撞药材，亦可用滚筒机旋转撞击除去粗皮、须根及泥沙等杂质。⑧修整：指用修剪、切削等方法，除去非药用部分，使药材符合规定要求，或使药材整齐，以便捆扎、包装。

二、切制

产地加工的切制为趁鲜切制，是指将净制后的新鲜药材趁鲜切成一定规格的片、丝、块、段等的加工工艺，是产地加工的重要内容之一。《中国药典》2020 年版规定可趁鲜切制的中药材有 65 种，其中干姜、土茯苓、山柰、山楂、山药、川木通、三颗针、片姜黄、乌药、功劳木、附子、地榆、皂角刺、鸡血藤、佛手、苦参、狗脊、粉萆薢、浙贝母、桑枝、菝葜、绵萆薢、葛根、紫苏梗、黄山药、竹茹、桂枝、狼毒、鸡血藤 29 个品种可切片；大血藤、小通草、肉苁蓉、青风藤、钩藤、高良姜、益母草、通草、桑寄生、黄藤、锁阳、槲寄生、颠茄草、野木瓜、广东紫珠、首乌藤、桃枝、铁皮石斛 18 个品种可切段；何首乌、茯苓、商陆 3 个品种可切块；木瓜、化橘红、枳壳、枳实 4 个品种可切瓣；丁公藤、大黄、天花粉、木香、白蔹、防己、两面针、虎杖、香橼、粉葛、大腹皮 11 个品种可切瓣或片、段。

趁鲜切制的中药材主要包括以下几类：

1. 根及根茎类　某些根及根茎类药材，特别是粗大的块根及块茎药材，干后质地坚硬，不易软化，可趁鲜切片，如萆薢、乌药、土茯苓、何首乌、地榆、苦参等。

2. 全草类　富含水分的全草类药材，往往在半干时切制，可避免挤压出药汁，又不易破碎、掉叶，如益母草、青蒿等。对含芳香挥发性成分的全草类药材，一般不宜趁鲜切制，以避免损失有效成分。

3. 果实类　佛手、山楂、木瓜、枳壳、枳实等趁鲜切片或切瓣可利于干燥。

4. 茎木类　茎木类中药材因形体比较大及干后坚硬，可趁鲜切片或切段，再进行其他加工或直接晒干，如大血藤、鸡血藤、桑枝、桂枝、钩藤、苏木、竹茹等。

此外，尚有其他的药材如菌类药材茯苓发汗后趁鲜切制。临床使用鲜药的，应趁鲜切制成饮片，如鲜石斛、鲜地黄、生姜等。

切制的方法有机械切制和手工切制。机械切制一般选择不锈钢机械，切制时应根据鲜药材的性质，充分考虑切制及干燥后的片型、长度、厚度等变化，制定趁鲜切制的片、丝、块、段规格参数，使其符合该药材的饮片片型规格要求。

产地趁鲜切制已成为一种趋势，可以减少干燥、软化的过程，但与传统加工方式相比，还需要一致性验证。目前，部分省份已允许直接趁鲜切制成饮片。

三、干燥

干燥是药材水分蒸发的过程。目的是为了去除中药材中的大量水分，使其含水量处于安全范围内，避免药材发霉、虫蛀及有效成分的分解，使药材易于贮藏、运输。

1. 晒干法 利用日光进行干燥是大多数中药材常用的干燥方法，适用于不要求保色和不含挥发类药效物质的大多数药材。晒后易变色的药材，如白芍、黄连、槟榔、红花等，以及在烈日下暴晒易开裂者，如郁金等，不宜用此法。有些药材直接晒干后皮部与木质部会分层，出现皮肉分离现象，要在晒六七成干时进行"揉搓"，让皮肉密实，如党参、三七等。晒干法还要根据药材性质，与蒸、煮、烫、发汗等方法结合使用，以保存和更好地发挥药效。

2. 阴干法 又称摊晾法，是药材置于通风的室内或室外荫凉棚下，利用流通空气，使药材内水分自然徐徐蒸发而干燥的方法。多用于以下中药材：①含挥发油类有效成分的中药材，如莪术、吴茱萸、陈皮、花椒等，所含的挥发性活性成分对日光和温度敏感，易分解破坏而气味散失，故不宜日晒。②富含油脂类成分的中药材，主要是种子类的酸枣仁、火麻仁、柏子仁、杏仁、桃仁、郁李仁等，因富含油脂，日光照射下易氧化分解，引起泛油、变味而变质，故宜用阴干法。③含色素类的中药材，主要是花类药材，如红花、金银花、玫瑰花、槐米、菊花等，所含色素在紫外线的照射下会发生化学变化，使其色泽变浅变暗，质地变脆，容易散瓣，因此宜阴干。④绿叶类及全草类中药材，如枇杷叶、罗布麻叶、益母草等，在日光暴晒下会变成枯黄色，故宜阴干。⑤动物类药材，如地龙、蛤蚧、金钱白花蛇、水蛭等，日晒后腥味增强，影响色泽，疗效降低，因此宜微火烘干或阴干。

3. 烘干或炕干法 指采用烘房或炕的药材人工干燥法。由于不受天气影响，干燥效率较高，适用于大多数药材的干燥。温度一般不超过80℃为宜，该温度能有效抑制酶的活性，防止对药物活性成分的分解。

干燥程度的经验鉴别方法：①干燥充分的药材质地硬、脆；质地柔软的，表明没有干透。②干燥充分的药材断面色泽一致，中心与外层无明显界线；反之断面色泽不一致，表明尚未干透。③干燥充分的药材相互撞击，会发出清脆的响声；反之声音沉闷，表明没有干透。④干燥充分的叶、花、茎或全草类药材，容易折断，叶、花在手中容易搓成粉末状；反之未干透者则柔软、不易折断或搓成粉末。⑤果实、种子类药材干透后，用手能轻易插入盛装的器物中，感到无阻力，用牙咬、手掐感到药材质地很硬；反之手插入盛装器物中有湿润感，果实、种子黏附在手上，或者插入时阻力大，不易插到底，牙咬、手掐感觉药材的质地较软，表明尚未干透。

四、蒸、煮、烫

蒸、煮、烫是将采收后的鲜药材置蒸汽或沸水中进行加热处理的加工方法。方法选择及加热时间需根据药材的性质而定，适用于含黏液质、淀粉及糖分多的药材。主要目的：①杀酶，保护药效成分。②杀灭微生物，使用药安全并利于贮存。③使药材细胞中原生质凝固，产生质壁分离，利于水分蒸发，干燥迅速。

天麻、红参、黄精、天冬等含黏液质、淀粉或糖分多的药材多用蒸法。花类药材如菊花等，也用蒸法。其方法：将鲜药材置于笼屉中，隔水蒸至规定的程度，规模化生产则采用蒸药机蒸制。煮、烫一般用于肉质、含水量大的块根、鳞茎类药材，如百部、百合、白芍、明党参等。其方法一般为将鲜药材于煮制容器中煮、烫至规定的程度。某些动物类药材也有用盐水煮者，如全蝎。

五、发汗

发汗是指将采收后的鲜药材密闭堆积发热，内部水分外逸遇冷凝结于药材表面形成水珠，这一方法习称发汗，主要用于树皮类等药材的产地加工。其目的是利用微生物及酶的分解转化作用，使质地致密的皮类药材释放出药效物质。其本质属于发酵过程，如厚朴、杜仲、肉桂、黄柏等发汗后药效增强。发汗还利于药材的干燥，并使药材变色，增加香味，药材干燥后，外观性状更为饱满、油润、有光泽，香味浓烈，如玄参、续断、茯苓等。

六、揉搓

某些中药材在晾晒干燥时需要配合揉搓的方法，使药材整形、质地密实、油润饱满、半透明或柔软。如黄芪揉搓后根条更为顺直；党参揉搓后皮部与木部紧贴，药材质地紧实；玉竹揉搓后药材半透明而柔润；天麻在干燥过程中可用木板或手将其压扁，则药材不空心而外形好；三七传统加工则是采收后在暴晒 1 天后进行第一次揉搓，使其紧实，再暴晒至半干，反复揉搓，直至全干。

七、煎汁浓缩

煎汁浓缩是指将原药材用水煎煮或取其汁液，去渣浓缩的加工方法，如儿茶、芦荟、阿胶、龟甲胶等，其目的主要是产生新的药物，扩大了药用品种。

八、石灰拌

石灰拌是指某些中药材加工过程中拌入一定量石灰的特殊处理方法。石灰拌可将药材中水分吸出，并起到防腐作用，如川贝母、浙贝母、僵蚕等。

九、硫熏

硫熏是指利用硫黄燃烧产生的二氧化硫熏制药材，以加速药材干燥、漂白、防止霉变、防虫和延长贮藏期，如山药、白芷等。应注意过度硫熏产生的大量二氧化硫可能会影响药材质量，改变药材化学成分。

第四节 中药材产地加工与饮片炮制一体化

中药材产地加工与炮制一体化主要是指在中药材主产地，采收、产地加工完成后，直接进行炮制加工，尤其是鲜药材先直接切片，一次性干燥成饮片或进一步进行其他炮制加工的一体化连续生产模式。该模式是在饮片生产集约化、规模化、装备化的背景下，炮制生产向前延伸到产地，形成从采收、产地加工到炮制的连续化饮片生产模式，缩短了生产周期，极大减少了中间环节，现已成为中药饮片生产的新趋势。

一、一体化加工的目的与意义

1. 利于从源头保障中药饮片质量　加工与炮制一体化模式主要是在道地药材的主产地建设加工炮制基地，以优质道地药材为原料，把握药材最佳采收时节或采收期，适时集约加工生产，减少重复环节和成分损失，可以更好地溯源追踪，保证饮片质量。

2. 利于降低饮片生成成本，提高经济效益　整合后的一体化饮片生产工艺，鲜药材不经烘干、到饮片厂再吸水润软、再烘干的过程，而是趁鲜直接切片，一次性烘干，可以节能降耗，提高效率，降低生产成本。

3. 促进中药材产地加工、饮片生产与市场、临床的快速衔接　可使中药材在产地直接加工成饮片进入中药市场和临床，缩短药材产地与临床使用的距离，形成更为可控的、易于反馈的生产制造和使用间沟通的通路。

二、一体化加工品种的选择原则

中药材种类繁多，来源复杂，应根据中药材的性质，通过一致性评价研究，才能确定是否可以加工与炮制一体化生产，而不宜盲目扩大品种范围。一般适用于有效成分稳定的药材，对于含挥发性成分或有效成分容易氧化的药材并不适宜，否则容易造成有效成分的流失、转化。另外，要注意很多中药材都有特殊的产地加工工艺，对保证药材质量是至关重要的，加工与炮制一体化并不是轻易替代或省略这些环节。

三、一体化加工的关键问题

1. 一致性质量评价　此为评价一体化生产的饮片与传统加工炮制的饮片是否具有质量一致性。一致性评价主要围绕药效物质基础变化，建立可以反映中药功效的药理评价模型，在传统炮制和中医临床应用的指导下，结合安全性评价、药物分析等方法，进行多成分、多指标、多模型的综合评价，完成性状、鉴别、检查、浸出物、含量测定等标准的研究与确立，最终建立饮片质量标准。

2. 确立一体化工艺技术标准　加工与炮制一体化的工艺技术与传统饮片生产不完全相同。比如没有贮存、吸水软化的过程，故而趁鲜切制时，需要考虑鲜药适合切制的含水量、鲜片厚、饮片缩水程度、干后片型与片厚等问题。制定适合不同中药材品种的加工与炮制一体化工艺技术标准，除了要考虑工艺流程、操作规程外，还要考虑设备的选型、生产环境等配套设施，还包括节能减排的能耗评估等。

3. 深入解析饮片加工与炮制内涵原理　这是推进加工与炮制一体化的基础。目前，饮片加工与炮制的内涵还不够清晰。对于加工与炮制一体化而言，突出的问题是：传统上采收、产地加工后的中药材可能贮存较长时间，在贮存期也发生着或快或慢的生物转化过程，所以经过这个阶段，物质基础会发生较大改变。而一体化生产的饮片没有这个过程，故二者在药效物质基础、功效上是否存在异同，需要深入解析。

第七章

净 制

扫一扫，查阅本章数字资源，包含PPT、视频、图片等

第一节 概 述

净制又称净选加工，是指中药材在采收后或切制、炮制及调配、制剂前，选取规定的药用部位，除去非药用部位、杂质及霉变品、虫蛀品、泥沙、灰屑等，使其达到药用净度标准的方法。净制是中药材采收后进行的第一道工序，也是中药材切制成饮片或制剂前的基础工作，是保证饮片质量的关键一环。

历代中医药学家对中药的净制非常重视，东汉张仲景《金匮玉函经》记载："或须皮去肉，或去皮须肉，或须根去茎，又须花须实，依方拣采，治削，极令净洁。"明确提出净选加工的要求。清代张仲岩《修事指南》指出："去芦者免吐，去核者免滑，去皮者免损气，去丝者免昏目，去筋脉者免性，去鳞甲者免毒存也。"形成了较为完善的中药净制理论。《中国药典》炮制通则明确规定药材必须净制后方可进行切制或炮制等处理。中药材净制目的如下：

1.除去非药用部位 药材通过去粗皮、去毛、去核、去枝梗等非药用部位，使调配时剂量准确或减少服用时的不良反应。如山茱萸入药部位为果肉，而核为非药用部位，故须除去。

2.分离不同药用部位 通过净制使作用不同的药用部位区分开来，以便更好地发挥疗效。如麻黄茎与麻黄根、莲子心与莲子肉、扁豆仁与扁豆衣等。

3.除去杂质及虫蛀霉变品 在采收、产地加工、贮藏、运输过程中，可能混入泥沙杂质、虫蛀及霉变品，有的药材中可能混有外形相似的其他有毒药物，如黄芪中混入狼毒、八角茴香中混入莽草等，必须经过严格地分离和洗刷，使其达到一定的净度，以保证临床用药剂量的准确和安全。

4.大小分档 分档是根据药材的质地、大小不同进行分类，以便掌握水泡、润制的时间，保证药材便于切制和有效成分达到规定的要求，也便于饮片在进一步加热炮制过程中分别处理，使其均匀一致。

第二节 清除杂质

清除杂质的目的是为了洁净药物或便于进一步加工处理。《中国药典》一般把药材中混存的杂质规定为3类：①来源与规定相关，但其性状或部位与规定不符；②来源与规定不同的物质；③无机杂质。《中国药典》对杂质做出明确的限度要求：除另有规定外，药屑及杂质通常不得超过3%。根据清除杂质方法的不同，可分为挑选、筛选、风选、水选和磁选等。

一、挑选

挑选是清除混在药物中的非药用部位、杂质及霉变品等，或将药物按大小、粗细等进行分档，以便达到洁净或进一步加工处理。如淡竹叶、苏叶、黄花蒿、香薷等常夹有枯枝、腐叶及杂草等；枸杞子、百合等常有霉变品混入；苦杏仁、桃仁等常有泛油酸败品混入，这些均须经挑选除去。挑选过程往往配合筛簸交替进行，可以采用人工挑选，也可以使用机械化挑选机。

人工挑选一般将药物放在竹长匾内或摊放在桌上，现多选用长 2m、宽 1m 的长方形不锈钢工作台，台面分平面、凹面、带落料孔 3 种形式，可配置照明装置。其中，凹面工作台可防止药材散落地面，带落料孔工作台可及时收集被分拣的物料。操作方法是：将药物放在台面上，用手拣去簸不出、筛不下且不能入药的杂质（如核、柄、梗、壳等）、变质失效的部分（如虫蛀、霉变及走油部分），或分离不同的药用部位和大小分档。

机械化挑选机由上料输送机、振动送料器、输送带、变频调速电机和照明装置组成。药材由输送机自动上料，经振动送料器将药材均匀地落在正向输送带上，人工挑拣出的杂物放在反向输送带上，送入匀料器两边的杂物收集箱，纯净药材由出料口装入料筐。上料输送机采用斗式胶带传动，变速电机通过三角皮带带动胶带及装在胶带上的小料斗。胶带的内侧装有导向条，胶带两侧装有防止漏料、卡料的导向板。图 7-1 是机械化挑选机的工作原理图。

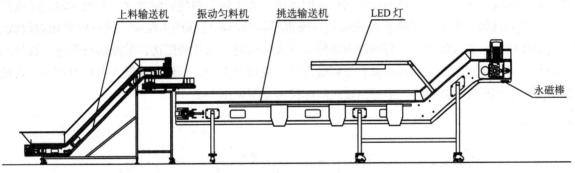

图 7-1 机械化挑选机的工作原理图

二、筛选

筛选是根据药物和杂质的体积不同，选用不同规格的筛或罗，筛去药物中的砂石、杂质，使药物达到洁净。某些药物形体大小不等，须用不同孔径的筛或罗进行大小分档，以便分别进行炮制。此外，还可以利用筛选除去炮制中的固体辅料，如麦麸、米、土粉、河砂、蛤粉、滑石粉等。

传统的筛选方法，使用的工具通常为竹筛、铜筛、铁丝筛、麻筛、马尾筛、绢筛等药筛，规格有如下几种：

1. 竹筛 多用竹篾编成，圆形浅边，底平有孔，直径 50～70cm，四周边高 3～4cm，底部孔眼大小不一。按照底部孔眼的大小分下列几种：①大眼筛：每个眼孔约为 0.40cm²；②中眼筛：每个眼孔约为 0.15cm²；③小眼筛：每个眼孔约为 0.10cm²；④细眼筛：每个眼孔约为 0.08cm²。

另外，还有大眼圆孔筛或六角形孔眼筛，称为半夏筛，式样相同。

2. 龟板筛 半球形方孔筛，底部突起，以宽竹条编成，每个孔眼相距 1.5～2cm，一般用于筛选体积较大的药物。

3. 罗筛 系用木片或竹片扎成圆筐，大小不一，筐底是用细铁丝、细铜丝、马尾或丝绢制成，按密度可分为马尾筛、铁丝纱罗、细罗、头罗筛、二罗筛等。马尾筛的筛底系马尾织成，每

1cm² 有 3 ～ 5 个眼；铁丝纱罗的筛底系铁丝纱做成，每 1cm² 有 1.5 ～ 2 个眼；细罗的罗筛底系丝绢或细铜丝织成，每 1cm² 有 8 个眼。

4. 套筛　又称细罗筛，外有圆形木套，上覆以盖，上下两层，中嵌罗筛，对合盖起，全高约25cm。使用套筛的主要目的是防止细粉飞扬。

由于传统的筛选均系手工操作，劳动强度大，效率低，粉尘污染重，因此现代多用机械操作，筛选设备主要有往复振荡式筛药机、平面回转式筛选机和小型电动筛药机等。

往复振荡式筛选机工作原理是电机通过皮带传动驱动曲柄连杆装置，使筛床、筛网沿支撑弹簧钢板的垂直方向往复振动，经筛网筛分的物料落在底板上，在筛网面与底板排出不同体形大小的物料，以除去物料中的杂质或将药物筛选分级。

平面回转式筛选机由机架、传动机构、床身、筛网、出料斗等部件组成。电机通过皮带传动驱动偏心转轴，使筛床、筛网作平面回转运动，多层筛网从上到下依次由疏到密放置，物料在第一层筛网的高端投料，经一层筛网筛分的物料下落到二层筛网进行二次筛分。不同体积的药物，可更换不同孔径的筛子。在各层筛网面与底板排出不同体形大小的物料，以除去物料中的杂质或将药物筛选分级。倾斜度调节机构用于调节筛选机、筛网面的倾斜度，使物料在筛网面上获得不同的下滑速度，以适应各种不同物料的筛选。

往复振荡式筛选机与平面回转式筛选机的适用性有所不同。往复振荡式筛选机的运行频率较高、运行幅度较小，适合于体形较小的饮片的筛选，如干燥、炒制后的饮片。平面回转式筛选机是利用在旋转轴上配置不平衡重锤或配置有棱角形状的凸轮使筛产生振动，运行频率相对较低、运行幅度较大，适合体形大、与筛网面摩擦系数大的药材或饮片的筛选，如原药材筛选、饮片的分级筛选等。平面回转式筛选机具有分离效率高，处理能力大，维修费用低，占地面积小，重量轻等特点，因而被广泛应用。平面回转式筛选机示意图见图 7-2。

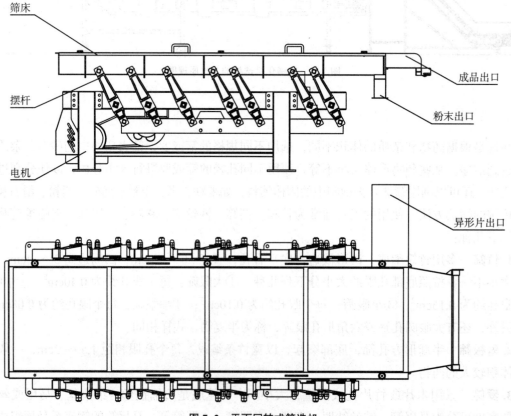

图 7-2　平面回转式筛选机

医院制剂室和调剂室筛析饮片常用小型电动筛药机,该机适用于筛选黏性小的植物药或化学药物,也适用于有毒性、刺激性、易潮解的药物。小型电动筛药机的筛底安装于铁皮箱内,操作时药物在密闭的筛箱内往复振动,筛落的药物粉末掉入铁箱中,防止药物损失或污染。

三、风选

风选是利用药物与杂质的比重不同,借助风力使药物与杂质分离,如莱菔子、决明子、车前子、苏子、葶苈子、吴茱萸等。风选也可将果柄、花梗、干瘪之物等非药用部位除去。

风选的原理是利用药物与杂质存在质量或体形的差异,在一定的风力作用下产生不同位移,将药物与杂物分离。物料所受风力大小取决于物料的形状与尺寸大小,质量相同而体形不同的物料承受的风力不同,而产生不同的加速度与位移;体形相同而质量不同的物料承受的风力虽然相同,但产生的加速度不同,因而位移不同。通常物料中的药材与杂质存在形体或质量的差异,在外界风力作用下产生不同的位移而达到分离、除去杂质的目的。

中药饮片企业常用的风选设备是变频式风选机,有立式风选机和卧式风选机(见图7-3)两种机型。立式风选机主要用于中药饮片的杂质去除;卧式风选机可用于药材原料或半成品,按饮片轻重及大小的分级,并除去部分杂质。

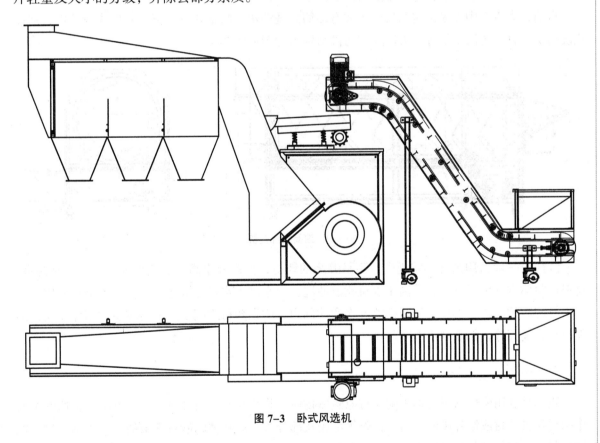

图7-3 卧式风选机

四、水选

水选是指药物通过水洗或浸漂以除去杂质的方法。水选可除去药材中含有的泥沙、盐分及污物,如海藻、昆布等。亦可利用药物与杂质的比重不同,借助水的浮力达到分离药物与杂质的目的,如酸枣仁、蝉蜕、蛇蜕、土鳖虫等。

水选洗漂时应掌控好时间,勿使药物在水中浸漂过久,对于有效成分易溶于水的药材,在水选时，应快速洗涤药材，尽量缩短药材与水接触时间，即"抢水洗"，以免损失药效。药材水洗后应及时干燥，防止霉变。水选主要分为洗净、淘洗、浸漂3种方法，根据药材性质选择适宜的方法。

1. 洗净 将药材表面的泥土、灰尘或其他不洁之物洗去。操作方法为将洗药池中注入清水至七成满，投入挑拣过的药材，搓揉干净，捞起，装入竹筐中，再用清水冲洗，沥干水，干燥。

2. 淘洗 系用大量清水荡洗附在药材表面的泥沙或杂质。将药材置于小盛器内，手持一边倾斜潜入水中，轻轻搅动药材，来回抖动小盛器，使杂质与药材分离，除去上浮的皮、壳等杂质和下沉的泥沙，取出药物，干燥，如蛇蜕、蝉蜕等。

3. 浸漂 系将药物置于大量清水中浸泡较长时间，适当翻动，适时换水；或将药材置竹筐中，用清洁的长流水洗漂较长的时间，使药材中的盐分、毒性成分或腥臭异味得以减除，然后取出，干燥，或进一步加工，如昆布、海藻、半夏、天南星、紫河车等。

传统的水选设备为洗药池，通常由混凝土制作，现代池壁多采用优质瓷砖砌面或不锈板材衬里。洗药池底应制成向排水口倾斜状，便于排尽污水。排水管道与下水道相连，并设置沉淀池，以避免泥沙堵塞下水道。进水管道安装流量计和阀门，可以控制进水和显示用水量。洗药池一般适合于形状复杂、形态细长药材的清洗，生产效率低，劳动强度大，清洗时间长。

目前，大生产中多采用洗药机，主要有滚筒式洗药机、喷淋式洗药机、链板式洗药机、刮板式洗药机、籽实药清洗机等。滚筒式洗药机结构示意图见图7-4。

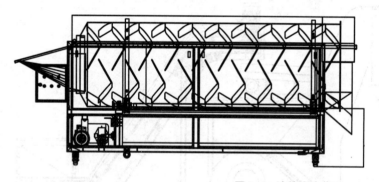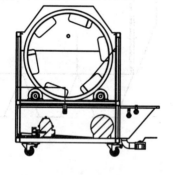

图 7-4 滚筒式洗药机

洗药机一般适用清洗形状规则、不易缠绕的药材，生产效率高，清洗均匀，药材不易伤水。物料被筒体内螺旋板推进，受高压水流喷淋冲洗，污水进入水箱经沉淀、过滤后可重复使用。对于不易洗净的药材，可提高洗药机喷淋水的冲刷力，增强药材之间及药材与转筒的摩擦作用，加强翻动、搅拌等，都有利于洗净药材。

五、磁选

磁选是利用磁性材料能够吸附含有原磁体物质，将药材与杂质分离的一种方法。磁选的主要作用是除去药材或饮片中的铁屑、铁丝等金属及部分含有原磁体的砂石等杂物，以净制药材，保护切制、粉碎等设备和操作人员的人身安全。

铁、钴、镍等金属和部分矿物中存在有原磁体，在无外磁场作用时，这些原磁体排列紊乱，磁性相互抵消，因而对外不显示磁性。当磁性材料靠近时，在磁性的作用下，原磁体物质整齐地排列起来，与磁性材料相互吸引。来源于植物、动物的中药材一般不含原磁体，一般不会被磁性材料吸引；砂石等杂质中所含的原磁体较少，往往需要用强磁性材料才能除去。

磁选设备主要有带式磁选机和棒式磁选机。磁选机由振动送料和磁选两部分组成，振动送料部分将物料均匀地撒在输送带或磁选箱，进行磁选。棒式磁选机的磁选箱均匀地安装了磁棒，当物料经过磁选箱时，含原磁体杂质被吸附在磁棒上，物料则通过磁选箱进入料框，使药物与杂质自动分离。带式磁选机的一只轧辊具有强磁性，当物料经振动装置送入输送带，输送带下方的强磁性将物料中的磁性杂物吸附在输送带上，其他物料在重力作用下经出料斗排出。带式磁选机工作原理见图7-5。

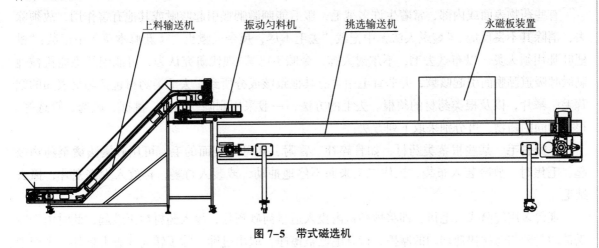

图 7-5 带式磁选机

此外，根据不同药材的质地采用摘、刮、擦、拭、剪切、敲、燎、干洗等方法。

第三节 分离药用部位或清除非药用部位

同一来源的中药，药用部位不同，其药性、功效往往有较大的差异，应加以分离。另外，中药对入药部位均有明确要求，应除去非药用部位。《中国药典》对药用部位也有明确规定。

一、去茎与去根

一般采用挑选、风选、剪切、搓揉等方法除去残根或残茎。

1. 去残根 用茎或根茎的药物须除去非药用部位的残根，一般包括主根、支根、须根等非药用部位。如黄连、薄荷、荆芥、芦根、藕节、马齿苋、马鞭草、泽兰、茵陈、益母草等。

2. 去残茎 用根的药物须除去非药用部位的残茎。如龙胆、威灵仙、续断、白薇、丹参、防风、秦艽、广豆根等均须除去残茎。

如果同一种植物根、茎均能入药，但二者作用不同，须将根、茎分离，分别入药。如麻黄茎能发汗解表，根能止汗，故须分开入药。

二、去皮壳

药材的去皮壳主要包括果实、种子类药材除去果皮或种皮，根和根茎类药材除去根皮，树皮类药材除去栓皮。《修事指南》中指出"去皮者免损气"。现代研究表明，有些药物的栓皮、果皮、种皮属非药用部位，或是有效成分含量甚微，或果皮与种子两者作用不同，如苦杏仁须除去种皮，白扁豆应分离不同的药用部位，即扁豆仁和扁豆衣。

去皮壳的方法因药物不同而异：①树皮类药物可用刀刮去栓皮、苔藓及其他不洁之物，如厚朴、杜仲、黄柏、肉桂等。②根和根茎类药材，如知母、北沙参、明党参等，须除去根皮。多在产地趁鲜及时去皮，否则干后不易除去，如桔梗采收后趁鲜立即去"浮皮"。③果实、种子类药材，如苦杏仁、桃仁、草果等，应除去种皮或果皮，其方法为燀法去皮或去壳取仁。在大生产中，果实、种子类药物去皮壳可利用脱皮机、圆盘式切药机等。目前，改装的圆盘式切药机的摩擦刀片，用于苦杏仁、白扁豆等去皮，退去率达 95% 以上，且种子破碎极少。

三、去毛

有些药物表面或内部，常着生许多绒毛，服后能刺激咽喉引起咳嗽或其他有害作用，故须除去，消除其不良反应。《炮炙大法》中记载"去毛不尽，反令人嗽也"。《新修本草》中记载："枇杷叶凡用须火炙，以布拭去毛，不尔射人肺，令咳不已。"现代研究认为，可能因绒毛能机械性刺激呼吸道黏膜而引起咳嗽，并非茸毛中含有其他致咳成分所致。去毛类药材包括药材表面的细茸毛、鳞片，以及根类药材的须根。去毛的方法，一般采用刷除、砂烫、挑拣、风选、筛选等。根据不同的药物，可分别采取下列方法：

1. 烫去毛 某些根茎类药材，如骨碎补、香附、知母等表面的毛，可用砂烫法烫至药物鼓起、毛焦时，放冷装入布袋，拉住二头来回不停地抽动，或装入竹篓，再放入少许瓷片，撞去绒毛。

现代多用转筒式去毛机，即将炒药机内投入适量河砂预热，投入药材炒至鼓起，此时由于转锅带动河砂与药材快速均匀的摩擦，待茸毛已被擦净，取出过筛。除了转筒式去毛机外，生产中还常用立式碾毛机，都具有较好的去毛效果。

2. 刷去毛 某些叶类药材如枇杷叶、石韦等，其叶背密被绒毛，用刷子刷除绒毛。一般用于少量药物的处理。

大量生产的方法是：先将枇杷叶、石韦等用水浸润使其软化，切制成一定规格的丝，再放入水盆内（水面高出药面 7 ~ 10cm 为宜），用光秃的竹扫帚在水中不停用力搅拌数分钟后，再换清水搅拌，冲洗数次，至用肉眼看不到茸毛为止，捞出，晾干。

3. 挖去毛 某些果实类药材，如金樱子果实内部生有淡黄色绒毛，在产地加工时，纵剖二瓣，挖净毛核。

大生产常用除毛机。将金樱子用清水淘洗，润软，置于切药机上，切 2mm 厚片，筛去已脱落的毛、核，置于清水中淘洗，沉去种核，捞出干燥。或将浸泡至七八成干的金樱子置于碾盘上，碾至花托全破开，瘦果外露时，置于筛孔直径为 0.5cm 的筛子里进行筛选，可除去 95% 绒毛及瘦果，晒干，再进行筛选即可。

4. 燎去毛 如鹿茸先用瓷片或玻璃片将其表面绒毛基本刮净后，再用酒精燃着火，将剩余的毛燎焦。操作中应注意不能将鹿茸燎焦。

四、去心

去心，一般指去除根类药材的木质部或种子类药材的胚芽。《雷公炮炙论》中记载远志"若不去心，服之令人闷"，明代《寿世保元》中有"莲子食不去心，恐成卒暴霍乱"的记载。清代《修事指南》中也指出去心的目的是"去心者免烦"。

去心的作用主要有两个方面：一是除去非药用部位，提高药物的纯净度，使用量准确，如远志、地骨皮、白鲜皮、五加皮、牡丹皮、巴戟天的木质心不入药用，所占比重较大，枯燥无津，且无药效，影响用量的准确性，故作为非药用部位而要求除去。二是分离不同药用部位，如莲子心（胚芽）和莲子肉作用不同，莲子肉能补脾涩精，莲子心能清心热，故须分别入药。临床上也有由于炮制不妥，带心服用，导致腹泻复发的报道。

去心的方法因药而异。如远志去心，可将远志根稍润至软时，放在木墩上用木槌捶捣，其木质部与皮部即脱离，抽去木心。莲子去心的方法为将莲子趁鲜在产地加工时，用竹签插出莲子心，晒或烘干，莲子肉仍保持整粒出售。

五、去芦

"芦"，一般指药物的根头，根茎、残茎、茎基、叶基等部位，又称"芦头"。传统上认为"芦"是非药用部位，故应除去。《修事指南》记载："去芦头者免吐。"通常认为需要去芦的药物有桔梗、续断、牛膝、人参、党参等。《雷公炮炙论》在甘草条下载有："凡使，须去头尾尖处，其头尾吐人"。其后以"去芦者免吐"为主流，并沿用至今。

关于中药去芦的目的，历代有不同认识，对去芦的要求也不同。汉代提出中药去芦，唐、宋、元代进一步发展了该学说。明代，去芦和不去芦中药同入处方，如《普济方》中使用人参，有些方中记载要求去芦头，也有的方中没有要求去芦头，说明当时对人参是否去芦头认识不一。到了清代，就较少提出中药去芦的要求了。现代学者对部分中药的芦头和入药部位从成分、药理、临床方面进行了研究，多认为去芦的作用与"令药洁净"有一定联系。

根据古代医籍记载，多数认为参芦有催吐作用，且有实践病案。也有将人参与参芦分别入药，把参芦作为涌吐剂，用于虚弱患者的催吐，且有服用参芦 15～30g 中毒的报道。

有人认为，人参根和茎中间的参芦含有大量的草酸钙成分，在胃中能与盐酸反应生成草酸，有催吐作用。因此，人参在加工炮制时，必须去掉芦头。另外，参芦中所含的原人参三醇型皂苷较人参高，有明显的溶血作用，不宜和人参同用或代替人参。但也有研究认为，人参根和人参芦有效成分相近，人参芦中人参皂苷、挥发油、无机元素的含量比人参高，药理实验也证明人参芦无催吐作用，故认为人参没有必要去芦。另有研究指出，人参芦头因含有丰富的人参总皂苷，而人参总皂苷抑制脂质过氧化作用优于维生素 E，人参芦头具有利用价值。

六、去核

有些果实类药物，药用部位为果肉或其假种皮，而不用果核或种子，核或种子则属于非药用部分，须除去。有的果肉与果核功效不同，故须分别入药。

关于去核的目的，《雷公炮炙论》中提出："凡欲使山茱萸，须去内核。每修事，去核了，一斤，取肉皮用……核能滑精。"《修事指南》中亦指出"去核者免滑"。此外，去核的目的还有其他说法，如宋代《证类本草》中提出蜀椒"椒目冷，别入药用，不得相杂"。明代《本草品汇精要》中记载川楝子"使肉即不使核，使核即不使肉"，即认为核与肉功用不同，须分别入药。

现代认为去核的目的主要集中在两个方面：一方面，核与肉作用不同，要分开入药。另一方面，核为非药用部分，不入药，故须除去。

研究表明，山茱萸核中基本上不含其指标成分莫诺苷和马钱素，去核的作用是为了去除非药用部位。临床上曾有山茱萸未去核引起不良反应的报道，婴儿或老人服后病情加重，出现阴虚欲脱之象，故认为"核能滑精"是指"精气滑脱"之意。山茱萸多在产地加工时去核，如未去净者，可洗净润软或蒸后剥去核。

研究证实，诃子肉和核的化学成分有明显差异，且诃子肉疗效高于未去核者，表明诃子去核是必要的。乌梅，核所占的分量较重，且无治疗作用，故须除去。乌梅去核方法：质地柔软者可砸破，剥取果肉去核；质地坚韧者可用温水洗净润软，再取肉去核。山楂（北山楂）去核方法：多在切成饮片后，干燥，筛去饮片中脱落的瓤核。南山楂以个为单位入药，临床使用一般不去核。

七、去瓤

有些果实类药物，须去瓤使用。历代记载需要去瓤的品种并不多，主要有枳实、枳壳、青皮、木瓜、罂粟壳、臭橘等。

唐代《新修本草》中有枳实去瓤的记载："用当去核及中瓤乃佳，今云用枳壳乃尔。若称枳实，须合核瓤用者，殊不然也，误矣。"《本草蒙筌》中提出"去瓤者免胀"。研究表明，枳壳及其果瓤和中心柱三者均含挥发油、柚苷及具升压作用的辛弗林和 N- 甲基酪胺，但果瓤和中心柱挥发油含量甚少，且不含柠檬烯；枳壳瓤占枳壳重量的 20%，容易虫蛀和霉变，水煎液极为苦酸涩，不堪入口；同时，又有瓤能引起胀气的说法，故枳壳去瓤是除去非药用部分。枳壳去瓤的方法：将横剖为两半的枳壳，润软，用小刀挖去瓤，再用铁锚压扁，上木架压 3 ～ 5 天，压扁后，切制成 2mm 厚的凤眼片，晒干。

八、去枝梗

去枝梗指除去某些果实、花、叶类药物的果柄、花柄、茎枝等非药用部位，使其纯净，用量准确。

现代要求去枝梗的药物主要有连翘、五味子、花椒、辛夷、密蒙花、女贞子、桑叶、侧柏叶、钩藤、桑寄生、栀子、淫羊藿等。一般采用挑选、剪切等方法。

九、去刺

去刺是指除去果实表面的刺状物，如苍耳子、蒺藜。《证类本草》中记载苍耳子"炒令香，捣去刺，使腹破"。苍耳子的传统去刺法是置于石臼中捣、撞、压碾等去刺。现代常用粉碎机去刺，方法为：先把粉碎机内的筛网取出，苍耳子清炒后入粉碎机漏斗，稍微开大进料口（视子不被打破，去刺干净为度）。去刺后过筛即可去除。此法去刺干净，提高工效，也可用于蒺藜的去刺。《医学入门》中记载蒺藜"炒去刺，补肾用"，《景岳全书》中有"用补宜炒熟去刺，用凉宜连刺生用"的记载。现代炮制蒺藜的主要方法是"炒黄，碾去刺"。

十、去头、足、翅、鳞片

有些动物类或昆虫类药物，需要去头、足、翅、鳞片。《金匮玉函经》指出"虻虫熬去翅足"。《肘后备急方》在斑蝥项下有"去足翅炙"的记载。其目的是为了除去有毒部分或非药用部分，如蕲蛇、乌梢蛇、金钱白花蛇等均去头及鳞片，蛤蚧须除去头足及鳞片。

一般采用摘除、切除、刮除、蒸制剥除等方法。

十一、去残肉

某些动物类药物，如鳖甲、龟甲及动物骨骼等，须除去残肉筋膜。

传统方法一般采用刀刮、浸泡等方法。如每 100kg 龟甲，加入石灰 20kg、碱面 2.5kg，浸泡后刮去残肉筋膜。现代多采用胰脏酶解法和酵母菌法。

1. 胰脏酶解法 取新鲜或冰冻的猪胰脏，除去外层结缔组织和脂肪，称量后绞碎，加少许水搅匀，置于纱布上过滤，取滤液配制成约 0.5% 的溶液，用 Na_2CO_3 将 pH 值调至 8.0 ～ 8.4。将药材（如龟甲、鳖甲等）加入配制好的溶液中，水浴加热至 40℃，每隔 3 小时搅拌 1 次，经

12～16 小时，残肉脱落，刷去残肉，洗净晒干即得。

加工原理：胰脏中主含胰蛋白酶、糜蛋白酶、胰脂肪酶和胰淀粉酶等，在适宜的条件下，其中胰蛋白酶（温度 40℃，pH 值 8.0～8.4）、糜蛋白酶（pH 值 8.0）对不同形式的肽链产生催化分解作用，蛋白质水解成多肽和氨基酸，使动物药的残肉、筋膜中的蛋白质被酶解而易于除去。胰脏净制法的产品色泽好，无残肉，易裂开，且胰脏易得，设备简单，操作方便，成本低，时间短，但对角质化、骨骼中的蛋白也有一定的分解作用，对产品质量有一定影响。

2. 酵母菌法 取药材（如龟甲）1kg，加入冷水浸泡 2 天，弃去浸泡液，加卡氏罐酵母菌 600mL，加水淹过药材 1/6～1/3 体积，盖严。2 天后溶液上面起一层白膜，7 天后将药物捞出，用水冲洗 4～6 次，晒干至无臭味即得。酵母菌法的优点是比传统净制法可缩短 5～6 倍的时间，设备简单，去腐干净，动物胶等有效成分几乎无损失，出胶率高于传统净制品，适于大量生产。

第八章
饮片切制

扫一扫，查阅本章数字资源，包含PPT、视频、图片等

　　净药材进行软化处理，切制成一定规格的片、丝、段、块等形式的炮制方法，称为饮片切制。《中国药典》规定：饮片系指药材经过炮制后可直接用于中医临床或制剂生产使用的药品，即中药饮片包括净制、切制或炮制后所得产品的总称。饮片切制是中药炮制的重要内容，切制的饮片可直接使用也可进一步炮制。

　　饮片切制历史悠久，古称"㕮咀"。宋代寇宗奭在《本草衍义》中解释："㕮咀……儒家以谓有含味之意，如人以口齿咀啮，虽破而不尘，但使含味耳。"夏、商时期汤剂的创制，为了煎煮饮服的需要，故采用口咬的方法对原药材㕮咀处理。元代王好古在《汤液本草·东垣先生用药心法》中阐释："㕮咀，古之制也。古者无铁刃，以口咬细，令如麻豆，为粗药。煎之，使药水清，饮于腹中则易升易散也，此所谓㕮咀也。"㕮咀成汤剂"饮片"逐渐成为中药用药的形式。随着冶金青铜制品及铁制品的出现，为利用工具破碎药物创造了条件，从而产生了饮片切制。《五十二病方》中所载"细切""削""剉"等也是早期饮片切制用语。陶弘景在《本草经集注》中解释："今皆细切之，较略令如㕮咀者，差得无末，而粒片调和，于药力同出，无生熟。"则指出了切制的意义"无末""药力同出""无生熟"。

第一节　饮片切制的目的

　　除少部分的果实、种子类、体积较小的块茎类中药经过净制后可直接成为生饮片外，绝大部分中药均需通过饮片切制过程制备成生饮片，才可以入药或进一步炮制。饮片切制的目的，有以下几点：

　　1. 便于有效成分煎出　一般按药材的质地不同而采取"质坚宜薄""质松宜厚"的原则，以利于煎出有效成分，且使"药力同出"；同时由于饮片与溶媒的接触面增大，可提高有效成分的煎出率，并可避免药材细粉在煎煮过程中出现糊化、粘锅等现象，显示出饮片"细而不粉"的特色。

　　2. 利于炮制　药材切制成饮片后，便于炮制时控制火候，使药物受热均匀，且利于各种辅料的均匀接触和吸收，提高炮制效果。

　　3. 利于调配和制剂　药材切制成饮片后，体积适中，便于调配时分称剂量、配方。在制剂提取时，切制后能增加浸出效果。制剂粉碎时，易于粉碎，且使处方中的药物比例均一。

　　4. 便于鉴别　性状相似的药材，切制成一定规格的片型，显露其内部组织结构的特征，有利于区别不同药材，防止混淆。

　　5. 利于贮存　药物切制、干燥后，含水量下降，净度增加，减少了霉变、虫蛀等因素而利于贮存。

第二节　切制前的软化

饮片切制前，除鲜切、干切外，均须进行软化处理，即润药，使其达到质地柔软适中，才能切制。《本草蒙筌》载："诸药锉时，须要得法，或微水渗，或略火烘。湿者候干，坚者待润，才无碎末，片片薄匀，状与花瓣相侔，合成方剂起眼，仍忌剉多留久，恐走气味不灵。"传统上有"七分润工，三分切工"之说，可见润药是关键。软化后切制，可减少切制过程中药材的破碎，并有利于片型整齐、美观。软化药材是饮片切制的关键工序，软化太过易粘刀，切出的片易变形，晒干后表面不平；软化不及、太硬，则切时困难，切成的片脆而易碎，并损伤刀刃；软化得当，不仅有利于切制，而且减少有效成分的损失，保证饮片质量。

一、软化的要求

干药材软化时，药材组织间隙通过吸附作用和亲水物质（蛋白质、淀粉、纤维素）吸收水分。水处理软化药材的物理过程分 3 个阶段，即浸润、溶解和扩散。药材在浸润和溶解过程中，质地由硬变软，而在扩散过程中，有效成分开始由细胞内向浸泡药材的水溶液中转移，最终导致有效成分的流失，因此，以水处理软化药材的原则为"少泡多润，药透水尽"。在水处理过程中，要适当控制用水量、浸润时间和温度，防止扩散现象的发生，避免有效成分的损失。

药材软化的要求是软硬适度，药透水尽，避免伤水。软化程度现在多用含水率来控制。药材的硬度与含水率呈反比关系，不同药材的含水率都对应一个相应的可切制硬度指标。通过切制实验确定可切制的最佳含水率，控制吸水量，是现在机械润药生产的主要参数。

操作时应将药材大小分档，根据药材的种类、质地、季节等因素，灵活选用软化方法，严格控制好水量、温度和时间。经水软化处理后的药材，必须无泥沙杂质、无伤水、腐败、霉变异味、软硬均匀适度。

二、软化的方法

软化包括常规水软化方法和特殊软化方法。前者有人工软化和机械软化，后者包括热软化、砂润等特殊软化。

（一）传统人工软化方法

1. 淋法（喷淋法）　用清水喷淋使药材软化的方法。操作时，将净药材整齐摊开或竖放，均匀或自上而下喷淋药物，喷淋的次数根据药材质地而定，一般为 2～3 次，并稍润，即可切制。适用于气味芳香的全草类、叶类、果皮类和有效成分易随水流失的质地疏松类药材，如薄荷、荆芥、佩兰、香薷、枇杷叶、陈皮、甘草等。淋法仍不能软化的部分，可结合润法再处理。

2. 洗法　用清水快速洗涤药物使之洁净及软化的方法，称为淘洗法，由于药材与水接触时间短，故又称"抢水洗"。操作时，将药材投入清水中，快速洗涤后，稍润，即可切制。此法多用于质地松软、水分易渗入及有效成分易溶于水的药材，如五加皮、瓜蒌皮、白鲜皮、合欢皮、南沙参、石斛、瞿麦、陈皮、防风、龙胆、细辛等。大多数药材洗一次即可，但有些药材附着多量泥沙或其他杂质，则需用水洗数遍，以洁净为度。

古人云"苍术伤水一把筋，枳壳伤水起毛边，白芍郁金伤脱圆"。淘洗法在保证药材洁净和易于切制的前提下，要求操作迅速，尽量缩短药材与水接触时间，防止药物吸水过多，俗称"伤水"。

目前生产中多采用循环水洗药机洗涤后，再软化药材。

3. 泡法　将药材用清水浸泡一定时间，使之吸入适量水分软化的方法。操作时，先将药材洗净，再注入清水至淹没药材，浸泡至5～7成透时，捞起，沥去多余的水，润软即可切制。此法适用于个体粗大、质地坚硬、水分较难渗入且有效成分难溶或不溶于水的根类或藤木类等药材，如萆薢、天花粉、木香、乌药、土茯苓、泽泻、姜黄、三棱等。一般体积粗大、质地坚实者，泡的时间宜长；体积小，质轻者，泡的时间宜短；冬、春季节气温较低，浸泡时间宜长；夏、秋季节气温较高，泡的时间宜短。质轻遇水漂浮的药材，如枳壳、青皮，浸泡时要上压一重物，使其浸入水中。

浸泡药材过程中，中间不宜换水，用水量必须保持浸没药面以上。浸泡时间不宜过长，防止药材"伤水"和所含成分向水中扩散使水液呈现一定的颜色（俗称"下色"）。对于易下色的药材，如白术、苍术、射干、大黄、甘草等，浸泡时水液稍有变色，应立即捞出，用润法使之软化。

4. 漂法　将药材用大量水反复漂洗，以除去杂质、非药用部分或毒性，使药材洁净、软化的方法。操作时，将药材放入大量清水中，每日换水2～3次。古时常用长流水漂。适用于毒性、含盐分及具腥臭气味药材的清洁及软化，如川乌、草乌、天南星、半夏、附子、肉苁蓉、昆布、海藻、紫河车、五谷虫等。漂的时间根据药材的质地、季节、水温灵活掌握，以降低或去除其毒性和刺激性、咸味及腥臭气味为度。

5. 润法　是将淋、洗、泡等法渍湿的药材或干药材，置于适当的容器内或堆积于润药台上，以湿物遮盖，或继续喷洒适量清水，以保持湿润，或配合晾、晒、露等处理，使水分徐徐渗入药物组织内部，使药材软化的方法。适用于质地较坚硬的药材。润法的原理：药材置于相对湿度较大的环境中，缓慢吸水达到平衡水分。该法优点在于用水少，药效损失少，颜色鲜艳，水分均匀，饮片平坦整齐，切制后很少出现炸心、翘片、掉边、碎片等现象。润法具体分为浸润、伏润、露润法。

（1）浸润　以定量水或其他溶液浸润药材，经常翻动，使水分缓缓渗入内部，以"水尽药透"为准，如酒浸黄连、木香，水浸郁金、枳壳、枳实等。

（2）伏润（闷润）　经过水洗、泡或以其他辅料处理的药材，用缸（坛）等在基本密闭条件下闷润，使药材软化，如郁金、川芎、白术、白芍、山药、三棱、槟榔等。

（3）露润（吸潮回润）　将药材摊放于湿润、垫有篾席的地面上，使其自然吸收环境中的水分而质地软化。含黏液质、糖类较多的药材，如地黄、当归、玄参、牛膝等可用此法软化。

润法注意事项：①润法的时间长短应视药物质地和季节而定，质地坚硬的需浸润3～4天或10天以上；质地较软的浸润1～2天即可；夏、秋季宜短，冬、春季宜长。②质地特别坚硬的药物，一次润不透，需反复闷润才能软化，如大黄、何首乌、泽泻、槟榔等。③夏季润药，要防止药物霉变。对含淀粉多的山药、天花粉等，要防止发黏、变红、发霉、变味。一经发现，要立即以清水快速洗涤，晾晒后再适当闷润。

（二）特殊软化方法

有些药材需采用特殊软化法，包括湿热软化、干热软化、砂润软化法。

1. 湿热软化　指药材经蒸、煮、燀等处理，趁热切片或润软后切片的方法。此法适用于质体坚硬，水分不易渗入，需要热处理保存药效，去除毒副作用，同时软化切片的药材。如黄芩蒸软后杀酶保苷，还可趁热切片。木瓜蒸后易于软化切片。天麻蒸软后切片美观，又保存药效。鹿茸刮去茸毛，加酒稍润，利用热蒸汽边蒸边切。

2. 干热软化 指药材置于烘箱或热砂内加热使之回软的方法。此法适用于胶类、含糖分及韧性较强的阿胶、象皮、水牛角、红参、天冬、麦冬、生地黄、玉竹、黄精等。一般温度控制在70～100℃之间。

3. 砂润软化 将药材埋入含水充分的湿砂中，使砂中的水分逐渐渗入药物组织内部达到软化的方法。操作时，取一个下部漏空的容器，装上三四成的中粗河砂，并用水浸湿。将大小分档后的药材埋没在湿砂中，每天淋水1次，至漏水口有水滴出为度。该法的优点是设备简单，操作方便，用水少，可有效防止药效成分流失，不易发霉。但该法处理的药材，表面易于粘砂，切制时易损坏刀具。大黄、槟榔等可用该法软化。

（三）机械软化方法

现在生产上多用润药设备进行药材软化。常用的润药设备有减压冷浸润药机、真空加温润药机（气相置换润药机）。

1. 减压冷浸软化 其原理是抽真空减压，排除药物组织间隙吸附的气体，再将水注入罐体内，在负压状态下，水分会迅速进入药材组织内部，从而使药材快速吸水而软化。其结构如图8-1所示，该罐既可减压浸润软化，又能常压或加压浸润软化。加压法浸润时，先加水后加压，压力保持相应的时间，然后恢复常压，药材也可快速润透。罐体在润药过程中可以上下翻动，并增加搅拌，以使药材与水充分混合。减压冷浸软化的优点是常温下浸润药材，时间短，效率高，软化均匀，对药物影响小，能保持传统软化的质量。

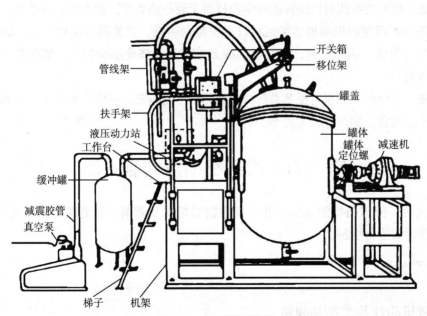

图8-1 减压冷浸浸润机

2. 真空加温软化 常用气相置换真空润药机。利用抽真空减压，使药材在负压条件下吸附能力增强，再通入热的水蒸气，使水蒸气快速穿透、渗入药材组织内部，使质地软化。此法能显著缩短软化时间，用水量低，便于干燥，适用于遇热成分稳定的药材。常用的真空加温润药机结构如图8-2所示。

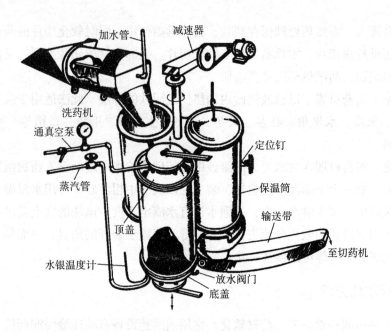

图8-2　真空加温润药机

三、软化程度的检查方法

检查药材的软化程度是否符合切制要求，称为"看水性""看水头"。方法如下：

1. 弯曲法　长条状药材握于手中，大拇指向外推，其余四指向内用力，以药材略弯曲，不易折断为合格，如白芍、木通、木香等。

2. 指掐法　团块状药材以手指甲能掐入药材表面为宜，如白术、白芷、天花粉、泽泻等。

3. 穿刺法　粗大块状药材以铁钎能刺穿药材而无硬心感为宜，如大黄、虎杖等。

4. 手捏法　不规则的根与根茎类药材以手捏粗的一端，感觉其较柔软为宜，如当归、独活等；有些块根、果实、菌类药材，需润至手握无响声及无坚硬感时为宜，如黄芩、槟榔、延胡索、枳实、雷丸等。

5. 剖开法　部分粗大的根与根茎类药材，软化后不易判断，可取个头较大者，用刀从中间剖开，以内无干心为宜，如川芎、大黄等。

第三节　饮片类型及切制方法

药材软化后，依据药物的性质、进一步炮制的需要及调剂、制剂的要求，选择适宜的片、丝、段、块等形式进行切制。

一、片型分类

（一）常见的饮片类型和规格

1. 极薄片　厚度为0.5mm以下，适用于质地极其致密坚实的木质类及动物骨、角质类药材，如羚羊角、鹿角、松节、苏木、降香等。

2. 薄片　厚度为1～2mm，适用于质地致密坚实、切薄片不易破碎的药材，如白芍、槟榔、木通、乌药、当归、天麻、三棱等。

3. 厚片 厚度为 2 ~ 4mm，适用于质地松泡、黏性大、切薄片易破碎的药材，如茯苓、山药、天花粉、泽泻、丹参、升麻、南沙参等。①斜片：适宜长条形而纤维性强的药材，倾斜度小的称瓜子片（如桂枝、桑枝）；倾斜度稍大而体粗者称马蹄片（如大黄）；倾斜度更大而药材较细者，称柳叶片（如甘草、黄芪、川牛膝、银柴胡、漏芦、苏梗、鸡血藤、木香等）。②直片（顺片）：适宜形状肥大、组织致密、色泽鲜艳和需突出其鉴别特征的药材，如大黄、天花粉、白术、附子、何首乌、防己、升麻等。

4. 丝（包括细丝和宽丝） 细丝 2 ~ 3mm，宽丝 5 ~ 10mm。此型适用于皮类、叶类和较薄果皮类药材，如黄柏、厚朴、桑白皮、青皮、合欢皮、陈皮等均切细丝；荷叶、枇杷叶、淫羊藿、冬瓜皮、瓜蒌皮等均切宽丝。

5. 段（咀、节） 一般短段 5 ~ 10mm，长段 10 ~ 15mm。此型适用于全草类和形态细长、内含成分易于煎出的药材，如薄荷、荆芥、香薷、益母草、党参、青蒿、佩兰、瞿麦、怀牛膝、沙参、白茅根、广藿香、木贼、石斛、芦根、麻黄、忍冬藤、谷精草、大蓟、小蓟等。传统上将段分为 3 种，3cm 长的称为"节"；中段 15mm；短段又称"咀"，5 ~ 14mm。

6. 块 又称丁，边长为 8 ~ 12mm 的方块。有些药材煎熬时易糊化，需切成块状，如葛根、茯苓、何首乌、商陆等。

（二）传统饮片类型

传统的饮片切制非常考究，在讲求利于疗效发挥的同时，又突出药材的固有特征，使片型美观、易于鉴别。

1. 蝴蝶片 指川芎等不规则块根或菌类药材，按其形状纵切成饮片后，其边缘不整齐，片薄面大，形似蝴蝶，故称"蝴蝶片"。白术、苍术、白及等纵切亦可切成蝴蝶片。

2. 凤眼片（鸡眼片） 指丹皮、枳壳等的横切薄片，形似凤眼。

3. 燕窝片 天冬、麦冬等以小刀逢中顺切一定深度去掉木心，将其内部向外翻转，得到的饮片形似燕窝。

4. 盘香片 厚朴（单筒）、合欢皮等卷筒形皮类药材的横切丝片，呈圆形盘状似蚊香而得名。

5. 肾形片 浙贝母等"一面凹入、一面凸出"的药材，以鳞叶的宽面为切面，纵切成片，形如肾且片面最大。

6. 骨牌片 黄柏等较大而平整的长方形片状药材，先纵向剖开成 2cm 宽的长条，再横切成长约 3cm 长段，然后纵向削切成 1mm 左右薄片，大小似骨牌。

7. 鱼子片 指麻黄、荆芥等细而长的草质茎类药材，用纸或荷叶包裹好切成米粒般小段的饮片，其形如鱼子状。

8. 鱼鳞片 延胡索、半夏等块茎类药材，切制或刨成细小薄片，似鱼鳞状。

9. 指甲片 厚朴等干皮及较大枝皮药材，纵向剖开成 2cm 宽的长条，再横向斜削（刀面与药材成 45° 角）成长约 3cm 的斜片。

10. 如意片 厚朴（双筒）卷状药材的横切片，形似如意。

二、片型的选择原则

（1）质地致密、坚实者，宜切薄片，如乌药、槟榔、当归、白芍、木通等。

（2）质地松泡、粉性大者，宜切厚片，如山药、天花粉、茯苓、甘草、黄芪、南沙参等。

（3）为突出鉴别特征，或为饮片外形的美观，或为方便切制操作，视不同情况，选择直片、斜片及特型饮片等，如大黄、何首乌、山药、黄芪、桂枝、桑枝、川芎、升麻等。

（4）凡药材形态细长，内含成分又易煎出的，可切制成一定长度的段，如木贼、荆芥、薄荷、麻黄、益母草等。

（5）皮类药材和宽大的叶类药材，可切制成一定宽度的丝，如陈皮、黄柏、荷叶、枇杷叶等。

（6）为方便对药材进行炮制（如酒蒸），切制时，可选择一定规格的块或片，如大黄、何首乌等。

三、切制方法

目前，饮片生产多采用机器切制，传统、小批量加工多使用手工切制。

（一）手工切制

手工切制一般使用片刀、铡刀进行切制。

1. 铡刀　主要由刀体（又称刀面或刀叶）、刀柄、刀鼻（又称象鼻或刀脑）、刀床（刀桥）组成，有长凳或几案等固定。切药时常需木质压板、竹压板、蟹爪钳等配合使用。各地用刀略有不同，南刀较宽，北刀较窄。操作手法一般分为"把活"和"个活"两种。全草、细长的根和根茎、藤木、皮、叶类药材，整理成把切制的称为"把活"，多用压药板送药。不规则团块、颗粒状药材，单个进行切制的称为"个活"，常用"蟹爪钳"（图8-3）夹紧送药。

2. 片刀　类似菜刀，主要由刀体（刀面）、刀柄组成，切药时需要配合砧板一起使用。多用于切厚片、直片、斜片、方块等，如浙贝母、白术、甘草、黄芪、苍术、茯苓等。

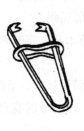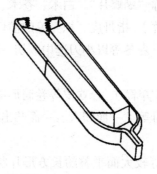

图8-3　蟹爪钳

（二）机器切制

随着我国饮片装备自主研发能力的提高，切制设备已由机械代替人工的简单模式向着联动化、智能控制方向发展，并尝试以在线磨刀、换刀技术，解决饮片切制质量稳定、可连续化生产等切制关键问题。现阶段，切药机的单机设备主要包括剁刀式切药机、旋转式切药机、旋料式切药机。

1. 剁刀式切药机　工作原理：切刀在曲柄连杆机构驱动下做往复运动，药材经输送带送入刀床处被压紧并连续传送至切刀部位，切刀沿着导轨做上下往复运动，把药材切为片、段、丝等形状。传送带送料步进速度、切药刀运动频率均可调，进而调整切药的厚薄。这种切药机结构简单，适应性强，一般根、根茎、全草类药材均可切制，不适宜颗粒状药材的切制（见图8-4）。

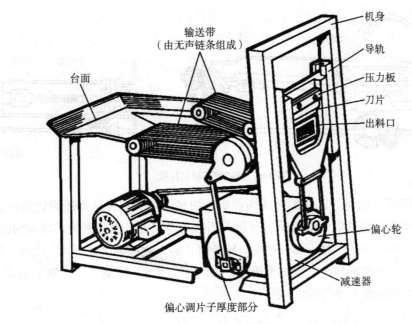

图 8-4　剁刀式切药机

2. 旋转式切药机　旋转式切片机一般由动力部分、药材的送料推进部分、切药部分和调节饮片厚薄的调节部分等组成（见图 8-5、8-6 所示）。在其旋转的圆形刀盘的内侧固定 3 片切刀，切刀的前侧有一固定于机架的方形开口的刀门，药材的递进由上下两履带完成，当药材由下履带输送至上下两履带间，药材被压紧，送入刀门，当药材通过刀门送出时，被旋转的切刀切削成薄片。此机适合团块、颗粒类药物切片，如半夏、槟榔、延胡索等。

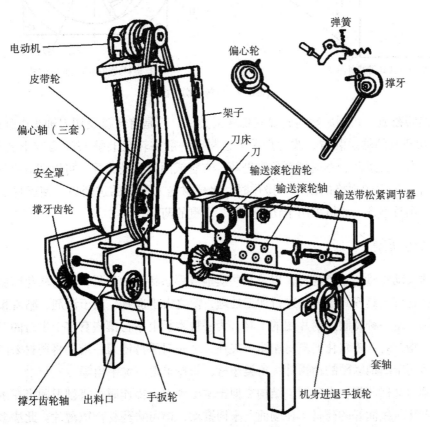

图 8-5　旋转式切药机

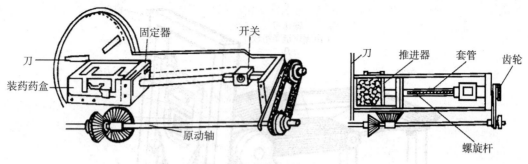

图 8-6 颗粒状药材切片机

3. 旋料式切药机 也叫自适应旋料式切药机。切制原理：物料从高速旋转的转盘中心孔投入，在离心力的作用下贴壁做圆周运动，并滑向凹陷的刀口处，当经过装在切向的固定刀片时，被切成片状，并从转盘离开，剩下部分在离心旋转时，遇刀片可再次被切片。该机一般配置 3 个刀片，适合团块状的根和根茎类、果实类药材，如川芎、半夏、天麻、生（熟）地黄，尤其擅长精制饮片加工。结构如图 8-7 所示。

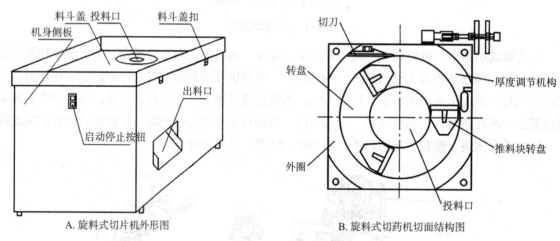

A. 旋料式切片机外形图　　　　B. 旋料式切药机切面结构图

图 8-7 旋料式切药机

4. 多功能切药机 切制原理与转盘式切药机类似，只是将转盘及切刀轴线由卧式改为立式。没有转盘式切药机的输送装置，改为用手工送料。一般在转盘上呈 180° 方向上装有两把切刀，进药的输送口有竖直进药、不同倾斜角度进药、方管或圆管状进药等，可以切成直片、斜片（瓜子片、柳叶片）等不同规格的饮片。操作时，将药材送入不同的进药口，使药材尽量充满进药管，切出片形则较整齐。此机多用于切制少量、贵重的药材。

（三）其他切制

对于木质及动物骨、角类药物，以及某些质地或形态特殊的药材，不易软化切制的，可根据不同情况选择适宜工具或其他方法进行加工处理，使之大小适宜，便于调剂、制剂和临床应用。

1. 镑 镑刀是一种特制的镑片用的工具，为一块木板上平行镶嵌有多个平行的刀片，两端有握手的木柄。操作时，将软化的药材用钳子夹住，另一只手持镑刀一端，将药材来回镑成极薄的饮片。此法多用于质地坚硬的动物骨、角类药材，如羚羊角、水牛角等。

2. 刨 刨刀又称药刨、雷公刨，结构类似于木工刨刀。操作时，将刨刀固定在木凳上，用平木板或特制药斗压住润好的药材，在刨面上来回推动，即可将药材刨成薄片。此法多用于木质或坚硬粗大的藤木类药材的切制，如檀香、松节、苏木、松节等。

3.锉 有些药材临用时随方用钢锉将其锉为粉末，如水牛角、羚羊角等。

4.劈 劈是利用斧类工具将动物骨骼类或木质类药材劈成块或厚片，如降香、松节等。

5.碾捣 某些药物由于质地特殊或形体较小，不便于切制，而整体应用又会影响有效成分的煎出，因此不论生熟，均须碾碎或捣碎，以便调配和制剂。此法主要适用于矿物类、甲壳类、果实种子类及根及根茎类，如自然铜、栀子、三七等。常用的工具有铁或铜制的冲钵、碾槽、石臼、瓷制的研钵等。

6.制绒 某些纤维性强和体轻泡的药材经捶打，推碾成绒絮状，可以缓和药性或便于应用。如麻黄碾成绒，则发汗作用缓和，适用于老年、儿童和体弱者服用。另外，艾叶制绒，便于制备灸法所用的艾条或艾炷。

第四节 饮片干燥

一、干燥概述

自古以来历代医药学家对中药饮片的干燥都十分重视。《本草蒙筌》中记述："凡药藏贮宜提防，倘阴干、曝干、烘干未尽其湿，则蛀蚀霉垢朽烂不免为殃。"《修事指南》中"阴者取性存，晒者取易干，烘者取易脆"，解释了为什么要采取不同方法干燥。干燥是炮制过程中必不可少的程序，是保证中药饮片质量的重要措施。

（一）干燥原理

水分通常以3种形式存在于中药饮片之中：一是与组织以化合物形式存在的水合物，称之为化学结合水，包括结晶水、束缚水等；二是以液态存于饮片的毛细结构中，称之为细胞间水或毛细管水；三是以液态存于饮片的表面、孔隙等，称之为游离水。虽然毛细管水与游离水都是液态水，但毛细管水的蒸汽压低于游离水，比游离水更难干燥。水分除去从易到难的次序为游离水、毛细管水、化学结合水。切制后的饮片水分主要以毛细管水的形式存在，只有少量的化学结合水和游离水。

干燥原理：以空气、电磁波为介质，将热能传递给中药饮片，使饮片所含的水分振动加强，水分蒸发，水蒸气融入流通空气被带走。空气的饱和蒸汽压是温度的函数，空气的相对湿度会随温度的升高而增加，饮片水分的散发速度与相对湿度呈反比。因此，控制干燥中相对湿度和空气流速是干燥的关键参数。空气的相对湿度小、温度高、流速快、压力小及药物的含水量低、表面积大、质地疏松，将有利于饮片干燥。但也要注意过高的温度会导致药物有效成分的损失。

（二）干燥对饮片的影响

干燥过程对饮片色泽、气味、形态、微观结构和化学成分均会产生影响。

1.对色泽的影响 主要有两个方面：一是饮片中相关成分生成褐色聚合物，导致其色泽变暗，简称褐变；二是饮片所含色素成分在干燥过程中发生降解，其固有色泽消退，简称褪色。

褐变包括酶促褐变和非酶促褐变。酶促褐变是饮片中的酚类物质在酶（多酚氧化酶、过氧化物酶、氧化酶）的作用下形成醌，醌类物质再自我聚合形成类黑色素，而导致褐变。干燥温度影响酶活性，在干燥前期，饮片受热时间短，温度较低，酶的活性较强，褐变反应剧烈；干燥后期，饮片温度较高、低水分，导致酶活性低，酶促褐变基本不发生；干燥温度在55～75℃时，多酚氧化酶的活性较强。氧是酶促褐变不可缺少的条件之一，以空气为干燥介质的干燥方法易发生酶促褐变，饮片色泽变暗；真空干燥、真空脉动干燥等方法能减少酶促褐变的发生。非酶促褐变主要是美拉德反应主导，即羰基与氨基发生糖－氨基反应，经过重排、脱水、缩合及聚合生成黑褐色物质。温度越高，越有利于美拉德反应的发生，温度在80℃时美拉德反应活跃。含水量在10%～15%时，美拉德反应易发生，完全干燥的中药材则难发生。

褪色主要是饮片所含花青素、叶绿色、胡萝卜素、姜黄色素等色素成分的降解，导致饮片原有色泽消退，多因高温、光照、酶活性、氧气等因素造成。采用非热干燥技术可减少加热带来的褪色，如冷冻、射频、高压脉冲电场等技术。

2. 对气味的影响 干燥对饮片气味的影响主要有 3 个方面，一是芳香气味变浓；二是气味变淡甚至散失；三是产生不良气味。饮片气味成分主要包括酯类、醛类、内酯类、萜类、醇类、羰基及含硫、含氮等化合物。

在干燥过程中，饮片中的蛋白质、类脂和碳水化合物等会生成内酯、饱和与不饱和醛、脂肪酸等香气化合物，增加饮片的香气。脂肪酸和脂类在干燥过程中易发生热过氧化反应，生成香味成分。如长链脂肪酸可生成 γ - 内酯，脂类在 70℃可产生 γ - 辛内酯和 γ - 庚内酯。不饱和脂肪酸类和脂肪在受热时会发生热降解，生成小分子香味的酸类（如乙酸）、醇类。一些氨基酸和不饱和脂肪酸在脂肪氧化酶、醛还原酶等作用下，可生成具有香味的醇类。不挥发性直链酯、缬氨酸和异亮氨酸在高温、酶的作用下，可生成有香气易挥发的支链酯。美拉德反应的产物通常具有香味，如含氮杂环化合物（吡嗪、吡咯等）具坚果香味，环状烯酮醇类（如麦芽酚等）具焦糖香味，单羰基化合物具酮醇香味，羰基化合物具焦香味。

易挥发香气类成分在高温、光照、有氧条件下干燥，可被降解、氧化和挥发，导致香气变淡或散失。干燥温度过高，易发生美拉德反应，生成具有焦烟气味的成分。如干燥温度为70～80℃时，生姜原始气味散发最强，同时焦烟气味最严重。富含油脂的中药材，如桃仁、火麻仁等，干燥温度过高或时间过长，易发生氧化走油现象，出现酸败和"哈喇"等不良气味。

3. 对形态的影响 在干燥过程中，饮片的分子结构和各类成分的动态平衡状态被打破，导致饮片发生变形、体积皱缩。在低温条件下，水分从饮片内部到外部的扩散速度与从表面蒸发的速率相差不大，药材均匀收缩。如果干燥温度较高，饮片内、外部水分梯度较大，热应力和收缩应力相应增大，则皱缩严重。但高温可使饮片表面形成硬壳，具有支撑饮片骨架的作用，延缓或阻止饮片进一步收缩。饮片在低风速时会均匀收缩。在较低的相对湿度下，表面硬化会限制饮片的皱缩率。

4. 对微观结构的影响 干燥过程涉及传质、传热过程，这些过程将引起中药饮片形变和内部张力增加，从而破坏和损伤其内部组织结构，导致微观结构的改变。不同干燥方法影响饮片孔隙的大小和均匀度，导致其复水性能、硬度、酥脆性等不同。一般而言，若干燥方法使水分由外向内蒸发，即温度和湿度梯度按相反方向进行，则干燥速率慢、时间长，对组织结构破坏程度高，导致孔隙不均匀。如热风干燥时，饮片外表面温度高于内部温度，表面水分蒸发快，干后表面硬化现象严重，内部组织结构紧密，孔隙分布不均匀。微波、红外干燥时，温度与湿度梯度按相同方向迁移，水分迁移快，容易形成疏松多孔的结构。冷冻干燥会产生大量且均匀的孔隙，可基本保持原有的微观结构，孔隙率最高。

此外，干燥时要根据饮片所含有效成分性质的不同，选择适宜的方法和温度。

二、干燥的方法

由于各种中药饮片的性质不同，需要选用适宜的干燥方法。饮片干燥方法可分为自然干燥和人工干燥。

《中国药典》将干燥方法分为烘干、晒干和阴干。中药饮片GMP符合性检查要求，炮制后的中药饮片不得露天干燥。因此，饮片生产应以设备干燥为主，条件完善的太阳房也可用于干燥饮片，药材专用晒场仅作药材翻晒养护使用。

干燥的温度，应视药物性质而灵活掌握。一般药物以不超过80℃为宜。含芳香挥发性成分的药材以不超过50℃为宜。已干燥的饮片需放凉后再贮存，否则余热会使饮片回潮，易发生霉变。干燥后饮片的含水量应控制在7%～13%为宜。

（一）自然干燥

自然干燥是把切制好的饮片置于日光下晒干或阴凉通风处阴干的干燥方法。大多数饮片可采用晒干法。一些受日光照射易变色的饮片，如槟榔、白芍、防风、乌药、大黄、红花、槐花等；含芳香挥发成分的荆芥、薄荷、厚朴、陈皮、佩兰等不宜暴晒，宜采用阴干法。一些动物类药材，如蟾酥、麝香、蕲蛇、蜈蚣、猴枣、牛黄等，只宜在低温下干燥或置于生石灰等吸湿剂容器中吸湿干燥，暴晒增强腥味，影响色泽，降低疗效。

（二）人工干燥

人工干燥是利用一定的干燥设备对饮片进行干燥。设备干燥不受气候影响，能缩短干燥时间，降低劳动强度，提高生产效率，一般在相对密闭的环境中进行，干燥过程污染小，品质可控。干燥热源从最初的直火烘烤，到使用蒸汽、电热、远红外线、微波、太阳能等，与其配套的设备也有烘房、干燥箱、干燥机等，使干燥能力和效果均有了较大提高。

烘房、热风循环烘箱等适应多种中药饮片的干燥和批量生产，但干燥效率低、能耗高；翻板式烘干机、网带式烘干机、隧道式烘干机等具有温度比较均匀、适合连续生产等优点，存在的主要问题是设备的投资大、使用成本高、不易清洗、能耗高等；微波、红外等干燥设备，造价、使用成本较高；敞开式烘干箱、滚筒式烘焙机、转筒式烘干机，具有热效率高、干燥成本低、易于清洗、适合低温与连续干燥等特点；闭环空气能热泵烘干机，具有高效节能、环保无污染等优点，是一种新型环保节能的饮片干燥设备。

1.热风循环干燥设备 包括热风循环烘箱、翻板式烘干机、网带式烘干机、隧道式烘干机。干燥原理：以空气为湿热载体，即以热空气传递热能，使饮片水分受热蒸发，又携带蒸发出的水分，形成湿空气而被排出，饮片得以干燥。不断排出部分湿热空气，降低局部空间的相对湿度，利于干燥。但排出全部湿热空气，则能耗增加。因此，需要控制进风、出风量，使热空气的含水率适度。

（1）**热风循环烘箱** 箱内框架为载药物料的带孔（或网）料盘，还有蒸汽加热翅片管，或无缝换热钢管，或裸露的电热元件加热器，箱体四壁包有隔热层。由吸气口吸入的空气，经循环风机出风口鼓至加热器被加热，热空气顺着箱内流道吹过各层料盘，吹到潮湿物料的表面，不断带走饮片水分达到干燥的目的。湿空气汇集到排气道，排气口排出部分湿热空气，其余被反复循环使用。该类设备适合多品种、小批量中药饮片的干燥。

（2）**翻板式干燥机** 利用翻板的往返翻动延长饮片受热干燥时间，并代替人工翻动，使其受热均匀，最终使饮片干燥。热风炉或蒸汽换热器产生的干热空气经送风器分配给烘箱内的多层翻板，经热空气对物料的对流传导和辐射传导，达到物料干燥的目的。干燥后饮片可以自动出料。此设备结构简单，易于安装，饮片受热均匀，干燥效果好，适宜大量生产，但输送链及带孔翻板易积料、卡料，不易清场（见图8-8）。

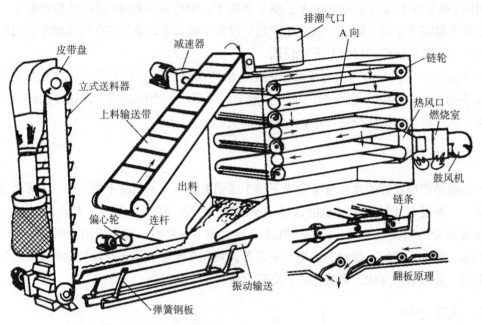

图8-8 翻板式干燥机

（3）网带式干燥机 料斗中的物料由加料器均匀地铺在网带上，网带采用12～60目不锈钢网丝，由传动装置拖动在干燥机内移动。干燥段由若干单元组成，每一单元热风独立循环，其中部分尾气由专门排湿风机排出，每一单元排出湿气量均有调节阀控制。在干燥初阶段循环风机出来的风由侧面风道进入下部。气流向上通过换热器加热，并经分配器分配后，成喷射流吹向网带，穿过物料后进入上部，热风穿过物料层，完成传热传质干燥过程。湿空气由排湿风机排出，大部分仍由循环风机循环。干燥后期循环风机吹向上部的换热器，再穿过物料层进入下部，亦可部分循环、部分排出。该机的特点是分配器与循环风机使热风穿流过饮片，干燥效果好，但物料干燥层数少，不如翻板式层数多（见图8-9）。

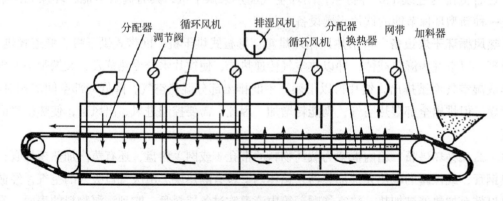

图8-9 网带式干燥机

（4）敞开式烘干箱 敞开式烘干箱，为方形箱体，上口敞开，网板将箱体分为上下两部分。将药物置于网板上，利用热风炉产生的热空气，从箱体的下部进入，自下而上穿流过被干燥的饮片，热空气将热能传递给饮片的同时，带走水蒸气，使饮片干燥。该机多用于小批量饮片的烘干（如图 8-10）。

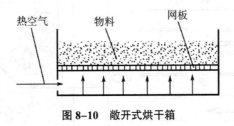

图 8-10 敞开式烘干箱

2. 滚筒式烘焙机 滚筒为不锈钢的圆柱筒体，热源由炉膛热空气将热能传递给滚筒，药物与热滚筒接触而传导吸收热能，并随滚筒缓慢旋转而不断翻动，利于热能传递与水分散发。蒸发的水分在滚筒内侧的空气中，由抽湿机排出。滚筒内壁装有导向板，滚筒反转可排出药物。烘焙机的结构类似炒药机，但滚筒转速较低以避免药物破碎，另外滚筒容量更大，以提高生产能力。适合大批量饮片干燥，热效率高，干燥成本低，不漏料，易清洗（如图 8-11）。

还有一种转筒式烘干机，与滚筒式烘焙机相似。不同的是转筒两端是敞开的，药物由一端进，另一端出，是一种连续式烘干设备。

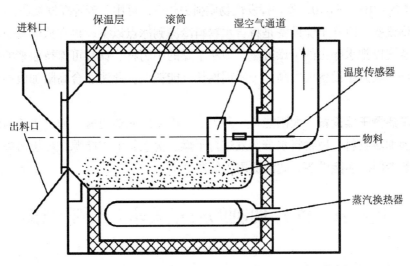

图 8-11 滚筒式烘焙机

3. 闭环空气能热泵烘干机 闭环式空气能热泵烘干机主要由压缩机、蒸发器、膨胀阀和冷凝器等组成。工作原理：利用逆卡诺原理，气体氟利昂被压缩机加压，成为高温高压气体（温度高达100℃），进入室内侧的换热器（冷凝器），冷媒冷凝液化成中温高压液体，并释放出热量，加热烘干房内空气。烘干房内的饮片经热风加热而使水分蒸发，空气湿度增大变为高湿热空气，湿热空气通过冷凝除湿装置，将冷凝成水排出，而达到烘干目的。冷凝放热后的冷媒经过节流阀变为低温低压的液体，由于压力骤然降低，液态的冷媒进入蒸发器会源源不断地吸收湿热空气的热能，迅速蒸发变成气态，吸收了一定能量的冷媒回流到压缩机，进入下一个循环。这样，冷媒不断地循环就实现利用空气中的热量加热干燥室内的空气温度（如图 8-12）。

4. 红外线辐射干燥设备 工作原理：红外线辐射物料，使分子运动加剧而内部发热，使水分蒸发。内部水分的热扩散和湿扩散梯度方向一致，都是由内向外，加速了干燥过程。其特点是干燥速度快，具有杀菌、杀虫及灭活虫卵作用，节省能源，造价低，便于自动化生产。此种设备能较好地保留挥发油，用于芳香性饮片的干燥。

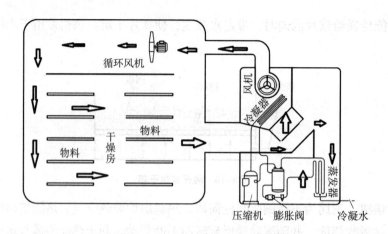

图 8-12　闭环空气能热泵烘干机

5. 微波干燥设备　工作原理：微波也是一种辐射能，使物料被辐射发热而干燥。极性水分子和脂肪能不同程度地吸收微波能量，使极性分子发生旋转振动，分子间互相摩擦生热，水分子蒸发，从而达到干燥灭菌的目的。其优点是速度快，加热均匀，产品质量好，热效率高，不受燃料废气污染的影响，且能杀虫，消灭微生物及霉菌，具有消毒作用。由于微波能深入物料的内部，干燥时间是常规热空气法的 1/100～1/10，芳香挥发性物质损失较少，可用于芳香挥发类药物干燥。

6. 冷冻干燥设备　冷冻干燥设备是将含水物料冷冻到冰点以下，再在低温真空条件下，将冰直接升华成水蒸气以把水除去的干燥方法。该法干燥的中药材、饮片可保持原来的物理和化学性质，干燥效果好。缺点是设备成本高，干燥周期长，能耗大。此法适合高附加值中药材和饮片的干燥。

7. 太阳能集热器干燥设备　太阳能是一种天然、巨大的光辐射能，通过集热器的吸收，传热介质空气的传递加热物料，使物料水分蒸发进行干燥。优点是节省能源，环境污染少，烘干质量好；缺点是需要专门的换能设备。此法适用于低温烘干。

第五节　饮片切制的质量要求及影响因素

一、饮片切制的质量要求

中药材在净制、软化、切制、干燥过程中，中间品及成品饮片均需经质量检验，符合《中国药典》或各省市炮制规范中有关性状、鉴别、检查、浸出物、含量测定等项下的要求，即为合格饮片。此外，还涉及如下检查项目：

1. 软化药材的质量要求

（1）喷淋　药材未润透或水分过大的不得超过 5%。

（2）淘洗及抢水洗　药材水分过大或未透者不得超过 5%。

（3）浸泡　药材未泡透者不得超过 5%，伤水的不得超过 3%。

（4）闷润　药材未润透的不得超过 10%。

2. 切制饮片的质量要求　切制后饮片应厚薄均匀、整齐、色泽鲜明、表面光滑洁净、片面无机油污染、无整体、无长梗、无连刀片和无斧头片。

（1）异形片不得超过 10%。其中极薄片不得超过该品种标准厚度 0.5mm；薄片、厚片、丝、块不得超过标准 1mm；段不得超过标准 2mm。

（2）破碎片（碎丝）不得超过 8%。

（3）斜长片不得超过 5%。

3. 干燥饮片的质量要求　干燥后的饮片，必须干湿度均匀，保持固有色泽、气味，片型整齐。

（1）水分：一般饮片含水量为 7% ～ 13%。

（2）干燥后不变色。

二、饮片切制的不合格现象

1. 败片　切制的饮片片型或规格不一致、破碎，以及其他不符合切制要求的饮片，都称为败片，包括连刀片、掉边与炸心片、皱纹片、翘片、斧头片等。其多因药材软化不当、操作技术欠佳或刀具问题所致。

（1）连刀片　指未完全切断，饮片之间互相牵连的饮片。饮片拖较长的边缘俗称拖胡子片；挂短的须边俗称挂须片；连续几片未切断形似蜈蚣状俗称蜈蚣片。这主要是由于刀具不锋利或与刀床不吻合所致，如甘草、桑白皮、黄芪、麻黄等含纤维多的药材易出现。

（2）掉边（脱皮）与炸心片　前者为药材切断后，饮片的外层与内层相脱离，形成圆圈和圆芯两部分；后者为药材髓芯随刀具向下用力而破碎。此系软化不当，内外软硬不匀所致，如郁金、桂枝、白芍、泽泻等药材易出现。

（3）皱纹片（鱼鳞片）　指饮片切面粗糙，具鱼鳞样斑纹。此系软化不够或刀具不锋利所致，如三棱、莪术等。

（4）翘片　又称马鞍片，指干燥后一边翘起、一边凹下或边缘卷曲不平整的饮片。翘片的产生与水处理不当"伤水"及干燥方法不当相关。质地坚硬的槟榔、白芍、木通、泽泻、水牛角及羚羊角等切极薄片时易产生翘片；鹿茸软化、干燥温度不当，均容易出现翘片。

（5）斧头片　指所切的饮片一边厚一边薄，形如斧刃的现象。原因是药材闷润的"水头"不及，或刀刃不锋利，或操作技术不当所致。

2. 变色片　指切制的饮片改变了固有色泽。此系软化时浸泡时间太长，或切制后干燥不及时，或干燥方法不当所致。如槟榔、白芍浸泡时间过长，切制后又在烈日下暴晒，则容易使饮片发红。

3. 走味片　指软化时浸泡时间过长，切制后干燥不及时或干燥方法不当，导致饮片失去原有气味。含挥发油的药物如薄荷、荆芥、藿香、细辛等，长时间浸泡或高温干燥，则易走味。

4. 油片　指药材或饮片所含的油分或黏液质渗到其表面，油亮光泽的饮片，如当归、独活、苍术、白术等。此系药材软化时伤水或环境温度过高所致。

5. 发霉片　指药材或饮片被霉菌污染。此系干燥不及时或贮存不当所致。

三、影响切制质量的因素

1. 软化　药材软化"不足"或"太过"均可影响饮片质量。依据药物性质，机械可切制程度与药材含水量的关系有待形成数字化参数，以控制软化生产。

2. 切制　切制刀具和切制技术是影响切制质量的主要因素。刀具的材质、抗损耗性，切制技术是否可以在线磨刀、换刀，都会影响饮片切制生产。

3. 干燥　干燥是影响饮片质量的又一个重要环节。不影响活性、保色、保味、低温、不间断连续生产、节能环保的干燥技术有待进一步开发。

第九章
中药炮制

扫一扫，查阅本章数字资源，包含PPT、视频、图片等

第一节　中药炮制的分类及常用辅料

建立科学的炮制分类法是构建系统炮制理论体系、从事共性炮制技术原理研究、揭示炮制内涵规律的基本内容。炮制分类法的发展历程由最初的以具体炮制操作进行形象、直观的炮制分类，到体现“水”“火”共性技术，再到突出辅料特色的分类变化过程。

广义的炮制辅料除了常规种类以外，涵盖了一种或数种中药作为辅料对目标中药进行的炮制。辅料种类在早期应用中更加繁多、复杂，并带着巫医、唯心主义的色彩，但随着对炮制内涵的逐渐揭示，慢慢去粗取精，固化为现今的常用品种。但是辅料的来源、标准及对药物的改变意义仍需要进一步梳理、阐明。

一、中药炮制的分类

中药炮制分类是炮制的基本内容之一。与其他科学体系的分类一样，将具有相似性特征的归纳为一类，是一种有目的、系统认知事物的思维方式。分类是建立知识体系，增加认知与发现规律的基本过程。通过炮制分类，可以建立简化的、可理解的、逻辑可视化的炮制科学的认知方法。炮制分类贯穿在对中药炮制科学的概念、品种、技术、方法、工艺、原理、作用等归纳、认知的全部过程。

中药炮制加工的历史久远，最早起始于具体实践操作，而后历经不断的理论总结、实践验证的发展过程，随着人们对炮制科学认识的不断深入，在不同历史时期形成了在不同归纳与认知层面的炮制分类方法。

（一）雷公炮炙十七法

缪希雍在所著《炮炙大法》中，将明以前的炮制方法概括总结为“雷公炮炙十七法”。

1. 炮　“裹物而烧之”谓之炮。古代常指将药物埋在火灰中，“炮”至外表发黑，或炮生为熟。近代常用的规格有“炮姜”“炮甲珠”，是指高温炒、砂炒之意。“炮者，置药物于火上，以烟起为度也，如炮姜之类”，即是将干姜高温炒或砂烫至体质松泡，外表焦斑，微黑；炮甲珠是指将龟甲、鳖甲用砂炒至发泡鼓起，也存在此二者的“炮”与“泡”通假之故。

2. 爁　音“滥”，《淮南子·览冥训》载“火爁焱而不灭”。爁焱即延烧；“焱”同炎，火光上升的样子，用火直接烧药物，除去毛绒或须根。《太平惠民和剂局方》载“骨碎补，爁去毛”。

3. 煿　音“博”，作“爆”解。《说文解字》曰“灼也，暴声”，是以火烧药物，至其爆裂有

声。此法常用于具有坚硬外壳的果实种子类药物的炮制。

4. 炙　《说文解字》曰："炙，炙肉也，从肉在火上。"原意是指将肉直接放在火上烤，并加入调味料，后来随着锅具的出现演变为药物加入液体辅料拌炒的炮制方法。《五十二病方》的"炙蚕卵""炙梓叶"是将药物放在近火处烤黄；张仲景方中用的"炙阿胶"是将阿胶炒制；《雷公炮炙论》的"羊脂油炙淫羊藿"系指将羊脂油与淫羊藿一起拌炒，待脂尽为度。

5. 煨　陶弘景《本草经集注》注释煨为"塘灰炮"，即将药物置于尚有余烬的火灰中缓慢受热令熟，与"炮"相比，火灰的余烬热度更低一些，加热时间更长些。现代的"煨"亦有面裹煨、湿纸裹煨、麸煨。

6. 炒　汉代以前"炒"字少见，多用"熬"，一般认为"仲景乡语，云炒作熬"。后世版本的《雷公炮炙论》已经可见炒制方法的记载，有酥炒、羊脂炒、盐水炒、小豆炒、糯米炒、麸炒、土炒等。目前炒法已经成为炮制的主要方法。

7. 煅　是将药物放在火上高温煅烧的方法。历史上一些文献中的"烧"实际上就是煅法，如《神农本草经》"贝子……烧"，葛洪《肘后备急方》"白矾，烧令汁尽"等。现代的煅制方法分为明煅、煅淬和闷煅，即在较高温度下煅烧处理药物的方法，多用于质地坚硬的矿石、介壳类及煅炭的药物。

8. 炼　是指长时间加热处理药物的方法。《神农本草经》"涅石（矾石）……炼"；张仲景"钟乳石，炼"；《雷公炮炙论》中有"石蜜，炼"；《刘涓子鬼遗方》"松香，炼"。现代"炼"法常用的有炼蜜、炼丹、炼乳等。

9. 制　制即为约束、修正之意，泛指制约药物之偏性，使之符合用药要求。

10. 度　"度者，量物之大、小、长、短也"。度就是度量之意，古代某些药物以长度来计量，如黄芩长3寸，地骨皮长尺，大如指。另外，度也有程度、限度的意思，用来评判炮制程度，如淫羊藿，羊脂炙尽为度。

11. 飞　包括水飞、研飞和煅飞，是制细粉和使药物纯净的方法。"研飞"是将药物干磨使之成为可以飞扬的细粉；"水飞"是加水研磨，利用细粉在水中悬浮，倾取沉降出细粉的方法，如飞滑石、飞朱砂等；"煅飞"是加热升华，再于制冷面析出细小结晶的方法。

12. 伏　"伏"即埋于火中久制之意。"伏龙肝"是指锅灶下的灶心土，黄泥经过长时间炉火烧烤所得。而"伏润"是将药物包埋、遮蔽，即在相对密闭的条件下，使表面水分缓缓深入药材内部，达到内外软化均匀的润药方法。

13. 镑　指用镑刀将药物削成薄片或碎末的方法。此法多用于质地坚硬的动物角类或木质类药材，如羚羊角、苏木。

14. 掇　"掇"即侧手击，打击药物使之破碎之意，意为一种破碎药物的方法。

15. 晒　即"晒"的意思，放在太阳下晒干。

16. 曝　"曝，晒也，曝物也。"暴晒之意。此法是指将药物放在强烈的阳光下暴晒至干燥。

17. 露　指药物暴露在露天，不加遮盖，日晒夜露的炮制方法，如露胆南星；也有悬挂在阴凉通风处，析出晶体的露制方法，如露西瓜霜。

（二）三类、《中国药典》及五类分类法

1. 三类分类法　以炮制共性技术"水""火"进行初步归类，即形成古代的三类分类法。明代陈嘉谟在《本草蒙筌》中提出："火制四：有煅，有炮，有炙，有炒之不同；水制三：或渍，或泡，或洗之弗等；水火共制造者：若蒸若煮而有二焉。余外制虽多端，总不离此者。"即将炮

制分别按照火制、水制、水火共制的共性特点进行归类，体现了炮制有别于其他知识的、突出操作技术的分类特点，是炮制学分类上的一大进步。但古代三类分类法未能包括净制、切制等更广泛的炮制内容。

2. 药典分类法　《中国药典》炮制通则按照净制、切制、炮制、其他进行分类，除净选、切制外，炒、炙、制炭、煅、蒸、煮、炖、煨归入"炮制"一类，燀、制霜、水飞、发芽和发酵归入"其他"类。这样的分类方法虽然涵盖了大多数的炮制内容，但是对于系统学习炮制科学还不够全面，还不能反映炮制特色和规律。

3. 五类分类法　后世学者在陈嘉谟三类分类法的基础上进一步拓展，提出了五类分类法，即修治、水制、火制、水火共制、其他制法。其中"修治"包括净选和切制；"其他制法"是将水制、火制、水火共制之外难以归类的炮制技术如制霜、复制、发酵、发芽等包括在内。五类分类法囊括的内容更加全面，与三类分类法一样，体现了共性操作技术，但仅以水、火作为主要分类依据，程度变量又较大，很难总结共性变化规律及揭示炮制内涵，另外未体现炮制辅料特色，所以还需要建立更为细分、体现炮制特色和易于发现炮制规律的分类法。

（三）药用部位分类法

传统文献中的炮制内容大多散在于本草书籍及各类方书中，尤以本草书籍为多，这类典籍多按照本草学的记述方法，即按照药物来源的属性如"金、石、土、草、木、水、火、果"进行分类。李时珍的《本草纲目》、缪希雍的《炮炙大法》、陈师文等著的《太平惠民和剂局方》等著作均是如此。

目前《全国中药炮制规范》及各省市的饮片炮制规范，大多先按照药物的药用部位进行分类，如根及根茎类、果实、种子类、全草类、叶类、花类、皮类、藤木类、动物类、矿物类、树脂类、菌藻类等，在各药物项下再分述各饮片的炮制方法。这样的分类方法便于检索，适用于饮片标准、参考书、辞典等的编撰。

（四）工艺与辅料相结合的分类法

炮制工艺与辅料相结合的分类方法，包括两大类：一类是以工艺为纲，辅料为目；另一类是以辅料为纲，工艺为目。前者是指按照炮制工艺进行分类，在工艺类别下，根据辅料的种类再次分类的一种分类方法。后者先按照炮制辅料分类，在辅料类别下，根据炮制工艺再进行分类。

较常用的分类法是以工艺为纲、辅料为目的分类方法。如炒法中分为清炒和加固体辅料炒，炙法中分为酒炙、醋炙、姜炙等。

工艺与辅料相结合的分类方法是各版《中药炮制学》教材编写通用的分类方法，既全面概括了中药炮制的各种方法和技术，又便于了解工艺操作变化及对药物的影响，有利于系统学习和掌握中药炮制学的内容和规律。

（五）按照中药功效的分类法

按照中药功效不同，采用中药学分类体系进行分类的方法，一般在论述中药炮制与临床疗效的著作和教材中经常采用，例如《医用中药饮片学》《临床中药炮制学》等。

二、中药炮制常用的辅料

炮制辅料是在指中药炮制过程中使用的具有辅助所炮制药物达到炮制目的要求的附加物料的

总称。炮制辅料可协同、拮抗或调整所炮制的目标中药某一方面的作用和趋势，如增强疗效、降低毒性、减少不良反应、影响主药的理化性质等。

中药炮制辅料除了少数起加热介质作用外，大多数本身也属于传统中药，如酒、蜜、生姜汁、甘草汁、麦麸、白矾、蛤粉、灶心土等。不同辅料品种性能和作用不同，在炮制药物时所起的作用也各不相同。炮制中广泛使用辅料，是中药炮制的特色所在，增强了中药临床用药的灵活性，有利于适应辨证论治用药和个体化治疗的需要。

中药炮制中常用的辅料，一般可分为液体辅料和固体辅料两大类。

辅料的种类、质量和用量是影响饮片质量的重要因素。炮制辅料对药物的影响是多方面的，既有形、质的变化，又有内在物质的质变和量变。

目前，关于炮制辅料存在的问题包括：①缺乏专门辅料标准，现行多采用食品标准，该类标准一般较为简单，检验指标较少，指标范围宽泛，不适合中药加工使用；②炮制辅料与药物之间相互作用的基础研究不足，基本停留于传统传承的水平上，对其机制内涵的研究少见或不清晰，这也是导致辅料标准空白的主因；③缺少专门炮制辅料的生产供应；④在研制和使用新辅料方面创新性不足。

（一）液体辅料

1. 酒　酒传统上又称为酿、盎、醇、醨、酎、醴、醅、醑、清酒、美酒、粳酒、有灰酒、无灰酒等。酒有"百药之长"之说。酒性大热，味甘、辛，能活血通络、祛风散寒、行药势、矫味矫臭。药物经酒制后，有助于有效成分的溶出而增强疗效。酒多用作炙、蒸、煮等的辅料，常用酒制的药物有黄芩、黄连、大黄、白芍、续断、当归、白花蛇、乌梢蛇等。动物的腥膻气味主要为三甲胺、氨基戊醛类等成分，酒制时此类成分可随酒挥发而除去，起到矫臭矫味作用。

一般炙药多用黄酒，古称清酒、米酒；浸药多用白酒，又称烧酒。白酒至元代始有应用。据《本草纲目》记载："烧酒非古法也，自元代始创其法。"现代以酒炮制时，除另有规定外，一般用黄酒。

黄酒为酿造酒，是以稻米、黍米、小米、小麦为主要原料，经蒸煮、糖化、发酵、压榨、过滤等工序酿制而成，含乙醇15%～20%，尚含糖类、酯类、氨基酸、矿物质等。黄酒应为橙黄色至深褐色，清亮透明，并具有黄酒特有的浓郁醇香，无异味。总糖、非糖固形物、酒精度、总酸、氨基酸态氮、pH、氧化钙、苯甲酸等应符合国家黄酒食用标准。

白酒为米、麦、黍、薯类、高粱等用曲酿制并经蒸馏而成，含乙醇50%～70%，尚含有机酸类、酯类、醛类等成分。白酒应无色，清亮透明，无悬浮物，无沉淀，具酯类的醇香气。其酒精度、总酸、总酯、乙酸乙酯、固形物含量等应符合国家白酒食用标准。

2. 醋　醋在古代称酢、醯、苦酒等，习称米醋。醋味酸、苦，性温，具有引药入肝经、理气止痛、散瘀止血、行水解毒、矫味矫臭等作用。醋多用作炙、煮等方法的炮制辅料，常用醋制的药物有延胡索、甘遂、商陆、大戟、芫花、莪术、香附、柴胡等。醋具酸性，能与药物中所含的游离生物碱等成分结合成盐，增加其溶解度而易煎出有效成分，提高疗效。以醋制大戟、芫花等能降低药物毒性而具有解毒作用。醋能与具有腥膻气味的三甲胺类成分结合成无臭气的盐，故可除去药物的腥臭气味。醋还具有杀菌防腐作用。

炮制用醋为食用醋，化学合成品（醋精）不可使用。食用醋分酿造醋和调配醋两大类，其中酿造醋中主要是粮谷醋，粮谷醋又可分陈醋、香醋、米醋、熏醋和谷薯醋等。关于中药醋炙所用的醋种类，《本草纲目》指出，制药用醋"唯米醋二三年者入药"。历代本草如《本草拾遗》《食疗本草》《本草衍义》等均记载中药醋炙需使用米醋。《中国药典》炮制通则中也规定使用米醋。此外，醋长时间陈化者，称为"陈醋"，陈醋用于药物炮制效果更佳。

醋主要成分为醋酸，占4%～9%，尚有维生素、灰分、琥珀酸、草酸、山梨糖等。色泽为棕红色到深褐色，有光泽，酸味柔和，回味绵长，酸甜适口；澄明，不浑浊，无悬浮物及沉淀物，无霉花浮膜，无"醋鳗""醋虱"；具醋特异气味，无其他不良气体与异味；总酸应大于3.5%，不得检出游离矿酸，防止用硫酸、硝酸、盐酸等矿酸制造食醋。醋中不挥发酸、可溶性无机盐固形物、砷、铅、黄曲霉毒素、菌落总数、大肠菌群等应符合国家酿造食醋标准。

3. 蜂蜜　为蜜蜂科昆虫中华蜜蜂或意大利蜂采集花粉所酿的蜜。用蜂蜜炮制药物，能与药物起协同作用，增强药物疗效，或起解毒、缓和药物性能、矫味矫臭等作用。蜂蜜多用作蜜炙法的炮制辅料，常用蜂蜜炮制的药物有甘草、麻黄、紫菀、百部、马兜铃、白前、枇杷叶、款冬花、百合、桂枝等。

蜂蜜生则性凉，故能清热；熟则性温，故能补中；甘而平和，故能解毒；柔而濡泽，故能润燥；缓可去急，故能止痛；气味香甜，故能矫味矫臭；不冷不燥，得中和之气，故十二脏腑之病，无不宜之，因而认为蜂蜜有调和药性的作用。

中药炮制应使用熟蜜，又称炼蜜，即炼制后的蜂蜜。将生蜜加热煮沸，滤过，除去死蜂、蜡质、上沫及其他杂质，熬炼至沸腾状，发泡均匀即可。蜂蜜经炼制后可除去杂质，破坏酶类，杀死微生物，降低含水量，利于保存。蜜炙时称取规定的炼蜜量，加适量热水稀释后使用。

蜂蜜应为半透明、带光泽、浓稠的液体，白色至淡黄色或橘黄色至黄褐色，久置或遇冷有白色颗粒状结晶析出。其气芳香，味极甜。按《中国药典》一部蜂蜜项下的要求，室温（25℃）下相对密度应为1.349以上；水分不得超过24.0%；不得检出淀粉和糊精；5-羟甲基糠醛不得超过0.004%；蔗糖和麦芽糖分别不得超过5.0%，如果超过限量说明蜂蜜是经过饲食蔗糖的产品，或掺入蔗糖的产品；含果糖和葡萄糖的总量不得少于60.0%，二者含量比值不得小于1.0；酸度采用氢氧化钠滴定液滴定，应显粉红色，10秒内不消失。

蜂蜜的品种比较复杂，以枣花蜜、山白蜜、刺槐蜜、菜花蜜、荞麦蜜、荆花蜜、桉树蜜等为多。除经过特殊训练的蜜蜂能采得专门的蜂蜜外，一般多为混合蜜。采自石楠科植物或杜鹃花、乌头花、夹竹桃花、光柄山月桂花、山海棠花、雷公藤花等有毒植物花粉的蜜有毒，不可用作炮制辅料。炮制用蜜必须注意蜂蜜的来源和质量检测。

蜂蜜春夏季存放易发酵、起泡，可以加少量生姜片盖严，或低温贮存。蜂蜜不能用金属容器贮藏，因铁易和蜂蜜中的糖类发生反应，锌易与蜂蜜中的有机酸作用，均可产生有毒物质。

4. 食盐水　为食用盐加水溶化而得的澄明液体。食盐多来自海水晒盐或岩盐经过溶解、过滤、重结晶制成。其味咸，性寒，能强筋骨，软坚散结，清热，凉血，解毒，防腐，并能矫味。药物经食盐水制后，能引药入肾，改变药物的性能，增强药物的疗效。传统炮制用盐为粗结晶大粒盐，主含氯化钠，尚含少量的氯化镁、硫酸镁、硫酸钙等。食盐水多用作盐炙法的炮制辅料，常以食盐水炮制的药物有杜仲、巴戟天、小茴香、橘核、车前子、砂仁、菟丝子等。

5. 生姜汁　为姜科植物鲜姜的根茎捣碎取汁，药渣再加适量水煎煮去渣而得的黄白色液体。姜汁味辛、性温，具解表散寒、温中止呕、化痰止咳、解鱼蟹毒的功效。药物经姜汁制后能对寒凉之性、沉降之性、攻泻之性等偏性进行调整，并可制约药物的毒性，消除药物的不良反应，引药入经，增强疗效。生姜汁多用作姜炙法的炮制辅料，常以姜汁制的药物有厚朴、竹茹、草果、半夏、黄连等。

生姜汁有辛香气，其主要成分为挥发油、姜辣素，姜辣素也被认为是生姜的主要成分，具有镇吐、温里、抗菌、抗血小板凝聚等作用。生姜含有丰富的黄酮类物质，主要是双氢黄酮类，具有抗癌、抗心脑血管疾病、镇痛抗炎、免疫调节、清除自由基等作用。其尚含有多种氨基酸、淀粉及树脂状物等。

6. 甘草汁 为甘草饮片煎煮去渣而制得的黄棕色至深棕色的液体。甘草味甘，性平，具有补脾益气、清热解毒、祛痰止咳、缓急止痛、调和诸药的作用。药物经甘草汁制后能缓和药性，降低毒性。甘草汁常作炙法、煮法和复制法的炮制辅料，常用甘草汁炮制的药物有远志、半夏、吴茱萸等。

甘草主要成分为甘草皂苷及甘草苷、还原糖、淀粉及胶类物质等。实验证明，甘草对药物中毒、食物中毒、体内代谢物中毒及细菌毒素都有一定的解毒作用；能解苦楝皮、丁公藤、山豆根的毒，能解毒蕈中毒，还能降低链霉素、呋喃妥因的毒副作用，对抗癌药喜树碱等有解毒增效作用。其解毒机制一般认为与甘草皂苷在体内的代谢有关，甘草皂苷水解后生成甘草次酸和葡萄糖醛酸，后者可与有羟基或羧基的毒物生成体内不易吸收的产物，分解物从尿中排出；甘草皂苷还具有肾上腺皮质激素样的作用，能增强肝脏的解毒功能。甘草皂苷具有表面活性剂样作用，能增加其他不溶物质的溶解度，中医处方中常以甘草调和诸药，在炮制和煎煮过程中亦起到增溶的作用。

7. 黑豆汁 为大豆的黑色种子加水煎煮去渣而得的深色煎液。黑豆味甘，性平，能益精明目、养血祛风、利水、解毒。药物经黑豆汁制后能增强药物的疗效，降低药物毒性或不良反应等。黑豆汁多用作蒸法的炮制辅料，常用黑豆汁制的药物有何首乌等。

黑豆汁制法为取黑豆 10kg，加水适量，煮约 4 小时，熬汁约 15kg，豆渣再加水煮约 3 小时，熬汁约 10kg，合并得黑豆汁约 25kg。黑豆制首乌也有将黑豆洗净，直接与首乌拌蒸至规定程度。黑豆含蛋白质、脂肪、维生素、色素、淀粉等。文献记载黑豆还能"解砒石、甘遂、天雄、附子、射罔、巴豆、芫青、斑蝥、百药之毒及蛊毒"，认为解巴豆中毒可水煎黑豆汁饮之。

8. 胆汁 系牛、猪、羊的新鲜胆汁。胆汁味苦，性大寒，能清肝明目，利胆通肠，解毒消肿，润燥，与药物共制后，能降低药物的毒性或燥性，增强疗效。胆汁多用作发酵、炙法的炮制辅料，常用胆汁制备的药物有胆南星、黄连等。

胆汁为绿褐色、微透明的液体，略有黏性，有特异腥膻气，主要成分为胆酸钠、黏蛋白、脂类及无机盐类等。

9. 羊脂油 为牛科动物山羊等的脂肪经低温熬炼而成半固体状油脂。羊脂油味甘，性温，能补虚助阳、润燥、祛风、解毒，与药物同制后能增强补虚助阳作用。羊脂油多用作炙法的炮制辅料，常用羊脂油制的药物有淫羊藿。羊脂油主要含饱和与不饱和脂肪酸等。

10. 米泔水 为淘米时第二次滤出的灰白色混浊液体。米泔水味甘，性凉，无毒，能益气、除烦、止渴、解毒。米泔水对油脂具有吸附作用，常用于含油脂较多的药物，以除去部分油脂，降低药物辛燥之性，增强健脾和中的作用。米泔水多用作淘洗净制及炙法的辅料，常以米泔水制的药物有苍术、白术等。

米泔水含淀粉和维生素等，易酸败发酵，一般临用时收集。因淘米水不易收集，大生产时常用 2kg 米粉加水 100kg，充分搅拌代替米泔水使用。

11. 麻油 为胡麻科植物脂麻的干燥成熟种子，经冷压或热压法制得的植物油。麻油味甘，性微寒，具润燥通便、解毒生肌的作用。与药物共制后，使其质地酥脆，利于粉碎和成分的溶出，并可降低药物的毒性和矫味矫臭。其常用作某些具腥臭气味的动物类或质地坚硬或有毒药物的炮制辅料，常用麻油炮制的药物有蛤蚧、马钱子、三七及动物骨骼类等。

　　炮制用麻油应符合芝麻油国家标准，凡混入杂质或酸败变质者不可用。其主要成分为油酸约 50%、亚油酸约 38%、软脂酸约 8%、硬脂酸约 5% 及芝麻素、芝麻酚等。

　　此外，中药炮制中还用到其他一些液体辅料，主要有吴茱萸汁、白萝卜汁、鳖血、山羊血、石灰水及其他药汁等。历史上常用的还有童便、猪脂、乳汁等辅料，但目前多已不用，马钱子尚有用童便制者。

（二）固体辅料

　　1. 稻米　稻米为禾本科植物稻的种仁。其味甘，性平，能补中益气、健脾和胃、除烦止渴、止泻痢。其与药物共制，可增强药物疗效，降低刺激性和毒性。米多用作米炒制的炮制辅料，米炒药物多用大米或糯米，米还可用来在炒制或煅制时指示炮制的程度。常用米制的药物有党参、斑蝥、红娘子等。

　　稻米的主要成分为淀粉、蛋白质、脂肪、矿物质等，尚含少量的 B 族维生素、多种有机酸及糖类。

　　2. 麦麸　麦麸为小麦的种皮，呈褐黄色，为加工面粉时的副产品。其味甘、淡，性平，能和中益脾。麦麸多用作麸炒、煨制的炮制辅料，与药物共制能缓和药物的燥性，增强疗效，除去药物不良气味，还能吸附油质。常以麦麸制的药物有枳壳、枳实、僵蚕、苍术、白术、肉豆蔻等。

　　麦麸主含淀粉、蛋白质及维生素等。

　　3. 白矾　白矾又称明矾，为硫酸盐类矿物矾石经粉碎、溶解、过滤、重结晶加工提炼制成的不规则块状结晶。其味酸、涩，性寒。外用解毒杀虫，燥湿止痒，防腐。其与药物共制后，可防止药物腐烂，降低毒性，增强疗效。白矾多用作浸制、复制法的炮制辅料，常以白矾制的药物有半夏、天南星、白附子等。

　　白矾无色或淡黄色，透明或半透明，有玻璃样色泽，质硬脆易碎，主要成分为含水硫酸铝钾 $[KAl(SO_4)_2 \cdot 12H_2O]$，且含量应大于 99.0%。其易溶于水，水溶液显铝盐、钾盐与硫酸盐的鉴别反应，铵盐、铜盐、锌盐、铁盐、重金属等应符合《中国药典》的要求。

　　4. 豆腐　豆腐为大豆种子经浸泡、磨粉、制浆后加入盐卤等蛋白沉淀剂，再压制而成的乳白色固体。其味甘，性凉，能益气和中、生津润燥、清热解毒，是中国传统食品。豆腐具有较强的沉淀与吸附作用，与药物共制后可降低药物毒性，去除污物。另外，豆腐作为传热介质具有异质性，可能是其作为炮制辅料的主要原因。豆腐多用作煮法或蒸法的炮制辅料，常与豆腐共制的药物有藤黄、珍珠（花珠）、硫黄等。

　　豆腐主含大豆蛋白，以及少量维生素、淀粉。

　　5. 土　中药炮制常用的是灶心土（伏龙肝），也可用黄土、赤石脂等。灶心土是垒锅灶的黄泥经长期受热而形成，也可在拆除砖窑时采集。灶心土味辛，性温，能温中和胃、止血、止呕、涩肠止泻。其与药物共制后可降低药物的刺激性，增强疗效。灶心土多用作土炒炮制的辅料，常用土制的药物有白术、当归、山药等。

　　灶心土呈焦土状，主含硅酸盐、钙及多种金属离子的碱性氧化物。

　　6. 蛤粉　为帘蛤科动物文蛤、青蛤等贝壳，经粉碎或煅制粉碎后得到的白色或灰白色粉末。其味咸，性寒，能清热、利湿、化痰、软坚。其多用作蛤粉炒法的炮制辅料，是中等强度的传热介质，与药物共制可除去药物腥味，降低滞腻性，增强疗效。主要用于烫制阿胶、鹿角胶。

　　蛤粉主要含有 CaO、$CaCO_3$ 等。

　　7. 滑石粉　为硅酸盐类矿物滑石族滑石经精选、净制、粉碎、干燥而制得的细粉。滑石粉味甘、淡，性寒，能利尿通淋、清热解暑。以滑石粉作中间传热体拌炒药物，可使药物受热均匀。滑石粉多用作炒法、煨法的炮制辅料，滑石粉常用于烫炒刺猬皮、鱼鳔、黄狗肾，也可用于煨制肉豆蔻。

滑石 $[Mg_3(Si_4O_{10})(OH)_2]$ 为单斜晶系鳞片状或斜方柱状的硅酸盐类矿物，主要成分为含水硅酸镁。滑石粉为白色或类白色、微细、无砂性的粉末。手摸有滑腻感。气微，味淡。酸碱度、水中可溶物、酸中可溶物、铁盐、重金属、砷盐等应符合《中国药典》规定。

8. 河砂　筛取粒度均匀、中等粗细的河砂，淘净泥土，除尽杂质，晒干即得。河砂多用作砂炒（烫）法的炮制辅料，用作中间传热体拌炒药物，具有温度高、传热快，使坚硬的药物受热均匀的特点。经砂炒（烫）后药物的质地变得松脆，易于粉碎并煎出有效成分。另外，砂炒（烫）的高温可以使毒性成分转化，利于除去非药用部位。常以砂烫炒的药物有骨碎补、狗脊、龟甲、鳖甲、马钱子等。

9. 朱砂　为硫化物类矿物辰砂族辰砂。朱砂味甘，性微寒，有毒，具有清心镇惊、安神、明目、解毒的功效。朱砂不宜入煎剂。中药炮制用的朱砂，系经加水研磨或水飞的洁净细粉，用作拌衣法的炮制辅料。常用朱砂拌制的药材有麦冬、茯苓、茯神、远志等。

朱砂主要含硫化汞（HgS），铁的检查应符合《中国药典》的要求，硫化汞不得少于96.0%。

此外，其他的固体辅料还有面粉、吸油纸等，可根据药物的特殊性质和用药要求而选用。

第二节　炒　法

将净制或切制过的药物，筛去灰屑，大小分档，置于炒制容器内，加辅料或不加辅料，用不同火力加热，并不断翻动或转动，使之达到一定程度的炮制方法，称为炒法。炒法历史悠久，唐代以后广泛地用该法进行炮制加工，并对不同药物提出不同火候的要求，有微炒、炒香、炒黄、炒熟、炒焦、炒黑之分。宋代以后加辅料炒得到了广泛应用。

炒法根据操作时加辅料与否，可分为清炒法和加辅料炒法。其中清炒法根据加热程度不同分为炒黄、炒焦和炒炭；加辅料炒法根据所加辅料的不同而分为麦麸炒、米炒、土炒、砂炒、蛤粉炒和滑石粉炒等。

药物炒制的目的包括增强药效，缓和或改变药性，降低毒性或减少刺激，矫臭矫味，利于贮藏和制剂。

在炒制过程中，控制火力和火候是两个关键因素。火力是指火的强弱或加热温度的高低，可以分为文火、中火、武火。其中文火即小火，武火即大火或强火，而介于文火和武火之间为中火。此外，先文火后武火，或文火和武火交替使用的为文武火。早期炒法使用的火源有木炭火、煤炭火等，现在机械炒药多用电、燃气、电磁和微波等作为热源。火候是指药物受热的程度，可根据药物内外特征的变化和附加判别方法进行判断。目前以工业视觉、在线检测技术结合数据模型建立，可以实时判断炒药程度，实现数字化程控炒药生产。

炒药的方法有手工炒制和机械炒制两种：

1. 手工炒制　适用于临方、小规模炒药。先将锅预热，然后投入大小分档的中药，不断翻炒至规定程度，立即取出，摊晾，即完成。一般常用倾斜30°～45°的炒药锅，便于翻动操作。

2. 机械炒制　适用于批量化炒制饮片生产。炒药机主要有平锅式炒药机和滚筒式炒药机。平锅式炒药机适用于种子类药物的炒制，目前较少使用；滚筒式炒药机适用于大多数药物的炒制，是现在主要应用的炒药机机型。

一、清炒法（单炒法）

不加任何辅料的炒法称为清炒法，又称单炒法。根据炒制程度的不同可分为炒黄、炒焦和炒炭。

1. 清炒法的目的

（1）增强疗效，如炒紫苏子、王不留行、芥子等，焦麦芽、焦山楂等。

（2）降低毒性或不良反应，如炒苍耳子、牛蒡子、火麻仁、白果、牵牛子等。

（3）缓和药性，如炒葶苈子、牛蒡子、薏苡仁、莱菔子等。

（4）增强或产生止血、止泻作用，如地榆、大蓟、石榴皮、牡丹皮等。

（5）保存药效，利于贮存，如槐花、芥子、桑螵蛸、酸枣仁等。

2. 注意事项

（1）炒前要将药物进行净选、干燥并大小分档，以确保炒制程度均匀一致。

（2）炒前锅要充分预热。

（3）炒制要根据中药自身特点掌握好适宜的火力和加热时间，控制好火候。

（4）搅拌要均匀，出锅要迅速，充分晾凉后，筛去灰屑，及时包装。

3. 炒药程度的判断可以从以下 4 个方面结合判定

（1）对比看。炒制时，留少许生饮片作为参考，边炒边进行比较，注重观察饮片颜色应加深、带火色，表面鼓起。

（2）听爆声。很多种子类中药在炒制时会发出爆鸣声，当爆鸣声由逐渐增多到开始减弱，立即出锅。

（3）闻香气。种子类中药在炒制时均会逸出其固有气味，若嗅到炒药的香气浓郁，即可以出锅。

（4）看断面。在炒药过程中，结合看炒制品的断面来判定炒药程度，若断面呈淡黄色或颜色加深，有特有香气而无焦煳气味即达到炒制程度。

（一）炒黄（包括炒爆）

炒黄是将净制或切制后的药物置于炒制容器内，用文火或中火加热，并不断翻动或转动，使药物表面呈黄色或颜色加深，或发泡鼓起，或爆裂，并逸出固有气味的方法。此法多适用于果实种子类药物，并有"逢子必炒"之说。

常用炒黄法炮制的中药包括王不留行、芥子、黑芝麻、青葙子、葶苈子、使君子、郁李仁、冬瓜子、芜蔚子、蒺藜、胡芦巴、莱菔子、紫苏子、酸枣仁、火麻仁、莲子、芡实、水红花子、槐花、九香虫、海螵蛸、苍耳子、白果、花椒、决明子、蔓荆子、牛蒡子、牵牛子、薏苡仁等。

（二）炒焦

炒焦是将净选或切制后的饮片，置于预热的炒制容器内，用中火加热，炒至药物表面呈焦黄色或焦褐色，内部或颜色加深，并具有焦香气味的炮制方法。"焦香能醒脾"，炒焦的目的主要是增强药物消食健脾的作用，并缓和药物的刺激性。

常用炒焦法炮制的中药包括山楂、川楝子、栀子、槟榔等。

（三）炒炭

炒炭是将净选或切制后的药物置于预热的炒制容器内，用武火或中火加热，炒至药物表面焦黑色或焦褐色，内部呈棕褐色或棕黄色的炮制方法。炒炭的主要目的是使药物增强或产生止血、止泻的作用。

药物炒炭后理化性质产生了明显变化，炒炭要求存性。"炒炭存性"是指药物在炒炭时只能使其部分炭化，更不能灰化，未炭化部分仍应保存药物的固有气味，花、叶、草等类药材炒炭后仍可清晰辨别药物原形。

由于炒炭温度高，操作时应注意：

（1）注意掌握火候，炭药要"炒炭存性"。

（2）火力要适当，质地坚实的药物一般用武火，质地疏松的花、花粉、叶、全草类药物可用中火，视具体药物灵活掌握。

（3）在炒炭过程中，药物炒至一定程度时，因温度很高，易出现火星，特别是质地疏松的药物如蒲黄、荆芥等，须喷淋适量清水熄灭，以免引起燃烧。

（4）出锅要迅速，取出后摊开晾凉，经检查确无余热后再收贮，避免复燃。

常用炒炭法炮制的中药包括干姜、大蓟、小蓟、石榴皮、白茅根、牡丹皮、乌梅、鸡冠花、莲房、蒲黄、荆芥等。

二、加辅料炒法

将净制或切制后的药物与固体辅料共同加热拌炒至一定程度的炮制方法，称为加辅料炒法。又称合炒。目的主要是降低毒性、缓和药性、增强疗效和矫臭矫味等。加辅料炒法的辅料为固体，加热炒制时具有中间传热介质的作用，可使药物受热均匀，炒制后色泽均一，外观性状好。

（一）麸炒

将净制或切制过的药物，与均匀撒在预热的炒制容器中起烟的麦麸共同加热翻炒至一定程度的方法，称为麸炒。麦麸味甘，性平，具有和中补脾功效。麸炒有"麸熏"的效果，锅要足够预热，有"麸下烟起"之说，常用于炮制补脾胃或作用燥烈及有腥味的药物。

1. 炮制目的

（1）增强疗效，如山药、白术等。

（2）缓和药性，如枳实、苍术等。

（3）矫臭矫味，如僵蚕。

2. 操作方法　先用中火或武火将锅充分预热，至撒入麦麸即起烟时，均匀撒入定量麦麸，随之投入净制或切制后的药物，迅速均匀翻动，炒至药物表面呈黄色或深黄色，筛去麸皮，晾凉。每100kg 药物，用麦麸 10 ～ 15kg。

麸炒法多直接使用干燥的净麦麸，此种麸炒称为"清麸炒"。麦麸经蜂蜜或红糖（或砂糖）制过者称为蜜麸或糖麸，炒法同上。用量是每100kg 药物，用蜜麸或糖麸10kg。用其炒制药物则分别称为"蜜麸炒"或"糖麸炒"。

蜜麸的制备方法：将麸皮与熟蜜（加适量开水稀释）拌匀，搓散，干燥至不黏手为度，过筛，放凉，贮藏，备用。每100kg 麸皮，用熟蜜 20 ～ 30kg。

糖麸的制备方法：将红糖（或砂糖）放入锅内，加水溶解（糖、水比例为 2：1），加热炼至满锅鱼眼泡时，加入麦麸，炒至麦麸亮黄色略黏手（手捏为团，揉之即散）为度，过筛，放凉，贮藏，备用。每 100kg 麸皮，用红糖（或砂糖）30 ～ 40kg。

3. 注意事项

（1）辅料用量应适当。麦麸量少则烟气不足，达不到熏黄赋色的效果；麦麸量多，则饮片受热时间延长，也会影响炒制质量且造成浪费。

（2）火力要适当。麸炒一般用中火或武火，炒制容器需充分预热，可取少量麦麸投入预试，以"麸下烟起"为度。

（3）操作时麦麸撒布要均匀，翻炒要快速，达到炒制要求时要迅速出锅并筛去麦麸，以免粘麸造成炮制品发黑。

常用麸炒法炮制的中药包括苍术、枳壳、枳实、僵蚕等。

（二）米炒

将净制或切制后的药物与米同炒的炮制方法，称为米炒。

米炒法一般以用糯米为佳，有些地区用"陈仓米"，现通常多用稻米，即大米。稻米，性味甘平，健脾和中，除烦止渴。米炒可产生焦香味，可醒脾矫味，同时米炒可以吸附某些有毒中药的毒性成分，具有降低毒性的作用。因此米炒法常用于炮制补中益气类中药及某些具有毒性的昆虫类药物。

1. 炮制目的

（1）增强健脾止泻的作用，如党参。

（2）降低毒性和刺激性，如红娘子、斑蝥。

（3）矫臭矫味，如斑蝥。

2. 操作方法

（1）米拌炒法。先将定量的米置于预热的炒制容器内，用中火炒至冒烟时，投入净制或切制后的药物，拌炒至药物表面呈黄色或颜色加深，米呈焦黄或焦褐色时取出，筛去焦米，放凉。

（2）米上炒法。取米用清水浸湿，将湿米置于预热的炒制容器内，使其均匀地平铺一层，用中火加热至米起烟时，投入净制或切制过的药物，在米上轻轻翻动，炒至所需程度时取出，筛去焦米，放凉。

米的用量一般为每 100kg 药物，用米 20kg。

3. 注意事项　米炒昆虫类药物时，一般以米的色泽观察火候，炒至米变焦黄或焦褐色、药物挂火色；米炒植物类药物时，观察药物色泽的变化，炒至药物表面呈黄色或颜色加深。

常用米炒法炮制的中药包括党参、斑蝥、红娘子等。

（三）土炒

将净制或切制后的药物与定量的灶心土（伏龙肝）共同拌炒的方法，称为土炒，也可用黄土、赤石脂炒。土炒用土早期为陈壁土，后演变为灶心土（伏龙肝）。

1. 炮制目的　土炒可增强药物补脾止泻的作用。灶心土性味辛温，温中止血，止呕，止泻。可与药物起协同作用，多用于炮制具有补脾止泻功用的中药，如白术、山药等。

2. 操作方法　取灶心土细粉，置于炒制容器内，用中火加热翻炒至土呈灵活状态时，投入净制或切制的药物，翻炒至药物表面呈黄色，并均匀挂一层土粉，逸出香气时取出，筛去土粉，放凉。每 100kg 药物，用灶心土粉 25 ～ 30kg。

3. 注意事项

（1）灶心土呈灵活状态、易翻动时投入药物。

（2）土炒一般用中火，炒制中要适当调整火力，防止过热烫焦药物。

（3）用土炒制同种药物时，土可连续使用。若土色变深，应及时更换新土。

常用土炒法炮制的中药包括白术、山药等。

（四）砂炒

将净制或切制后的药物与热砂共同拌炒的方法，称为砂炒，亦称砂烫，多用中等粗细的河砂。砂是一种良好的传热介质，质地坚硬，传热较快，升温较高，与药物一起拌炒，使药物受热均匀，适宜于炒制质地坚硬的中药。

1. 炮制目的

（1）使药物质地酥脆，易于溶出和煎出药效成分，增强疗效，也便于调剂和制剂，如龟甲、鳖甲等。

（2）降低毒性，使毒性成分受高热转化，如马钱子等。

（3）便于去毛，如骨碎补、狗脊等。

（4）矫臭矫味，如鸡内金等。

2. 操作方法　取河砂或油砂置于炒制容器内，用武火加热拌炒至滑利状态，投入药物，不断用砂掩埋、翻动，至药物鼓起、质地酥脆，呈黄色或较原色加深时取出，筛去砂，放凉，或趁热投入醋中浸淬，捞出，干燥即得。砂的用量以能掩埋药物为度。

砂炒用砂可分为普通河砂和油砂。

（1）制普通砂。选用颗粒均匀、中等粗细的河砂，筛去杂质，洗净晾干，置于锅内，用武火加热翻炒至滑利灵活状态，除去其中的有机物杂质、水分，即可。

（2）制油砂。取已经制备好的河砂，置于炒制容器内加热至滑利状态，加入1%～2%食用油，继续翻炒至油尽烟散，河砂色泽加深呈均匀的油亮光泽时，取出即得。

3. 注意事项

（1）河砂用量要适宜，量过大易产生积热使砂温过高，且不易搅拌；反之砂量过少，药物包埋效果不好，会使受热不均匀，烫焦或烫不透。

（2）砂炒一般使用武火，但炒药中要注意调整火力，可添加冷砂或减小火力进行调整。砂温过低会使药物僵硬不酥；砂温过高药物则易焦化。

（3）河砂可以反复使用，但需将残留在其中的杂质除去。炒过毒性药物的砂不可再炒其他药物。

（4）达到要求时出锅要快，并立即筛去砂，需要醋淬的，应趁热浸淬。

（5）反复用油砂炒制，每次用前均需添加适量油拌炒均匀后使用。

常用砂炒法炮制的中药包括龟甲、鳖甲、骨碎补、马钱子、狗脊、鸡内金等。

（五）蛤粉炒

将净制或切制后的药物与蛤粉共同拌炒的方法，称为蛤粉炒，亦称蛤粉烫。

蛤粉性味咸寒，清热利湿，软坚化痰。其来源于贝类动物文蛤或青蛤的贝壳，经洗净、晒干研粉或煅制粉碎制得。蛤粉因颗粒细小，传热较砂慢，火力稍弱，因此蛤粉炒常用于烫制易糊化的胶类药物。

1. 炮制目的

（1）使药物质地酥脆，便于制剂和调剂。

（2）降低药物的滋腻之性，矫正不良气味。

2. 操作方法　取碾细过筛后的蛤粉置于炒制容器内，用中火加热至灵活状态，投入大小分档的药物，适当调整火力，翻炒至药物膨胀鼓起或成珠状、内部疏松时取出，筛去蛤粉，放凉。每100kg 药物，用蛤粉 30 ～ 50kg。

3. 注意事项

（1）胶块加热烘软，切成立方丁，再大小分档，分别炒制。

（2）炒制时火力不宜过大，以防药物黏结、焦煳或"烫僵"。如温度过高可加冷蛤粉调节温度。

（3）蛤粉的用量应适量，太少则不能充分包埋药物，起不到中间传热体的作用，药物鼓起不充分或容易"烫哑"；太多则不利翻炒，会使蛤粉传热不均匀。

（4）炒同种药物的蛤粉可连续使用，但颜色加深后需及时更换。

常用蛤粉炒法炮制的中药包括阿胶、鹿角胶等。

（六）滑石粉炒

将净制或切制后的药物与滑石粉共同拌炒的炮制方法，称为滑石粉炒，亦称滑石粉烫。滑石粉性味甘寒，具有清热利尿的作用。其质地细腻滑利，传热较慢，可使药物受热均匀，在降低药物滞腻性的同时不易使药物过热焦化，因此常用于炮制韧性较大的动物类药物。

1. 炮制目的

（1）使药物质地酥脆，便于粉碎和煎出有效成分，如黄狗肾、玳瑁等。

（2）降低毒性及矫正不良气味，如刺猬皮、水蛭等。

2. 操作方法　将滑石粉置炒制容器内，用中火加热至灵活状态，投入净制、切制、大小分档的药物，翻炒至鼓起、酥脆、表面黄色或颜色加深时取出，筛去滑石粉，放凉即得。每100kg 药物，用滑石粉 40 ～ 50kg。

3. 注意事项

（1）滑石粉炒一般用中火，操作时适当调节火力，防止药物生熟不均或焦化。如温度过高时，可酌加冷滑石粉调节。

（2）炒同种药物的滑石粉可反复使用，若颜色加深应及时更换，以免影响外观色泽。

常用滑石粉炒法炮制的中药包括鱼鳔胶、黄狗肾、玳瑁、刺猬皮、水蛭等。

第三节　炙　法

将净选或切制后的药物，加入定量的液体辅料拌炒，使辅料逐渐渗入药物组织内部的炮制方法称为炙法。

药物吸入液体辅料，再经炒制，使药物在性味、功效、作用趋向、归经和理化性质方面发生变化，起到降低毒性、抑制偏性、增强疗效、矫臭矫味、使有效成分易于溶出等作用。

炙法与加辅料炒法在操作方法上基本相似，但二者又有区别。加辅料炒法使用固体辅料，加热后的辅料掩埋翻炒药物使之受热均匀或黏附在药物表面共同入药；而炙法则是用液体辅料，辅料在拌炒的过程中逐渐渗入药物内部发挥作用。加辅料炒的温度较高，一般用中火或武火，加热时间较短，药物表面颜色变黄或加深；炙法的温度较低，一般用文火，加热时间稍长，以药物炒干为宜。根据所用辅料的不同，炙法可分为酒炙、醋炙、盐炙、姜炙、蜜炙、油炙等。

一、酒炙法

将净选或切制后的药物加入定量黄酒拌炒的方法称为酒炙法。黄酒味甘、辛，性大热。气味芳香，能升能散，宣行药势，具有活血通络、祛风散寒、矫臭矫味的作用。酒炙法多用于性味苦寒、活血散瘀药、祛风通络药及动物类中药。

（一）酒炙的目的

1. 降低药物的苦寒之性，引药上行，如大黄、黄连、黄柏等。
2. 增强活血通络作用，如当归、川芎、桑枝等。
3. 矫臭矫味，如乌梢蛇、蕲蛇、紫河车等。

（二）酒炙的操作方法

1. 先拌酒后炒药。将净制、切制后的药物与定量黄酒拌匀，稍闷润，待黄酒被吸尽后，置于炒制容器内，用文火炒干，取出晾凉。此法适用于大多数药物。
2. 先炒药后加酒。先将净制或切制后的药物置于炒制容器内，加热至一定程度，再喷洒定量黄酒炒干，取出晾凉。此法多用于质地松散的药物，如五灵脂。

一般多采用第一种方法，因第二种方法在加热翻炒时加入酒，导致酒迅速挥发，不易渗入药物内部，所以只有特殊药物适用此法。

除另有规定外，酒炙法多用黄酒。一般每 100kg 药物，用黄酒 10 ～ 20kg。

（三）注意事项

1. 加黄酒拌匀闷润过程中，容器上面应加盖，以免黄酒迅速挥发。
2. 若黄酒的用量较少，不易与药物拌匀时，可先将黄酒加适量水稀释后，再与药物拌润。
3. 药物在加热炒制时，火力不宜过大，一般用文火，勤加翻动，炒至近干，颜色加深时，即可取出，晾凉。

常用酒炙法炮制的中药包括黄连、大黄、常山、乌梢蛇、蕲蛇、蛇蜕、桑枝、地龙、龙胆、丹参、益母草、川芎、白芍、续断、当归、牛膝、威灵仙、仙茅等。

二、醋炙法

将净选、切制后的药物加入定量米醋拌炒至规定程度的方法称为醋炙法。

米醋味酸、苦，性温；主入肝经，具有散瘀止痛、行水解毒、矫味的作用。醋炙法多用于疏肝解郁、散瘀止痛、峻下逐水的药物。

（一）醋炙的目的

1. 降低毒性，缓和药性，如甘遂、京大戟、芫花、商陆等。
2. 引药入肝，增强活血祛瘀作用，如乳香、没药、三棱、莪术。
3. 矫臭矫味，如乳香、没药、五灵脂等。

（二）醋炙的操作方法

1. 先拌醋后炒药。将净选、切制后的药物加入定量米醋拌匀，闷润，待醋被吸尽后，置炒制容器内，用文火炒至一定程度，取出晾凉。此法适用于大多数药物的醋炙。

2. 先炒药后喷醋。将净选后的药物置于炒制容器内，炒至表面熔化发亮（树脂类）或炒至表面颜色改变，有腥气逸出（动物粪便类）时，喷洒定量米醋，炒至干，取出，摊晾。此法适用于树脂类、动物粪便类药物的醋炙，如乳香、没药、五灵脂等。

醋炙多用米醋，陈醋更佳。一般每 100kg 药物，用米醋 20 ～ 30kg。

（三）注意事项

1. 药物应大小分档。
2. 醋的用量少、不易与药物拌匀时，可加适量水稀释后，再与药物拌匀。
3. 一般用文火，要勤加翻动，使之受热均匀，炒至规定的程度。
4. 树脂类、动物粪便类药物，须用先炒药后喷醋的方法，且出锅要快，防熔化粘锅，摊晾时宜勤翻动，以免相互黏结成团块。

常用醋炙法炮制的中药包括甘遂、芫花、京大戟、商陆、狼毒、延胡索、香附、青皮、柴胡、莪术、三棱、郁金、乳香、没药、艾叶等。

三、盐炙法

将净选、切制后的药物加入定量食盐水溶液拌炒的方法称为盐炙法。

食盐味咸性寒，可引药入肾经，有清热凉血、软坚散结、润燥的作用。故盐炙法多用于补肾固精、疗疝、利尿和泻相火的药物。

（一）盐炙的目的

1. 引药入肾经，增强疗效，如杜仲、车前子、知母、黄柏等。
2. 缓和药物的辛燥之性，如补骨脂、益智仁等。
3. 增强滋阴降火作用，如知母、黄柏等。

（二）盐炙的操作方法

1. 先拌盐水后炒。将食盐加适量清水溶解，与药物拌匀，放置闷润，待盐水被吸尽后，置于炒制容器内，用文火炒至一定程度，取出晾凉。此法适用于大多数药物的盐炙。

2. 先炒药后加盐水。先将药物置于炒制容器内，用文火炒至一定程度，再喷淋盐水，炒干，取出晾凉。此法用于含黏液质较多的药物盐炙。

一般每 100kg 药物，用食盐 2kg。

（三）注意事项

1. 溶解食盐时，要控制水量，一般以食盐的 4 ～ 5 倍量水为宜。若加水过多，则盐水不能被药吸尽，或者过湿不易炒干；水量过少，又不易与药物拌匀。

2. 含黏液质多的车前子、知母等药物，不宜先拌盐水。因遇水易发黏，炒时又易粘锅，所以先加热除去部分水分，使质地变疏松，再喷洒盐水。

3.火力宜小,采用第二种方法时,更应控制火力,并确保盐水喷洒在药物上。若火力过大,盐水迅速蒸发,不能渗入药物内部,或食盐黏附在锅上,均达不到盐炙的目的。

常用盐炙法炮制的中药包括知母、泽泻、小茴香、益智仁、橘核、杜仲、补骨脂、黄柏、沙苑子、荔枝核、车前子、砂仁、菟丝子、八角茴香、韭菜子等。

四、姜炙法

将净选、切制后的药物,加入定量姜汁拌炒的方法,称为姜炙法。

生姜辛温,能温中止呕、化痰止咳。故姜炙法多用于祛痰止咳、降逆止呕的药物。

（一）姜炙的目的

1.制其寒性,增强和胃止呕作用,如黄连、竹茹等。

2.缓和不良反应,如厚朴等。

（二）姜炙的操作方法

将药物与定量的姜汁拌匀,闷润,使姜汁逐渐渗入药物内部,再置于炒制容器内,用文火炒至规定程度,取出晾凉。或者将药物与姜汤共煮,待姜汁被吸尽后,干燥。

一般每100kg药物,用生姜10kg。若无生姜,可用干姜煎汁,用量为生姜的三分之一。

（三）姜汁的制备方法

1.榨汁。将生姜洗净切碎,捣烂,加适量水,压榨取汁,残渣再反复2～3次,合并姜汁,即得。也可以第一次的药渣加水煎煮制汁,与榨汁合并使用。

2.煮汁。取净生姜片,加水煎煮两次,合并滤液,适当浓缩,即得。

（四）注意事项

1.所制备的姜汁与生姜的比例为1：1较适宜。

2.药物与姜汁拌匀后,需充分闷润,待姜汁被吸尽后,再用文火炒干,否则达不到姜炙的目的。

常用姜炙法炮制的中药包括厚朴、竹茹、草果等。

五、蜜炙法

将净选、切制后的药物加入定量炼蜜拌炒的方法称为蜜炙法。

蜂蜜味甘性平,有甘缓益脾、润肺止咳、矫味等作用。故蜜炙法多用于止咳平喘、补脾益气的药物。

蜂蜜要炼制后使用。炼蜜的方法:将蜂蜜置于锅内加热溶化,至沸腾后,除去上浮的蜡质,用筛或多层纱布滤去死蜂、杂质,再倾入锅内,继续加热至完全沸腾,保持5分钟以上,放凉即得。

（一）蜜炙的目的

1.增强润肺止咳的作用,如百部、款冬花、紫菀等。

2.增强补脾益气的作用,如黄芪、甘草、党参等。

3.缓和药性，如麻黄。

4.矫味和消除不良反应，如马兜铃。

（二）蜜炙的操作方法

1.先拌蜜后炒药。取定量炼蜜，加适量开水稀释，与药物拌匀，闷润至透，置于炒制容器内，用文火炒至颜色加深、不黏手时，取出摊晾，凉后及时收贮。此法适用于大多数药物的蜜炙。

2.先炒药后加蜜。先将药物置于炒制容器内，用文火炒至颜色加深时，加入适量水稀释的炼蜜，迅速翻动，使蜜与药物拌匀，炒至不黏手时，取出摊晾，凉后及时收贮。该法适用于质地致密的中药，先炒药除去部分水分，使质地略变疏松，则蜜较易被吸收。

一般每 100kg 药物，用炼蜜 25kg。

（三）注意事项

1.蜜应加适量热水稀释，才能更好地与药物拌匀和渗入组织内部。

2.蜜炙时一般用文火，时间可稍长，尽量除去水分，避免发霉。

3.蜜炙药物放凉后要密闭贮存，以免吸潮发黏或发酵变质，置阴凉处，不宜日光直射。

常用蜜炙法炮制的中药包括甘草、黄芪、紫菀、马兜铃、百部、白前、枇杷叶、款冬花、旋覆花、桑白皮、百合、麻黄、金樱子、桑叶、升麻、白薇、瓜蒌皮、瓜蒌、桂枝等。

六、油炙法

将净选、切制后的药物，与一定量的食用油脂共同加热处理的炮制方法称为油炙法，又称为酥炙法。

油炙法所用油脂包括植物油和动物脂两类。常用的有麻油、羊脂油、酥油。

（一）油炙的目的

1.增强疗效，如淫羊藿等。

2.使质地酥脆，利于粉碎，如三七、蛤蚧等。

（二）油炙的操作方法

油炙法的操作方法有油炒、油炸及油脂涂酥烘烤 3 种。

1.油炒。将羊脂油置于锅内加热熔化后，加入药物，用文火拌炒均匀，至油被吸尽，药物表面呈均匀的油亮光泽时取出，摊开晾凉。

2.油炸。将植物油置于锅内加热至沸腾状态，再将药物放入，用文火炸至一定程度，取出，沥去油。

3.油脂涂酥烘烤。将动物类药物切成块或锯成短节，用酥油涂布，放炉火上烤热，待酥油渗入骨内后，再涂再烤，反复操作，直至药物质地酥脆。或取药物，用麻油反复涂抹，置于无烟火上烤至色黄、质酥脆。

（三）注意事项

1.油炒应用文火，使油被充分吸尽并炒干。

2.油炸时温度不易过高，以使药物酥脆为度并避免炸焦。

3.油脂涂酥药物时，火力要小且需反复操作，至酥脆为度。

常用油炙法炮制的中药包括淫羊藿、蛤蚧、三七等。

第四节　煅　法

将药物直接置于无烟炉火中或适当的耐火容器内煅烧的炮制方法，称为煅法。有些药物煅红后，还要趁热投入淬液中浸淬，则称"煅淬"法。

煅法的温度较高，适用于质地坚硬的矿物类、贝壳类、化石类药物，或某些中成药在制备过程中需要综合制炭的药物，如砒枣散、十灰散。

经过高温煅烧，药物质地、物质组成、药性及功效等均发生变化，可使药物质地疏松，利于粉碎和煎出有效成分，减少或消除不良反应，从而提高疗效或产生新的药效。

煅法的操作应注意掌握药物粒度的大小与煅制温度、煅制时间的关系，注意药物受热均匀，掌握煅制"存性"的质量要求。植物类药要特别注意防止灰化，矿物类及其他类药物均需煅至质松脆的标准。

依据操作方法和要求的不同，煅法分为明煅法、煅淬法、暗煅法。

一、明煅法

将药物直接放入无烟炉火中或者适宜的耐火容器内煅烧的炮制方法称明煅法，又称直火煅法。此法适用于矿物类、贝壳类及化石类药物的炮制。

（一）明煅的目的

1.使药物质地酥脆，易于粉碎和有效成分煎出，如钟乳石、花蕊石。

2.使药物成分转化或除去结晶水，产生新疗效，如白矾、硼砂。

（二）操作方法

1.敞锅煅。将药物直接放于煅锅内，用武火加热煅透，即可。此法适用于含结晶水的易熔矿物类药，如白矾。

2.炉膛煅。质地坚硬的矿物药，直接放于无烟炉火上煅至红透，取出放凉。煅后易碎或煅时爆裂的药物需装入耐火容器内煅透，放凉即得。

3.平炉煅。将药物置于炉膛内，武火加热并用鼓风机促使温度迅速升高和升温均匀。在煅制过程中，可根据要求适当翻动，使药材受热均匀，煅至药材发红或红透（通过观察孔可见炉膛发红或红亮）时停止加热，取出放凉即得。此法煅制效率较高，适用于大量生产。本法适用范围与炉膛煅相同。

4.反射炉煅。将燃料投入炉内点燃，并用鼓风机吹旺，然后将燃料口密闭。从投料口投入药材，再将投料口密闭，鼓风煅烧至指定时间，适当翻动，使药材受热均匀，煅红后停止鼓风，继续保温至规定时间，取出放凉即得。此法煅制效率较高，适用于大量生产。其适用范围与炉膛煅相同。

（三）注意事项

1.将药物大小分档，以免煅制时生熟不均。

2.煅制过程中宜一次煅透，中途不得停火，以免出现夹生现象。

3.煅制温度、时间应适度，要根据药材的性质而定。如主含云母类、石棉类、石英类矿物药，煅时温度应高，时间应长，这类矿物药，短时间煅烧即使达到"红透"，其理化性质也难以发生很大改变。

4.有些药物在煅烧时产生爆溅，可在容器上加盖（但不密闭）以防爆溅，如石膏。

常用明煅法炮制的中药包括白矾、硼砂、寒水石、石膏、花蕊石、钟乳石、金精石、鹅管石、龙齿、龙骨、牡蛎、石决明、瓦楞子、蛤壳、珍珠母、禹余粮、石燕、阳起石、皂矾（绿矾）、青礞石等。

二、煅淬法

煅淬法是将药物按明煅法煅烧至红透，趁热投入规定的淬液中骤然冷却，而使其质地酥脆的炮制方法。常用的淬液有醋、酒和药汁等。煅淬法适用于质地坚硬，经过高温仍不能酥脆的矿物药，以及临床上因特殊需要而煅淬的药物。

某些药物由于其质地较为均一，膨胀系数相同或近似，因此在煅制受热时晶格间未能形成足以裂解的缝隙，冷却后仍保持原形，相互间引力未发生变化，所以明煅后质地仍坚硬。若在受热膨胀时投入淬液中迅速冷却，则表面晶格迅速缩小，内部晶格仍处在膨胀状态，从而产生裂隙，淬液浸入裂隙还可继续冷却，产生新的裂隙。经反复煅淬，药物晶格间完全裂解，从而达到质地酥脆的目的。有些矿物药煅淬前后，矿物组分或化学成分发生多方面的变化，如自然铜中的二硫化铁转化为硫化铁及煅淬中局部成分的氧化，醋淬中的酸化或水化等。

因此，煅淬的药物有"不计遍数，手捻碎为度"的要求。此法适用于磁石、自然铜、代赭石、紫石英等质地坚硬的药物。

（一）煅淬的目的

1.使药物质地酥脆、利于粉碎和有效成分煎出。如磁石经煅淬后，使药物的胀缩比例发生较大变化，产生裂隙，使其质地变得酥脆。

2.改变药物的理化性质，增强疗效。如炉甘石经煅淬后，碳酸锌大部分转变为氧化锌，增强疗效。

3.降低毒性，洁净药物。如赭石煅淬后可降低砷的含量。

（二）操作方法

取净药材，按明煅法煅烧至红透，立即投入规定的淬液中浸泡，使药物冷却，反复煅淬至全部酥脆，取出干燥，打碎或研粉。

（三）注意事项

1.质地坚硬的矿物药需多次煅淬，才能使药物完全酥脆。

2.淬液应吸尽为度，淬液种类和用量应根据药物性质和煅淬目的而定。

常用煅淬法炮制的中药包括自然铜、磁石、炉甘石、赭石、紫石英等。

三、暗煅法

药物在高温缺氧条件下煅烧成炭的方法称暗煅法，又称密闭煅、闷煅、扣锅煅。此法适用于质地疏松、炒炭易灰化及某些中成药在制备过程中需要综合制炭的药物。

（一）暗煅的目的

1. 制成炭药，增强或产生止血作用，如棕榈、血余炭、灯心草、荷叶。
2. 降低药物的毒性，如干漆煅后，降低毒性，可以内服。

（二）操作方法

将药物置于锅中，上扣一较小的锅，两锅结合处用盐泥封严，扣锅上压一重物，防止锅内气体膨胀而冲开锅缝。扣锅底部贴一白纸条，或放几粒大米，用武火加热，煅至白纸或大米呈深黄色，药物全部炭化为度，停火，待完全冷却后，取出药物。

（三）注意事项

1. 煅制初始时，由于锅内气体受热膨胀，有大量气体从锅缝中喷出，应随时用盐泥封堵，以防空气进入使药物灰化。
2. 药材煅透后应充分放冷再开锅，以免药材遇空气后燃烧灰化。
3. 煅锅装药量一般为容量的 1/3 ～ 2/3，不可过满、过实，以免煅不透。
4. 判断药是否煅透的方法，还可用滴水于盖锅底部即沸的方法来判断。

常用扣锅煅法炮制的中药包括血余炭、棕榈、灯心草、荷叶、干漆、蜂房、丝瓜络等。

第五节　蒸、煮、燀法

蒸、煮、燀法为炮制分类法中的"水火共制"法。药物在水、热及添加辅料的共同作用下，在外观性状变化、内在化学物质转化上均有较大程度的改变。其中蒸、煮制的时间较长，炮制过程讲求"药透汁尽"，在长时间的加热过程中以化学成分的水解反应、大分子化合物，如多糖、糖蛋白结合物的降解为特征。燀法则在短暂的浸煮过程中，以杀酶保苷为特征。

一、蒸法

将净制、切制后的药物加辅料或不加辅料置于蒸制容器内，隔水加热至一定程度的炮制方法，称为蒸法。其中不加辅料蒸制的叫作"清蒸法"，加辅料蒸制的叫作"辅料蒸法"。直接利用流通蒸汽蒸制的称为"直接蒸法"；药物在密闭条件下蒸制的称"间接蒸法""炖法"。

（一）蒸制的目的

1. 改变药物性能，扩大用药范围。如何首乌经黑豆汁拌蒸后，味转甘厚而性转温，增强了补肝肾、益精血、乌须发、强筋骨的作用。
2. 增强疗效。如山茱萸酒蒸后，其滋补作用增强。
3. 缓和药性。如女贞子酒蒸后，缓和其寒滑之性，增强了滋补肝肾的功效。
4. 减少不良反应。如黄精蒸后可除去麻味，以免刺激咽喉。
5. 保存药效，利于贮存。如黄芩蒸制后杀酶保苷，以保存药效。
6. 便于软化切片。如天麻蒸后缩短了软化时间，便于切片。

（二）操作方法

一般要求先将药材大小分档。质地坚硬的药物，在蒸制前可先用水浸润 1 ～ 2 小时。蒸制时间短者 1 ～ 2 小时，长者数十小时，有的需反复蒸制，如"九蒸九晒"。

1. 清蒸法。取药物大小分档后，置于适宜的蒸制容器内，用蒸汽加热蒸至规定程度，放凉，取出，晾至六成干，切片，干燥。

2. 加辅料蒸法。取药物大小分档后，加入液体辅料拌匀，润透，置于适宜的蒸制容器内，用蒸汽加热蒸至规定程度，取出，稍晾，拌回蒸液（蒸后容器内剩余的液体辅料），再晾至六成干，切片，干燥。

3. 炖法。取药物大小分档，加入液体辅料拌匀，润透，置于适宜的蒸罐内，密闭，隔水或用蒸汽加热炖透，或炖至辅料完全被吸尽时，放凉，取出，晾至六成干，切片，干燥。

（三）注意事项

1. 蒸制时一般先用武火加热，待"圆汽"后改为文火，保持锅内有足够的蒸汽即可。

2. 蒸制时要注意火候，若时间太短则达不到蒸制目的；若蒸得过久，则容易"上水"影响药效或难于干燥。

3. 须长时间蒸制的药物，应添加开水，维持足够的蒸汽量。

4. 须用液体辅料拌蒸的药物，应待辅料被药物吸尽后再蒸制，酒蒸时一般用炖法。

5. 加辅料蒸制完毕后，若容器内有剩余的液体辅料，应待切片后拌入药物中，再进行干燥。

常用蒸法炮制的中药包括黄芩、巴戟天、桑螵蛸、人参、天麻、木瓜、五味子、何首乌、地黄、肉苁蓉、黄精、山茱萸、女贞子等。

二、煮法

将净选后的药物加辅料或不加辅料放入锅内，与水共煮的炮制方法称为煮法。传统上有"水煮三沸，百毒俱消"的说法。

（一）煮制的目的

1. 消除或降低药物的毒副作用，如川乌、附子、藤黄等。

2. 清洁药物，如珍珠等。

（二）操作方法

煮法包括清水煮、加辅料煮、豆腐煮。

1. 清水煮。将药物净制、大小分档后，加水浸泡至内无干心，置于煮制容器内，加水没过药物，用武火煮沸后，改用文火煮至内无白心时取出，切片干燥。

2. 加辅料煮。将药物净制、大小分档后，加药汁或醋等辅料拌匀，加水没过药物，用武火煮沸后，改用文火煮至药透汁尽时取出，切片干燥。如醋煮延胡索、莪术，甘草水煮远志等。

3. 豆腐煮。在豆腐上挖一长方形槽，将药物置于其中，置于煮制容器内，加水没过豆腐，煮至规定程度，取出药物，放凉即得。如豆腐煮珍珠、藤黄。

（三）注意事项

1.药物大小需分档，分别炮制，以使质量均匀一致。

2.加水量应适量。加水量多少根据药材性质或要求而定，要求药透汁尽。煮制中途如需加水，应加沸开水。

3.火力应适当。先用武火煮至沸腾，再改用文火，保持微沸。

4.药物煮制后应及时干燥或切片。软化切片的药物要趁热切制或闷润后切制；毒性中药煮后的药汁，切片后拌入药物中，再进行干燥，以免药效流失。

常用煮法炮制的中药包括珍珠、藤黄、川乌、草乌、附子、远志、吴茱萸、硫黄等。

三、焯法

将药物投入沸水中浸煮短暂时间，用以分离种皮的炮制方法称为焯法。

（一）焯制的目的

1.杀酶保苷，并除去非药用部分，如苦杏仁、桃仁等。

2.分离不同药用部位，如白扁豆等。

（二）操作方法

先将药材10倍量左右的清水加热至沸，再把药物连同具孔盛器一起投入沸水中，浸煮5～10分钟，烫至种皮由皱缩到膨胀，种皮易于挤脱时，立即取出，浸漂于冷水中，搓开种皮、种仁，晒干，簸或筛去种皮。

（三）注意事项

1.水量宜大，以确保水温，一般为药材的10倍量左右。若水量少，投入药物后，水温降幅大，酶不能有效灭活。另外，亦影响毒性蛋白成分的失活去毒。

2.水沸腾后再投入药物，加热时间以5～10分钟为宜。若时间过长，易导致苷类成分流失。

3.去皮后，宜尽快晒干或烘干。否则易泛油，变色，影响质量。

常用焯法炮制的中药包括苦杏仁、桃仁、白扁豆、薤白等。

第六节　复制法

将净选后的药物加入一种或几种辅料，按规定操作程序反复炮制的方法，称为复制法。

该法的特点：其一，是采用多种辅料，形成了多种常用的饮片规格；其次，工艺过程往往是多种方法结合，加工时间较长；另外，复制法主要用于有毒中药的炮制。

复制法是现代炮制分类法基于如上特点，对该类中药的归集。

（一）复制的目的

1.降低毒性。如半夏用白矾、生姜、甘草、石灰水等炮制以降低毒性。

2.改变药性，扩大用药品种。如天南星以胆汁制，其性味由辛温转为苦寒，功效发生变化。

3.增强疗效。如白附子用生姜、白矾制，可增强祛风逐痰的功效。

（二）操作方法

复制法没有统一的操作程序，不同药物的炮制根据临床需要及药物的性质而定。一般将净选后的药物，加入一种或几种辅料，按照传统工艺，或浸、泡、漂，或蒸、煮，或数法同用，反复炮制达到规定的质量要求。

（三）注意事项

本法操作方法复杂，辅料品种较多，一般需较长时间，故应注意：

1. 炮制时间可选择在春、秋季，地点应选择在阴凉处，避免暴晒，以免因温度高而发酵腐烂（化缸）。浸泡时如有必要，加适量白矾防腐。

2. 中药材应大小分档处理，以免炮制程度不一，影响效果。

3. 注意减毒存效，如赵学敏《本草纲目拾遗》认为"唯将半夏浸泡，尽去其汁味……无异食半夏渣滓"。

常用复制法炮制的中药包括半夏、天南星、白附子等。

第七节　发酵及发芽法

发酵与发芽均系借助于酶和微生物的作用，使药物通过发酵与发芽过程，改变其原有性能，增强或产生新的功效，扩大用药品种的炮制方法。

发酵法主要利用特定微生物的作用，发芽法则需要借助种子萌发和生长过程中酶的作用，因此两种炮制方法都必须具备一定的环境条件，如温度、湿度、空气、水分等。

一、发酵法

经净制处理后的中药，在一定的条件下，利用天然或定向培养的微生物菌种所进行的生命活动，以制备微生物菌体本身或直接代谢产物、次级代谢产物，使药物具有新疗效的炮制方法称为发酵法。

微生物的生长、代谢和繁殖，是依靠向外界分泌大量的酶，将周围环境中大分子的蛋白质、糖类、脂肪等营养物质分解成小分子的化合物，再借助细胞膜的渗透作用，吸收这部分小分子营养物质，合成自己所需的代谢产物，包括次生代谢产物。而这些代谢产物很可能就是发酵所要制备的目标产物，即药效物质。因此，中药发酵实际上是特定微生物利用中药中的营养物质进行生长、代谢、繁殖的生物转化过程。

微生物具有非常丰富的酶系统，有强大的分解、转化物质的能力。利用微生物发酵中药，可使中药化学成分进行生物转化，产生新的化合物或引起成分含量的变化，从而使中药物质基础发生改变，增加或产生新的功效。

（一）发酵的目的

1. 改变原有性能，扩大用药品种。如黑大豆，原来的功效如《本草纲目》载："黑豆入肾，故能治水、消胀、下气，治风热而活血解毒。"但经发酵炮制后的淡豆豉，具有解表、除烦的功能，可用于伤风感冒、头痛及虚烦不眠等病证。

2. 产生新的治疗作用。由于微生物的竞争特性和转化物质的强大能力，发酵中药常常具有抗菌、抗炎、降脂、抗癌的作用。如红曲具有活血祛瘀、降脂的作用；六神曲有调整肠道菌群，抑制肠道致病菌的作用。

（二）操作方法

根据不同品种，将中药采用不同的方法进行处理后，作为发酵的培养基，引入特定条件下存在的自然发酵菌种，置于温度、湿度适宜的环境中进行发酵。一般发酵的培养基常用药料与面粉按一定比例制成的混合物，或者直接用处理后的药料作为培养基。用前法炮制的如六神曲、建神曲、半夏曲、沉香曲等，后者如淡豆豉、百药煎等。

1. 菌种。目前中药发酵主要是利用环境中的自然微生物菌种，但有时会因污染，落入有害菌，影响发酵品的质量。阐明有效发酵菌种，进行定向发酵是中药发酵饮片未来的方向。

2. 培养基。由中药药料构成，提供微生物生长、繁殖所需的氮源、碳源、水、无机盐等营养物质。如六神曲发酵中由面粉、苦杏仁、赤小豆混合共同组成的固体培养基。

3. 温度。一般发酵的最佳温度为 30 ～ 37℃，但也因不同饮片品种而不同。温度太高则菌种老化、死亡，不能发酵；温度过低，虽能保存菌种，但繁殖太慢，不利于发酵，甚至不能发酵。

4. 湿度。一般发酵的环境相对湿度应控制在 70% ～ 80%。湿度太大，则药料发黏，且易生虫霉烂，造成药物发暗；过分干燥，则药物易散不能成形。药料的干湿程度传统经验上以"握之成团，指间可见水迹，放下轻击则碎"为宜。

5. 其他方面。发酵还要有适宜的 pH 值、溶氧、无机盐等。

（三）注意事项

发酵制品的质量以曲块表面霉衣黄白色，内部有斑点为佳，同时应有酵香气味，不应出现黑色、霉味及酸败味。应注意：

1. 原料在发酵前应进行加热杀菌处理，以免杂菌污染。

2. 发酵过程须一次完成，不中断、不停顿。

3. 温度和湿度对发酵的质量影响很大，应随时检查，监控温、湿度的变化。

常用发酵法炮制的中药包括六神曲、半夏曲、淡豆豉、红曲、建神曲等。

二、发芽法

将净选后新鲜成熟的果实或种子，在一定的温度或湿度条件下，促使萌发幼芽而产生新疗效的炮制方法称为发芽法。

种子是植物的繁殖器官，储存有大量的淀粉、脂肪、蛋白质等物质。种子萌发时，在酶的参与下，淀粉被酶解为糊精、葡萄糖等，脂肪被酶解成甘油和脂肪酸，蛋白质被酶解成小分子肽段及氨基酸等，同时依据植物的遗传特性合成各种新的物质，包括纤维素、酶类、维生素、生物碱等。因此，种子萌发过程中生物化学反应活跃，既有大分子物质的分解代谢，又有新物质的合成转化，从而使药效物质基础发生改变。

（一）发芽的目的

通过发芽，使药效物质基础发生改变，改变原有的性能，产生新的功效，扩大用药品种。

（二）操作方法

1. 选种。选择新鲜、粒大、饱满、无病虫害、色泽光润的种子或果实。

2. 浸泡。净选后的种子或果实，用清水浸泡适当的时间，使种子吸水膨胀，种子中"束缚态"的酶被激活。

3. 发芽。浸泡后的种子选择有充足氧气、通风良好的场地或容器进行发芽。种子一般被置于能透气的漏水容器中，或已垫好竹席的地面上，用湿物盖严。温度以 18 ～ 25℃为宜，每日喷淋清水 2 ～ 3 次，保持湿润。经 2 ～ 3 天种子即可萌发幼芽。待幼芽长出 0.2 ～ 1cm 时，取出立即干燥。

（三）注意事项

1. 选用新鲜成熟的种子或果实，在发芽前应先测定发芽率，要求发芽率在 85% 以上。

2. 种子的浸泡时间应依气候、环境而定，一般春、秋季宜浸泡 4 ～ 6 小时，冬季 8 小时左右，夏季 4 小时左右。浸泡后的种子含水量控制在 42% ～ 45% 为宜。

3. 发芽温度控制在 18 ～ 25℃为宜，温度过高易腐烂变质，温度过低种子不易萌发。

4. 发芽时先长须根后长芽，以幼芽（叶芽）长至 0.2 ～ 1cm 为标准，芽过长则过度纤维化，影响药效。

5. 发芽过程中要勤检查、淋水，以保持所需湿度并防止发热霉烂。

常用发芽法炮制的中药包括麦芽、谷芽、粟芽、大豆黄卷等。

第八节　其他炮制法

除了前面所述的炮制法外，还有烘焙、煨、提净、制霜、水飞及干馏等炮制方法，在此统一归类为其他炮制法。

其他炮制法所涵盖的制法各不相同、工艺各异、各具特色，体现了依据药物性质和临床用途"因药炮制"的传统制药特点。

一、烘焙法

将净选、切制后的药物用文火直接或间接加热，使之充分干燥的炮制方法，称为烘焙法。

烘就是将药物置于近火（热）的热炕、火墙、烘箱、烘房等设施、设备处，使所含水分蒸发，药物充分干燥的方法。焙则是将净选、干燥后的药物置于热处或锅内，用文火加热，上下翻动，焙至药物颜色加深、质地酥脆、有香气为度。

烘法适于大多数药物干燥，在产地加工中常用。焙法适于某些昆虫、动物类，目的是使药物充分干燥、降低滞腻性、熟化、去腥，便于粉碎、贮存、服用。

常用焙法炮制的中药包括虻虫、蜈蚣等。

二、提净法

可溶于水的无机盐类矿物药，经过溶解、过滤，除去杂质后，再进行重结晶，使药物纯净的炮制方法称为提净法。

（一）提净的目的

1. 除去杂质，使药物纯净，如芒硝。

2. 降低毒性，如硇砂。

（二）操作方法

1. 降温结晶（冷结晶）。将药物与辅料加水共煮后，滤去杂质，将滤液置于阴凉处，使之冷却重新结晶。

2. 蒸发结晶（热结晶）。将药物先适当粉碎，加沸水溶化后，滤去杂质，将滤液置于搪瓷盆中，加入定量米醋，再将容器隔水加热，使液面析出结晶物，随析随捞取，至析尽为止；或将滤液加入定量米醋，加热蒸发至干。

常用提净法炮制的中药包括芒硝、硇砂等。

三、煨法

将净制、切制后的药物直接或用面皮、湿纸包裹，置于麦麸、滑石粉中，或药物与吸油纸隔层分放，用文火加热至规定程度的炮制方法称为煨法。

（一）煨法的目的

1. 除去药物中部分挥发性及刺激性油脂，降低不良反应。如肉豆蔻。
2. 增强疗效。如诃子煨后增强收敛止泻作用。
3. 缓和药性。如木香煨后，缓和苦辛之性。

（二）操作方法

1. 麦麸煨。将药物和麦麸同置于预热适度的炒制容器内，用文火加热，掩埋并适当翻动，至麦麸呈焦黄色，药物颜色加深时取出，筛去麦麸，放凉即得。

每100kg 药物，用麦麸 40 ～ 50kg。

2. 面裹煨。将药物逐个用面皮包裹，或将面粉用泛丸法包裹在药物表面，裹3 ～ 4 层，晾至半干，投入热滑石粉中，文火加热，掩埋，适当翻动，煨至面皮呈焦黄色时取出，筛去滑石粉，放凉，剥去面皮，即得。

每100kg 用面粉约 50kg，滑石粉用量以能掩盖药物为度。

3. 纸包煨。将净制或切制后的药物用湿纸包裹，埋于热滑石粉中，文火加热，煨至纸呈焦黑色，药物表面呈微黄色时，取出，去纸，放凉即得。

滑石粉用量以能掩盖药物为度。

4. 滑石粉煨。将药物直接置于滑石粉内，文火加热，掩埋并适当翻动药物，至药物颜色加深并有香气飘逸时取出，筛去滑石粉，放凉即得。

滑石粉用量以能掩盖药物为度。

5. 隔纸煨。药物切片后，趁湿平铺于吸油纸上，一层药物一层纸，如此间隔平铺数层，上下用平坦木板夹住，以绳捆扎结实，使药物与吸油纸紧密接触，置于烘干室或温度较高处，煨至油渗透到纸上，取出，放凉，除去纸，即得。

（三）注意事项

1. 药物应大小分档，使炮制程度均匀一致。
2. 煨制时辅料用量较大，以药物受热均匀、被包埋为度。
3. 煨制时火力不宜过强，一般以文火加热，并适当翻动。

常用煨法炮制的中药包括肉豆蔻、诃子、木香、葛根等。

四、制霜法

药物经过去油制成松散粉末或析出细小结晶或升华、煎煮成粉渣的方法称为制霜法。根据成霜的方式不同分为去油制霜、渗析制霜、升华制霜、煎煮制霜。

（一）去油制霜法

药物经加热、吸去油制成松散粉末的炮制方法，称去油制霜法。

1. 去油制霜的目的

（1）降低毒性，缓和药性。如巴豆，有大毒，泻下作用猛烈，去油制霜后可降低毒性，缓和泻下作用。

（2）减少不良反应。如柏子仁，含大量油脂，具有滑肠通便之功，但体虚便溏患者不宜用，去油制霜后，减少滑肠的不良反应，用于养心安神。

2. 操作方法　取原药材，去壳取仁，碾成细末或捣烂如泥，用布包裹蒸热，再衬多层吸油纸压榨，如此反复至呈松散粉末。

3. 注意事项

（1）药物加热，则所含油质易于渗出，还可使毒性蛋白变性。

（2）有毒药物去油制霜用过的布或纸要及时烧毁，以免误用。

常用去油制霜法炮制的中药包括巴豆、千金子、柏子仁、瓜蒌子、大风子、木鳖子等。

（二）渗析制霜法

析出形成细小结晶类药物的炮制方法，称为渗析制霜法。目的是制造新饮片，扩大用药品种。其实质是液体发酵的渗出液失水后形成的细小粉末。

常用渗析制霜法炮制的中药包括西瓜霜、柿霜等。

（三）升华制霜法

药物经过加热升华形成结晶或细粉的炮制方法，称为升华制霜法。目的是纯净药物，除去杂质。

常用升华制霜法炮制的中药包括信石等。

（四）煎煮制霜法

经过煎煮形成疏松多孔的粉渣状药物的炮制方法，称为煎煮制霜法。目的是综合利用药物，扩大药源。

常用煎煮制霜法炮制的中药包括鹿角霜等。

五、水飞法

不溶于水的矿物药，先加水研磨，再用大量水分混悬，利用粗细粉末在水中悬浮性不同，富集可悬浮的细粉，制备极细粉末的炮制方法，称为水飞法。

（一）水飞法的目的

1. 降低毒性，使用药安全。如朱砂水飞可除去单质汞，雄黄可除去 As_2O_3。
2. 制取药物极细粉，便于内服和外用，尤其是眼科用药。如珍珠、炉甘石。
3. 防止药物在研磨过程中粉尘飞扬，污染环境。如滑石粉。

（二）操作方法

将药物适当破碎，置于乳钵中，加入适量清水，研磨成糊状，再加多量水搅拌，粗粉即下沉，立即倾出混悬液，下沉的粗粒再行研磨，如此反复操作，至研细为止。最后将不能混悬的杂质弃去。将前后倾出的混悬液合并静置，待沉淀后，倾去清水，干燥，沉淀物轻研即成极细粉末。

大生产多采用球磨机湿法研磨，方法同上。投料量一般为圆筒容积的 1/4 ～ 1/3，加水量为投料量的 1 倍。

（三）注意事项

1. 在研磨过程中，水量宜少。
2. 搅拌混悬时加水量宜大，以除去溶解度大或质重不溶的有毒物质及杂质。
3. 干燥时温度不宜过高，以晾干为宜。
4. 朱砂和雄黄粉碎要忌铁器，并要注意温度。"朱砂忌火""雄黄见火毒如砒"。

常用水飞法炮制的中药包括朱砂、雄黄、滑石、玛瑙等。

六、干馏法

将药物置于耐火容器内，加热制取裂解产物的炮制方法称为干馏法。

干馏法的目的是制备新饮片，扩大药用品种。

制备方法因药而异，如黑豆馏油是以砂浴加热，在干馏器上部收集冷凝的液状物；竹沥、荆沥则可直接烧制或置于容器中，在下面收集液状物；蛋黄油用武火炒制，制备油状物。

干馏法一般温度较高，如蛋黄油在 280℃左右、竹沥油在 350 ～ 400℃、黑豆馏油在400 ～ 450℃制成。由于高热处理，产生了复杂的化学变化。如鲜竹、木材、米糠经高热处理，所得的化合物是以含酸性、酚性物质为主要成分的烷烃类化合物，如己酸、辛酸、庚酸、壬酸、癸酸、愈创木酚等。含蛋白质类的动、植物药（鸡蛋黄、大豆、黑豆）干馏所得的化合物则以含氮的杂环化合物为主，如哈尔满碱和吡啶类、卟啉类的衍生物，它们都有抗过敏、抗真菌的作用。

常用干馏法炮制的中药包括竹沥、蛋黄油、黑豆馏油等。

第十章
中药加工与炮制研究

扫一扫，查阅本章数字资源，包含PPT、视频、图片等

中药加工与炮制作为传统制药技术，具有悠久的历史和丰富的内容。历代文献所记载的加工方法和理论，以及通过传承得以延续并仍在应用的加工与炮制技术，多为实践经验的总结和概括，还不能用现代科学技术深入表征和阐释。因此，运用现代科学技术的方法和手段，揭示中药加工与炮制的内涵原理，提升其工艺技术水平，有效保障中药材和饮片的安全性、有效性，更好地服务于临床治疗是中药加工与炮制科学研究的根本任务。

第一节　中药加工与炮制研究的一般过程

开展中药加工与炮制科学研究，一般要遵循如下步骤：

一、提出科学问题，建立科学假说

1.提出与发现科学问题　此为科研选题的始动环节，意味着对所获得知识的应用和推进。事物的本质是通过现象表现出来的，发现现象中的问题所在，是提出问题的突破口，需要通过对现象的细致观察、分析、综合，才能提出对本质认识的科学问题。例如，延胡索醋炙后镇痛作用加强的炮制机制是什么？鲜人参蒸制晒干后为什么能变红？经九蒸九晒后熟地黄为什么会变得甘甜如饴？这些加工后引起药物改变的原理和机制，正是中药加工与炮制科学研究需要探究的问题。

2.建立科学假说　假说演绎法又称为假说演绎推理，是在对已知认识分析的基础上，通过推理和想象提出解释问题的假说，根据假说进行演绎推理，再通过实验检验演绎推理的结论。假说是由已知到未知，再将未知转化为已知的桥梁，是科学创新的一种思维方式。建立科学假说的必备条件：一是符合自然科学基本原理和客观规律；二是基于前人积累的科学资料；三是具有初步的实验证据；四是以事实为依据，符合逻辑思维的推理；五是具有创新性，能解释旧理论不能解释的现象，或解释与旧理论矛盾之处。例如，针对有毒中药的毒性表现和炮制目的，有研究者提出"中药之毒乃其气味之偏也。毒药以治病，因适偏为能。然其'过桀、过猛、过量'之性必因偏盛而伤正气。施以'驯、缓、裁'等制则以炮制之，纠其盛而取其适，方可祛邪而扶正"的理论假说，围绕该假说，研究者以附子等代表性有毒中药为研究对象，进行了一系列化学、分析、药理、毒理、药代及毒代等研究工作。

需要注意的是，假说一经提出，应当进行小范围的实验研究，进一步寻找支持假说的证据。若结果与假说有出入，甚至不符，宜根据实验结果对假说进行修正，使之完善；或推翻原有假说，提出新的假说，力求科学假说具有科学性、创新性、可行性。

3.选题原则、选题恰当与否　这是关系科研成败、成果大小及水平高低的重要因素之一。选

题须坚持实用性、可行性、科学性、创新性、效益性的原则。

对中药加工与炮制研究的选题来说，选择减毒、增效原理研究，炮制药性理论、贵细药和毒性药的炮制方法和原理、加工前后作用差异大的炮制品机制研究、特色加工技术，均是比较常见、实用的选题。

确保选题的可行性或可能性是完成课题的必要条件。选题时分析课题的难易程度，达到预期课题目标所必须具备的条件，包括研究方案、研究人员、仪器设备、研究经费、主客观条件的相互结合与联系等。对加工与炮制研究来说，必须有较扎实的中医药学知识，同时具有一定的现代科学知识和技能。

选题还须具有科学性，科学性的核心是实事求是，违背事实和客观规律就没有科学研究的意义。中药加工与炮制历时久远，常常有多种来源、多种加工方法，需要通过研究予以明确。例如，以往曾规定采收龟的腹甲入药，名为龟板，经查阅文献，元代、明代以前，龟上甲与下甲皆可入药，后因种种原因龟上甲不再药用。以龟上、下甲能否等重入药、结合炮制方法筛选为选题进行研究，其成果为恢复龟上甲药用提供了文献和实验依据，《中国药典》从 1990 年版起规定龟以背甲（上甲）及腹甲（下甲）入药，名为龟甲。由此看来，选题必须实事求是，具有科学意义。

中药加工与炮制研究的选题还要具有创新性。研究的指标和方法是否符合中医药理论，是否充分利用现代科学技术和手段，有无自己的设计特色。例如研究炮制发酵法原理，以次生代谢产物生成、发酵微生物基因组测序、微生物代谢组分析等生物工程技术则具有研究手段的较大创新性。

此外，选题还应具有一定的科学效益、社会效益和经济效益，对学术研究、服务于经济发展和满足人们的健康需求具有推动作用。中药炮制受历史条件和科学文化水平的限制，炮制理论和技术古朴、简略，如果不深入探讨其科学内涵和临床意义，就不能指导和促进炮制工艺技术的改进，难以体现经济、社会效益。例如人参去芦问题，自雷敩提出"人参去芦"之后，代代相传，且有参芦"令人吐"之说，而历代文献中也有"不去芦"的记载。因人参为贵细药材，参芦约占全药材的 12% ～ 15%，弃之可惜，为此，立项对人参芦与人参主根进行系统研究和比较。结果发现二者所含成分基本一致，且人参芦中人参皂苷的含量高于人参，药理实验与临床观察未发现人参芦有涌吐作用，药效基本相同，故现在人参不再去芦。此选题不但具有科学价值，对人参的综合利用还具有社会效益、经济效益。

二、文献研究和归纳整理

查阅文献是根据课题需要，利用书目、索引、文摘、软件等检索工具，迅速准确地查找相关文献、数据的过程，是科学研究必不可少的重要一环。从选题、提出假说、实验方案的确立与进行、结果分析及最终形成结论，文献检索、归纳贯穿于始终。只有充分理解和掌握相关领域研究现状与发展动向，才能设计和完成高水平的研究课题，并可以避免低水平重复。

1. 查阅文献的注意事项 查阅文献时，应尽量采用倒查法，着重掌握最新的前沿动态和资料；应以学术性强、影响大、质量高的学术性期刊和著作为主要查阅对象；注意收集第一手资料；注意收集不同学派、不同观点的有代表性的文献资料。

2. 文献的归纳整理 对获得的文献资料应进行综合、归纳，并从中提取有用的信息，形成自己的观点。阅读综述性文献可以快速了解整体研究现状，但也要把握本领域的最新研究进展及权威杂志的典型范例。应有意识地收集与研究主题相关的关键基本数据。例如，基于体内药效成分分析的中药炮制机制研究，需收集药物的化学成分、剂量、炮制方法、体内分析方法等信息。再如明清时许多文献中记载了对炮制方法正误的讨论，提出用黄连、盐、童便制附子甚为不妥；清代《本草从新》认为用砂仁、姜末蒸制熟地甚不恰当，"反以散动香燥，乱其性矣"；地黄炒炭，认为"是以甘润养阴之品，变为苦燥伤阴之物，非徒无益而有害之矣"，可见现用炮制方法与古法并不相同，这些信息的提取为筛选适宜炮制法提供了线索。

此外，应充分利用现代化手段处理文献信息，对所获得的文献进行存储和管理，并能方便地记录笔记、分类编排等，例如 Endnote、NoteExpress 等文献管理软件。

三、确立研究目标和内容

研究目标即是课题的科学目的，是对题目、研究对象、研究方法、成果和应用的高度概括和提炼。研究内容是研究目标的具体落实，是说明要开展哪些方面的研究，要求内容集中、具体适当、重点突出、层次分明。

四、研究方法、技术路线的建立

明确了研究目的、研究内容，接下来要选择适宜的研究方法。研究方法应兼顾合理性和可行性，选择适宜的生物医学的研究手段与技术、生物信息学的分析方法等，以期获得真实可靠的研究结果。技术路线是内容和方法实施的流程图，以清晰、简洁，一目了然的方式体现出来。

为保证科研结果的正确性和可靠性，实验设计时应坚持均衡对照、随机化和重复的原则。对照的设计要体现"齐同对比"的准则，即研究组与对照组的各种条件要尽可能相同，这样才能具有可比性。例如，用生药 10g 与该药的炭药 10g 做出血、凝血时间的比较，以考察制炭后的止血效果，这就不是齐同对比，因为 10g 生药制炭后不能得到炭药 10g。此外，炮制研究中也存在对不同方法或辅料的各种炮制品进行药效对比时，不按炮制品得率和平衡水分折算取样量，而是炮制品与药材等量取样，这实际上并不是齐同对比。

随机化就是把研究对象分为几组，使分入研究组与对照组的机会均等，以便使系统误差减少到最低限度。在加工与炮制研究中，有时样品粉碎后只过一种筛目的筛，不规定上下限，人为造成样品均匀度差，则谈不上随机化取样；还有在动物分组时，先抓到的（不活泼者）为一组，后抓到的（活泼者）为另一组，也是不随机的。

实验重复性是指用相同的方法、同一实验材料，在相同的条件下获得的一系列结果之间的一致程度。重复一是指实验过程是多次重复进行的；二是指设计中提出的方法、结果，别人也能重现。

实验重现性是特指用相同的方法、同一实验材料，在不同的条件下获得的单个结果之间的一致程度。不同的条件指不同操作者、不同实验室、不同的时间。炮制研究中结果的重现性与炮制的火候、时间、饮片大小、厚薄、样品液的提取条件、实验操作技术等有密切关系。

五、结果分析及总结

对获得的研究数据要进行统计分析才能形成实验结果，所选用的假设检验方法应符合其应用条件。中药加工与炮制研究中计量资料的比较常用 t 检验，计数资料的比较常用 χ^2 检验，同为计量资料，配对设计与完全随机设计（成组比较）t 检验方法也不相同。如某药材炮制前后实验指标的比较，应为配对资料比较，若用成组比较的 t 检验方法处理，则可能得出错误的结论。不能用大样本的 u 检验代替小样本的 t 检验；也不能用一般的 t 检验代替方差不齐的检验。常用的数理统计分析软件有 GraphPad、SPSS 等。

在获得实验结果以后，需要运用科学的思维方法和专业理论知识，通过总结、归纳，概括出研究结论，并对所提出的科学假说进行验证分析。如以何首乌加工与炮制一体化课题研究为例，结果表明：传统与一体化炮制的制何首乌中醇浸出物、二苯乙烯苷及游离蒽醌含量相当，均具有补血和降低肝毒性作用，且无显著性差别，质量具有一致性。因此得出结论：制何首乌采用产地加工与炮制一体化方式生产具有合理性和可行性，可以避免干后不利于切片，有效减少了加工环节。

第二节 中药加工与炮制研究的内容

研究内容主要包括传统制药经验的总结和文献研究；炮制原理和基础理论研究；加工与炮制工艺技术研究；中药材、饮片质量控制及质量标准研究；加工与炮制装备研究；中药加工与炮制的辅料研究等。

一、传统文献的整理与发掘

包括整理各药的正品来源、采收方法、产地加工技术、辅料作用、炮制方法，以及炮制目的、炮制理论及临床配伍应用等，以及不同时期、不同地域、不同流派的用药特点，研究其历史演变的原因和规律、发现存在的主要问题，可为开展中药加工与炮制研究提供线索和依据。另外，通过文献考证，还可以对现有的文献资料做进一步的补充和修正。

要用科学的态度进行文献资料整理与发掘的研究工作，尽量做到查找第一手资料。如《雷公炮炙论》的佚文应以《证类本草》中的"雷公云"为准，而不是《本草纲目》中的"敩曰"，因为后者取材于前者，还进行了化裁，离原文更远。近年来，有些中药炮制沿革研究的文章，大多取材于近代所出的汇编类文献，参阅原文的工作还不够细致。其次，要注意对炮制理论和方法首创的整理，可以更加清晰地了解创制用意、炮制意义等。此外，也要关注被后世文献反复转载的炮制理论和方法，因为这部分恰是被历代医家所共识、历经临床实践检验的理论与技术。

随着计算机技术的应用和网络技术平台的发展，将炮制文献资料通过信息整理归类、数据挖掘分析等方法形成数据库，是目前炮制文献资料研究的方向。

二、原理和基础理论研究

随着科技的进步，学科的分类越来越细化，多学科的交叉融合已经变成了科学研究的强力助推力。加工与炮制原理和基础理论的阐述尤其需要综合运用多种现代研究手段。目前，药效评价、化学转化、生物学效应等研究方法已被引入炮制原理的研究中，药代动力学、多组学技术、分子生物学、微生物与免疫学等技术方法更是为中药炮制科学内涵的阐明提供了有力支撑。

1. 中药加工与炮制原理研究 开展原理研究的出发点在于阐明加工与炮制的内涵、机制，即阐释并回答中药为什么要炮制的科学问题。

原理研究的主要内容是炮制药性理论研究，即探讨中药炮制减毒、增效、调整药性、影响归经及基于药性改变而产生新药效的机制。

如生姜具有祛寒功效，干姜可回阳救逆，炮姜可止泻暖脾。研究显示，生姜中的特有成分色氨酸在炮制后消失。生姜经干燥后制得干姜，新产生了 2- 庚醇等化学成分，而生姜中含有的 β- 榄香烯在干姜中未检测到。干姜在砂烫的条件下炮制形成炮姜，其炮制后产生姜酮，是炮姜的特征峰，其他成分如萜类、挥发油类在不同炮制品中的化学组成及含量也存在较大差异，这些成分的差异可能是生姜不同炮制品性味、功效各异的物质基础。

阐明中药加工与炮制原理，才能对加工方法、技术做出科学的评价，为工艺技术改进、药材和饮片质量标准的完善提供基础依据，也才能保证中药临床用药的安全有效。这是一项重要的基础研究工作。

炮制药性理论研究是融合现代科学研究的手段和方法，探讨在一定加工与炮制工艺技术下，所导致的中药性味内涵的变化，以及性味物质基础、性味药理学的改变和这些改变所产生的临床意义。如黄柏的生物碱和多糖组分均为其苦寒性味的物质基础，其盐炙以后，生物碱的含量明显降低，使寒性降低，而多糖性味组分发生较大转化，生成酸性多糖含量比例更高的小分子多糖，后者发挥温和的免疫抑制作用，即寒性药性，对于肾经疾病的慢性肾小球肾炎、风湿和类风湿关节炎作用更强，而该类疾病属于免疫炎症反应的热证，可见，炮制使性味物质基础改变，其药性、药效随之改变。

2. 中药加工与炮制基础理论研究　在漫长的医疗实践中，依据中医药理论，中药加工与炮制逐渐形成了自己独特的理论体系，如"酒制升提，盐制润下，姜取发散，醋取收敛，便制减其温，蜜制润其燥，壁土取其归中……酥制者易脆……抽心者除烦""炒炭止血""生升熟降"等，这些理论内涵丰富，原理深奥，是前人对中药饮片临床应用的高度概括。如柴胡通过醋制可借助酸味入肝经，进而发挥疏肝解郁的作用。研究显示，醋制过程引发了柴胡中Ⅰ型柴胡皂苷向Ⅱ型转化，并且醋制后柴胡皂苷 b_2 的含量明显升高，对细胞色素 P450 酶活性的调节能力增强，可能与柴胡醋制后偏于入肝、解郁止痛药效作用增强有关。

越来越多的研究实例证明，炮制基础理论中无不蕴含着现代科技的内涵。对炮制基础理论进行研究，揭示内涵原理，总结规律，对于阐明加工与炮制科学的合理性，创新加工与炮制工艺技术，促进中药现代化具有重要意义。

三、工艺技术研究

在深入解析加工机制的基础上，以达到炮制目的和满足临床应用为原则，以药效物质基础的转变为指标，努力提高中药加工与炮制的工艺技术水平，改变饮片生产技术落后的现状，研究建立适合现代化饮片生产的工艺技术，是中药加工与炮制工艺技术研究的长期重要任务。

1. 中药加工与炮制方法的合理性研究　该研究是运用现代技术、方法和理论，评价传统加工与炮制方法的科学性问题。常采用单因素考察、正交实验、响应面法等实验设计，以确定最佳工艺。当然，仅采用化学成分评价的方法也存在局限性，而以药效或生物效价作为评价指标则是金指标。但存在研究条件难以控制、耗资大、模型动物造模困难等可行性差的问题。在实际研究中可能需要采取多种手段相结合的方式开展评价研究。如从龟甲入汤剂的角度研究，以水煎出物浸膏得率、氨基酸、总氮、灰分等为指标，比较龟甲生品、砂烫龟甲、砂烫醋淬龟甲 3 种炮制工艺，结果以砂烫醋淬工艺为佳，说明砂烫醋淬工艺具有合理性。

2. 中药加工与炮制工艺的改革、创新研究　该研究的前提是阐明炮制原理，进一步研究如何改进传统的工艺和方法，形成工艺可控、质量稳定的新的饮片生产工艺技术。如草乌传统炮制多采用浸泡、煮制、蒸制等，在草乌炮制减毒原理研究的基础上，采用"高压蒸制"工艺炮制草乌，以加速其毒性生物碱的转化，缩短炮制时间；又如"蜜烘法"制黄芪；"加酒热压法"制大黄等。

目前多数中药的加工与炮制原理还有待进一步阐明，故中药加工与炮制工艺改革还不能盲目的避重就轻、因繁就简。

四、加工与炮制辅料研究

利用辅料加工与炮制中药，以减毒、增效、引药归经、利于保存，是中药加工与炮制的特色。辅料质量是影响饮片质量及临床疗效的重要因素。有的辅料本身就具备一定的药效作用，另有一些辅料则在炮制过程中与药物发生复杂的化学反应，引起药效物质基础的改变。如麦麸中含有酚类和多糖等物质，麸炒加热时糖和氨基酸发生美拉德反应产生 2- 甲基丁醛、5- 羟甲基糠醛等焦香味物质，可能是麸炒焦香健脾的物质基础。也有学者从药代动力学、代谢组学、蛋白质组学等角度开展酒制升提的机制研究。

辅料的规范化、标准化是开展辅料研究需要解决的重要问题，包括对辅料的制造工艺、质量标准、所起作用及作用机制等均需进行系统的研究。目前，饮片质量标准上还缺少相应的辅料检查项目，无法满足中药饮片生产全过程质量控制的需要。

五、质量控制及质量标准研究

目前应用现代科技手段，以反映临床功效的客观量化指标，进行饮片质量控制及标准研究，建立更为合理的质量评价体系，确保饮片质量，已成为当务之急。

现行国家标准逐渐加强了中药饮片的专属性鉴别、检查，建立和完善了中药材、饮片安全性检测方法，规定了重金属及有害元素、农药残留的限量标准，研究建立专属性且能体现药材、饮片特点的含量测定方法，逐步建立中药饮片成分的整体控制方法。但中药材、饮片的质量标准仍面临很多问题，如与功效相关的指标还不够确切，部分饮片标准中的质控指标与药材一致，难以反映炮制后饮片的特点并进行有效控制等。

传统饮片质量判别多是根据实践经验，主要是依据感官来判断炮制品的形态、质地、色泽、气味等作为控制饮片质量的指标，但这种以传统经验，主观、外在质量指标为主的质量判别存在较大局限性。中药材、饮片的质量评价应当向着全过程质量控制，客观化、标准化、专属性强的方向转变。

中药材、饮片的质量控制及标准研究需要以功效评价为基础，将经验鉴别与现代技术紧密结合，从加工方法、性状、鉴别、检查、辅料规定、浸出物测定、有效成分和毒性成分的含量测定等方面加以研究，将临床疗效与质量指标相关联，建立数字化质量评价体系，采用多指标综合评价，制定科学、系统、可操作性强、能真正反映中药材、饮片内在质量的评价方法。

中药材在质量评价和商品流通中，尚存在分等分级的问题。中药材等级是按照药用部位、大小、形态、色泽、质地、气味、产地、来源、采收和加工方法等差异指标区分的，是决定中药材质、价的传统办法。随着现代分析技术的进步，等级标准增添了更多的内在指标和现代检测手段。等级标准的制定有利于促进中药饮片的优质优价，确保饮片质量。近年，等级标准的研究较多，研究要以临床疗效指标为基准，在充分调研饮片生产、流通、应用等环节的基础上，参考传统分级标准，应用现代技术方法制定反映不同质量等级的评价标准。

中药饮片质量控制研究涉及的内容较多，中药材的道地性、采收期、产地加工技术、运输与仓储条件等内容均是与之相关的研究热点。

1.中药材、饮片的道地性研究　"道地药材"经过了中医临床长期应用验证，临床疗效优良，是优质中药材的代表。道地药材研究主要从种质资源鉴别、加工与炮制技术、道地性成因、质量标准、化学成分的种类和含量、药理作用和功效等角度开展研究。加工与炮制的其他相关研究也多以道地药材为素材。

2. 基于物候学理论的药材采收期研究　中药加工的起始是药材采收，而采收期确定的科学方法是基于物候观测的数据、结果，但是药用植物物候学研究目前还是一片空白。现在药材的采收期还是以经验为主，缺少相关的数据积累和观测。物候期与生态环境是密切相关的。药材品质取决于植物代谢产物含量的高低，而代谢产物的形成和积累又受制于所处环境的土壤、气候等生态因子。研究表明，中药材中目标代谢产物含量的变化及其物候期出现时间的改变均是中药材受多种环境因素综合影响的一种适应机制。因此引入植物物候学的研究思路和方法，并结合中药材质量评价体系，将使中药采收期的确定更为科学、合理。

3. 产地加工对饮片质量影响的研究

产地初加工包括干燥、发汗、熏硫、盐腌、去除非药用部位等处理环节，是中药产业链的前端关键环节，对饮片质量的影响至关重要。当前，产地加工仍是中药加工中的最薄弱环节，多为分散加工和随采药随加工模式，对从业人员要求也比较低，以致质量问题频现。例如，杂质含量过高、同种中药材产地加工方法不统一、滥用硫黄熏制、饮片规格不统一等问题。

因此，应给予产地加工以足够重视，开展围绕着产地加工的工艺技术规范、质量标准、技术水平和装备制造提升的研发。

4. 运输与仓储对饮片质量影响的研究　药材的贮存堪比粮食，一旦出现问题不仅影响中药的质量和疗效，还会造成浪费和经济损失。据报道，每一年因虫蛀和霉变而导致的药材不合格的比例均较高。如知母、路路通、木瓜、胖大海、前胡、山茱萸、甘草、槟榔等易出现霉变现象；肉苁蓉、三棱、山桃仁、款冬花、莱菔子、莲子、龙眼肉、麦冬、羌活等易有虫蛀现象。中药材采收后至被使用前，要经历短则数月、长则数年的贮藏过程，目前中药饮片还没有规定有效期或保质期。因此，流通和贮藏环节对中药材及饮片的质量影响不容忽视。研究新式仓储技术、病虫害防治措施、新型包装材料、确定不同规格饮片的保质期等均是该方向的研究内容。

六、加工与炮制装备研究

传统上中药加工与炮制主要是作坊式的小规模生产模式，标准化程度低、生产设备落后、产量低、个体差异大，产业格局整体呈现多、小、散、乱的特点。随着工业制造技术的快速发展，饮片生产逐步实现机械化和规模化的生产模式。但是，中药加工与炮制设备仍整体落后于其他行业，绝大多数炮制设备目前还处在人工控制、单机运转状态，有些生产环节如挑选等还依靠手工操作。

中药炮制是我国自有知识产权的制药技术，无借鉴和引进，必然要走自主创新研发之路。中药饮片生产设备应合理吸收现代制药、食品、化工等设备的先进技术，由单机设备向研发计算机程序化控制产线，再到研发在线检测、共线智能化炮制装备的方向发展。中药炮制装备研发涉及的基本原理包括物料衡算、能量衡算、物系的平衡关系、传递速率、流体动力过程、传热过程、热量衡算等。需要炮制工艺学与理科、工科学科的交叉合作攻关。在生产管控上，研发智能控制单元，进行信息化集成、处理，实现饮片生产全流程、可溯源的管理系统，将会极大促进中药饮片生产现代化的进程。

七、新型饮片形式的研究

1. 中药配方颗粒　是单味饮片经煎煮、过滤浓缩、喷雾干燥等制成的、可供临床配制处方使用的提取颗粒，具有方便、快捷、免煎煮、易于制备汤剂等优点。其是适应现代快捷治疗需求而对传统饮片的补充，但并不能取代中药饮片。

配方颗粒作为中药饮片的提取加工品，还须进一步研究其与传统饮片的一致性。对其质量控制、临床使用剂量、方剂配伍意义等亦须进一步研究。

2. 颗粒饮片　根据传统煮散理论，将药材不经润软、切片，而是直接破碎或切制成粗颗粒，制成符合传统理论、易煎出、质量均一的颗粒状饮片。颗粒饮片的应用有其历史渊源，但是由于组织内部过多显露，其保存技术、有效期、制颗粒技术、粒度大小的标准、煎煮方法、溶出效果等均需要实验研究数据的支撑。

3. 饮片超微粉　是采用超微粉碎技术将中药饮片粉碎成一定粒径的粉体。中药超微粉具有一些特殊的理化性质，可直接用于加工成不同的剂型。

中药超微粉有利于保留生物活性，提高溶出率，提高吸收速率和药效，节约中药资源。但饮片粉碎成超微粉末后，其物理性状、粉末比表面积、成分的溶出等与饮片相比均发生了较大变化，临床的使用量、毒副作用等亦不能与原饮片等同。中药超微粉的制备工艺、质量控制、毒性及溶出度的检测、对人体的适用性等还存在诸多问题，需要进一步研究。

4. 小包装饮片　是将炮制合格的饮片根据临床常用剂量密封包装，由配方药师直接调配，无需称量的一种饮片包装方式。其具有调剂剂量精准，最大限度地满足了患者的知情权，改善工作环境，减少药耗，提高配方效率等优点。但是与传统饮片调剂相比，存在规格受限制、难以随症加减、难以临方炮制等问题，需要以大数据分析为引领，研究临床常用规格与剂量对其临床应用的适应性。

八、其他研究热点、方向

（一）交叉学科的研究领域

1. 与中药分析学的交叉研究　中药饮片的质量控制逐步向以电子鼻、电子舌、工业相机等数字化人工智能技术的外观性状判别方式，以及近红外光谱等的内在化学成分、水分的快速定量检测方向发展，该领域也是未来实现饮片智能化生产所要研究解决的问题。

2. 与中药化学的交叉研究　中药化学是研究加工与炮制原理的基础手段之一。加工后的化学转变是炮制研究的重要内容。以往研究大多关注小分子物质的炮制转化，现在大分子多糖、蛋白、鞣质、脂质的炮制转化成为研究热点，但研究的难度也是极高的。

3. 与免疫学的交叉研究　越来越多的实验证明，炮制改变药性与对免疫作用的调整关系密切，尤其在抑制免疫反应、抗炎的作用上，炮制后的饮片会更为突出。用免疫学的方法和手段阐释炮制增效的原理，对于相当一部分中药的炮制原理研究是非常有意义的。

4. 与分子生物学的交叉研究　分子生物学以研究核酸和蛋白质等生物大分子的结构及其在遗传信息中的作用为主要内容，是当前生命科学中发展最快并正在与其他学科广泛交叉与渗透的前沿领域。中药炮制机制的研究主要采用 Western blot（蛋白质印迹法）、RTFQ PCR（实时荧光测定 PCR 方法）、免疫荧光、免疫组化、基因敲除等分子生物学技术，比较炮制前后对分子水平及动物器官组织中信号通路的调控作用（包括蛋白与基因表达），信号通路间的相互串扰及细胞微环境的改变。

5. 与系统生物学的交叉研究　近年来，各种组学在内的系统生物学研究已经越来越多的运用到炮制机制的研究当中，用以揭示饮片炮制前后对人体内源性代谢物、蛋白及基因的调控影响，以及揭示减毒增效的科学内涵。研究常采用代谢组学、转录组学、蛋白组学、基因组学的技术比较炮制前后动物血清内源代谢物、器官组织中蛋白与基因的改变，从整体上阐明炮制前后对机体内在生物功能的调控作用，以及多组学之间的相互验证。

（二）其他研究热点领域

1. 炮制与肠道微生物菌群　中药炮制改变药性，寒热药性的变化、"苦寒伤中"及药效作用的改变均可以通过对肠道菌群的调节作用予以表征。据报道，黄连酒制后对特定菌群如 Chloroflexi（绿弯菌门）有明显的抑制作用，而黄连生品对其却没有作用，这可能是黄连酒制后改善 2 型糖尿病效果优于生品的原因。给大鼠灌喂葛根的不同炮制品后，肠道菌群多样性呈现显著差异，这种差异可能与葛根不同炮制品的功效差异相关。在煨葛根组中 lactobacillus（乳酸菌属）丰度最高，而乳酸菌在肠道中通过代谢产生乳酸，能抑制有害细菌的生长和繁殖，对腹泻有显著治疗效果，这与煨葛根"煨熟则散性全无，升清为用，可以厚肠止泻"理论是一致的。醋葛根降血糖和降压作用最佳，可能与 Blautia（布劳氏菌属）、Prevotella（普雷沃氏菌属）丰度均较高相关，这两种菌属的肠道菌群能够产生丁酸、丙酸，进而促进胰岛素的响应和有益菌的生长，从而缓解糖尿病和高血压。肠道菌群为不同炮制品功效差异的研究提供了新的思路。

肠道菌群的研究方兴未艾，"肠 – 肾""肠 – 脑""肠 – 肝"轴等理论与中医归经理论、整体观不谋而合，是揭开炮制理论的一扇新的窗户。

2. 植物内生菌对中药饮片质量影响的研究　植物内生菌指的是其生存的部分阶段或全过程都活于健康植物的组织和器官中，且不会带来直接或间接不良反应的共生微生物。研究药用植物内生菌的目的，是根据内生菌与药用植物互作及其协同进化的生物学特性，研究解决珍稀濒危药用植物资源保护和可持续利用的关键问题。开展药用植物内生菌生物学研究对阐明药用植物分布、生长发育特性、药材道地性、药效物质形成和积累、药用植物资源再生具有重要意义。

植物内生菌也是形成道地药材的重要内在因素之一。此外，有研究人员筛选黄芪的内生真菌，利用筛选出的菌种进行发酵炮制，以定向转化黄芪中的活性成分，可能是未来炮制新方法的研究方向之一。

3. 中药材产地加工与炮制一体化研究　纵观中药加工的历史，从先秦两汉时期仅有产地加工，发展至魏晋南北朝的趁鲜加工炮制为主；再至唐宋时期炮制种类多样化、产地加工与炮制互相渗透；后来到了宋代，成立了太平惠民制药所，炮制开始独立出来；明清时期，产地加工与炮制逐渐分开；发展至今，产地加工因得不到行业的重视，逐渐在中医药行业中分离出去，成为中药栽培（农业）中的环节。

对于中药产地加工与炮制一体化的研究工作主要从 3 个方面展开：一是根据中药产地加工的特色及药物自身的特点，建立高效、切实可行的一体化加工的技术方法；二是开发特色的一体化加工智能设备，实现数字化工艺管控，提升生产效率及饮片质量；三是建立一体化加工的质量评价体系，切实保证中药饮片的质量。

第十一章

常用中药的加工炮制

扫一扫，查阅本章数字资源，包含PPT、视频、图片等

第一节　根及根茎类中药的加工炮制

人　参

【来源】本品为五加科植物人参 *Panax ginseng* C.A.Mey. 的干燥根和根茎。栽培的俗称"园参"；播种在山林野生状态下自然生长的称"林下参"。

【历史沿革】历代有去芦头剉入药中、焙干、微炒、黄泥裹煨、上蒸、蜜炙、生碾为末、湿纸裹煨、盐炒、陈酒浸、人乳拌、人乳浸后饭上蒸、五灵脂制、川乌煮、煎膏等。现行主要的炮制方法有蒸切、润切等。《中国药典》收载的饮片为人参片、红参片。

【采收】林下参为人工将人参种子播撒在林下山地，由其自然生长而成，一般生长 12 年以上采挖。一般在 8—10 月，果实成熟为鲜红色时采挖。采收时，小心用骨针顺人参须根将泥土拨松，逐渐向主根方向挖进，把参体连须根完整挖出，并用青苔、树皮包裹，防止吹干走浆。挖时须小心，以免断根或破皮。

园参生长 6 年采收。一般在 9 月，人参生长进入枯萎期，参叶变黄时采挖。采挖时深刨慢拉，防止伤根。

【产地加工】取鲜人参，用软毛刷刷去泥土，去净泥沙及杂质，置于阳光下晾晒或低温烘干，即得。

【炮制】

1. 人参片　取原药材，洗净，润透，除去芦头，切薄片，干燥，即得，也可以直接制粉使用。

2. 红参片　取原药材（也可用鲜人参），用软毛刷刷去泥土，去净泥沙及杂质，剪去芦头、须根及小的支根，装入蒸笼中蒸 2～3 小时，蒸至参根半透明，取出晾干或烘干；或至六七成干时切薄片，再干燥，即为红参片；或用时粉碎或捣碎。

【饮片性状】生晒参为圆形或类圆形薄片。片面平坦，为白色或灰白色，有放射状裂隙，又称"菊花纹"。体轻，质脆，呈粉性。有特异香气，味微苦、甘。

红参片为圆形或类圆形薄片。片面红棕色或深红色。质硬而脆，角质样。气微香而特异，味甘、微苦。

【加工与炮制目的】人参味甘、微苦，性微温，归脾、肺、心、肾经，具有大补元气、复脉固脱、补脾益肺、生津养血、安神益智的功能。生晒参偏于补气生津，复脉固脱，补脾益肺。用

于体虚欲脱、肢冷脉微、脾虚食少、肺虚喘咳、津伤口渴、内热消渴、气血亏虚、久病虚羸、惊悸失眠、阳痿宫冷。如治气阴两伤的生脉饮（《内外伤辨惑论》）；用于热伤气阴、口渴多汗、气虚脉弱的白虎加人参汤（《伤寒论》）。

红参味甘、微苦，性温，归脾、肺、心、肾经，具有大补元气、复脉固脱、益气摄血的功能，用于体虚欲脱、肢冷脉微、气不摄血、崩漏下血。如治气虚欲脱、汗出肢冷的参附汤（《校注妇人良方》）。

【现代研究】人参含有人参皂苷、蛋白质、酶类、多肽类、糖类、氨基酸、生物碱、萜类、脂类、挥发油、微量元素及其他成分。

人参皂苷是人参的主要有效成分，可被人参中含有的酶水解，生成皂苷元后，药效降低或丧失。在35℃左右时，酶活性最强，加热至70℃以上时，可使酶变性失活。人参经蒸制后，可破坏酶的活性，防止人参皂苷分解损失。

在蒸制过程中，皂苷类成分发生水解（去糖基化、去丙酰化、脱乙酰化）、脱水反应。生晒参含有特有的天然原形皂苷类，即丙二酸草酰基人参皂苷 Rb$_1$、Rb$_2$、Rc 和 Rd；红参则含有特有的人参皂苷 20（R）-Rg$_2$、20（S）-Rg$_3$、Rh$_1$ 和 Rh$_2$。淀粉糊化为白糊精，最后变成红糊精，使人参颜色变红，同时产生新的成分麦芽酚；多糖类水解后转化为低聚糖或单糖。故人参经蒸制后，多糖类、淀粉含量减少，单糖和低聚糖含量增加。

研究发现，红参清除自由基的能力优于生晒参。从化学结构看，红参特有的皂苷仅含有1～2个糖基，具有适宜的肠吸收极性，增强生物利用度；红参特有的麦芽酚具有显著的抗过氧化作用，起到抗衰老的效果。在不同人参加工品中，红参中精氨酸双糖苷含量最高，此成分具有增强免疫功能、扩张血管、抑制小肠麦芽糖酶活性的作用。

研究表明，红参比生晒参具有更强的抗肝毒活性。在对循环系统的作用强度、增强网状内皮细胞的吞噬能力、增强动物活动能力、抗利尿作用、增强心脏收缩幅度、延长动物动情期方面，红参的作用均强于生晒参。而在降压、抗疲劳和促进小鼠体重增长方面，生晒参强于红参。

田七素是人参产生不良反应的成分。研究显示，生晒参中田七素含量与鲜人参接近，而鲜人参加工成红参后，田七素含量降低近1倍。原因在于田七素是一种特殊氨基酸，属二元酸类，其对热不稳定，特别在人参加热脱水过程中，田七素易发生裂解，产生脱羧降解反应，使含量降低，从而降低人参的不良反应。

在传统炮制工艺上，人参要求去芦，认为人参芦有涌吐作用。成分分析表明，人参根和人参芦有效成分接近，但在人参皂苷、挥发油、无机元素的含量方面，人参芦比人参根高。目前的实验研究和临床实践结果均证明人参芦无催吐作用。在小鼠游泳能力、常压耐缺氧、耐高温、耐低温、自主活动、抗利尿、抗惊厥及急性毒性方面，两者无明显差异。人参芦总皂苷有较强的溶血作用，不能供静脉注射使用，故在制剂使用时，人参宜去芦后应用。

辨析思考　人参作为我国名贵药材之一，被誉为"百草之王"，其应用广泛，但其绿色种植、加工技术及不同炮制品的临床应用还有待深入研究、提高。

【贮存】贮于干燥容器内，密闭，置于通风干燥处。防霉，防蛀。

三　七

【来源】本品为五加科植物三七 *Panax notoginseng*（Burk.）F.H.Chen 的干燥根和根茎。支根习称"筋条"，根茎习称"剪口"。

【**历史沿革**】历代有研用和焙制等。现行主要的炮制方法有研粉、油炸、蒸制。《中国药典》收载的饮片为三七粉。

【**采收**】三七种植后 3 ～ 5 年开始采挖，分"春七""冬七"两类。"春七"是 7 月份开花前，打去花蕾后采收，根饱满，体重色好，产量、质量均佳。"冬七"是 11 月种子成熟后，结籽后采收，体大质松。"冬七"外皮多皱纹抽沟，体轻泡，比"春七"质量差。因此，应提倡生产"春七"，除有计划的留籽外，不宜生产"冬七"。

【**产地加工**】将挖出的根除去地上茎，洗去泥土，并将根茎（剪口）、支根（筋条）、须根（绒根）剪下，分别晒干。主根（头子）晒至半干时，用手搓揉，以后每日边晒边搓，直至全干，称为"毛货"。将"毛货"置麻袋中反复冲撞，使表面光滑，即为成品。

【**炮制**】

1.三七 取原药材，除去杂质，用时捣碎。

2.三七粉 取三七，洗净，干燥，粉碎成细粉。

3.熟三七 取净三七，打碎，分开大小块，用食用油炸至表面棕黄色，取出，沥去油，放凉，研细粉。或取三七，洗净，蒸透取出，及时切片，干燥。

【**饮片性状**】三七为圆锥形或圆柱形。表面灰褐色或灰黄色，习称"铜皮"，底部有剪断枝根痕，顶部周围有瘤状突起，习称"狮子头"。质坚实，难折断，断面灰绿色、黄绿色或灰白色，类角质，具有蜡样光泽。气微，味苦回甘。

三七粉呈灰黄色粉末。气微，味苦回甘。

熟三七为浅黄色粉末。略有油气，味微苦。

熟三七片为类圆形薄片。表面棕黄色，角质样，有光泽，质坚硬，易折断。气微，味苦回甘。

【**加工与炮制目的**】三七味甘、微苦，性温，归肝、胃经，具有散瘀止血、消肿定痛的功能，用于咯血、吐血、衄血、便血、崩漏、外伤出血、胸腹刺痛、跌仆肿痛等。

三七生用以散瘀止血、消肿定痛之功偏胜，具有止血而不留瘀、化瘀而不出血的特点，对于出血兼有瘀滞者尤为适宜。用于各种出血证及跌打损伤、瘀滞肿痛，可单味应用，如研末吞服；也可配合花蕊石（煅存性）、血余炭同用，以增强化瘀止血之功，用于咳血、吐衄及二便下血，如化血丹（《医学衷中参西录》）。对于创伤出血，可研末外敷，能止血定痛；也可配白蜡、乳香、降香、血竭、五倍子、牡蛎各等份，不经火，为末，敷之，如军门止血方（《回生集》）。

入汤剂时，可用生三七打碎与其他药物同煎。三七粉与三七功效相同，三七粉多入丸、散剂吞服，或外敷用于创伤出血。

三七"生打熟补"，熟三七止血化瘀作用较弱而力偏滋补，具有补血、强壮补虚的作用，用于身体虚弱、气血不足，症见面色苍白，头昏眼花，四肢无力，食欲不振，如参茸三七补血片。

【**现代研究**】三七含多种人参皂苷和三七皂苷、三七素（止血活性成分）、挥发油、黄酮、多糖、氨基酸、无机元素等成分。

对比不同炮制情况下三七皂苷的含量，除烘焙情况下，蒸制保留的皂苷含量最多，其次是油炸，最后是砂烫。烘焙品中的皂苷 Rg_1、R_1、Rd、Re 含量均有所增加，但皂苷 Rb_1 含量有所减少。结果提示，不同炮制品中三七皂苷含量为烘焙 > 蒸制 > 油炸 > 砂烫，初步推测温度越高，三七皂苷含量损失越大。

研究显示，以皮下注射乙酰苯肼制备溶血性血虚小鼠模型，以皮下注射盐酸肾上腺素注射液联合冰水浴游泳制备急性血瘀大鼠模型，分别以生、熟三七的混悬液、皂苷部位、多糖部位灌胃给药，检测小鼠的血常规及肝脾切片、大鼠的全血切变率及血浆黏度等指标。各药效部位结果显示，在补血药效方面，熟三七优于生三七；在活血药效方面，生三七优于熟三七，验证了三七"生打熟补"的合理性。

研究表明，三七粉经高温消毒后失去止血作用。三七素既是三七的毒性成分，又是止血的活性成分，采用干热处理可使三七毒性降低，而作为滋补强壮药使用。

辨析思考　生、熟三七功用俱佳，但存在显著差异，现阶段对三七的研究主要围绕皂苷类，认为其毒性主要是三七素，对三七其他成分"生熟转化"及功效变化的炮制机制研究还有待进一步开展。

【贮存】贮于干燥容器内，密闭保存。防蛀，防潮。

三　棱

【来源】本品为黑三棱科植物黑三棱 *Sparganium stoloniferum* Buch.–Ham. 的干燥块茎。

【历史沿革】历代有炮法、煨制、醋炙、纸煨、制炭、醋煮、醋浸、醋拌、米煮、酒炒、酒浸、巴豆制、蒸制、面煨制、乌头制和干漆制等。现行主要的炮制方法有醋炙、醋蒸、醋煮。《中国药典》收载的饮片为三棱、醋三棱。

【采收】冬季至次年春季采挖，割去枯残茎叶，挖取根茎。

【产地加工】将采挖的三棱洗净，削去外皮或晒至八成干，放入竹笼里，撞去须根和粗皮，晒或烘至全干。

【炮制】

1. 三棱　取原药材，除去杂质，浸泡，润透，切薄片，干燥。

2. 醋三棱　取净三棱片，加入定量的醋拌匀，闷润至醋被吸尽，置于炒制容器内，用文火加热，炒至颜色加深，取出晾凉。每 100kg 三棱片用醋 15kg。

【饮片性状】三棱呈类圆形的薄片。外表皮灰棕色，切面灰白色或黄白色，粗糙，有明显细筋脉点。气微，味淡，嚼之微有麻辣感。

醋三棱形如三棱片。切面黄色至黄棕色，偶见焦黄斑。微有醋香气。

【加工与炮制目的】三棱味辛、苦，性平，归肝、脾经，具有破血行气、消积止痛的功效。三棱为血中气药，破血行气之力较强，体质虚弱者不宜使用，多用于血瘀气滞所致的积聚不散。如治妇人血证、食积、瘀滞的三棱煎丸（《普济方》）；治乳汁不下时可单味使用，如乳汁不下方（《外台秘要》）。

醋三棱主入血分，破瘀散结、止痛作用增强，用于瘀滞经闭腹痛、心腹疼痛、胁下胀痛等。如治瘀滞经闭的活血通经汤（《东医宝鉴》）；治癥瘕积聚的三棱丸（《医学切问》）。

【现代研究】三棱含有挥发油、黄酮及皂苷类成分。三棱醋炙后总黄酮较生品增加 29.79%，麸炒后含量较生品降低 52.25%。醋煮、醋蒸、清蒸三棱中总黄酮含量较生品均有不同程度增加。清蒸三棱和麸炒三棱中总皂苷含量较醋制三棱低。三棱醋制品甘露醇含量较生品增加 5% 左右。

研究证明，从三棱中分离出的黄酮芒柄素及皂苷类成分是其活血化瘀的主要成分。

三棱醋炙品及醋炙后的提取物，其镇痛作用较生品有明显增强，其中醋炙三棱镇痛作用强而持久。这与传统中医理论认为醋炙后增强三棱散瘀止血作用相吻合。三棱不同炮制品（生品、清蒸品、醋炒品、醋煮品、麸炒品）均能显著抑制血小板聚集，其中醋炒三棱对兔血小板聚集抑制率较高，对小鼠出血时间的影响与生品的抗凝血作用基本一致，而其他炮制品作用不明显。

以挥发油、水浸出物含量及黄酮类成分薄层色谱图谱比较为指标，对传统浸泡法、加压温浸法、减压温浸法所制的三棱饮片进行比较，结果显示减压冷浸法所制三棱饮片中浸出物含量比传统浸泡法高 40% 左右，挥发油及黄酮含量也较传统润切法高，且该法可缩短浸泡时间，防止霉变。

辨析思考 三棱产地加工时，常削去外皮，形成棱角，这一操作是否有其特殊意义？三棱醋制前后物质基础及其功效的改变有待进一步研究。

【贮存】贮于干燥容器内，炮制品密闭保存，置于阴凉干燥处。防蛀。

干 姜

【来源】本品为姜科植物姜 *Zingiber officinale* Rosc. 的干燥根茎。

【历史沿革】历代有火炮、甘草水制、烧存性、炒令黑、盐炒、煅存性、燀、巴豆制、黄泥裹、地黄汁炒、土炒、慢火炮裂、硇砂炒、童便炒黑、水浸火煨、慢火煨至极黑、姜炭、炮姜炭、酒蒸炮姜等。现行主要的炮制方法有砂烫、炒炭等。《中国药典》收载的饮片为干姜、姜炭和炮姜。

【采收】生姜于立秋到冬至前采挖；干姜在冬至降霜前采挖。

【产地加工】除去须根及泥沙，晒干或低温干燥。

【炮制】

1. 生姜 除去须根及泥土后，存放于阴湿处或埋在沙土中备用。

2. 干姜 除去杂质，略泡，洗净，润透，切厚片或块，干燥。

3. 炮姜 先将净河砂置于炒制容器内，用武火炒热，再加入干姜片或块，不断翻动，炒至鼓起，表面棕褐色，取出，筛去砂，晾凉。

4. 姜炭 取干姜块，置于炒制容器内，用武火加热，炒至表面黑色，内部棕褐色，喷淋少许清水，灭尽火星，取出晾干。

【饮片性状】生姜呈不规则块状，略扁，可见指状分枝。表面灰黄色或浅黄棕色，切面浅黄色，内皮层环纹明显，维管束散在。气香特异，味辛辣。

干姜为不规则厚片或丁块。表面灰黄色或浅黄棕色，切面灰黄色或灰白色，略显粉性，可见较多的纵向纤维。有特异香气，味辛辣。

炮姜形如干姜。表面鼓起，棕褐色，内部棕黄色，质地疏松。气香特异，味微辛辣。

姜炭形如干姜。表面焦黑色，内部棕褐色，体轻，质松脆。味苦、微辣。

【加工与炮制目的】生姜味辛，性微温，归肺、脾、胃经，具有解表散寒、温中止呕、化痰止咳、解鱼蟹毒的功能。

干姜味辛，性热，归脾、胃、肾、心、肺经，具有温中散寒、回阳通脉、温肺化饮的功能。干姜能守能走，对中焦寒邪偏盛而兼湿者以及寒饮伏肺所致喘咳颇为相宜。又因为本品力速而作用较强，故用于回阳救逆，其效甚佳。常用于脘腹冷痛、呕吐泄泻、肢冷脉微、痰饮喘咳。如温中散寒的大建中汤（《金匮要略方论》）、回阳救逆的四逆汤（《注解伤寒论》）、温肺散寒而化痰饮的小青龙汤（《注解伤寒论》）。

炮姜味苦、辛，性热，归脾、胃、肾经，具有温中散寒、温经止血的功能。其辛燥之性较干姜弱，温里之力不如干姜迅猛，但作用缓和持久，长于温中止痛、止泻、温经止血，可用于中气虚寒所致的腹痛、腹泻和虚寒性出血。如治疗脾胃虚寒之腹痛、腹泻、霍乱转筋的附子理中丸（《太平惠民和剂局方》）；治脾胃虚寒便血的艾叶丸（《太平圣惠方》）。

姜炭味苦、涩，性温，归脾、肝经。其辛味消失，守而不走，长于止血温经。其温经作用弱于炮姜，固涩止血作用强于炮姜，可用于各种虚寒性出血，且出血较急、出血量较多者。如治疗血崩的如圣散（《丹溪心法》）；或用干姜烧黑存性，为末，米饮调服，治血痢不止（《姚氏集验方》）。

【现代研究】干姜主要含挥发油、姜辣素、二芳基庚烷类、多糖类、黄酮类成分。其中姜辣素是构成其辣味的成分，是由 6- 姜酚、8- 姜酚、10- 姜酚、6- 姜烯酚等多种成分组成。

对干姜、炮姜、姜炭的挥发油含量进行比较，结果表明：干姜含量较高，颜色较浅；炮姜含量明显下降；姜炭含量较低，约为干姜的 1/2，且炮姜、姜炭挥发油颜色较深。气相色谱－质谱联用仪（GC-MS）分析从干姜、炮姜、姜炭挥发油中分别鉴定出 27、24、27 种成分。

对挥发油和醚提取物的研究表明，生姜与干姜的挥发油和醚提取物层析图谱大致相同，炮姜与姜炭亦无明显差别，但前二者与后二者相比，有较大变化。干姜经加热炮制后，部分斑点消失，同时出现了一些新斑点，相同 R_f 值之间相对含量也产生了明显变化。以姜辣醇和 6- 姜辣烯酮为对照品，经薄层层析后，姜辣醇含量为生姜＞干姜＞炮姜＞姜炭，6- 姜辣烯酮含量为干姜＞炮姜＞生姜＞姜炭。对姜的不同炮制品的醚提取液进行 GC-MS 分析，从生姜、干姜、炮姜、姜炭中各检出 25、22、23、23 种成分，检出成分的质和量均发生了部分变化。

炮姜水煎液对应激性胃溃疡、醋酸诱发胃溃疡、幽门结扎型胃溃疡均呈明显抗溃疡作用，而干姜水煎液无此作用。

炮姜和姜炭均能显著缩短小鼠的出血时间，姜炭的作用显著强于炮姜。炮姜和姜炭均能缩短小鼠的凝血时间，且姜炭水煎液的凝血作用优于炮姜，也优于姜炭醚提液。生姜和干姜水煎液均无缩短凝血时间的作用。

小鼠急性毒性实验表明，炮姜水煎液灌胃毒性较干姜增大，表明干姜经加热炮制后水溶性毒性成分可能发生变化。

辨析思考 对于姜的炮制研究目前大多集中于挥发油成分，而对其他活性成分如二芳基庚烷类、多糖类、黄酮类成分的炮制转化研究还较少。

【贮存】置于阴凉干燥处。防蛀。

大　黄

【来源】本品为蓼科植物掌叶大黄 *Rheum palmatum* L、唐古特大黄 *Rheum tanguticum* Maxim. ex Balf 或药用大黄 *Rheum officinale* Baill. 的干燥根及根茎。

【历史沿革】历史上有炮熟、酒洗、酒浸、蒸制、炒制、制炭、醋煎制、湿纸裹煨、九蒸九曝干、酒浸炒、蜜焙、酤炒、姜制、湿纸裹蒸、酒蒸、醋蒸、麸煨蒸、童便制、米泔浸、酒煮、醋煨、黄连吴萸制等。现行主要的炮制方法有酒炙、酒蒸、醋炙、炒炭、清蒸等。《中国药典》收载的饮片有大黄、酒大黄、熟大黄、大黄炭。

【采收】选择栽植 3 年以上者，在立冬前后地上部分枯黄时采收。采收时先将地上部分割去，刨开根茎四周泥土，将根及根茎全部挖起，除去泥土及地上残茎，运回加工。

【产地加工】

1. 北大黄 割去地上部分，除去泥沙及细根，不水洗，切去根茎顶端的生长点，刮去粗皮（忌用铁器），使水分外泄，趁鲜软切段、块或纵切成两瓣，晾晒至切口处收缩并出现油状黄白色小珠颗粒时，自然阴干或用火烘干。干燥后的大黄为毛货大黄，现药用以毛货大黄为主。

2. 雅黄 先削去侧根，用水洗净，晒干，刮去粗皮（忌用铁器），横切成大块，用无烟煤烘干或晒干。干燥过程中忌急干，半干时还应堆闷发汗 2～3 次。也有切大块后，悬挂于阴凉通风处，任其自然干燥。干燥后撞去粗皮即可。

3. 铨水大黄 洗净泥沙，刮去外皮，切片或条，采用微波干燥或挂在阴凉通风处阴干。

4. 南川大黄 洗净泥沙，刮去外皮，横切成大块，晾晒至大黄切口处收缩并出现油状黄白色小珠颗粒时，挂在阴凉通风处阴干。谨防冰冻，否则容易糠心，忌雨淋。由于根茎中心干后收缩凹陷成马蹄形，故称"马蹄大黄"。

5. 西宁大黄 抖去泥沙，切去根茎顶芽及芽穴，刮掉粗皮，粗根纵劈成片，小根不切，直接晒干或慢火熏干，呈黄色时即可。

【炮制】

1. 大黄 取原药材，除去杂质，大小分开，洗净，润软后，切厚片或小方块，晾干或低温干燥，筛去碎屑。

2. 酒大黄 取大黄片或块，用黄酒喷淋拌匀，稍闷润，待黄酒被吸尽后，置于炒制容器内，用文火炒干，色泽加深，取出晾凉，筛去碎屑。每 100kg 大黄片或块，用黄酒 10kg。

3. 熟大黄 取大黄片或块，用黄酒拌匀，闷润至黄酒被吸尽，装入炖药罐内或适宜蒸制容器内，密闭，隔水炖或蒸至大黄内外均呈焦黑色时，取出，干燥。每 100kg 大黄片或块，用黄酒 30kg。

4. 大黄炭 取大黄片或块，置于炒制容器内，用武火加热，炒至外表呈焦黑色时，取出，晾凉。

5. 醋大黄 取大黄片或块，用米醋拌匀，稍闷润，待醋被吸尽后，置于炒制容器内，用文火加热，炒干，取出，晾凉，筛去碎屑。每 100kg 大黄片或块，用米醋 15kg。

6. 清宁片 取大黄片或块，置于煮制容器内，加水超过药面，用武火加热，煮烂后加入黄酒（药物与黄酒比例为 100∶30）搅拌，再煮成泥状，取出晒干，粉碎，过 100 目筛，取细粉，再与黄酒、熟蜜混合成团块状，置于笼屉内蒸透，取出揉匀，搓成直径约 14mm 的圆条，于 50～55℃低温干燥，烘至七成干时，装入容器内，闷约 10 天至内外湿度一致，手摸有挺劲，取出，切厚片，晾干。筛去碎屑。每 100kg 大黄片或块，用黄酒 75kg，熟蜜 40kg。

【饮片性状】大黄呈不规则类圆形厚片或块。黄棕色或棕褐色，中心有纹理，微显朱砂点，习称"锦纹"。质轻，气清香，味苦而微涩。

酒大黄形如大黄片。表面深棕黄色，偶见焦斑，内部呈浅棕色，质坚实。微有酒香气。

熟大黄呈不规则块或片。表面黑色，断面中间隐约可见放射状纹理，质坚硬。气微香。

大黄炭形如大黄片。表面焦黑色，内部深棕色或焦褐色，质轻而脆。有焦香气，味微苦。

醋大黄形如大黄片。表面深棕色或棕褐色，断面浅棕色。略有醋香气。

清宁片为圆形厚片。乌黑色。有香气，味微苦、甘。

【加工与炮制目的】大黄味苦，性寒，归脾、胃、大肠、肝、心包经。生大黄苦寒沉降，气味重浊，走而不守，直达下焦，泻下作用峻烈，具有攻积导滞、泻火解毒的功能，用于实热便秘、高热、谵语、发狂、吐血、衄血、湿热黄疸、跌打瘀肿、血瘀经闭、产后瘀阻腹痛、痈肿疔毒；外治烧烫伤。如治热结便秘、潮热谵语的大承气汤（《伤寒论》）；治湿热黄疸的茵陈蒿汤（《伤寒论》）；治热毒肠痈的大黄牡丹皮汤（《金匮要略方论》）；治疮痈肿毒或烧伤、烫伤的金黄散（《外科精义》）。

大黄酒炙后，其苦寒泻下作用稍缓，并借酒升提之性，引药上行，善清上焦血分热毒，用于目赤咽肿、齿龈肿痛。如治眼暴热痛、头肿起的大黄汤（《圣济总录》）。

熟大黄经酒蒸后，泻下作用缓和，减轻腹痛，增强活血祛瘀之功。如治瘀血内停、腹部肿块、月经停闭的大黄䗪虫丸（《金匮要略方论》）；治跌打损伤、瘀血凝积、气绝欲死、烦躁疼痛的鸡鸣散（《三因极一病证方论》）。

大黄炭泻下作用极微，有凉血化瘀止血作用，用于血热有瘀出血。如治大肠有积滞的大便出血及热邪伤络，血不循经之呕血、咯血的十灰散（《十药神书》）。

醋大黄泻下作用减弱，以消积化瘀为主，用于食积痞满、产后瘀停、癥瘕瘀积。如治小儿饮食过多、痞闷疼痛、食不消化，久而成瘀，并治妇人气滞血结、经闭不通的三棱煎丸（《卫生宝鉴》）。

清宁片泻下作用缓和，具有缓泻而不伤气、逐瘀而不败正之功，用于饮食停滞、口燥舌干、大便秘结之年老体弱者及久病者，可单用。

【现代研究】大黄中含有游离型和结合型蒽醌类衍生物，含有鞣质类、二苯乙烯苷类、萘酚苷类和苯丁酮类成分等。结合型蒽醌和番泻苷类成分为大黄泻下的主要成分，原理是通过增加肠道黏膜蠕动，抑制肠内水分吸收，从而促进排便。大黄酚是其主要的止血成分。

酒炒、醋炒对大黄中番泻苷及大黄酸苷无明显影响，但酒炖品、清宁片、醋煮品、热压制品及大黄炭中大黄酸苷减少 1/3～1/2，番泻苷仅存微量或完全破坏。大黄经不同方法炮制后，结合蒽醌及还原型蒽醌（番泻苷 A、B、C 为还原型蒽醌的主要成分）含量均降低，而游离型蒽醌含量均有不同程度的增加。炒大黄和大黄炭中大黄酚含量为生大黄的 2.7 倍，大黄素 -6- 甲醚分别为生大黄的 4.5 倍和 4.1 倍；芦荟大黄素和大黄素的含量，炒大黄为生品的 2.7 倍和 3.4 倍，大黄炭为生品的 1.9 倍和 2.8 倍。熟大黄、大黄炭与生大黄相比，蒽醌苷总量分别降低了 55% 和 95%，而蒽醌苷元总量分别增加了 75% 和 46%。熟大黄和大黄炭中没食子酸含量分别为生大黄的 2.4 倍和 1.3 倍。酒炒、醋炒大黄总鞣质含量下降约 18%，酒炖大黄降低 50% 以上，大黄炭减少约 80%。

酒炒大黄泻下效力比生品降低 30%，熟大黄、清宁片比生品降低 95%，大黄炭无泻下作用。生品、炮制品在同等剂量下，泻下物干重基本一致，说明酒炖大黄和清宁片既可缓和泻下作用，又能达到排出肠内积滞的目的。生、炮制品对大鼠结肠肠壁细胞 Na^+-K^+-ATP 酶的活性均有明显抑制作用，生大黄作用最强。

生大黄、酒大黄、熟大黄和大黄炭均有不同程度的解热作用，前两者作用强度明显高于后两者。

体外抑菌实验表明，大黄生品、制品煎剂对金黄色葡萄球菌、铜绿假单胞菌、痢疾杆菌、伤寒杆菌、大肠埃希菌等均有一定的抑制作用，对金黄色葡萄球菌最敏感。酒炒与酒炖大黄保持了与生品相近的抑菌效力，特别是对金黄色葡萄球菌、痢疾杆菌、伤寒杆菌等抑制作用较好。醋炒、石灰炒及大黄炭对痢疾杆菌、伤寒杆菌的抑制作用明显减弱，但对铜绿假单胞菌、金黄色葡萄球菌仍保持较好的抑制作用。比较生、熟大黄临床治疗痢疾的效果，从不良反应及机体一般情况恢复快慢来看，以熟大黄为优。

对大鼠关节肿、巴豆油诱发小鼠耳部炎症及棉球肉芽肿等炎症模型，酒炒与生大黄抗炎作用近似，熟大黄、大黄炭作用减弱。在临床应用中，熟大黄在治疗成人及儿童化脓性扁桃体炎时，有较好的解热、抑菌作用。

生大黄、熟大黄、大黄炭内服，对胃溃疡出血和出血灶的发生均有良好的止血和预防作用。生大黄在治疗上消化道出血的临床验证中显示有止血速度快、作用好等优点，止血天数明显优于熟大黄（酒炖），但熟大黄胃肠道不良反应小，较生大黄更受患者欢迎。

酒炖大黄可显著降低血瘀大鼠血小板黏附与聚集，延长凝血酶原时间、凝血酶时间、凝血活酶时间，其作用较生大黄显著增强，故认为酒炖大黄可增强其活血化瘀作用。

炮制能降低大黄的毒副作用，在临床应用中，生大黄的主要不良反应是引起腹痛、恶心、结肠黑变等胃肠道反应，而熟大黄在应用中则无上述消化道不适反应。毒性实验表明，熟大黄和大黄炭的毒性显著减弱。熟大黄、大黄炭、清宁片可减弱生大黄抑制胃酸分泌和消化酶活性的作用，消除或缓和"苦寒败胃"的不良反应。炮制能缓和大黄的泻下作用，特别对年老体弱、婴幼儿、孕妇及长期服药者，既可排出肠内积滞，又可降低其"伤阴血"的不良反应。

大黄中所含成分对肝肾的毒性为总结合蒽醌>总鞣质>总游离蒽醌，游离蒽醌毒性为芦荟大黄素>大黄素甲醚>大黄酸>大黄素>大黄酚，结合蒽醌毒性为结合芦荟大黄素>结合大黄素甲醚>结合大黄酚>结合大黄素>结合大黄酸，提示炮制可降低大黄的肝肾毒性，其机制与结合蒽醌和鞣质类成分的转化有关，其中游离和结合态的芦荟大黄素和大黄素甲醚与毒性相关性最强。

辨析思考　目前大黄的炮制研究多集中于蒽醌和鞣质的炮制转化，其炮制化学成分变化的规律、药性变化及多糖等大分子转化的研究还需深入探讨。

【贮存】贮于干燥容器内，炮制品密闭，置于阴凉干燥处。防蛀。

山　药

【来源】本品为薯蓣科植物薯蓣 *Dioscorea opposita* Thunb. 的干燥根茎。

【历史沿革】历代有蒸法、熟者和蜜、姜炙、炒黄、酒浸、酒蒸、白矾水浸焙、火炮、姜汁浸炒、乳汁浸、葱盐炒黄姜汁拌蒸、酒炒、乳汁拌微焙、醋煮、乳汁蒸、炒焦、土炒和盐水炒等。现行主要的炮制方法有土炒、麸炒。《中国药典》收载的饮片为山药、麸炒山药。

【采收】北方一般在秋末冬初，地上茎叶枯萎时采挖。南方在霜降后至次年2月间均可采挖。采挖时从地的一端顺行依据芦头位置深刨，挖出山药，去除泥土、须根，切去芦头（芦头长6～10cm，留作第2年的种子），即可。

【产地加工】取山药根茎，洗净泥土，削去外皮及须根，暴晒。在干燥过程中要回潮3～4次，直至完全干燥，即为"毛山药"。选择肥大顺直的毛山药，置清水中，浸至无干心，捞出，闷透，再晾晒至八成干，用硫黄熏后，削去表面残留外皮，用木板搓成圆柱状，切成20～30cm的小段，晒干，打光，切齐两端，习称"光山药"。也可在产地除去外皮，趁鲜切厚片，干燥。山药采挖后要及时加工，否则水分蒸发太多，根茎变软，不便去皮，折干率也下降。

【炮制】

1. 山药　取毛山药或光山药，除去杂质，大小分档，洗净，润透，切厚片，干燥，筛去碎屑。

2. 麸炒山药　将锅烧热，撒入麦麸，待其冒烟时，投入山药片，用中火加热，不断翻动至黄色时，取出，筛去麦麸，晾凉。每100kg山药片，用麦麸10kg。

3. 土炒山药　先将土粉置于锅内，用中火加热至灵活状态，再投入山药片拌炒，至表面均匀挂土粉时，取出，筛去土粉，放凉。每100kg山药片，用灶心土30kg。

【饮片性状】山药为类圆形的厚片。表面类白色或淡黄白色，质脆，易折断，切面类白色，富粉性。气微，味淡、微酸。

麸炒山药表面黄白色或微黄色，偶有焦斑，略具焦香气。

土炒山药表面土红色，粘有土粉，略具焦香气。

【加工与炮制目的】山药味甘，性平，归脾、胃、肾经，具有补脾益胃、生津益肺、补肾涩精的功效。山药生用以补肾生精、益肺阴为主，用于肾虚遗精、尿频、肺虚喘咳、阴虚消渴。如治肝肾阴虚的六味地黄丸（《小儿药证直诀》）。

麸炒山药可增强健脾和胃作用，多用于脾虚食少、泄泻便溏、白带过多等症。如治小儿脾胃虚弱、消化不良、面黄肌瘦的小儿香橘丸（《中国药典》）；治脾虚带下的完带汤（《傅青主女科》）。

土炒山药可增强补脾止泻作用，多用于脾虚久泻、纳呆食少。如治脾虚久泄的扶中汤（《医学衷中参西录》）。

【现代研究】山药主要含有皂苷、黏液质、氨基酸及淀粉等成分。

山药经土炒、清炒和麸炒法炮制后，薯蓣皂苷元的溶出量显著提高，土炒和清炒品比生品高约3倍，麸炒品比生品高2倍多。对不同产地山药及其麸炒品中尿囊素的含量进行测定，结果显示麸炒品中尿囊素含量较生山药有所上升。山药经土炒、麸炒、清炒炮制后，水、醇溶性浸出物含量均有所增加，其中土炒山药含量较高，麸炒山药和清炒山药含量相近。麸炒还能提高山药多糖的含量。

山药生品、清炒品、土炒品和麸炒品煎剂对家兔离体肠管节律性活动均有明显的增强作用，但作用强度差别不大。山药生品、土炒品和麸炒品均能提高小鼠巨噬细胞的吞噬能力，且生品强于麸炒品和土炒品，而麸炒品和土炒品作用无显著性差异。

研究山药麸炒前后多糖对脾虚泄泻小鼠胃排空率及肠推进率的影响，结果表明：麸炒前后多糖组分均能显著抑制模型小鼠的胃排空率及肠推进率，麸炒品优于生品，胸腺指数及脾指数均有一定增加，麸炒品脾指数较高。

辨析思考　山药是常用的补脾药，临床以生用为主，山药的传统功效与其物质基础的相关性及其炮制意义还有待进一步阐明。

【贮存】置于阴凉、干燥通风处。

川贝母

【来源】本品为百合科植物川贝母 *Fritillaria cirrhosa* D.Don、暗紫贝母 *Fritillaria unibracteata* Hsiao et K.C.Hsia、甘肃贝母 *Fritillaria przewalskii* Maxim.、梭砂贝母 *Fritillaria delavayi* Franch.、太白贝母 *Fritillaria taipaiensis* P.Y.Li 或瓦布贝母 *Fritillaria unibracteata* Hsiao et K.C.Hsiavar. *wabuensis*（S.Y.Tanget S.C.Yue）Z.D.Liu，S.Wang et S.C.Chen 的干燥鳞茎。按性状不同分别习称"松贝""青贝""炉贝""栽培品"。

【历史沿革】历代有糯米拌炒、炒制法、药汁制法、四制法（第1次用大附子、童便、烧酒、韭菜汁制，第2次用雪蛤蟆，亦有酒韭汁制，第3次用吴茱萸、酒韭汁制，第4次用公丁香、酒韭汁制）、面炒黄、蒸制等。《中国药典》收载的饮片为川贝母。

【采收】夏、秋二季或积雪融化后采挖。栽培者多于下种3年后，秋季苗枯萎时采挖。除去须根、粗皮及泥沙，晒干或低温干燥。

【产地加工】传统野生川贝母的加工多采用生晒法或烘烤法，现多用石灰乳浸泡加工法和硫熏法。家种川贝母一般撞去皮，经日晒显黄色油迹时，再经冲撞去皮处理，再暴晒，反复多次至贝母上粉。

【炮制】川贝母　取原药材，除去杂质，用时研粉。

【饮片性状】松贝呈类圆锥形或近球形，高 0.3 ~ 0.8cm，直径 0.3 ~ 0.9cm。表面类白色。外层鳞叶 2 瓣，大小悬殊，大瓣紧抱小瓣，未抱部分呈新月形，习称"怀中抱月"；顶部闭合，内有类圆柱形、顶端稍尖的心芽和小鳞叶 1 ~ 2 枚；先端钝圆或稍尖，底部平，微凹入，中心有一灰褐色的鳞茎盘，偶有残存须根。质硬而脆，断面白色，富粉性。气微，味微苦。

青贝呈类扁球形，高 0.4 ~ 1.4cm，直径 0.4 ~ 1.6cm。外层鳞叶 2 瓣，大小相近，相对抱合，顶部开裂，内有心芽和小鳞叶 2 ~ 3 枚及细圆柱形的残茎。

炉贝呈长圆锥形，高 0.7 ~ 2.5cm，直径 0.5 ~ 2.5cm。表面类白色或浅棕黄色，有的具有棕色斑点。外层鳞叶 2 瓣，大小相近，顶部开裂而略尖，基部稍尖或较钝。

栽培品呈类扁球形或短圆柱形，高 0.5 ~ 2cm，直径 1 ~ 2.5cm。表面类白色或浅棕黄色，稍粗糙，有的具有浅黄色斑点。外层鳞叶 2 瓣，大小相近，顶部多开裂而较平。

【加工与炮制目的】川贝母味苦、甘，性微寒，归肺、心经，具有清热润肺、化痰止咳、散结消痈的功能，用于肺热燥咳、干咳少痰、阴虚劳嗽、痰中带血、瘰疬、乳痈、肺痈。临床多生用，用时捣碎，有利于有效成分的煎出，或研末，便于冲服。如治外感燥痰、身热烦渴、咳嗽痰少、吐咯难出的二母石膏汤（《症因脉治》）；治瘰疬、痰核、咽干、舌红的消瘰丸（《医学心悟》）。

【现代研究】川贝母主要含有生物碱、多糖、皂苷、有机酸、核苷、甾醇、挥发油等化学成分，其生物碱类成分主要为贝母素甲、贝母素乙及西贝素等。有实验表明，川贝母中的生物碱通过抑制咳嗽中枢而发挥镇咳作用。

川贝母治疗慢性支气管炎并发肺气肿咳嗽者疗效较好，其总皂苷成分能显著增加小鼠呼吸道中的酚红排泌量，从而发挥祛痰效果。有研究对不同基原贝母进行总皂苷含量的测定，总皂苷含量为川贝母＞梭砂贝母＞暗紫贝母＞瓦布贝母＞甘肃贝母＞太白贝母；比较不同基原贝母的祛痰作用，发现暗紫贝母祛痰效果较优，梭砂贝母、甘肃贝母祛痰效果依次降低。

川贝母在加工炮制中，应避免在水中长时间浸泡，若浸泡时间过长，则易造成生物碱损失。

辨析思考 根据现有的研究报道，总皂苷含量高低与祛痰作用的强弱不一致，其具体皂苷种类及贝母镇咳、祛痰作用的药效物质基础和作用机制，还有待进一步研究。另外，产地加工时用石灰乳浸泡、硫熏法及撞击上粉的合理性也有待研究。

【贮存】置于通风干燥处。防蛀。

川 乌

【来源】本品为毛茛科植物乌头 *Aconitum carmichaelii* Debx. 的干燥母根。

【历史沿革】历代有炮、蜜煎、糖灰火炮炙、熬烧作灰、火煨、米炒、醋煮、冷水浸沸汤泡煅存性、微炒酒浸、酒拌炒、酒煮姜汁浸、姜汁炒、米泔浸后麸炒、盐炒、黑豆同炒、黑豆煮、乌豆蒸、水浸炮裂、土制、米泔浸、盐姜制盐酒浸、盐醋制、面炒、蛤粉炒、童便甘草汤煮、湿纸煨后酒煮等方法。现行主要的炮制方法有蒸法、煮法。《中国药典》收载的饮片为生川乌、制川乌。

【采收】栽种至第 2 年 6 月下旬至 8 月上旬挖出全株，除去地上部的茎叶，运回加工。

【产地加工】分离子根，除去须根及泥沙，晒干。

【炮制】

1. 生川乌 取原药材，拣净杂质，用时捣碎。

2. 制川乌 取川乌，大小分档，用水浸泡至内无干心，取出，加水煮沸 4 ~ 6 小时，或蒸

6～8 小时，取个大及实心者切开无白心，口尝微有麻舌感时，取出晾至六成干，切厚片，干燥。

【饮片性状】生川乌呈不规则圆锥形，稍弯曲，顶端常有残茎，中间多向一侧膨大。表面棕褐色或灰棕色，有细纵皱纹，有小瘤状侧根及子根脱离后的痕迹。质坚实，断面类白色或浅灰黄色，形成层环纹呈多角形。气微，味辛辣、麻舌。

制川乌为不规则或长三角形厚片。表面黑褐色或黄褐色，有灰棕色多角形环纹，体轻质脆，断面有光泽。气微，微有麻舌感。

【加工与炮制目的】川乌味辛、苦，性热，有大毒，归心、肝、脾、肾经，具有祛风除湿、温经止痛的功能。生川乌有大毒，多外用治疗风冷牙痛、疥癣、痈肿。如用醋渍后洗患处治痈肿（《外台秘要》）。

制川乌毒性降低，可供内服，用于风寒湿痹、肢体疼痛、麻木不仁、疝痛、心腹冷痛、跌打肿痛。如治寒湿历节及脚气疼痛、不可屈伸的乌头汤（《金匮要略方论》）；治寒疝的乌头煎（《金匮要略方论》）。

【现代研究】川乌的化学成分主要包括生物碱类、黄酮类、皂苷类、多糖类及神经酰胺等成分。生物碱类成分中双酯型乌头碱毒性较强，苯甲酰单酯型乌头碱类毒性较小，乌头原碱类毒性很弱。其中双酯型二萜类生物碱，包括乌头碱、新乌头碱、次乌头碱，是川乌中的主要毒性成分。川乌中主要生物碱的结构如图 11-1 所示。川乌所含的双酯型生物碱性质不稳定，遇水、加热处理可使毒性较强的双酯型乌头碱 C_8 位上的乙酰基水解（或分解），失去一分子醋酸，得到相应的苯甲酰单酯型生物碱，即苯甲酰乌头胺（乌头次碱）、苯甲酰新乌头胺、苯甲酰次乌头胺，其毒性为双酯型乌头碱的 1/500～1/200。再进一步水解，使 C_{14} 位上的苯甲酰基水解，失去一分子苯甲酸，得到亲水性氨基醇类乌头原碱，即乌头胺（乌头原碱）、新乌头胺、次乌头胺，其毒性仅为双酯型乌头碱的 1/4000～1/2000。乌头碱的水解转化过程如图 11-2 所示。同时，C_8 位上的乙酰基可被其他脂肪酰基取代而生成毒性较小的脂碱。

	R_1	R_2	R_3	R_4
乌头碱	$-C_2H_5$	$-OH$	$-COCH_3$	$-Bz$
苯甲酰乌头胺	$-C_2H_5$	$-OH$	$-H$	$-Bz$
乌头胺	$-C_2H_5$	$-OH$	$-H$	$-H$
次乌头碱	$-CH_3$	$-H$	$-COCH_3$	$-Bz$
苯甲酰次乌头胺	$-CH_3$	$-H$	$-H$	$-Bz$
次乌头胺	$-CH_3$	$-H$	$-H$	$-H$
新乌头碱	$-CH_3$	$-OH$	$-COCH_3$	$-Bz$
苯甲酰新乌头碱	$-CH_3$	$-OH$	$-H$	$-Bz$
新乌头胺	$-CH_3$	$-OH$	$-H$	$-H$

Bz：苯甲酰基

图 11-1　川乌炮制前后主要二萜类生物碱

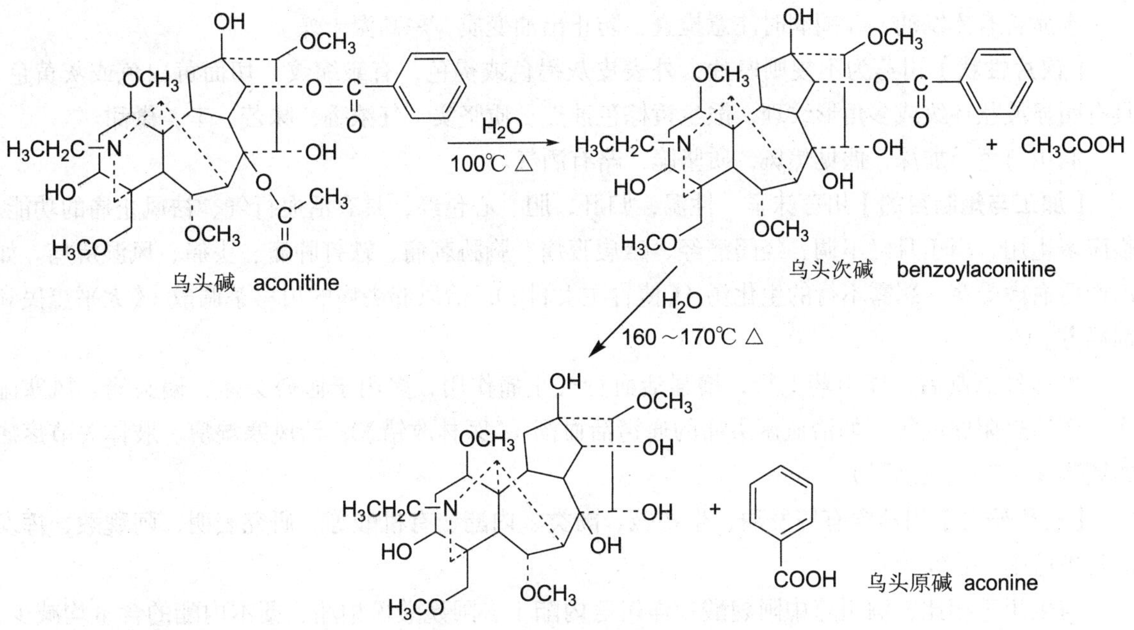

图 11-2 乌头碱的水解过程

川乌中双酯型二萜类生物碱如乌头碱、新乌头碱、次乌头碱是其主要的毒性成分，又是镇痛、抗炎的有效成分。去甲乌药碱和去甲猪毛菜碱为川乌水溶性强心有效成分。炮制后由于双酯型乌头碱类成分被分解破坏而使其毒性降低，但其镇痛、抗炎作用仍然较明显，若炮制太过，则药效降低。乌头毒性的降低取决于双酯型生物碱的水解程度。

根据去毒原理，有研究将川乌的炮制工艺筛选为 110 ～ 115℃，98kPa 加压蒸制 40 分钟，炮制品无乌头碱特有的苦味，亦无麻辣感，毒性降为原生药的 1/200。

辨析思考 川乌蒸制后，生物碱的水溶性增强，传统上要求毒性中药煮后"汁不尽"，即弃去药汁，可造成药效成分的大量流失，因此川乌用蒸法相比于煮法好，但也要注意减毒存效。

【**贮存**】贮于干燥容器内，置于通风干燥处。生品防蛀，制品防潮、防霉。按毒剧药品管理。

川 芎

【**来源**】本品为伞形科植物川芎 *Ligusticum chuanxiong* Hort. 的干燥根茎。

【**历史沿革**】历代有熬制法、微炒、醋炒、米泔水浸、焙制、煅制、酒炒、米水炒、茶水炒、童便浸法、清蒸、盐水煮、盐酒炙、煅炭、蜜炙和药汁制等。现行主要的炮制方法为酒炙法。《中国药典》收载的饮片为川芎。

【**采收**】夏季当茎上的节盘显著突出，并略带紫色时采挖，除去地上部分、须根，抖净泥沙，运回加工。

【**产地加工**】鲜川芎平铺在竹席上日晒，遇阴雨天置于室内通风干燥处。晾晒过程中注意翻动，防止霉变。干燥后及时撞去须根和泥沙，再晒干透，包装贮藏。

【**炮制**】

1. 川芎 取原药材，除去杂质，大小分开，洗净，用水泡至指甲能掐入外皮为度，取出，润透，切厚片，干燥，筛去碎屑。

2. 酒川芎 取川芎片，加入定量的黄酒拌匀，稍闷润，待酒被吸尽后，置于炒制容器内，用文火加热，炒至棕黄色时，取出晾凉，筛去碎屑。每 100kg 川芎片，用黄酒 10kg。

本品含有挥发油，在闷润时注意检查，防止出油变质，忌高温干燥。

【饮片性状】川芎为不规则厚片，外表皮灰褐色或褐色，有皱缩纹。切面黄白色或灰黄色，具有明显波状环纹或多角形纹理，散生黄棕色油点。质坚实。气浓香，味苦、辛，微甜。

酒川芎色泽加深，偶见焦斑，质坚脆，略有酒气。

【加工与炮制目的】川芎味辛，性温，归肝、胆、心包经，具有活血行气、祛风止痛的功能。临床多生用，用于月经不调、经闭痛经、癥瘕腹痛、胸胁刺痛、跌打肿痛、头痛、风湿痹痛。如治产后血虚受寒、恶露不行的生化汤（《傅青主女科》）；治风邪头痛的川芎茶调散（《太平惠民和剂局方》）。

川芎经酒制后，能引药上行，增强活血行气止痛作用，多用于血瘀头痛、偏头痛、风寒湿痛、产后瘀阻腹痛等。如治血瘀头痛的通窍活血汤（《医林改错》）；治风寒湿痹、肢体关节疼痛的蠲痹汤（《医学心悟》）。

【现代研究】川芎含有挥发油、生物碱、酚类、内酯、有机酸等。研究表明，阿魏酸、挥发油是川芎中的有效成分。

与生川芎相比，酒川芎中阿魏酸、洋川芎内酯Ⅰ、阿魏酸松柏酯、藁本内酯的含量均减少，绿原酸含量有下降的趋势，洋川芎内酯A含量上升。

川芎炮制后挥发油含量降低。酒炙品水煎液中阿魏酸含量较高。

生川芎黄酒炙、白酒炙后的水煎液和生川芎的醇提液均有明显降低全血黏度、血浆黏度、红细胞比容、红细胞沉降率、血浆总蛋白、纤维蛋白原、红细胞电泳、红细胞聚集指数的作用；酒炙与生川芎水煎液比较，均有增强趋势，说明酒炙有增强活血的作用。

采用小鼠热板法、扭体法进行镇痛作用研究，采用 *Dunnett-t* 检验比较川芎与酒川芎对急性血瘀模型大鼠血液流变学的影响，结果表明：酒川芎的镇痛和活血化瘀作用均优于生川芎。

【贮存】贮于干燥容器内，密闭，置于阴凉干燥处。防霉，防蛀。

天　冬

【来源】本品为百合科植物天冬 *Asparagus cochinchinensis*（Lour.）Merr. 的干燥块根。

【历史沿革】历代有加蜜煮、清蒸、清炒、盐炙、酒蒸、清水煮、加甘草与蜜共煮等。《中国药典》收载的饮片为天冬。

【采收】秋、冬二季（以每年10月至次年3月为佳）采挖，抖净泥土，除去茎基及须根，洗净。

【产地加工】按药材大小分开，置于沸水中煮烫或蒸，趁热剥去外皮，晒干或微火烘干。为避免霉变及保证药材色泽，常用硫黄熏后再烘干。

【炮制】

1. 天冬　取原药材，除去杂质，快速洗净，切薄片，干燥。

2. 朱天冬　将净天冬片用清水微润湿，撒入朱砂细粉拌匀，晒干或晾干。每100kg天冬，用朱砂0.15kg。

【饮片性状】天冬饮片呈类圆形或不规则形。外表面黄白色至淡黄棕色，半透明，光滑或具有深浅不等的纵皱纹，偶有残存的灰棕色外皮。质硬或柔润，有黏性。切面角质样，中柱黄白色。气微，味甜、微苦。

朱天冬形如天冬，表面可见红色朱砂细粉。

【加工与炮制目的】天冬味甘、苦，性寒，归肺、肾经，具有养阴润燥、清肺生津的功能，用于肺燥干咳、顿咳痰黏、腰膝酸痛、骨蒸潮热、内热消渴、热病津伤、咽干口渴、肠燥便秘。如治肺热久咳、涕唾黏稠、气促不能食的天门冬煎（《太平圣惠方》）；用于思虑伤心、吐血衄血的天门冬汤（《济生方》）；治肺热痰火上壅、耳出白脓，兼治咳嗽的清白散（《证治准绳》）。

天冬拌朱砂后宁心安神作用增强。

【现代研究】天冬含有 19 种氨基酸成分。经煮制、剥去外皮后，与生药材相比，天冬氨酸含量显著增加；除脯氨酸外，其他 15 种氨基酸含量也明显增加，脯氨酸的含量则降至 1/10 左右。

天冬煮烫时间应适宜，所得产品以黄白色、质脆硬、透明无白心、无糖化为佳。时间过短不能将天冬煮透，可出现白心等情况；煮烫时间过长，天冬煮得过透，产品颜色变深，透明度降低，光泽变暗。干燥温度以 25 ～ 35℃为宜。天冬加 0.5% 碳酸氢铵煮烫，可使鲜品的根皮与皮层之间脱开，利于去皮。趁热投入冷水较自然冷却后和趁热更易去皮。

辨析思考　天冬与麦冬功效相近，外观、性状、传统炮制方法也类似，现今都以生用为主，但是二者产地及加工方法不同，天冬的相关研究还有很多不足。

【贮存】置于通风干燥处。防霉，防蛀。

天花粉

【来源】本品为葫芦科植物栝楼 *Trichosanthes kirilowii* Maxim. 或双边栝楼 *Trichosanthes rosthornii* Harms 的干燥根。

【历史沿革】历代有苦酒熬、焙、烧灰、酒炒、酒浸、茯苓皮煮、酒洗、姜汁浸、蒸、竹沥拌、乳汁浸、炒黄等。《中国药典》收载的饮片为天花粉。

【采收】栝楼于栽种后 2 年即可采挖根，但生长 4 ～ 5 年者为好，如果生长年限过长，则粉质减少，质量变差。秋、冬二季采挖。

【产地加工】将挖出的根除去地上部分、泥土，刮去外皮，切段或纵剖成瓣，干燥。

【炮制】天花粉　原药材略泡，润透，切厚片，干燥。

【饮片性状】天花粉呈类圆形、半圆形或不规则形的厚片。外表皮黄白色或淡棕黄色。切面可见黄色木质部小孔，略呈放射状排列。气微，味微苦。

【加工与炮制目的】天花粉味甘、微苦，性微寒，归肺、胃经，具有清热泻火、生津止渴、消肿排脓的功能。天花粉多生用，用于热病烦渴、肺热燥咳、内热消渴、疮疡肿毒。如治口舌生疮、牙龈肿痛、目赤咽痛或鼻衄的栀子金花丸（《黄帝素问宣明论方》）；治咳嗽气喘、口干作渴的五液散（《世医得效方》）。

【现代研究】天花粉主要含有天花粉蛋白、天花粉凝血素、天花粉多糖、瓜氨酸、皂苷和黄酮类等成分。其中所含的天花粉蛋白属于 I 型核糖体失活蛋白，具有终止妊娠的作用，其引产机制为专一性破坏滋养层细胞，广泛用于治疗绒毛癌、恶性葡萄胎、宫颈癌等与胎盘滋养层相关的疾病。此外，天花粉蛋白还具有抗病毒、抗肿瘤等作用。天花粉凝血素是一种由两条肽链构成的专一结合半乳糖的蛋白质，具有降糖作用。天花粉多糖具有增强免疫、抗肿瘤及降糖作用。

辨析思考　目前对天花粉中皂苷、黄酮类、多糖类成分的研究相对较少。现有标准中，天花粉仍以"水浸出物含量"为质量评价标准，缺乏特异性。

【贮存】置于干燥处。防蛀。

天南星

【来源】本品为天南星科植物天南星 *Arisaema erubescens*（Wall.）Schott、异叶天南星 *Arisaema heterophyllum* Bl. 或东北天南星 *Arisaema amurense* Maxim. 的干燥块茎。

【历史沿革】历代有醋煮、石灰炒黄、面裹煨、微炒煨、湿纸裹熟灰内煨并炮、姜泥煨、泥煨、姜汁浸一宿焙、酒炒、生姜汁拌炒、牛乳拌炒、牛胆汁制、酒煮切曝干、醋拌炒、姜酒制、浆水姜汁煮、羊胆汁煮、白矾皂荚同煮、九蒸九晒、皂角水浸、蜜制、酒蒸、酒浸、酒熏、酒浸麸炒、薄荷制、韭汁制、姜和蜜共制、姜和甘草共制、蜜和酒共制、黑豆青盐共煮、生姜汁朱砂乳香煨、生姜和川朴共制、白矾制、造曲等。现行主要的炮制方法有复制和胆汁制。《中国药典》收载的饮片为生天南星、制天南星和胆南星。

【采收】野生品一般在 9 月下旬至 10 月上旬采挖，此时块茎个大、粉性足，且块茎表皮易去；也可在初春抽叶时采挖。栽培品以块茎繁殖，清明至谷雨时下种，栽后当年 10—11 月采收；种子繁殖在秋季 8—9 月播种，次年谷雨至立夏苗高 10cm 时移栽定植，当年 10—11 月采收。采收时选晴天挖出天南星块茎，抖净泥土。

【产地加工】运回的天南星除去茎叶及须根，用竹刀刮去外皮，或撞去表皮，用水清洗，对未撞净的表皮再用竹刀刮净，烈日下晒干。也有用明矾水浸泡，待色白后去皮晒干者，此法易使外皮脱落。有些地区将刮皮后的鲜南星用沸水煮过，晒干，干后呈棕色角质样。或用硫黄熏蒸，每 100kg 鲜南星，用硫黄 0.5kg，以熏透心为度，再取出晒干。经硫黄熏制后，块茎可保持色白，不易发霉和变质。

本品有毒，加工操作时应戴手套、口罩或在手上擦菜籽油，预防皮肤发痒、红肿。如有皮肤红肿，使用甘草水冲洗。天南星未去外皮者不宜入药。

【炮制】

1. 天南星 原药材，除去杂质，洗净，干燥。

2. 制天南星 取净天南星，大小分档，分别用清水浸泡，每日换水 2～3 次，如水面起白沫，换水后加入白矾（每 100kg 天南星，加白矾 2kg），泡 1 天后，再换水，至切开口尝微有麻舌感时取出。另取适量白矾、生姜片，加入适量水煮沸后，倒入天南星共煮至无干心时取出，除去姜片，晾至四到六成干，切薄片，干燥。每 100kg 天南星，用生姜、白矾各 12.5kg。

3. 胆南星 取制天南星细粉，加入胆汁（或胆膏粉及适量清水）拌匀，蒸 60 分钟至透，取出放凉，制成小块，干燥。或取天南星细粉，加入净胆汁（或胆膏粉及适量清水）拌匀，放温暖处，发酵 5～7 天后，再连续蒸或隔水炖 9 个昼夜，每隔 2 小时搅拌 1 次，除去腥臭气，至呈黑色浸膏状，口尝无麻味为度，取出，晾干，再蒸软，趁热制成小块。每 100kg 制天南星细粉，用牛或羊、猪的胆汁 400kg（胆膏粉 40kg）。

【饮片性状】生天南星呈扁圆形。表面类白色或淡棕色，较光滑，顶端有凹陷的茎痕，周围有麻点状根痕。质坚硬，不易破碎，断面不平坦，白色，粉性。气微辛，味麻辣。

制天南星呈类圆形或不规则形的薄片。表面黄色或淡棕色，质脆易碎，断面角质样状。气微，味涩，微麻。

胆南星呈方块状或圆柱状。表面棕黄色、灰棕色或棕黑色，质硬。气微腥，味苦。

【加工与炮制目的】天南星味苦、辛，性温，有毒，归肺、肝、脾经。生天南星性辛温燥烈，有毒，多外用，具有散结消肿的功效，用于痈肿疮疖、蛇虫咬伤。内服以祛风止痉为主，多用于破伤风，如玉真散（《外科正宗》）；治疗小儿癫痫的南星散（《幼科指南》）；治疗中风痰厥（抽搐）的三生饮（《太平惠民和剂局方》）。

制天南星毒性降低，燥湿化痰作用增强，多用于顽痰咳嗽。如治肺经伏热、夜卧咳嗽的玉粉散（《圣济总录》）；治疗湿痰咳嗽的玉粉丸（《洁古家珍方》）；治疗寒痰咳嗽的姜桂丸（《洁古家珍方》）；治疗风痰壅盛的天南星丸（《妇人大全良方》）。

胆南星毒性降低，其燥烈之性缓和，药性由温转凉，味由辛转苦，功能由温化寒痰转为清化热痰，清热化痰、息风定惊力强，多用于痰热咳喘、急惊风、癫痫等症。如治痰热咳嗽的清气化痰丸（《医方考》）；治小儿急惊风的牛黄抱龙丸（《医学入门》）；治痫证或癫狂的定痫丸（《医学心悟》）。

【现代研究】天南星含有生物碱、黄酮、木脂素、酚酸、脂肪酸、挥发油、氨基酸、凝集素和微量元素等成分。胆南星含有胆汁酸类、黄酮类、核苷类、酚类、糖类等成分。

天南星由于长时间浸泡，掌叶半夏碱乙（腺嘌呤）、β-谷甾醇、氨基酸含量均有明显下降，同时黄酮类成分也有较大程度的下降。

胆南星在发酵过程中可使结合型胆汁酸类、黄酮类成分发生转化，含量降低，但多糖的含量增加。

天南星生品具有毒性，表现为黏膜刺激性。研究表明，其含有的草酸钙针晶和凝集素蛋白为其刺激性毒性成分，其草酸钙针晶为细长尖锐针样晶型，直径小于 $1\mu m$，晶体表面布满倒刺，中间有凹槽。红外光谱显示针晶中含有 $-COOH$、$-NH_2$ 基团，由草酸钙、蛋白质和微量的多糖等组成。天南星生品 LD_{50} 为 $3300mg/kg$，所含针晶 LD_{50} 为 $16.02mg/kg$，针晶的毒性是生品毒性的 200 倍。经 $KAl(SO_4)_2 \cdot 12H_2O$ 溶液浸泡 12 小时后，针晶尖端被破坏，变钝，且随白矾水浸泡时间的延长而加剧改变。家兔眼刺激实验显示，生品组和针晶组分别表现出轻度刺激和中度刺激，而炮制品提取物无刺激性反应。

大鼠腹腔注射天南星凝集素蛋白后，可显著诱导中性粒细胞向腹腔迁移，呈剂量依赖性。凝集素蛋白可随毒针晶刺入机体组织而发挥促炎效应。其致炎机制为刺激巨噬细胞后可诱导氧化应激，生成过量活性氧（ROS），进而激活核因子 κB（$NF-\kappa B$）炎性信号通路并导致炎性因子大量释放。生品中凝集素蛋白的含量为 2.7%，炮制后显著降低，而单独以生姜汁浸泡对凝集素蛋白的含量几乎无影响，故白矾浸泡及加热是凝集素蛋白含量降低的关键。因此，推测凝集素蛋白在白矾溶液中发生变性或降解，可能是矾制天南星减毒的作用机制之一。

优选制天南星的最佳工艺为每 100kg 天南星生品，清水漂 8 天（每日换水 2～3 次），投入有生姜片和白矾（生姜 12.5kg，白矾 6kg）的沸水（适量）中煮 2 小时，取出，晾至四至六成干，切薄片，晾干。该法降低天南星的刺激性与药典法相当，水溶性、醇溶性浸出物均高于药典法。

研究表明，长时间水漂、煮制或加辅料浸煮，并不能较好的消除其毒副作用，而白矾制是达到标准的关键。需要注意的是，白矾并非用量越多越好，而应适量使用。

辨析思考 天南星来源较多，早期多用虎掌南星，其产地加工、炮制加工复杂且不统一，质量难以保证。在炮制时，一方面要求减毒，另一方面又要防止有效成分的损失，应注意加工工艺的合理性和临床疗效相关性的研究。

【贮存】置于通风干燥处。防霉，防蛀。

天　麻

【来源】本品为兰科植物天麻 *Gastrodia elata* Bl. 的干燥块茎。

【历史沿革】历代有炒存性、酒浸、微炒、面裹炮、火煅、麸炒黄、焙、湿纸裹煨、浆水煮切片、姜制等。现行主要的炮制方法为蒸法、煮法、明矾水煮。《中国药典》收载的饮片为天麻。

【采收】立冬后至次年清明前采挖，除去地上部分及须根。

【产地加工】

1. 净制　将天麻除去残茎，洗去泥土，保留箭芽，搓去菌索及鳞片。

2. 蒸制　净制后的药材依大小不同蒸制 20～30 分钟，以熟透无白心为度。蒸制时，如出现大的气胀现象时，可用竹针刺破排气。

3. 干燥　将天麻置于火炕或烘房叉盘上，用煤或木材将炕或火墙烧热，保持在 40～50℃，2～3 小时后，使温度升至 70～80℃，干燥至八成干时，用木板压扁，并在 50～60℃下干至九成干，回潮发汗，即堆放在低温处，用双层麻袋盖严，闷 10 小时以上，使内部水分渗出，再于 50℃下继续烘干即可。开始干燥时火力不可过猛，应从 40℃逐渐上升至 80℃，并注意回潮发汗，使内部干透。

【炮制】**天麻**　取原药材，除去杂质，洗净，润透或蒸软，切薄片，干燥。

【饮片性状】天麻呈不规则的薄片。外表皮淡黄色至黄棕色，有时可见点状排成的横环纹。切面黄白色至淡棕色。角质样，半透明。气微，味甘。

【加工与炮制目的】天麻味甘，性平，归肝经，具有息风止痉、平抑肝阳、祛风通络的功效，用于小儿惊风、癫痫抽搐、破伤风、头痛眩晕、手足不遂、肢体麻木、风湿痹痛。如治风湿痹痛、关节屈伸不利的秦艽天麻汤（《医学心悟》）；治偏正头痛的天麻丸（《圣济总录》）。

蒸天麻主要是为了便于软化切片，同时可破坏酶的活性，保存苷类成分。

【现代研究】天麻中含有酚类及其苷（天麻素、天麻苷元等）、苄醇酯苷类、含氮生物碱、有机酸、甾醇、多糖等成分。其中天麻素为天麻中主要的有效成分，具有降低血压、抗自由基、治疗眩晕等作用；天麻苷元具有显著的抗血小板聚集活性，其作用机制可能是通过抑制内钙释放和外钙内流以达到抑制血小板聚集的作用；天麻多糖能有效调节机体免疫力，还具有抗辐射、延缓衰老、抗炎及降低血压的作用。由于天麻中含有较多黏液质，经长时间浸润，切制过程中容易粘刀，给切片带来困难。生天麻常压蒸制，可有效避免天麻素的流失，明显缩短软化所需时间，耗时低于传统浸润法。

现代研究表明，新鲜天麻中的天麻素含量极低，经加工后天麻素含量显著升高，不同炮制品中天麻素的含量为蒸制法＞煮制法＞直接加热烘制法＞冷冻干燥法＞直接晒干法。天麻素含量随蒸制温度的升高和时间的延长而逐渐升高，在 115℃下蒸制 1 小时的天麻，其天麻素含量是同一新鲜天麻样品的 6 倍。

部分地区对新鲜天麻采取 60℃ 直接烘干，经验认为烘制温度高于 60℃ 易使麻块结成硬壳，低于 45℃ 易使麻块染菌腐烂。有研究表明，在烘干前以 125℃ 高温处理后，再以 60℃ 干燥为宜，因为在高温条件下可使酶迅速失活，避免酶催化后天麻的活性成分含量下降甚至消失。

辨析思考　蒸制加工和干燥加工都能使天麻素含量显著增加，苷元含量减少。天麻素及苷元的变化可能是一种可逆的动态变化。天麻素及苷元虽有相同的药理作用，但因苷元易氧化损失，因此天麻的上述炮制方法对提高和保证药材质量是有意义的。

【贮存】贮于干燥容器内，密闭，置于通风干燥处。防蛀。

木 香

【来源】本品为菊科植物木香 *Aucklandia lappa* Decne. 的干燥根。

【历史沿革】历代有炙法、纸煨、面煨法、火炮、炒、焙、黄连制、吴茱萸制、酒制、茶水炒、酥炙、水磨汁、姜汁磨、酒汁磨、蒸制、煨法等。现行主要的炮制方法为煨法。《中国药典》收载的饮片为木香、煨木香。

【采收】一般在 10 月霜降后茎叶枯黄至次年春初采挖，除去茎叶、泥沙。

【产地加工】除去芦头及须根，趁鲜切段，根头部较粗大者再纵剖成瓣，50 ～ 60℃烘干后，撞去粗皮。

【炮制】

1. 木香　取原药材，除去杂质，洗净，闷润至软，切厚片，晾干。

2. 煨木香　取未干燥的木香片，平铺于吸油纸上，一层木香片一层纸，如此间隔平铺数层，上下用平坦的木板夹住，用绳捆扎结实，使木香与吸油纸紧密接触，放在烘干室或温度较高处，煨至木香所含挥发油渗透到纸上，取出木香，放凉，备用。

【饮片性状】木香为类圆形或不规则的厚片。外表皮黄棕色至灰褐色，有纵皱纹。切面棕黄色至棕褐色，中部有明显菊花心状的放射纹理，形成层环棕色，褐色油点（油室）散在。有特异香气，味微苦。

煨木香形如木香，切面棕黄色。气微香，味微苦。

【加工与炮制目的】木香味辛、苦，性温，归脾、胃、大肠、胆经，具有行气止痛、健脾消食的功能，用于胸胁及脘腹胀痛、泻痢后重、食积不消、不思饮食等。木香生品行气作用强，多用于脘腹胀痛，如木香槟榔丸（《儒门事亲》）、大香连丸（《太平惠民和剂局方》）。

煨木香除去部分油质，可实肠止泻，多用于脾虚泄泻、肠鸣腹痛等，如泻痢导滞散（《全国中药成药处方集》）。

【现代研究】木香主要含挥发油。有研究报道，纸煨品、清炒品、麸煨品等炮制品比生品中的挥发油含量减少。麸炒、麸煨、纸煨均使木香中的去氢木香内酯、木香烃内酯等含量显著降低。GC-MS 分析发现，木香麸煨后挥发油组分发生了较大改变，α- 水芹烯等成分消失，α- 紫罗兰酮、α- 石竹烯、β- 倍半水芹烯及 α- 长叶松烯、橙花叔醇等新生成多种挥发性组分，榄香烯、二氢 -α- 紫罗兰酮、β- 石竹烯等含量增加。

研究显示，煨木香水煎剂抑制肠管蠕动的作用显著。煨木香的挥发油乳剂对肠蠕动抑制作用较生品显著增强，木香生品及其麸制品的挥发油均可显著降低盐酸 - 乙醇所致大鼠胃黏膜溃疡指数，而对胃泌素分泌量影响较小，麸煨品的高剂量挥发油组对大鼠胃黏膜损伤保护作用强于生品。煨制前后木香在复方煎液中挥发油的层析结果表明，其挥发油组分已发生变化，因而认为煨木香的炮制原理在于改变挥发油的性质，增强对肠蠕动的抑制作用，为临床用于固肠止泻提供了依据。

辨析思考　现今对木香的炮制研究主要围绕挥发油的变化，木香水提液中挥发油含量极少，其所含的去氢木香内酯具有抗肿瘤、抗炎等药理作用，所以还需扩展对木香的研究范围。

【贮存】贮于干燥容器内，密闭，置于通风干燥处。防霉，防蛀。

牛 膝

【来源】本品为苋科植物牛膝 *Achyranthes bidentata* Bl. 的干燥根。

【**历史沿革**】历代有酒渍服、黄精汁制、酒浸法、酒煮、酒熬膏、酒炒、酒洗、盐水炒、制炭、炙制、炒制、酒拌、酒蒸、炒炭和盐酒制等。现行主要的炮制方法有酒炙、盐炙。《中国药典》收载的饮片为牛膝、酒牛膝。

【**采收**】播种后 3～4 年的 10 月中旬左右的 20 天内为最佳收获期。挖起后抖去泥土,将鲜根砍去芦头。

【**产地加工**】将鲜根剪去须根,用小刀削下侧根,使主根、侧根均成单支。然后按根条大小分级,捆扎成小束,立即于坑上用无烟煤微火烘炕或置于日光下曝晒,半干时堆闷发汗数日,回润后再继续烘炕或晒干,炕时需用微火,干燥至八九成干后打捆成件。传统做法是用草席包裹,置于阴凉干燥处贮藏,亦可采用红外线烘干储藏。

【**炮制**】

1.牛膝　取原药材,除去杂质,洗净,润透,除去残留的芦头,切段,晒干或低温干燥。

2.酒牛膝　取牛膝段,加入定量的黄酒拌匀,稍闷润,待酒被吸尽后,置于炒制容器内,用文火加热,炒干,取出晾凉。每 100kg 牛膝段,用黄酒 10kg。

3.盐牛膝　取牛膝段,加入定量的食盐水拌匀,稍闷润,待盐水被吸尽后,置于炒制容器内,用文火加热,炒干,取出晾凉。每 100kg 牛膝段,用食盐 2kg。

【**饮片性状**】牛膝为圆柱形的段。外表面灰黄色或淡棕色,有微细的纵皱纹及横长皮孔。质硬脆,易折断,受潮变软。切面平坦,淡棕色或棕色,略呈角质样而油润。气微,味微甜而稍苦涩。

酒牛膝形如牛膝段。表面色略深,偶见焦斑。微有酒香气。

盐牛膝多有焦斑。微有咸味。

【**加工与炮制目的**】牛膝味苦、酸,性平,归肝、肾经,具有逐瘀通经、补肝肾、强筋骨、利尿通淋、引血下行的功能,用于经闭、痛经、腰膝酸痛、筋骨无力、淋证、水肿、头痛、眩晕、牙痛、口疮、吐血。如治胎衣半出而不出或胎死腹中,血气上冲,以本品配伍冬葵子、榆白皮等同用(《产宝杂录》);治血风走注、腰脚疼痛的牛膝散(《太平圣惠方》);治阴虚阳亢、头目眩晕的镇肝熄风汤(《医学衷中参西录》)。

牛膝酒炙后,可增强补肝肾、强筋骨、祛瘀止痛的作用,用于腰膝酸痛、筋骨无力、经闭癥瘕。如治肝肾不足之腰腿疼痛、软弱无力的酒浸牛膝丸(《张氏医通》);治血滞经闭的牛膝散(《证治准绳》);治冷痹脚膝疼痛无力的牛膝散(《圣济总录》)。

牛膝盐炙后,能引药下行,走肾经,增强通淋行瘀的作用,用于小便淋沥涩痛、尿血、小便不利。如治淋浊涩痛的石韦散(《普济本事方》)。

【**现代研究**】牛膝主要含有糖类、皂苷类、植物甾酮类及黄酮类成分。牛膝酒炙后甾酮类成分含量略有下降,而皂苷类成分含量增加。酒炙后齐墩果酸含量有所升高,可能是由于牛膝皂苷的水解转化所致。有研究发现,盐粒拌炒牛膝的 3 种甾酮类成分(β- 蜕皮甾酮、25R- 牛膝甾酮和 25S- 牛膝甾酮)的含量均高于生品和盐炙品。

通过小鼠耳郭肿胀法、热板法、扭体法及地塞米松血瘀模型,比较牛膝、酒牛膝的抗炎、镇痛及活血化瘀作用,结果表明:牛膝各饮片均有抗炎、镇痛作用,二者无显著性差异;牛膝、酒牛膝均有显著的活血化瘀作用,酒牛膝活血化瘀作用稍强。牛膝中甾酮类物质有促进成骨细胞增殖的作用;蜕皮甾酮能够显著上调原代成骨细胞 ERα mRNA 的表达,发挥植物雌激素样作用。

辨析思考　牛膝在不同炮制方法下,其甾酮类和皂苷类成分的变化规律各不相同。牛膝作用广泛,富含多糖类物质,所以对多糖成分的炮制转化及活性研究值得深入展开。

【贮存】贮于干燥容器内，炮制品密闭，置于阴凉干燥处。防霉。

丹　参

【来源】本品为唇形科植物丹参 *Salvia miltiorrhiza* Bge. 的干燥根及根茎。

【历史沿革】历代有熬令紫色、炒制、炙制、焙制、酒洗、酒浸、酒炒、酒蒸和猪心拌炒等。现行主要的炮制方法有酒炙法。《中国药典》收载的饮片为丹参、酒丹参。

【采收】当地上茎叶枯萎时即可采挖，一般在霜降后 7 天左右。人工收获时先挖动根部周围的泥土，再顺行将根全部挖起，尽量保持根茎完整，也可利用机械工具收获。

【产地加工】将挖出的鲜丹参晒至半干或七八成干，当根条变软时，将丹参根条集中堆闷或直接装入白色塑料袋内密封，发汗 4～5 天后，再摊晾 1～2 天，之后再堆起，使整个丹参堆发汗均匀，当根条心部由白色变成紫黑色时，摊开晾晒至全干，即得成品。

【炮制】

1. 丹参　取原药材，除去杂质及残茎，洗净，润透，切厚片，干燥，筛去碎屑。

2. 酒丹参　取丹参片，加入定量的黄酒拌匀，稍闷润，待酒被吸尽后，置于炒制容器内，用文火加热，炒干，取出晾凉。每 100kg 丹参片，用黄酒 10kg。

【饮片性状】丹参为类圆形或椭圆形的厚片。外表皮棕红色或暗棕红色，粗糙，具纵皱纹。皮部棕红色，木部灰黄色或紫褐色，有黄白色放射状纹理。气微，味微苦涩。

酒丹参表面红褐色，略具酒香气。

【加工与炮制目的】丹参味苦，性微寒，归心、肝经，具有祛瘀止痛、清心除烦、通血脉的功能。临床多生用，善调妇女经脉不匀，因其性偏寒凉，故多用于血热瘀滞所致的疮痈、产后瘀滞疼痛、经闭腹痛、心腹疼痛、肢体疼痛。如治心腹诸痛，属半虚半实的丹参饮（《医学金针》）；治乳痈肿痛的消乳汤（《医学衷中参西录》）；治温热病热入营血的清营汤（《温病条辨》）。

丹参酒炙后，寒凉之性缓和，活血祛瘀、调经止痛之力增强，多用于月经不调、血滞经闭、恶露不下、心胸疼痛、癥瘕积聚、风湿痹痛。如治月经不调的丹参散加减（《妇人明理论》）；治气血凝滞、心胸疼痛的活络效灵丹（《医学衷中参西录》）；治风湿痹痛的独活散（《普济方》）。

【现代研究】丹参含脂溶性成分丹参酮类、丹参酮醌类、丹参内酯类等；水溶性成分主要是丹酚酸类、丹参素、原儿茶醛、迷迭香酸、紫草酸等。丹参水溶性成分丹酚酸 B 是一种不稳定的化合物，含量随着炒制温度的升高而降低。不同炮制品中丹酚酸 B 的含量为酒丹参＞醋丹参＞生丹参＞米炒丹参＞炒丹参＞丹参炭。不同炮制品中丹参酮ⅡA 的含量为醋丹参＞酒丹参＞生丹参＞米炒丹参＞炒丹参＞丹参炭。

丹参饮片经酒炙、醋炙或炒炭后，水溶性总酚酸浸出量显著增高，与文献所载"酒制助其活血调经，增强活血、镇痛作用"相符。

采用肾上腺素及寒冷造成大鼠气滞寒凝血瘀模型，比较丹参各炮制品对血小板黏附与聚集、凝血酶时间、凝血活酶时间的影响，结果表明：黄酒与白酒炙丹参及生丹参均可显著降低血小板黏附与聚集作用，使血小板黏附与聚集、凝血酶时间、凝血活酶时间等显著延长，酒炙丹参比其生品作用显著增强。

辨析思考　丹参产地加工采用发汗的方式进行处理，至根条内部由白色变成紫黑色，酶对所含成分的转化较大，其加工意义值得注意。

【贮存】贮于干燥容器内，酒丹参密闭，置于通风干燥处。防潮。

巴戟天

【来源】本品为茜草科植物巴戟天 *Morinda officinalis* How 的干燥根。

【历史沿革】历代有枸杞、酒煮、糯米炒、酒浸焙、面炒、盐汤浸、油制、盐水煮、甘草汤浸、枸杞汤浸、甘草汤炒和甘草汁煮等。现行主要的炮制方法有清蒸、盐水拌蒸、甘草水制。《中国药典》收载的饮片为巴戟天、巴戟肉、盐巴戟天、制巴戟天。

【采收】全年均可采挖，挖取肉质根，除去地上部分、泥土。挖时尽量避免断根和伤及根皮。

【产地加工】采收的药材洗净，除去须根，晒至六七成干，待根质柔软时，用木锤轻轻将巴戟天锤扁（勿锤烂或使皮肉碎裂），晒干。

【炮制】

1. 巴戟天 取原药材，除去杂质。

2. 巴戟肉 取净巴戟天，置于蒸制容器内蒸透，趁热除去木心，切段，干燥。

3. 盐巴戟天 取净巴戟天，用盐水拌匀，待盐水被吸尽后，置于蒸制容器内蒸透，趁热除去木心，切段，干燥。每 100kg 净巴戟天，用食盐 2kg。

4. 制巴戟天 取净甘草捣碎，加水（甘草和水的比例为 1∶5）煎汤，去渣，将甘草汤加入净巴戟天中拌匀，置于锅内，用文火煮至药透汁尽，取出，趁热除去木心，切段，干燥。每 100kg 净巴戟天，用甘草片 6kg，煎汁约 50kg。

【饮片性状】巴戟天呈扁圆柱形，略弯曲。表面灰黄色或暗灰色，具纵纹和横裂纹。质韧，断面皮部厚，紫色或淡紫色，易与木部剥离。木部坚硬，黄棕色或黄白色。气微，味甘而微涩。

巴戟肉呈扁圆柱形短段或不规则块。表面灰黄色或暗灰色，切面皮部厚，紫色或淡紫色，中空。气微，味甘而微涩。

盐巴戟天形如巴戟肉，质较软润，味微咸。

制巴戟天形如巴戟肉，表面微黄色，味甜。

【加工与炮制目的】巴戟天味甘、辛，性微温，归肾、肝经，具有补肾阳、强筋骨、祛风湿的功效。生品祛风除湿之力胜，适用于肾阳虚而兼风湿之证，如巴戟天汤（《张氏医通》）。

巴戟肉与生品功效类似，温燥之性缓和，如治风冷腰痛、行步困难的巴戟天丸（《太平圣惠方》）。

盐巴戟天专于入肾，温而不燥，多服、久服无伤阴之弊，常用于阳痿遗精、月经不调、宫冷不孕、少腹冷痛，如治妇女下焦寒湿相争致经前腹痛的温脐化湿汤（《傅青主女科》）。

制巴戟天增加甘温补益作用，多用于肾气亏损、胸中短气、腰脚疼痛、筋骨痿软，如治脾肾亏损的无比山药丸（《中药成药制剂手册》）。

【现代研究】巴戟天含有糖类、蒽醌类、环烯醚萜类、脂类、有机酸、氨基酸及微量元素等成分。巴戟天炮制后水晶兰苷含量降低，且巴戟肉、盐巴戟天的含量比制巴戟天含量更低；经过盐炙的巴戟肉中铁、锰、镉含量明显降低，锌含量也有所降低。各炮制品中多糖含量为制巴戟天>巴戟肉>盐巴戟天>木心。

巴戟天生品和盐炙品均对小鼠耐缺氧与生殖系统有促进作用，且盐炙品作用优于生品，均具有抗氧化和增强免疫的功能。

研究发现，巴戟天补肾壮阳、补肾健脑作用的主要有效部位是其所含的低聚糖和蒽醌类成分。巴戟天中的糖类可以提高果蝇性活力，还能显著提高幼虫羽化率，其低聚糖具有促进细胞免疫、抗抑郁的作用，其蒽醌类成分具有抗致癌促进剂的作用。

以总蒽醌、水晶兰苷含量为指标，优选巴戟天盐炙的最佳工艺为每100g巴戟天，加盐水50mL（含食盐2g），闷润90分钟，置于蒸制容器内蒸15分钟，取出，趁热去心，切段，置80℃烘箱干燥2小时。

辨析思考　目前，对巴戟天药效物质与功效（性味）的相关性研究还不足，其炮制方法多样，如酒制品早期多见，现存为盐制及甘草制，炮制意义不甚明晰。

【贮存】贮于干燥容器内，炮制品密闭，置于通风干燥处。防霉，防蛀。

甘　草

【来源】本品为豆科植物甘草 *Glycyrrhiza uralensis* Fisch.、胀果甘草 *Glycyrrhiza inflata* Bat. 或光果甘草 *Glycyrrhiza glabra* L. 的干燥根及根茎。

【历史沿革】历代有炙焦为末、炒、蜜炙、酒浸蒸后炙酥、纸裹醋浸煨、猪胆汁浸炙、盐水浸炙、油浸炙、炮、黄泥裹煨、麸炒、酥制、涂麻油炙、姜汁炒、酒炒、粳米拌炒和乌药煎汁吸入去乌药等。现行主要的炮制方法有蜜炙法。《中国药典》收载的饮片为甘草和炙甘草。

【采收】以种子繁殖生长4年后采挖，根茎繁殖2～3年后采挖。在秋季9月下旬至10月初采挖，或在春季茎芽长出前采挖。采挖时割去茎干，顺着根系生长方向深挖，不要伤及根皮或挖断，先挖松根头周围泥土，挖出约30cm后，用力拔出药材。秋季采挖的药材粉性足，质地好，易晒干。

【产地加工】去掉残茎，抖去泥土，分出主根和侧根，去掉芦头、毛须、支杈，按条形长度分段，晒至半干，然后按长短、粗细分等级，捆成直径10cm左右的小捆，继续晒至全干。亦有将栓皮刮去后晒干。

【炮制】

1.甘草　取原药材，除去杂质，洗净，润透，切厚片，干燥。

2.炙甘草　取熟蜜，加入适量开水稀释后，倒入净甘草片中拌匀，闷润至透，置于炒制容器内，文火加热，炒至黄色至深黄色、不黏手时，取出晾凉。每100kg甘草片，用熟蜜25kg。

【饮片性状】甘草呈类圆形或椭圆形厚片。外表皮红棕色或灰棕色；切面略显纤维性，中心黄白色，有明显放射状纹理及形成层环，传统称为"菊花心"。质坚实，具粉性。气微，味甜而特殊。

炙甘草形如甘草片。外表皮红棕色或灰棕色，表面黄色至深黄色，微有光泽，略有黏性。气焦香，味甜。

【加工与炮制目的】甘草味甘，性平，归心、肺、胃经，具有补脾益气、清热解毒、祛痰止咳、缓急止痛、调和诸药的功能。生品味甘偏凉，长于泻火解毒，化痰止咳，多用于痰热咳嗽、咽喉肿痛、痈疽疮毒、食物中毒及药物中毒。如治疗外感风邪的三拗汤（《太平惠民和剂局方》）；治疗肺胃热盛所致咽喉肿痛的清咽丸（《中国药典》）。

炙甘草性平偏温，补脾和胃、益气复脉之力胜，常用于脾胃虚弱、倦怠乏力、心气不足、脘腹疼痛、筋脉挛急、心动悸、脉结代。如治脾胃虚弱、神疲食少的四君子丸（《中国药典》）；治气血虚弱、心动悸、脉结代的炙甘草汤（《注解伤寒论》）；治疗脘腹挛急疼痛或四肢拘挛的芍药甘草汤（《注解伤寒论》）。

【现代研究】甘草主要含有黄酮类化合物甘草酸、甘草苷等。甘草酸的含量与炮制过程中温度有关，炮制时温度越高，甘草酸含量下降越多。甘草切片前需软化，若用水浸泡时间过长，甘草酸和水浸出物的损失可达 50% 或以上；若用浸润法软化，则甘草酸和水浸出物损失较小，故甘草切片前软化应少泡多润。蜜炙工艺中，蜜水的比例和炒炙温度对甘草的外观、性状及甘草酸和甘草苷的含量有显著影响。烘法与炒法炮制的炙甘草，其甘草酸含量无显著差异。

甘草、炙甘草提取物对脾虚小鼠均有不同程度的改善作用，炙甘草作用较为显著；甘草单纯加热、加入熟蜜或两个因素单纯加合的作用并不能等同于炙甘草。甘草炮制后对免疫功能的改善作用强于生品，而镇咳、祛痰作用较生品有所降低。

辨析思考 以往对甘草及其炮制品的研究侧重于补脾、抗心律失常、增强免疫力、镇咳、祛痰等方面，其物质基础主要围绕黄酮类化合物，而揭示其广泛的功效作用、生熟品的性味变化，还需要进一步研究。

【贮存】贮于干燥容器内。炙甘草密闭，置于阴凉干燥处。防霉，防蛀。

甘 遂

【来源】本品为大戟科植物甘遂 *Euphorbia kansui* T.N.Liou ex T.P.Wang 的干燥块根。

【历史沿革】历代有"甘草、荠苨制"、熬制、火炮、炒制、麸炒、酥制、醋制、脂麻制、湿纸裹煨、水煮制、面煮制、面炒制、焙制和炙制等。现行主要的炮制方法为醋炙。《中国药典》收载的饮片为生甘遂、醋甘遂。

【采收】春季开花前或秋末茎叶枯萎后采挖，挖出后除去茎叶，抖掉泥土，运回加工。

【产地加工】采收的甘遂洗净泥土，削去外皮及须根，晒干。

【炮制】

1.生甘遂 取原药材，除去杂质，洗净，干燥，大小分档。

2.醋甘遂 取净甘遂，加入定量的米醋拌匀，闷润至醋被吸尽后，置于炒制容器内，用文火加热，炒至微干，取出晾凉，用时捣碎。每 100kg 甘遂，用米醋 30kg。

【饮片性状】甘遂呈椭圆形、长圆柱形或连珠形。表面类白色或黄白色，凹陷处有棕色外皮残留。质脆，易折断，断面粉性，白色，木部微显放射状纹理；长圆柱状者纤维性较强。气微，味微甘而辣。

醋甘遂形如生甘遂。表面黄色至棕黄色，偶有焦斑。微有醋香气，味微酸而辣。

【加工与炮制目的】甘遂味苦，性寒，有毒，归肺、肾、大肠经，具有泻水逐饮的功能。生甘遂药力峻烈，临床多入丸、散剂使用，可用于痈疽疮毒、胸腹积水、二便不通。如治胸腹积水的十枣汤（《注解伤寒论》）；治水饮结胸、痰迷心窍的遂心丹（《济生方》）。

醋甘遂毒性减弱，峻泻作用缓和，用于腹水胀满、痰饮积聚、气逆喘咳、风痰癫痫、二便不利。如治疗腹水胀满、小便短少、大便秘结的舟车丸（《景岳全书》）；治瘰疬的甘遂破结散（《太平圣惠方》）。

【现代研究】甘遂中主要含有萜类、甾体类和香豆素类化合物。

比较甘遂各炮制品对小白鼠内耳郭的半数刺激量，结果表明：生甘遂的刺激性为其炮制品的6倍。测定生甘遂、醋甘遂、甘草制甘遂的 LD_{50}，可见炮制品与生品比较有显著性差异，其中甘草制甘遂的毒性较生品降低约 4/5。

用生甘遂和醋炙甘遂的醇浸膏和混悬液分别给小白鼠口服，观察其泻下作用和毒性，结果表明：生甘遂经醋炙后能降低毒性，缓和峻泻作用；醇提取后的残渣无泻下作用；醋甘遂煎液的泻下作用亦不明显。说明加热处理可使甘遂的毒性及一般药理活性（如利尿）降低。

甘遂清炒品、醋润品和醋炙品均能降低甘遂的致炎毒性，提示甘遂醋炙过程中加热和醋润能协同降低其致炎毒性。

辨析思考　甘遂醋炙在降低毒性的同时，对其活性也产生一定影响，其毒效物质是否为一体，以及工艺控制还需进一步研究。

【贮存】贮于干燥容器内，密闭，置于阴凉干燥处。防蛀。

白　及

【来源】本品为兰科植物白及 *Bletilla striata*（Thunb.）Reichb.f. 的干燥块茎。

【历史沿革】历代有烧存性、去须、去芦须研碎、微火略焙及炒法等。现行主要的炮制方法为蒸法、煮法。《中国药典》收载的饮片为白及。

【采收】白及种植 3 ～ 4 年方可采收。通常在 9—12 月茎叶枯黄时，清除地上残茎叶，用四齿铁耙或平铲小心连土一起挖出，抖去泥土即得。

【产地加工】剪去残留的茎秆，逐个拆解成单个块茎，清除有病虫害的块茎，去掉须根，备用。将块茎放入箩筐内，置于流水处或盛满清水的大木盆内，浸泡 1 小时，洗去泥土。洗净后，放入沸水锅内蒸或煮 15 ～ 20 分钟，不断翻动或搅拌至无白心时取出。冷却，去粗皮，清洗后沥干。将表面干燥的白及放入撞笼里，撞去残留的粗皮和须根，直至变成光滑、洁白的半透明体。然后直接晒干或于 60 ～ 75℃烘干，至五六成干时，堆放回潮 2 小时左右，使内部水分渗出至表面，继续晒或烘至全干。

也可将块茎直接晒干或 60 ～ 75℃烘干，完全烘干后，放入撞笼中，撞去泥土、粗皮、须根，筛去灰屑即可。本法加工的白及较蒸煮法色泽灰暗，但操作更为简便。

【炮制】

1. 白及片　取干燥块茎，除去杂质，大小等分，润软，切薄片，干燥，即得。或取净白及，用适量热水浸泡 2 ～ 4 小时，至水被吸尽，装入水甑内，蒸至圆汽，趁热切薄片，烘干。

2. 白及粉　取干燥块茎，除去杂质，研磨成细粉，即可。

【饮片性状】白及片为不规则的薄片，质硬而脆，切面呈类白色至黄白色，角质样，半透明。气微，味苦，嚼之有黏性。

【加工与炮制目的】白及味苦、甘、涩，性微寒，归肺、肝、胃经，具有收敛止血、消肿生肌的功能，用于咯血、吐血、衄血、便血、外伤出血、痈疮肿毒、烫灼伤、手足皲裂、肛裂、肺结核咳血、溃疡病出血等。可内服与外用。

白及质地坚硬，经蒸或煮加工后，可使质地软化，利于切片和粉碎。多切片生用或研粉用。

【现代研究】白及含有黏胶质白及多糖胶、淀粉、联苄类、菲类及其衍生物（二氢菲类、联菲类等）、芪类、花色素苷类、三萜、甾体、醚类、脂类、黄酮类、多酚类、氨基酸及少量的挥发油成分。其中白及多糖胶占 40% ～ 50%，为天然水溶性的白及多糖，主要由甘露糖和葡萄糖两种单糖组成，其黏度随着分子量增大而增大，具有止血、抗肿瘤、抗溃疡、抗肺纤维化等作用。

现代炮制工艺可采用冻干法，所得饮片色泽洁白，片形平整，断面特征完好，感官品质极佳，缺点是成本较高。

白及多糖胶的提取多采用水提醇沉的方式进行。在提取过程中，原料药接触面积越大则溶出率越高。因此，宜使用白及粉而非白及片。

辨析思考 白及多糖胶为天然的大分子黏性多糖，应用范围较广，其糖组成的构效关系还不明晰。白及多糖胶的深度开发也有待进一步展开。

【贮存】贮于干燥容器内，炮制品密闭，置于通风干燥处，防潮。

白 术

【来源】本品为菊科植物白术 *Atractylodes macrocephala* Koidz. 的干燥根茎。

【历史沿革】历代有熬黄、土炒、炮黄色、炒黄、米泔浸、米泔水浸后麸炒、醋浸炒、蜜炒、水煮、绿豆炒、酒制、乳汁制、盐水炒、面炒、炒焦、姜汁炒、枳实煎水渍炒、香附煎水渍炒、酒浸九蒸九晒和蜜水拌蒸等。现行主要的炮制方法有土炒、麸炒。《中国药典》收载的饮片为白术、麸炒白术。

【采收】立冬前后，当白术茎秆为黄褐色，下部叶片枯黄，上部叶片已硬化、易折断时采收。采收时选择晴天，土质干燥时挖取块茎，剪去地上部分，去净泥土及杂质，运回加工。

【产地加工】运回的白术应及时加工，不要堆积、曝晒，以免发热抽芽或泛油。加工方法有晒干、烘干两种，一般以烘干为主。

1. 炕术 ①将运回的白术置于炕面，于80℃左右烘制1小时，至白术表皮熟后，适当减小火力，继续烘约2小时，其间将白术上下翻转，使细根脱落。继续烘制3～5小时后，撞去须根，并修除术秆。②再将白术大小分档，大的放底层，小的放上层，于60～70℃下烘制8～12小时，中间翻动1次，至七八成干时，再次修去术秆。③白术大小分档，分别堆置室内6～7天，使内部水分外溢，表皮软化发汗。④将发汗后的白术置于50～60℃下烘制24～36小时，约6小时翻动一次，至全干即可。

2. 生晒术 将运回的白术抖净泥沙，剪去术秆，晒干即得。在晒制时要注意逐步搓擦去除须根。如遇阴雨天气，应注意薄摊通风，切忌堆积淋雨。也有用硫黄熏烘24小时，至外皮带黄色时再晒1～2天，堆放1天，使水分外溢，再晒3～4天，干燥即可。

【炮制】

1. 白术 取原药材，除去杂质，洗净，润透，切厚片，干燥，筛去碎屑。

2. 土炒白术 先将土粉置于锅内，用中火加热，炒至土呈灵活状态时，投入白术片，炒至白术表面均匀挂土粉时，取出，筛去土粉，放凉。每100kg白术片，用灶心土25kg。

3. 麸炒白术 先将锅用中火烧热，撒入麦麸（或蜜炙麦麸），待冒烟时，投入白术片，不断翻炒，至白术呈焦黄色，有焦香气，取出，筛去麦麸，放凉。每100kg白术片，用麦麸10kg。

4. 焦白术 取净白术，置于预热的炒制容器内，用武火炒至焦黄色，取出，晾凉。

【饮片性状】白术为不规则厚片。外表皮灰黄色或灰棕色。切面黄白色至淡棕色，散生棕黄色的点状油室，木部具有放射状纹理。气清香，味甘、微辛，嚼之略带黏性。

土炒白术表面杏土黄色，附有细土末，有土香气。

麸炒白术表面焦黄色或黄棕色，偶见焦斑，略有焦香气。

焦白术表面焦黄色，微有香气。

【加工与炮制目的】白术味苦、甘，性温，归脾、胃经，具有健脾益气、燥湿利水、止汗、安胎的功效。生白术以健脾燥湿、利水消肿为主，多用于痰饮、水肿、风湿痹痛。如治痰饮内停、脾失健运、心悸的苓桂术甘汤（《金匮要略方论》）；治四肢水肿、小便不利的五苓散（《注解伤寒论》)。

土炒白术借土气资助脾土，增强补脾止泻作用，用于脾虚食少、泄泻便溏、胎动不安。如治小儿脾胃受寒、水泻不止的小儿健脾止泻丸（《部颁标准》）；治心脾不足、气血两亏、形瘦神疲、食少便溏的人参养荣丸（《中国药典》）。

麸炒白术能缓和燥性，增强健脾消食、和胃作用，用于脾胃不和、运化失常、食少胀满、倦怠乏力、表虚自汗。如治脾胃虚弱所致的饮食不化、脘闷嘈杂、恶心呕吐的人参健脾丸（《中国药典》）；治脾气不足、中气下陷的补中益气汤（《脾胃论》）。

焦白术在部分地区使用，能避免滞气等不良反应，可用于脾虚腹胀和泄泻等症。

【现代研究】白术主要含挥发油、内酯类、多糖类成分，其挥发油中主要为苍术酮、苍术醇等。白术炮制后挥发油含量降低，其组分也发生变化，如 β – 马里烯、菖蒲二烯等 5 个成分在炮制品中未检出；对生白术、清炒白术和 3 种麸炒白术（炒轻、炒黄、炒焦）进行比较，发现麸炒轻、麸炒黄品中白术内酯Ⅲ含量升高，且以麸炒黄品含量最高；清炒白术和麸炒焦白术中的白术内酯Ⅲ有所下降。

研究表明，白术在炮制过程中，苍术酮可转变成白术内酯类成分。白术炒黄、麸炒后苍术酮含量降低，白术内酯Ⅱ、Ⅲ含量均明显升高，但温度过高时白术内酯Ⅲ含量有所下降。苍术酮氧化后，生成白术内酯Ⅱ、Ⅲ和双白术内酯；将白术内酯Ⅲ在盐酸 – 乙醇中加热，得到白术内酯Ⅰ，证明在加热的情况下，白术内酯Ⅲ可脱水生成白术内酯Ⅰ。

生、炒白术对兔离体肠管活动均有双向调节作用，生白术作用较炒白术略强。一般认为白术经麸炒或土炒后健脾作用增强，并能缓和燥性。实验证明，白术麸炒品较生品能更好地促进脾虚大鼠胃泌素、P 物质、胆碱酯酶、一氧化氮的分泌，从而改善黏膜局部供血，保护胃黏膜，促进胃酸分泌和胃肠蠕动，缓解以泄泻为表证的脾虚症状。

白术多糖对人白血病 K562 细胞的增殖具有抑制作用，抑制率可达 42.70%，可以增加动物机体脾脏和胸腺质量，拮抗免疫器官损伤，并且作用于肠道黏膜免疫系统等。白术多糖具有抗菌、降血糖、抗氧化的作用。

以白术饮片外观性状和白术内酯Ⅰ、Ⅱ、Ⅲ总量为优选指标，选择辅料量、温度及加热时间 3 个因素，白术麸炒优选工艺为辅料用量 10%，投料温度 300℃，加热时间 2.5 分钟。以白术水提取物、醇提取物和白术内酯Ⅲ含量为指标，考察锅内温度、炮制时间、伏龙肝（灶心土）用量 3 个因素，最终土炒白术的最佳炮制工艺为锅内温度 220 ～ 250℃，炮制时间 6 分钟，伏龙肝用量 30%。

辨析思考　白术药材易变质，现产地加工多用烘制法，但该药富含挥发油，产地加工方法是否对内在物质产生影响，还值得进一步考虑。

【贮存】置于阴凉干燥处，防霉，防蛀。不宜多年久贮，否则易走油或变黑。

白　芍

【来源】本品为毛茛科植物芍药 *Paeonia lactiflora* Pall. 的干燥根。

【历史沿革】历代有切、蜜水拌蒸、熬令黄、微炒、炒焦、焙制、煮制、酒炒、酒浸、炒炭、米水浸炒、酒蒸、米炒、土炒、煨制和煅炭等。现行主要的炮制方法有酒炙、醋炙、炒黄、土炒。《中国药典》收载的饮片为白芍、炒白芍、酒白芍。

【采收】传统采收一般在 8—10 月，多选在立秋至白露之间晴天中午进行，避免雨天采收。最佳采收生长年限为 4 ～ 5 年者。深挖根部，抖净泥土，除去地上部分，运回加工。

【产地加工】将白芍根分档成大、中、小 3 级，放入沸水中大火煮烫 5～15 分钟，不时上下翻动，待根表皮发白，表面开始出现气泡时，迅速捞出放入冷水中浸泡 20 分钟。然后手工用竹签、刀片等刮去褐色表皮，放在日光下晒干。

【炮制】

1. 白芍 取原药材，除去杂质，大小条分开，洗净，浸泡至六七成透，取出闷润至软，切薄片，干燥。

2. 酒白芍 取白芍片，加入黄酒拌匀，稍闷润，待酒被吸尽后，置于炒制容器内，用文火加热，炒至表面微黄色，取出晾凉。每 100kg 白芍片，用黄酒 10kg。

3. 炒白芍 取白芍片，置于炒制容器内，用文火加热，炒至表面微黄色，取出晾凉。

4. 醋白芍 取白芍片，加入定量的米醋拌匀，稍闷润，待醋被吸尽后，置于炒制容器内，用文火加热，炒干，取出晾凉。每 100kg 白芍片，用米醋 15kg。

5. 土炒白芍 取定量的灶心土细粉，置于炒制容器内，中火加热，炒至土呈灵活状态，加入白芍片，炒至表面挂土色，微显焦黄色时，取出，筛去土粉，摊开放凉。每 100kg 白芍片，用灶心土粉 20kg。

【饮片性状】白芍呈类圆形薄片。表面类白色或淡棕红色，平滑。切面类白色或微带棕红色。气微，味微苦、酸。

酒白芍表面微黄色或淡棕黄色，有的可见焦斑。微有酒香气。

炒白芍表面微黄色或淡棕黄色，有的可见焦斑。气微香。

醋白芍表面微黄色，微有醋气。

土炒白芍表面土黄色，微有焦土气。

【加工与炮制目的】白芍味苦、酸，性微寒，归肝、脾经，具有养血调经、敛阴止汗、柔肝止痛、平抑肝阳的功能，多用于肝阳上亢、头痛、眩晕、耳鸣、阴虚发热、烦躁易怒。如治肝阳上亢、头痛眩晕的建瓴汤（《医学衷中参西录》）；治积热不散、目赤肿痛或生翳障的泻肝汤（《圣济总录》）；治阴虚发热的芍药散（《普济方》）；治产后虚烦不得眠的芍药栀豉汤（《济阴纲目》）。

炒白芍寒性缓和，以养血和营、敛阴止汗为主，用于血虚萎黄、腹痛泄泻、自汗盗汗。如治肝旺脾虚之肠鸣腹痛、泄泻的痛泻要方（《景岳全书》）；治泻痢日久、腹痛喜按喜温的养脏汤（《太平惠民和剂局方》）；治虚劳自汗不止的芍药黄芪汤（《赤水玄珠全集》）；治酒毒下血的芍药丸（《朱氏集验方》）。

白芍酒炙后，酸寒伐肝之性降低，入血分，善于调经止血，柔肝止痛，用于肝郁血虚、胁痛腹痛、月经不调、四肢挛痛。如治血崩腹痛的六一散（《医方一盘珠全集》）；治妇人血伤兼赤白带下的芍药浸酒方（《普济方》）；治骨髓虚冷、疼痛倦怠的芍药虎骨散（《圣济总录》）。

白芍醋炙后，引药入肝，增强敛血养血、疏肝解郁作用，用于肝郁乳汁不通、尿血等。如治产后郁结、乳汁不通的通肝生乳汤（《傅青主女科》）；治尿血且血色鲜红的加减黑逍遥散（《医略六书》）。

白芍土炒后，可借土气入脾，增强养血和脾、止泻作用，用于肝旺脾虚、腹痛腹泻。如配伍土炒白术、广陈皮、炮姜炭等，治伏气、泄泻及风痢（《时病论》）；配伍西洋参、米炒黄芪、土炒白术等，治泄痢不已、气虚下陷、谷道不合、肛门下脱等（《时病论》）。

【现代研究】白芍含芍药苷、氧化芍药苷、芍药内酯、挥发油等成分。

白芍不同炮制品中，芍药苷的含量为生白芍＞麸炒白芍＞酒白芍＞醋炒白芍＞土炒白芍＞焦白芍。

白芍不同炮制品水煎液均能加大离体兔肠自发性收缩活动的振幅，以醋炙品作用最强；对氯化钡引起的兔肠收缩加强，生品有明显的拮抗作用，其他炮制品拮抗作用不明显；白芍清炒品、酒炒品、醋炒品对肾上腺素引起的肠管活动抑制均有不同程度的拮抗作用，以醋炙品拮抗作用较为明显，生品和麸炒品作用不明显。

白芍炮制品镇痛作用强于生品。不同白芍炮制品的药理功效存在一定差异，炒白芍、酒白芍、醋白芍均可增加小鼠基础痛阈值，但酒白芍、醋白芍的镇痛作用优于生白芍、炒白芍。生白芍、炒白芍、酒白芍、醋白芍均有一定的抗炎作用，可降低小鼠耳肿胀度，但组间比较差异不明显。

辨析思考　芍药苷溶于水，处理时注意成分流失。另外，不同炮制品中芍药苷含量均降低，白芍炮制缓和酸寒之性及各法炮制的意义值得进一步探讨。

【贮存】贮于干燥处。防蛀。

白　芷

【来源】本品为伞形科植物白芷 *Angelica dahurica*（Fisch.ex Hoffm.）Benth.et Hook.f. 或杭白芷 *Angelica dahurica*（Fisch.ex Hoffm.）Benth.et Hook.f.var. *formosana*（Boiss.）Shan et Yuan 的干燥根。

【历史沿革】历代有黄精制、炒黄、湿纸裹煨、焙制、醋浸焙干、米泔浸、盐水炒、醋炒、酒炒、炒黑、面裹煨、酒浸、蒸制、煅制、萝卜汁浸、酒洗、酒蒸等。现行以生用为主。《中国药典》收载的饮片为白芷。

【采收】夏、秋间叶黄时采挖，除去须根和泥沙，运回加工。

【产地加工】将新鲜采收的白芷置于阳光下暴晒或低温烘干。浙江地区可将白芷置于水缸中，洗去泥土、须根，再拌入石灰进行暴晒。如遇连续阴雨天气，要注意防腐，可用硫熏法进行防腐处理。

【炮制】白芷　除去杂质，大小分开，略浸，润透，切厚片，干燥。

【饮片性状】白芷饮片呈类圆形的厚片。外表皮灰棕色或黄棕色。切面白色或灰白色，具粉性，形成层环棕色，近方形或近圆形，皮部散有多数棕色油点。气芳香，味辛、微苦。

【加工与炮制目的】白芷味辛，性温，归胃、大肠、肺经，具有解表散寒、祛风止痛、宣通鼻窍、燥湿止带、消肿排脓的功能。

白芷临床多生用，软化切片后便于调剂、制剂和有效成分煎出，常用于感冒头痛、眉棱骨痛、鼻塞流涕、鼻衄、鼻渊、牙痛、带下、疮疡肿痛。如治阳明经头痛、眉棱骨痛、头风痛、齿痛的川芎茶调散（《太平惠民和剂局方》）；用于下元虚弱、赤白带下或行经不止的白芷散（《校注妇人良方》）。

【现代研究】白芷经酒炖后氧化前胡素、白当归脑含量降低，水合氧化前胡素、白当归素含量增加，其含量降低与增加的原因可能为白芷在黄酒的弱酸性及受热作用下，氧化前胡素、白当归脑会发生环氧化合物（醚键）的开环反应，分别生成水合氧化前胡素、白当归素。与生品的挥发性成分比较，酒炖白芷中有 22 种成分消失，但新增了 12 种成分，表明酒炖白芷中的挥发性成分的组成和含量均发生了变化。以欧前胡素为指标，白芷醋制后，与生品相比，欧前胡素含量有所下降。白芷不同辅料蒸制品总香豆素含量为酒蒸品＞盐蒸品＞醋蒸品；不同辅料炒制品总香豆素含量为酒炙品＞醋炙品＞盐炙品。蒸制品总香豆素含量高于炒制品，且酒蒸品总香豆素含量最高。

　　小鼠醋酸扭体法镇痛实验显示，硫熏川白芷醇提液未显示有镇痛效果，而未硫熏川白芷醇提液则显示有明显的镇痛作用。

　　白芷中欧前胡素、别欧前胡素、白当归脑等香豆素类成分能够介导机体炎性反应、免疫反应、皮脂分泌等过程，从而治疗痤疮。此外，香豆素类成分除具有抗炎、免疫调节作用外，还可促进细胞的分化、迁移及血管的发育、生成，促进乳腺癌细胞的凋亡，抑制组胺释放等。白芷总挥发油能够抑制炎症因子的释放，提高机体的免疫功能。

　　不同干燥方法研究结果显示，晒干法和烘干法得到的白芷有效成分含量相对较高，而用硫黄熏制的白芷有效成分含量普遍较低。随着温度的升高，白芷香豆素成分含量普遍降低，香豆素成分不稳定，烘干时应低温干燥。以欧前胡素和异欧前胡素为观察指标，将新鲜白芷直接切片干燥加工相比白芷传统切片，前者中欧前胡素和异欧前胡素含量普遍较高。白芷经抢水、浸泡处理后，切成 1 ～ 2mm 的饮片，其水浸出物量和香豆素含量均优于 2 ～ 3mm 及 4 ～ 5mm 饮片。

　　辨析思考　白芷以生用为主，可能与其内在成分受热不稳定有关，但白芷传统炮制时经暴晒或拌石灰暴晒或硫熏，且以质地白为优，那么传统产地加工的意义何在？

　　【贮存】置于阴凉干燥处。防蛀。

白附子

　　【来源】本品为天南星科植物独角莲 *Typhonium giganteum* Engl. 的干燥块茎。

　　【历史沿革】历代有去黑皮、热灰中炮裂、生姜汁拌炒、米泔浸焙、酒浸炒、酒煮炒、醋拌炒、炮裂捣碎炙微黄、姜汁泡后甘草浸焙、面包煨熟、切片微炒、煨裂、水浸后炒黄、湿纸裹煨、面裹或湿纸包火煨炮、童便酒炒、姜汁蒸等。现行的炮制方法为复制法。《中国药典》收载的饮片为白附子和制白附子。

　　【采收】带根块茎作种的栽种当年 10 月霜降后可采收，不带根的需多种 1 年再采收。冬季倒苗后，挖起块茎，小的作种，大的加工成药。

　　【产地加工】新鲜块茎以水浸泡后加入砂石，撞磨去皮，也可用竹刀刮去外皮，洗净后晒干，或硫黄熏后晒干或烘干；也可以堆放发汗，使外皮皱缩易脱，装在箩筐内，放在流水中踩去或撞去粗皮，再用硫黄熏后晒干或烘干。

　　【炮制】

　　1. 生白附子　取原药材，除去杂质。

　　2. 制白附子　取净白附子，大小分开，用清水浸泡，每日换水 2 ～ 3 次，数日后如起泡沫，换水后加白矾（每 100kg 白附子，用白矾 2kg），泡 1 天后再进行换水，至口尝稍有或无麻辣味为度，取出。另取白矾及生姜片，加入适量水，煮沸后，倒入白附子共煮，至内无干心为度，捞出，除去生姜片，晾至六七成干，切厚片，干燥。每 100kg 白附子，用生姜、白矾各12.5kg。

　　【饮片性状】生白附子呈椭圆形或卵圆形。表面白色至黄白色，略粗糙，有环纹及须根痕，顶端有茎痕或芽痕。质坚硬，断面白色，粉性。气微，味淡、麻辣刺舌。

　　制白附子呈类圆形或椭圆形厚片。外表皮淡棕色，切面黄色，角质。味淡，微有麻舌感。

　　【加工与炮制目的】白附子味微辛，性温，有毒，归胃、肝经，具有祛风痰、定惊搐、解毒散结止痛的功效，用于口眼㖞斜、破伤风。生白附子一般外用，用于瘰疬痰核、毒蛇咬伤。如治中风、半身不遂的牵正散（《杨氏家藏方》）；治疗破伤风，如玉真散（《外科正宗》）；治疗抽搐、呕吐，如白附饮（《证治准绳》）；治疗风湿痹痛，如白附子丸（《圣济总录》）。

制白附子可降低毒性，消除麻辣味，增强祛风痰作用，多用于偏头痛、痰湿头痛、咳嗽痰多。如治偏头痛的白附子散（《普济本事方》）；治痰湿咳嗽的白附丸（《证治准绳》）；治喘逆张口，如大效雄朱化痰定喘丸（《婴童百问》）；治疗身体强直，如牛黄丸（《太平圣惠方》）。

【现代研究】白附子中含有挥发油、有机酸、氨基酸、微量元素、含氮杂环、脑苷等成分。炮制能显著改变其所含淀粉粒、草酸钙针晶和黏液细胞的显微结构，造成水溶性成分损失较多，而脂溶性成分含量与生品差别不大。其中水溶性成分中游离氨基酸在炮制过程中损失较大，而总氨基酸的含量制品较生品下降 30% 左右，可能因为白矾有固定蛋白的作用，可防止氨基酸进一步流失。

研究表明，白附子炮制减毒机制与半夏、天南星的解毒机制具有共性规律，即改变草酸钙针晶形态和降低凝集素活性。

研究表明，不同样品的毒性和刺激性为白附子生品 > 药典法炮制品 > 超微粉碎制品，超微粉碎制品药效作用与生品、药典法炮制品基本一致。超微粉碎可使草酸钙针晶碎断，数目可减少至常规粉碎粉的 1/8 ~ 1/2，晶体出现纵向断裂，呈扁的长方体，草酸钙针晶圆柱体和针尖不可见。

白附子致毒机制为毒针晶的机械刺入与凝集素蛋白的双重作用，经过加热可破坏凝集素蛋白，消除刺激性，从而达到减毒的作用。

比较白附子生品、矾制品、药典法炮制品的抗 S_{180} 肿瘤的作用，结果表明：生品组抗肿瘤作用显著，但胸腺、脾脏指数显著高于矾制组、药典法组。

白附子生品及炮制品具有不同程度的镇静、抗惊厥、抗炎、镇痛作用，能明显减少小鼠自发活动，延长惊厥潜伏期，减少扭体次数，缩短舔足时间，减轻耳肿胀度，作用从强到弱依次为姜矾制品、矾制品、生品、姜制品。

据报道，以浸出物含量、药效和毒性实验为指标，优选制白附子的炮制工艺为每 100kg 白附子，加 6% 白矾浸泡 6 天，115℃加压煮 30 分钟，加压炮制可显著缩短炮制时间。以水浸出物含量、铝离子残留量、草酸钙含量为指标，优选白附子趁鲜加工的工艺为每 100kg 鲜白附子，加白矾 6kg，生姜 6kg，加热至沸腾 30 分钟后继续泡润 48 小时，再以 120℃加压蒸煮 30 小时，切片后干燥。

辨析思考　白附子的药效物质基础还不明确，毒效之间的关系亦未阐明，特别是对大分子糖类、蛋白质及肽类成分研究较少，现有炮制法与古法也不完全一致，现法对水溶性成分的损失较大，仅以几项指标进行的工艺改革也应当慎重。

【贮存】贮于干燥容器内，置于通风干燥处。防潮，防霉，防蛀。

半　夏

【来源】本品为天南星科植物半夏 *Pinellia ternata*（Thunb.）Breit. 的干燥块茎。

【历史沿革】历代有"治半夏"、汤洗、姜制、水煮制、麸制、姜汁浸炒、制曲、吴茱萸制、姜与竹沥制、甘草制、制炭、姜与桑叶及盐制、皂荚白矾煮制、姜汁青盐制等。现行炮制方法为复制法。《中国药典》收载的饮片为生半夏、清半夏、姜半夏和法半夏。

【采收】种子播种后的第 3 年或第 4 年采收，块茎繁殖者于当年或第 2 年采收。一般夏、秋二季茎叶枯萎倒苗后采挖，选择晴天采挖，顺垅挖 12 ~ 20cm 深的沟，采收直径大于 0.7cm 以上者，过小者留种。采后运回加工。

半夏最好在芒种至夏至间采收，此时水分少，粉性足，质坚硬，色泽洁白，药材质量好。

【产地加工】将鲜半夏洗净泥沙，按大、中、小分级，分别装入麻袋内，在地上摔打，然后倒入清水缸中，反复揉搓，或将块茎放入筐内，在流水中用木棒撞击或用去皮机除去外皮。洗净后取出晾晒，不断翻动，晚上收回，平摊于室内，次日取出再晒，晒至全干或半干。以硫黄熏之，亦可拌入石灰，使水分外渗，再晒干或烘干，切忌暴晒。烘干温度一般控制在 35～60℃。

硫黄熏蒸，每100kg鲜半夏，用硫黄0.5kg，熏蒸24小时，可使颜色洁白，且不易虫蛀和腐烂。

【炮制】

1.生半夏　取原药材，除去杂质，洗净，干燥。用时捣碎。

2.清半夏　取净半夏，大小分档，用8%白矾溶液浸泡至内无干心，口尝微有麻舌感，取出，洗净，切厚片，干燥。每100kg净半夏，用白矾20kg。

3.姜半夏　取净半夏，大小分档，用水浸泡至内无干心，另取生姜切片煎汤，加白矾与半夏共煮至透心，取出，晾至半干，切薄片，干燥。每100kg净半夏，用生姜25kg，白矾12.5kg。

4.法半夏　取净半夏，大小分档，用水浸泡至内无干心，取出；另取甘草适量，加水煎煮两次，合并煎液，倒入适量的石灰液中，搅匀，加入上述已浸透的半夏，共同浸泡，每日搅拌1～2次，保持浸液pH值在12以上，至切面黄色均匀，口尝微有麻舌感时，取出，洗净，阴干或烘干。每100kg净半夏，用甘草15kg，生石灰10kg。

【饮片性状】生半夏呈扁圆形、类圆形或偏斜形，大小不一。表面类白色或浅黄色，顶端有凹陷的茎痕，周围密布麻点状根痕，下面钝圆，较光滑。质坚实，断面洁白，富粉性。无臭，味辛辣，麻舌而刺喉。

清半夏呈扁圆形、类圆形或不规则片状。切面淡灰色至灰白色，质脆，易折断，断面略呈角质样。气微，味微涩，微有麻舌感。

姜半夏为淡黄棕色片状。质硬脆，具角质样光泽。气微香，味辛辣，微有麻舌感，嚼之有黏牙感。

法半夏呈类球形或破碎成不规则颗粒状。表面淡黄白色、黄色或棕黄色。质较松脆或硬脆，断面黄色或淡黄色，颗粒者质稍硬脆。气微，味淡略甘，微有麻舌感。

【加工与炮制目的】半夏味辛，性温，有毒，归脾、胃、肺经，具有燥湿化痰、降逆止呕、消痞散结的功效。

生半夏有毒，可致唇舌刺痛、咽喉肿痛、呕吐，严重者可致失音，一般不作内服，多外用于疮痈肿毒。如治痈疽肿硬、厚如牛皮的四虎散（《仁斋直指方论》）；治一切阴疽、流注的桂麝散（《药奁启秘》）。

清半夏以燥湿化痰为主，长于化痰，可用于燥湿咳嗽、痰热内结、风痰吐逆、痰涎凝聚、咯吐不出。如治湿痰咳嗽的二陈汤（《太平惠民和剂局方》）。

姜半夏善于止呕，以温中化痰、降逆止呕为主，用于痰饮呕吐、胃脘痞满。如治痰饮呕吐的小半夏汤（《金匮要略方论》）；治胃脘痞满的半夏泻心汤（《伤寒论》）。

法半夏偏于祛寒痰，具有调和脾胃的作用，用于痰多咳嗽、痰饮眩悸。该药多用于中药成方制剂。如治胃脘满闷疼痛的香砂养胃丸（《中国药典》）。

【现代研究】半夏中含刺激性苷及其苷元高龙胆酸、3,4-二羟基苯甲醛、草酸钙针晶等，还含有淀粉、生物碱、脂肪酸、多种氨基酸、微量元素及半夏蛋白等。

　　研究表明，不同炮制品中总生物碱含量为生半夏＞法半夏＞姜半夏＞清半夏，多糖含量为法半夏＞姜半夏（姜矾煮制）＞清半夏（矾煮）＞清半夏（矾泡）＞生半夏＞姜半夏（姜炒）。半夏的炮制过程大多经长时间的浸、漂，因半夏有毒成分不溶或难溶于水，而水溶性、醇溶性成分及生物碱均损失一半以上，故应考虑以辅料解毒，以缩短水浸泡时间，避免有效成分损失。

　　研究显示，半夏刺激性毒性成分主要是蛋白和草酸钙结合的针晶复合物，被称为"毒针晶"。毒针晶表现为刺激性炎性反应，其毒性机制为毒针晶的机械刺激和毒蛋白的致炎作用。不同炮制品中草酸钙针晶含量为生半夏＞法半夏＞清半夏＞姜半夏，8％明矾水或pH>12以上的碱水处理可破坏草酸钙针晶的刚性结构，也能使结合的蛋白变性，从而降低毒性。

　　研究表明，半夏中的总游离有机酸具有止咳祛痰的作用。半夏或制半夏对碘液注入猫胸腔或电刺激喉上神经所致的咳嗽有明显的镇咳作用。半夏加热炮制或加明矾、姜汁炮制的各种制品对去水吗啡、洋地黄、硫酸铜引起的呕吐均有镇吐作用。半夏炮制品具有破坏肿瘤细胞的作用，使细胞结构模糊、萎缩、崩解，形成碎片，这种破坏作用以姜浸半夏、矾半夏、姜矾半夏作用较为明显，其中姜浸半夏作用最强。

　　研究显示，清半夏是将半夏用6％～8％矾水浸泡2～3天，至内无干心，即可达到消除麻辣味的要求。法半夏是将半夏以清水浸泡1天至透，加入石灰、甘草混悬液浸渍，每日腌拌1～2次，浸2～3天，至口尝微有麻舌感，切面呈黄色均匀为度即可。姜半夏为每100kg半夏浸泡至透后，加15kg姜汁和8kg白矾，煮2～3小时即可，均可显著缩短炮制时间。

　　辨析思考　半夏为常用的有毒中药，但对半夏毒效关系的认识尚不清楚。张仲景视其为"小麦冬"，而后世不以该功效治疗，故对半夏还需进一步研究。

　　【贮存】贮于通风干燥处。防蛀，防潮。

地　黄

　　【来源】本品为玄参科植物地黄 *Rehmannia glutinosa* Libosch. 的新鲜或干燥块根。

　　【历史沿革】历代有蒸后取汁法、蒸焙、渍酒、酒拌蒸、熬、酒浸焙、酒蒸焙、酒蒸炒、酒炒、炒炭、醋炒、生姜同炒、九蒸、盐煨浸炒、砂仁及酒拌蒸、姜汁炒、砂仁茯苓酒煮7次、酒炖、青盐制、童便制、蛤粉炒及红花炒法等。现行主要的炮制方法有清蒸、酒蒸、炒炭、煅炭等。《中国药典》收载的饮片为鲜地黄、生地黄和熟地黄。

　　【采收】当年栽植，于当年10月份停止生长后采收，割去地上部分，挖出根状茎，去掉泥土即为鲜地黄，鲜地黄可运回加工成生地黄。

　　【产地加工】生地黄加工包括装焙、翻焙、传焙、打圆等环节。

　　1. 装焙　除去须根、芦头、泥沙，大小分档，于炕上摊放均匀，厚度不超30cm。最初温度在45℃左右，缓慢加热至50～60℃并保持。温度过高会发生"焦枯"，使里生外熟，汁液不易渗出；温度过低，则不易干燥，并引起发霉、跑浆而影响质量。

　　2. 翻焙　每日翻动1次，之后每日翻动2次。翻动时应拣出发软的成货。每焙一炕成货需4～5天。

　　3. 传焙　下焙后，需堆积发汗3～4天，待地黄内部汁液大量渗出体外时，通风换气，使表里柔软一致，再进行装焙。再次发汗后，置于通风处晾干。

　　4. 打圆　经二次堆积发汗后，趁体软搓圆定型，称为"圆身地黄"。

【炮制】

1. 鲜地黄　取鲜药材，除去杂质，洗净，用时切厚片或绞汁。

2. 生地黄　取干药材，除去杂质，洗净，闷润，切厚片，干燥。

3. 熟地黄　取净生地黄，加入黄酒拌匀，置于蒸制容器内，密闭，隔水蒸至酒吸尽，药物显乌黑色光泽，味转甜，取出，晒至外皮黏液稍干时，切厚片，干燥。或直接置于蒸制容器内，隔水蒸至黑润，取出，晒至八成干，切厚片或块，干燥。每100kg生地黄，用黄酒30～50kg。

4. 生地黄炭　取生地黄片，武火炒至焦黑色，发泡，鼓起时，取出放凉。或用闷煅法煅炭。

5. 熟地黄炭　取熟地黄片，武火炒至外皮焦褐色为度，取出放凉。或用闷煅法煅炭。

【饮片性状】鲜地黄呈纺锤形或条状。外皮薄，表面浅红黄色。肉质，易断，断面皮部淡黄白色，木部黄白色。气微，味微甜、微苦。

生地黄呈类圆形或不规则形的厚片。外表皮棕黑色或棕灰色，极皱缩，具不规则的横曲纹。切面棕黑色或乌黑色，有光泽，具黏性。气微，味微甜。

熟地黄呈不规则块片、碎块。表面乌黑色，有光泽，黏性大。质柔软而带韧性，不易折断，断面乌黑色。气微，味甜。

生地黄炭形如生地黄。表面焦黑色，质轻松鼓胀，外皮焦脆，中心部呈棕黑色并具有蜂窝状裂隙。有焦苦味。

熟地黄炭形如熟地黄。表面焦黑色，有光泽，较生地黄炭色深。

【加工与炮制目的】鲜地黄味甘、苦，性寒，归心、肝、肾经，具有清热生津、凉血止血的功效，用于热病伤阴、舌绛烦渴、温毒发斑、吐血衄血、咽喉肿痛等。如治热入心包、血虚生烦的五汁一枝煎（《重订通俗伤寒论》）；治劳瘵咳嗽的生津止嗽膏（《简明医彀》）。

生地黄味甘，性寒，归心、肝、肾经，具有清热凉血、养阴生津的功效，用于热入营血、温毒发斑、吐血衄血、热病伤阴、舌绛烦渴、津伤便秘、阴虚发热、骨蒸劳热、内热消渴等。如治阴虚发热的地黄煎及治血热出血的四生丸（《校注妇人良方》）；治虚劳吐血不止的地黄散（《太平圣惠方》）。

地黄蒸制后药性由寒转温，味由苦转甜，功能由清转补。清蒸熟地黄质厚味浓，滋腻碍脾，加酒蒸制药性转温，主补阴血，且可借酒力行散，起到行药势、通血脉的作用。熟地黄味甘，性微温，归肝、肾经，具有补血滋阴、益精填髓的功效，用于血虚萎黄、心悸怔忡、月经不调、崩漏下血、肝肾阴虚、腰膝酸软、骨蒸潮热、盗汗遗精、内热消渴、眩晕、耳鸣、须发早白。如治肾虚梦遗、腰膝萎弱的六味地黄丸（《小儿药证直诀》）；治阴虚消渴的地黄饮子（《黄帝素问宣明论方》）。

生地黄炭入血分，具有凉血止血之功，用于吐血、衄血、尿血、便血、崩漏等。如治产后血崩的四物加地榆汤（《医略六书》）；治阴虚火旺之吐血衄血、痰中带血的八宝治红丹（《全国中药成药处方集》）。

熟地黄炭以补血止血为主，用于虚损性出血。如治疗崩漏的止崩汤（《临证医案医方》）。

【现代研究】地黄主要含有环烯醚萜、单萜及其苷类化合物，还含有苯乙醇苷类、糖类、氨基酸、有机酸及无机元素等成分。

梓醇是环烯醚萜单糖苷，为地黄的主要有效成分，具有降血糖、利尿和缓泻的作用。在地黄各炮制品中，梓醇的含量为鲜地黄＞生地黄＞熟地黄。鲜地黄冷冻干燥后梓醇的含量几乎不变。梓醇受pH影响较大，强酸或强碱条件下均不稳定，并随着温度升高而加剧这种变化，同时易受β-葡萄糖苷酶的影响而分解。另有研究测定不同炮制品中梓醇的含量为生地黄＞酒熟地黄＞蒸熟地黄＞砂仁制熟地黄＞生地黄炭＞熟地黄炭。随着地黄蒸制次数的增加，梓醇的含量减少，5-羟甲基糠醛的含量增加。梓醇的减少与5-羟甲基糠醛的增加呈对应趋势，即梓醇的减少幅度越大，5-羟甲基糠醛的增加幅度越大。蒸制温度和液体辅料中乙醇的体积分数对梓醇和5-羟甲基糠醛的含量均有显著的影响。

地黄中的毛蕊花糖苷为苯乙醇苷类的代表性成分，对神经系统、免疫系统具有明显的作用，特别是对老年痴呆、慢性肾炎等免疫性疾病具有明显的治疗作用。实验表明，地黄在加工过程中毛蕊花糖苷会减少，毛蕊花糖苷的含量为鲜地黄＞生地黄＞熟地黄，且随炮制时间的增加而降低，而异毛蕊花糖苷的含量则随炮制时间的增加而增加。生地黄中毛蕊花糖苷在炮制过程中可能部分转化为异毛蕊花糖苷。

研究表明，熟地黄中5-羟甲基糠醛的含量增加20倍左右，且在一定范围内随着时间的延长而增加，但蒸52小时左右时，含量开始下降。其原因可能是长时间水蒸气加热造成损失，或5-羟甲基糠醛进一步分解之故。

地黄中含有的水苏糖是具有防癌、抗癌等生理功能的低聚糖之一。鲜地黄中水苏糖含量最高，占总糖的64.9%，在干地黄中达药材总重的30%左右。研究显示，在鲜地黄的烘焙过程中，水苏糖发生分解，生成棉子糖和半乳糖。在炮制熟地黄时，水苏糖（包括棉子糖）发生脱果糖反应，从而使果糖的含量增加，生成甘露三糖。

熟地黄多糖可显著提高血虚模型大鼠的造血功能。熟地黄多糖具有免疫和抑瘤活性，并对心血管系统有强心、降压、保护心肌、抑制血栓形成和降血脂等作用。蒸制后，部分多糖水解转化为单糖。熟地黄单糖含量比生地黄高2倍以上。

辨析思考　目前对地黄炮制工艺的评价仍以"黑如漆，甘如饴"等外观性状指标为主，缺少反应性状的客观量化指标，炮制终点的确定也是难点之一。生地黄炮制成熟地黄，药性由寒转温，味由苦转甘，功能由清转补，成分转化与地黄药性、功效变化的关系有待阐明。

【贮存】鲜地黄放在阴凉干燥处或埋于沙土中，防冻。其他制品贮于干燥容器内，密闭，置于阴凉干燥处。防霉，防蛀。

地　榆

【来源】本品为蔷薇科植物地榆 *Sanguisorba officinalis* L. 或长叶地榆 *Sanguisorba officinalis* L.var.*longifolia*（Bert.）Yüet Li 的干燥根。

【历史沿革】历代有炙法、醋炒、炒法、煨制、酒洗、炒黑、酒拌炒黑、酒炒等。现行的炮制方法为炒炭。《中国药典》收载的饮片为地榆和地榆炭。

【采收】春季将发芽时或秋季植株枯萎后采挖。

【产地加工】除去须根，洗净，干燥，或趁鲜切片，干燥。

【炮制】

1. 地榆　取原药材，除去杂质，洗净，除去残茎，润透，切厚片，干燥。

2. 地榆炭　取净地榆片，置于预热的炒制容器内，用武火加热，炒至表面焦黑色，内部棕褐色，喷淋少许清水，熄灭火星，取出，晾干。

【饮片性状】地榆为不规则的类圆形片或斜切片。外表面灰褐色至深褐色。切面较平坦，呈粉红色、淡黄色或黄棕色，木部略呈放射状排列。气微，味微苦涩。

地榆炭表面焦黑色，内部棕褐色。气焦香，味微苦涩。

【加工与炮制目的】地榆味苦、酸、涩，性微寒，归肝、大肠经，具有凉血止血、解毒敛疮的功效。

地榆生品以凉血解毒为主，用于血痢经久不愈、烫伤、皮肤溃烂、湿疹等。如治血痢经久不愈的地榆丸（《普济方》）。

地榆炭长于收敛止血，用于便血、崩漏下血等各种出血证。如治痔漏肿痛出血的槐角地榆丸（《外科大成》）。

【现代研究】地榆含有鞣质、皂苷、黄酮及多糖等成分。地榆炒炭生成的地榆皂苷元 Z，在生品及炒炭不及或太过的饮片中均无法检出。当地榆炒炭至与传统要求相符、外观达到最佳时，地榆皂苷元 Z 的成分含量最高。因此，该成分可作为地榆炭炮制程度的指标成分。

地榆和地榆炭均能显著缩短小鼠的出血时间和凝血时间，地榆炭的作用显著强于同等剂量的生地榆。生地榆和地榆炭均能缩短凝血酶原时间、活化部分凝血酶时间，升高纤维蛋白原水平。其机制可能是炒炭后具有止血作用的鞣质含量增加，与凝血关系密切的钙离子含量也大大增加，同时还有较好的镇痛和抗炎效果。

辨析思考　地榆的药理、炮制研究多集中于鞣质，而对皂苷、黄酮、多糖类成分的炮制转化研究较少。

【贮存】置于通风干燥处。防蛀。

百　合

【来源】本品为百合科植物卷丹 *Lilium lancifolium* Thumb.、百合 *Lilium brownie* F.E.Brown var.*viridulum* Baker 或细叶百合 *Lilium pumlium* DC. 的干燥肉质鳞叶。

【历史沿革】历代有炙、熬令黄色、蒸过和蜜、炒、蜜拌蒸、蒸、酒拌蒸和蜜合蒸等。现行主要的炮制方法为蜜炙法。《中国药典》收载的饮片为百合和蜜百合。

【采收】移栽后，山地生长者第 3 年收获，水地生长者第 2 年收获，采收季节各地略有不同。江苏宜兴在 8 月上中旬采收，湖南、河南等地在秋季采收，甘肃兰州则在立冬前采收。当百合植株枯萎、地下鳞茎成熟时，选晴天采挖，此时采收的鳞茎产量高、质量好、耐贮藏。挖起全株，除去茎秆，剪去须根，洗净泥土，即为鲜百合。

【产地加工】

1. 剥片　取鲜百合，在鳞茎基部横切一刀，使鳞片分离，也可用手剥。剥片时，由于品种不同，鳞片质地也不同，因此不同的品种不宜混剥，同一品种也应按鳞片着生的位置，分外鳞片、中鳞片和芯片盛装，然后洗净沥干。

2. 泡片　把水烧开，将预处理的鳞片分类下锅，每锅放入适量鳞片，以利于翻动，以水淹没鳞片为度。泡片时火力要均匀，每锅泡片时间为 5 ～ 10 分钟（鳞片下锅后，待水重新沸腾开始计算时间），当鳞片边缘柔软、背面有微裂时，迅速捞出，置清水中漂洗，洗去黏液再捞出沥干。每锅水一般可连续泡片 2 ～ 3 次，如水混浊，即换水，否则影响鳞片色泽，降低质量。

3. 晒片　泡片漂洗后不能堆积，应及时摊晒。鳞片六成干时翻晒 1 次，直至全干。如过早翻晒，鳞片易碎、质量差。若遇阴天，应把鳞片摊放在室内通风处，切忌堆积，以防霉变，也可采用烘烤法烘干。也有产地在晒或烘至七八成干时，用硫黄熏蒸 8 ～ 12 小时，再晒至全干。

【炮制】

1. 百合　取原药材，除去杂质，筛净灰屑。

2. 蜜百合　取净百合，置于炒制容器内，用文火加热，炒至颜色加深时，加入适量开水稀释过的炼蜜，迅速翻炒均匀，并继续用文火炒至微黄色、不黏手时，取出晾凉。每100kg百合，用炼蜜5kg。

【饮片性状】百合为长椭圆形，边缘薄，微向内弯曲。表面类白色、淡棕黄色或微带紫色。断面较平坦，角质样，质硬而脆。气微，味微苦。

蜜百合表面黄色，偶见焦斑，略带黏性。味甜。

【加工与炮制目的】百合味甘，性寒，归心、肺经，具有养阴润肺、清心安神的功能。生品以清心安神之力胜，用于热病后余热未清、虚烦惊悸、精神恍惚、失眠多梦。如治热病后余热未清的百合知母汤、百合地黄汤（《金匮要略方论》）。

百合蜜炙后润肺止咳作用较强，用于肺虚久咳或肺痨咯血。如治肺阴亏损、虚火上炎的百合固金汤（《中药成药制剂手册》）。

【现代研究】百合主要含有皂苷、磷脂、多糖、黄酮、氨基酸、生物碱和微量元素等，具有止咳祛痰、镇静催眠、免疫调节、抗肿瘤、抗氧化、抗炎、抗抑郁、降血糖、抑菌等作用。

比较百合不同炮制品中多糖的含量，发现百合蜜炙后多糖含量明显高于生品。百合多糖具有多种生物活性，其中免疫调节作用是其主要的药理活性，百合多糖既可增强机体非特异性免疫功能，也可以提高特异性细胞免疫功能。用浓氨水喷雾法和SO_2刺激法对小鼠的止咳实验表明，百合蜜炙前后均有止咳作用，但蜜炙后其止咳效果更好。

辨析思考　百合作为药食同源之品，其鲜用、干用、蜜炙后使用，功效有较大不同，对其相关的研究还不够深入。另外，其来源、产地加工方法也有待明晰规范。

【贮存】贮于干燥容器内，蜜百合密闭，置于通风干燥处。防潮，防蛀。

百　部

【来源】本品为百部科植物直立百部 *Stemona sessilifolia*（Miq.）Miq.、蔓生百部 *Stemona japonica*（BL.）Miq. 或对叶百部 *Stemona tuberosa* Lour. 的干燥块根。

【历史沿革】历代有熬、酒浸焙干、炒、火炙、新瓦上炒、焙、酒洗炒、蜜炙和蒸等。现行主要的炮制方法为蜜炙法。《中国药典》收载的饮片为百部、蜜百部。

【采收】春、秋二季采挖。先将地上藤蔓割除，从根部小心把土挖开，待块根暴露时，再把周围土挖开，将丛生的块根部分挖出。

【产地加工】将块根除去须根，洗净，置于沸水中略烫或蒸至无白心，取出，摊在竹席或干净的水泥场上，晒干，或在烘炉内薄薄摊开，在60℃左右的温度下烘干。

【炮制】

1. 百部　取原药材，除去杂质，洗净，润透，切厚片，干燥，筛去碎屑。

2. 蜜百部　取熟蜜，加入少量开水稀释，倒入净百部片拌匀，闷润至透，置于炒制容器内，用文火加热，炒至不黏手时，取出晾凉。每100kg百部片，用熟蜜12.5kg。

【饮片性状】百部呈不规则厚片或条形斜片。表面灰白色或棕黄色，有深纵皱纹。切面灰白色、淡黄棕色或黄白色，角质样。质韧润。气微，味甘、苦。

蜜百部表面棕黄色或褐棕色，略带焦斑，稍有黏性。味甜。

【加工与炮制目的】百部味甘、苦，性微温，归肺经，具有润肺下气止咳、杀虫灭虱的功能，用于新久咳嗽、肺痨咳嗽、顿咳；外用于头虱、体虱、蛲虫病、阴痒。百部生品有小毒，对胃有一定的刺激作用，内服用量不宜过大，多用于治疗外感咳嗽、疥癣、蛲虫病。如治小儿肺热咳嗽的百部散（《太平圣惠方》）；治牛皮癣的百部膏（《疡医大全》）；治皮肤瘙痒的百部酒（《赵炳南临床经验集》）。

百部蜜炙后可缓和对胃的刺激，增强润肺止咳作用，多用于阴虚劳嗽。如治小儿痰热蕴肺所致咳嗽、痰黄黏稠、咯吐不爽的小儿百部止咳糖浆（《中国药典》）。

【现代研究】百部主要含生物碱、挥发性成分、多糖、无机元素等。

药理研究发现，百部具有抗菌、抗病毒、杀虫、镇咳祛痰、平喘、神经肌肉传导、抗肿瘤等作用。百部中含有的生物碱类具有广谱抗菌作用，蜜炙后生物碱类成分减少，非生物碱类成分变化较大。

百部有小毒，对胃肠道有一定的刺激性。炮制后毒性降低，减少对胃的刺激。蜜百部止咳活性强于生品，蜜炙后抗菌能力低于生品。

辨析思考 百部蜜炙后，总生物碱含量降低，其减毒与生物碱的质变和量变是否存在关联，以及润肺止咳作用增加的物质基础尚需进一步阐明。

【贮存】贮于干燥容器内，炮制品密闭，置于通风干燥处。防潮。

当　归

【来源】本品为伞形科植物当归 *Angelica sinensis*（Oliv.）Diels 的干燥根。

【历史沿革】历代有酒浸、酒洗、酒润、米拌炒、酒拌、酒炒、醋炒、酒蒸、酒煮、童便制、盐水炒、姜汁浸、姜汁炒、米泔浸炒、土炒、制炭、黑豆汁制、吴茱萸制和芍药汁制等。现行主要的炮制方法有酒炙、土炒、炒炭。《中国药典》收载的饮片为当归、酒当归。

【采收】当归定植当年的 11 月下旬至 12 月初即可采收。采收前，割去地上部分，保留 3cm 的短茬。深挖根部泥土，拔出根，抖去泥土，就地晾晒。当其变柔之后，在当归头部用板条敲打，抖净泥土。

【产地加工】在棚布上进行晾晒，待水分挥发变软后，将残留的茎叶挑出，扎把，置于熏棚内，用豆杆等作为燃料进行熏烘。当表皮微黄色，熏干后，取出，搓去泥沙、毛须。

【炮制】

1. 当归（全当归） 取原药材，除去杂质，洗净，润透，切薄片，低温干燥。

2. 土炒当归 将灶心土粉置于预热适度的炒制容器内，中火加热炒至土呈灵活状态，倒入净当归片，炒至当归片上粘满细土时（俗称挂土），取出，筛去土，摊晾。每 100kg 当归片，用灶心土粉 30kg。

3. 酒当归 取净当归片，加入定量的黄酒拌匀，稍闷润，待酒被吸尽后，置于炒制容器内，文火加热，炒至深黄色，取出晾凉。每 100kg 当归片，用黄酒 10kg。

4. 当归炭 取当归片，置于预热适度的炒制容器内，中火加热，炒至微黑色，取出晾凉。

【饮片性状】当归呈类圆形、椭圆形或不规则薄片。外表皮黄棕色至棕褐色，切面浅棕黄色或黄白色，平坦，有裂隙，中间有浅棕色的形成层环，并有多数棕色的油点，香气浓郁。味甘、辛、微苦。

酒当归切面深黄色或浅棕黄色，略有焦斑，香气浓郁，并略有酒香气。

土炒当归表面土黄色，有土香气。

当归炭表面黑褐色，内部灰棕色，质枯脆，气味减弱，并带涩味。

【加工与炮制目的】当归味甘、辛，性温，归肝、心、脾经。生品质润，具有补血活血、调经止痛、润肠通便的功能。传统习惯止血用当归头，如治血崩不止的当归头散（《杏苑生春》）；补血用当归身，如治血虚烦躁的当归补血汤（《兰室秘藏》）；破血用当归尾，如治月经逆行从口鼻出（《简单便方》）；补血活血用全当归，如治痔漏及脱肛便血的连归丸（《医学入门》）。当归生用还可用于血虚萎黄、眩晕心悸、月经不调、肠燥便秘、痈疽疮疡。如治血虚体亏的当归补血汤（《内外伤辨惑论》）；治气乱、月经或前或后的归附丸（《张氏医通》）；治血虚肠燥便秘的润肠丸（《沈氏尊生书》）；治骨痛及一切恶疮的当归散（《奇效良方》）。

当归酒炙后，活血通经、祛瘀止痛作用增强，用于经闭痛经、风湿痹痛、跌打损伤、瘀血肿痛。如治血虚血滞、崩中漏下的四物汤（《太平惠民和剂局方》）；治风湿相搏、手足冷痹的蠲痹汤（《杨氏家藏方》）；治肢体损伤的当归汤（《圣济总录》）。

当归土炒后，既能增强入脾补血作用，又能缓和油润而不滑肠，可用于治疗血虚便溏、腹中时痛。

当归炒炭后，以止血和血为主，用于崩中漏下、月经过多。如治妇人血崩，以本品与白芍、干姜、棕榈同为炭药，共入散剂（《是斋百一选方》）。

【现代研究】当归含挥发油、有机酸类、糖类、尿嘧啶、腺嘌呤、胆碱、维生素、微量元素等。酚酸和挥发油类成分是当归的主要化学成分。与生当归相比，酒当归中邻苯二甲酸、阿魏酸及肉桂酸等酚酸类成分含量显著降低 20% ~ 25%，6 种挥发油类成分含量也显著降低，特别是洋川芎内酯 I 和（Z）- 藁本内酯的含量下降最大，约降低 30%。

当归及其不同炮制品的水提物体外对肝组织自发性脂质过氧化的抗氧化能力为当归炭 > 酒当归 > 生当归 > 油当归 > 土当归；对 H_2O_2 诱导的红细胞膜脂质过氧化的抗氧化能力为当归炭 > 土当归 > 生当归 > 酒当归 > 油当归；不同炮制品对 H_2O_2 诱导的红细胞溶血的 IC_{50} 由小到大依次为酒当归、当归炭、土当归、油当归和生当归。其中抗肝组织自发性脂质过氧化和 H_2O_2 诱导的红细胞膜脂质过氧化的能力以当归炭为佳，而抗 H_2O_2 诱导的溶血作用以酒当归为佳。

当归对子宫有双向性调节作用，其水溶性和醇溶性成分能兴奋子宫，高沸点挥发油能抑制子宫。当归头、身、尾三种煎剂均有明显兴奋家兔子宫平滑肌的作用。

不同炮制品中挥发油和阿魏酸的含量为生当归 > 酒炙当归 > 土炒当归 > 当归炭；总鞣质含量为当归炭 > 土炒当归 > 生当归 > 酒炙当归。

辨析思考 目前，对当归炮制品的研究更趋向于多指标质量评价。对当归富含的多糖炮制转化研究相对较少。

【贮存】贮于干燥容器内，密闭，置于阴凉干燥处。防霉，防蛀。

肉苁蓉

【来源】本品为列当科植物肉苁蓉 *Cistanche deserticola* Y.C.Ma 或管花肉苁蓉 *Cistanche tubulosa*（Schrenk）Wight 的干燥带鳞叶的肉质茎。

【历史沿革】历代有酒浸炙干、酒浸焙、酒浸煎、酒洗、水煮、酒煮、酒蒸、酒拌炒、酥炒、泡淡法等。现行主要的炮制方法有酒炖或酒蒸等。《中国药典》收载的饮片为肉苁蓉和酒苁蓉。

【采收】春季苗刚出生时或秋季冻土之前采挖，除去茎尖。

【产地加工】

1. 淡大芸 白天将采挖的肉苁蓉置于沙地上晾晒，晚上收集成堆后遮盖防寒，如此反复晾晒至干。或将鲜品置于沙土中半埋半露，上晒下烫以加速干燥。

2. 盐大芸 秋季采收时将大块者投入盐湖中腌 1 ～ 3 年，或用 40% 的盐水腌制，然后捞出晒至全干。

【炮制】

1. 肉苁蓉 取原药材，除去杂质，洗净，润透，切厚片，干燥。有盐者，需先将盐分漂净后再切厚片，干燥。

2. 酒苁蓉 取净肉苁蓉片，加入黄酒拌匀，置于蒸制容器内，隔水蒸透或密闭隔水炖至酒被吸尽，表面呈黑色，取出，干燥。每 100kg 肉苁蓉片，用黄酒 30kg。

【饮片性状】肉苁蓉呈不规则的厚片。表面棕褐色或灰棕色，有的可见肉质鳞叶，切面有淡棕色或棕黄色点状维管束，排列成波状环纹（肉苁蓉）或切面散生点状维管束（管花肉苁蓉）。气微，味甜、微苦。

酒苁蓉形如肉苁蓉片。表面黑棕色，质柔润。略有酒香气。味甜、微苦。

【加工与炮制目的】肉苁蓉味甘、咸，性温，归肾、大肠经，具有补肾阳、益精血、润肠通便的功效。肉苁蓉生品补肾止浊、滑肠通便力强，多用于便秘、白浊。如治阴虚便秘的润肠丸（《世医得效方》）。

酒苁蓉补肾助阳作用增强，多用于阳痿、腰痛、不孕。如治肾虚阳痿的肉苁蓉丸（《太平圣惠方》）；治肾虚骨弱、腰膝冷痛的滋阴大补丸（《丹溪心法》）。

【现代研究】肉苁蓉含苯乙醇苷、环烯醚萜苷、木脂素、生物碱、寡糖酯、多元醇、多糖等成分。肉苁蓉中甜菜碱含量较高，是其主要化学成分之一，炮制后甜菜碱含量明显提高。甜菜碱与胆碱结构极为相似，推测其具有拟胆碱活性，故认为肉苁蓉润肠通便的机制与甜菜碱有关。肉苁蓉具有补肾壮阳的功效，其有效成分主要是苯乙醇苷类成分，如松果菊苷、洋丁香酚苷类等，主要通过两种途径起作用：一是增强下丘脑－垂体－肾上腺功能，促进体内相关递质和激素的释放，提高性欲；二是抗疲劳，提高身体功能。

肉苁蓉具有促激素样作用，可促进幼龄小鼠的睾丸生长发育，增加精囊前列腺的重量，生品和炮制品两者无显著差异。对幼年大鼠，生品和炮制品均可明显增加副性器官的重量，显示出雄激素样作用，而无雄激素样的不良反应，且二者均有显著提高小鼠非特异性免疫功能的作用。

干燥方式对苯乙醇苷类成分影响较大，因含有苷的水解酶，若处理不当，苯乙醇苷可能被水解，含量降低。以 90 ～ 100℃干燥和日光曝晒法，总苷、松果菊苷和毛蕊花糖苷的含量较高；70 ～ 80℃和自然晾干法，总苷、松果菊苷和毛蕊花糖苷的含量较低，表明快速干燥方法有利于苯乙醇苷类成分的保存。

研究表明，随着蒸制时间的延长，酒肉苁蓉中松果菊苷、毛蕊花糖苷、异毛蕊花糖苷、肉苁蓉苷 C、2′- 乙酰基毛蕊花糖苷 5 种苯乙醇苷类成分的含量逐渐降低。其中 2′- 乙酰基毛蕊花糖苷的降幅最大，酒蒸 16 小时下降约 77%；松果菊苷、毛蕊花糖苷、异毛蕊花糖苷、肉苁蓉苷 C 酒蒸 20 小时也下降 50% ～ 70%。而肉苁蓉苷 A 在酒蒸的前 12 小时呈现增加的趋势，然后又逐渐降低。此研究结果表明，6 种苯乙醇苷类成分在酒蒸一定时间后含量均降低，但热稳定性和变化趋势不完全一致，而且其他成分在加热时可能转化为肉苁蓉苷 A。

辨析思考 一方面酒苁蓉补益之力增强，另一方面苯乙醇苷类成分蒸后普遍含量降低，如何理解其炮制意义，以及如何确定其炮制终点还有待明晰。

【贮存】贮于干燥容器内，密闭，置于通风干燥处，防受潮后起霜。防霉，防蛀。

延胡索

【来源】本品为罂粟科植物延胡索 *Corydalis yanhusuo* W.T.Wang 的干燥块茎。

【历史沿革】历代有炒、醋炒、米炒、熬、醋煮、盐炒、煨炒、醋纸包煨、醋润蒸和酒煮等。现行主要的炮制方法有醋炙、醋蒸、醋煮、酒炙。《中国药典》收载的饮片为延胡索、醋延胡索。

【采收】在 5—6 月（立夏前后）地上部分完全枯萎 5～7 天后采挖。采挖时将土扒开，捡出球茎，运回加工。延胡索采收宜选择晴天，使土壤呈半干燥状态，以便延胡索块茎与泥土分离，方便操作。另外，收起的块茎不宜暴晒，也不宜堆积，以免引起发酵变质。

【产地加工】

1. 净制分档　将延胡索洗净泥土，除去表皮，用网眼直径为 1.2cm 的筛子大小分档。

2. 煮制　将净制分档后的延胡索投入沸水中煮，大块茎煮 4～6 分钟，小块茎煮 3～4 分钟。煮制过程中不断翻动，至药材内部呈黄色，中心有一小白点时为度。

3. 干燥　置于日光下晒 3～4 天后，放回室内回潮，使内部水分外渗，再继续晒 2～3 天，干燥即可。或置于烘箱或烘房内（50～60℃）烘干。

延胡索煮制时，过生易虫蛀变质，不易贮藏；过熟则折干率低，表皮皱缩。一般一锅清水可连续煮 3～5 次，注意每次补充新水，以保持锅内一定水位。当锅内沸水变黄、变混浊时，应注意调换清水，以保证药材表面色泽正常。

【炮制】

1. 延胡索　取原药材，除去杂质，洗净，干燥，切厚片或用时捣碎。

2. 醋延胡索

（1）取净延胡索或延胡索片，加入定量的米醋拌匀，闷润至醋被吸尽后，置于炒制容器内，用文火加热，炒干，取出晾凉，筛去碎屑。每 100kg 延胡索，用米醋 20kg。

（2）取净延胡索，加入定量的米醋与适量清水（以平药面为宜），置于煮制容器内，用文火加热煮至透心，醋液被吸尽时取出，晾至六成干，切厚片，晒干，筛去碎屑，或干后捣碎。每 100kg 延胡索，用米醋 20kg。

3. 酒延胡索　取净延胡索片，加入定量的黄酒拌匀，闷润至酒被吸尽后，置于炒制容器内，用文火加热，炒干，取出晾凉，筛去碎屑。每 100kg 延胡索，用黄酒 15kg。

【饮片性状】延胡索呈不规则的圆形厚片。外表皮黄色或黄褐色，有不规则网状皱纹，切面黄色，角质样，具蜡样光泽。气微，味苦。

醋延胡索形如延胡索片。表面和切面黄褐色，质较硬。微具醋香气。

酒延胡索形如延胡索片。表面深黄色或黄褐色，光泽不明显，质较硬。气微，味苦，略具酒气。

【加工与炮制目的】延胡索味辛、苦，性温，归肝、脾经，具有活血、行气、止痛的功能，用于胸胁及脘腹疼痛、经闭痛经、产后瘀阻、跌打肿痛等。生品止痛有效成分不易煎出，效果欠佳，故临床多用醋制品。

醋延胡索行气止痛作用增强，用于多种痛证，如治瘀血阻滞、经闭腹痛的延胡索散（《妇科大全》）；治疝气疼痛、肠鸣气走、身寒便秘的延附汤（《严氏济生方》）。

酒延胡索以活血、祛瘀、止痛为主，如治心血瘀滞所致胸痛、胸闷、心悸的瓜蒌薤白汤（《注解伤寒论》）；也可用于跌打损伤、瘀血疼痛，如治坠落车马筋骨痛不止方（《太平圣惠方》）。

【现代研究】延胡索主要含有生物碱，还含淀粉、黏液质、树脂、挥发油等成分。

　　延胡索镇痛的有效成分为生物碱，但游离生物碱难溶于水，醋制可使生物碱成盐，易溶于水，提高煎出率，增强疗效，这与传统认为醋制增强其止痛作用相吻合。醋制后，四氢非洲防己碱比生品含量低，原阿片碱、延胡索乙素、巴马汀、小檗碱、去氢延胡索甲素含量均有不同程度的升高。不同炮制品中延胡索乙素含量为醋拌延胡索颗粒＞醋拌延胡索切片＞延胡索生品＞醋拌延胡索原药材＞醋煮延胡索原药材。

　　不同酸处理对延胡索乙素煎出量有一定影响，其中苹果酸、盐酸制品特别是乙酸制品低于传统醋制品，酒石酸、柠檬酸制品高于传统醋制品。延胡索药材经水煮后干燥所需的时间明显比新鲜延胡索的短，但水煮后延胡索乙素的含量降低。延胡索鲜品直接进行醋炙、醋煮、酒炙加工，可使炮制品中去氢紫堇碱含量较高，而鲜品水煮后再炮制的延胡索乙素含量较高，两种方式对原阿片碱含量影响不大。

　　延胡索中季铵碱具有降压、增加冠状动脉血流量的作用，炮制后含量降低，故应用于冠心病，提倡用生品。有实验证明，延胡索拌醋晾干，不加热优于加热，季铵碱破坏减少，值得深入研究。延胡索各饮片均具有一定的镇痛抗炎作用，其中以醋煮品镇痛作用较强，酒炙品抗炎作用较强。不同延胡索醋炮制品其镇痛作用无显著性差异。

　　有研究表明，醋炙、酒炙均能提高延胡索生物碱和延胡索乙素的煎出量，从而增强其镇痛和镇静作用。

　　辨析思考　延胡索生物碱类成分的构效关系及醋制对生物碱的增效机制还有待研究阐明。

　　【贮存】密闭，置于阴凉干燥处。防蛀。

<h1 style="text-align:center">麦　冬</h1>

　　【来源】本品为百合科植物麦冬 *Ophiopogon japonicus*（L.f）Ker-Gawl. 的干燥块根。

　　【历史沿革】历代有取汁、煮制、焙制、炒制、酒浸、盐炒、酒浸生姜汁制、杏仁制、姜汁炒、糯米拌炒、糯米拌蒸、炒焦、辰砂拌、青黛拌等。《中国药典》收载的饮片为麦冬。

　　【采收】根据产地不同，麦冬分为川麦冬和杭麦冬（浙麦冬）。川麦冬在栽后的第 2 年 4 月，清明至谷雨间收获，用刀切下块根和须根，块根两端的细根保留约 1cm 长。浙麦冬在栽后第 3 年或第 4 年 4 月中旬至 5 月上旬（即生长 2～3 足年）收获，选晴天，挖出，除去根部泥土，切下块根和须根。

　　【产地加工】川麦冬块根洗净后暴晒，待块根干燥达七成时，用手轻搓（俗称"断水"），搓后再晒，反复直至搓掉须根。特别注意加工中不能损伤块根，否则会出现"乌花"现象（俗称"乌花麦冬"）。浙麦冬块根洗净后捞起，摊放晾晒 3～5 天至根逐渐干燥，再将块根闷放 2～3 天，使其返潮内部水分渗出，再翻晒 3～5 天，如此反复 3～4 次，在块根干燥达七成时，剪去须根，晒至全干。亦可用火炕烘干，温度 40～50℃为宜，分两次烘制，第 1 次烘 15～20 小时，放置几天后，第 2 次再烘至全干。

　　【炮制】

　　1. 麦冬　取原药材，除去杂质，洗净，润透，轧扁，干燥。

　　2. 朱麦冬　取净麦冬，喷水少许，微润，加朱砂细粉，拌匀，取出，晾干。每 100kg 麦冬，用朱砂粉 2kg。

　　【饮片性状】麦冬呈纺锤形，两端略尖，或为轧扁的纺锤形块片。表面淡黄色或灰黄色，有细纵纹。质柔韧，断面黄白色，半透明，中柱细小。气微香，味甘、微苦。

朱麦冬形如麦冬，表面可见朱砂细粉。

【加工与炮制目的】麦冬味甘、微苦，性微寒，归心、肺、胃经，具有养阴生津、润肺清心的功能，用于肺燥干咳、阴虚痨嗽、喉痹咽痛、津伤口渴、内热消渴、心烦失眠、肠燥便秘。如治燥伤肺胃阴分，或热或咳的沙参麦冬汤（《温病条辨》）；治吐血、衄血不止的麦门冬饮子（《太平圣惠方》）。

朱麦冬炮制后能增强宁心定惊作用，具有清心除烦的功效，用于温邪入营、心烦躁动、少眠或不眠、身热口渴等。

【现代研究】不同加工方法对麦冬皂苷提取率会产生影响，提取率为整粒＞抽心＞压扁＞切片。80℃高温烘干与50℃烘干相比，甾体皂苷含量降低，可能是高温导致成分破坏。麦冬皂苷具有保护人脐静脉内皮细胞、防治静脉血栓、抗肿瘤、防治糖尿病性心肌病等作用。麦冬皂苷B能够抑制基质金属蛋白酶和细胞周期蛋白酶的表达，对胶质瘤细胞的增殖和迁移有显著抑制作用。

不同麦冬饮片中多糖含量为麦冬生品＞清炒麦冬＞米麦冬＞酒麦冬。麦冬去心后炮制，多糖含量均比未去心炮制高。麦冬中已分离出12种均一多糖。多糖具有良好的抗心肌缺血作用，但与麦冬皂苷不同之处在于，麦冬多糖通过抗心肌细胞损伤和促进血管新生等作用间接治疗心肌缺血等证，并具有抗肿瘤、抗炎、降血糖、降血脂等作用。

不同炮制品中总黄酮含量为酒麦冬＜朱砂麦冬＜麦冬生品＜去心麦冬，提示去心生品含量最高，炮制后降低。总黄酮具有清除氧自由基、保护心肌细胞、抗非小细胞肺癌、抗菌等多种药理作用。

辨析思考 麦冬的炮制以往主要关注去心问题，对黄酮类、皂苷类、多糖类的研究也有一定的基础，但这些研究与麦冬传统性味、功效的相关性还需进一步阐明。

【贮存】置于阴凉干燥处。防潮。

远 志

【来源】本品为远志科植物远志 *Polygala tenuifolia* Willd. 或卵叶远志 *Polygala sibirica* L. 的干燥根。

【历史沿革】历代有去心、甘草汤浸、炒黄、甘草煮、生姜汁炒、酒蒸、米泔浸、甘草水和黑豆煮去骨后姜汁炒、灯心煮、猪胆汁煮后姜汁制、泔煮、蜜蒸、炙、甘草汁炒、炒炭等。现行主要的炮制方法有甘草汁煮、蜜炙。《中国药典》收载的饮片为远志和制远志。

【采收】于春秋两季采挖，以立秋后8—10月份采挖质量较好。

【产地加工】

1.远志筒 将远志洗净泥土，除去须根、残基、杂质，晾2～3天，至皮部变软，趁水分未干时，选择较粗的根，用力揉搓，或用木棒捶裂或用机器搂松，使其松软，皮木分离，抽出木心，晒干。

2.远志肉 根细质硬不能抽木心的，可用刀纵剖或用木棒敲打，至皮层脱离木心即可。

3.远志根 采收后不去除木心直接晒干。

【炮制】

1.远志 取抽取木心者，除去杂质，略洗，润透，切段，干燥。

2.制远志 取甘草，加入适量水煎煮两次，煎液合并，加入净远志，用文火煮至汤被吸尽，取出，干燥。每100kg远志段，用甘草6kg。

3. 蜜远志　取炼蜜，加入少许开水稀释后，淋于制远志段中，稍闷，用文火炒至蜜被吸尽，药色深黄，略带焦斑，以疏散不粘手为度，取出，放凉。每100kg远志段，用炼蜜20kg。

【饮片性状】远志为筒形的段，略弯曲。外表皮灰黄色至灰棕色，有较密且深陷的横皱纹、纵皱纹及裂纹。断面棕黄色。气微，味苦、微辛，嚼之有刺喉感。

制远志形如远志段，表面黄棕色。味微甜，嚼之无刺喉感。

蜜远志显棕红色，稍带焦斑，略有黏性。味甜。

【加工与炮制目的】远志味苦、辛，性温，归心、肺、肾经，具有安神益智、交通心肾、祛痰、消肿的功能，用于心肾不交引起的失眠多梦、健忘惊悸、神志恍惚、咳痰不爽、疮疡肿毒等。远志生品"戟人咽喉"，多外用涂敷，治疗痈疽肿毒、乳房肿痛。如治口疮的远志散（《朱氏集验方》）。

制远志能缓和燥性，消除麻味，防止刺喉，以安神益智为主，用于心神不安、惊悸、失眠、健忘。如治失眠健忘的远志丸（《太平惠民和剂局方》）。

蜜远志能增强化痰止咳的作用，多用于咳嗽、痰多、难咯出者。

【现代研究】远志主要含三萜皂苷类成分，包括远志皂苷A、B、C、D、E、F、G，尚含脂肪油、树脂、远志糖醇、糖类、远志碱等。各炮制品中远志皂苷的含量为生品 > 烘法 > 煮法 > 炒法 > 蒸法，表明远志经不同方法炮制后，皂苷含量均有所下降。

远志皮和木心的化学成分种类相同，但远志皮中皂苷含量为12.1%，木心中皂苷含量为0.482%，相差达25倍，且远志皮的祛痰、抗惊厥作用也强于木心；远志木心约占全远志质量的1/4，故远志传统加工要求去木心。鉴于带心远志的镇静作用强，祛痰作用亦无显著差异，且抽取木心费工时，故《中国药典》规定远志可不去心应用。

远志及不同蜜炙品具有显著的镇静催眠作用。远志中3，4，5- 三甲氧基肉桂酸（TMCA）能降低小鼠运动活力、延长总睡眠时间及降低戊巴比妥诱导的睡眠潜伏期。研究显示，TMCA可能是通过γ- 氨基丁酸能系统发挥对小鼠睡眠的增强作用；细叶远志皂苷是从远志中分离出的三萜，具有神经保护作用，可抑制β-secretase减少Aβ蛋白的分泌，并可降低乙酰胆碱酯酶（AChE）活性以改善衰老小鼠的学习和记忆能力，有潜力用于阿尔茨海默病的治疗。

生远志、姜远志、甘草制远志均可使小鼠甲基橙胃残留率明显增高，胃排空速度减慢；生远志与姜汁炙远志能显著抑制胃蛋白酶的活性；蜜炙远志能显著增强大鼠胃黏膜肠三叶因子（ITF）的表达，并能上调胃黏膜转化生长因子α（TGF-α）的基因表达。生远志的LD_{50}值明显低于其他炮制品，而蜜远志的LD_{50}值明显高于其他炮制品，说明蜜炙减毒效果较好。生远志、蜜炙远志、姜炙远志、甘草制远志对小鼠均有明显的止咳作用。蜜炙远志能增强远志对胃黏膜及迷走神经的刺激，增加支气管分泌，使气管内容物易于咳出。

辨析思考　远志皂苷类成分炮制后降低，皂苷类被视为其有效成分，炮制后还可降低燥性，缓和药性，降低LD_{50}值，那么毒效的关系及毒效的内涵值得考虑。

【贮存】贮于干燥容器内，密闭，置于通风干燥处。

苍　术

【来源】本品为菊科植物茅苍术 *Atractylodes lancea*（Thunb.）DC. 或北苍术 *Atractylodes chinensis*（DC.）Koidz. 的干燥根茎。

【历史沿革】历代有米汁浸炒、醋煮、炒黄、米泔浸后麸炒、米泔浸后醋炒、皂角煮后盐水炒、米泔水浸后葱白罨再炒黄、米泔浸后盐炒、土炒、九蒸九晒、炒焦、土炒炭法和烘制等。现行主要的炮制方法有炒焦、麸炒。《中国药典》收载的饮片为苍术、麸炒苍术。

【采收】栽培的苍术一般生长 2～3 年后采收。茅苍术多在秋季地上部分枯萎时采挖。北苍术春、秋两季均可，但以秋后至翌年初春苗未出土前采挖为佳。野生茅苍术在春、夏、秋季均可采挖，以 8 月份采收的质量最好。挖出除去茎叶，抖掉泥土，运回加工。

【产地加工】

1. 茅苍术 除去地上部分及泥土，晒干，揉掉须根，或晒至九成干时，用微火燎掉须毛，木棒稍微敲打，除去须毛。

2. 北苍术 晒至半干，装入筐内，撞去部分须根，表皮呈黑褐色，晒至六七成干时，再次撞净表皮，晒至全干。如黑褐色表皮未净，应撞第 2 次，以去掉大部分老皮。晒到九成干时撞第 3 次，至表皮呈黄褐色时即可。

【炮制】

1. 苍术 取原药材，除去杂质，用水浸泡，洗净，润透，切厚片，干燥，筛去碎屑。

2. 麸炒苍术 先将锅烧热，撒入麦麸，用中火加热，待冒烟时投入净苍术片，不断翻炒，炒至苍术表面深黄色时，取出，筛去麦麸，放凉。每 100kg 苍术片，用麦麸 10kg。

3. 焦苍术 取苍术片置于热锅内，用中火加热，炒至焦褐色时，喷淋少许清水，再用文火炒干，取出放凉，筛去碎屑。

【饮片性状】苍术呈不规则类圆形或条形厚片。外表皮灰棕色至黄棕色，有皱纹，有时可见根痕。切面黄白色或灰白色，散有多数橙黄色或棕红色油室，有的可析出白色细针状结晶。气香特异，味微甘、辛、苦。

麸炒苍术表面深黄色或焦黄色，散有多数棕褐色油室，香气较生品浓。

焦苍术表面焦褐色，有焦香气。

【加工与炮制目的】苍术味辛、苦，性温，归脾、胃、肝经，具有燥湿健脾、祛风散寒、明目的功效。生苍术温燥而辛烈，燥湿祛风，散寒力强，用于风湿痹痛、肌肤麻木不仁、脚膝疼痛、风寒感冒、肢体疼痛、湿温发热、肢节酸痛。如治风湿痹痛的薏苡仁汤（《类证治裁》）；治湿温发热的白虎加苍术汤（《类证活人书》）；治风寒夹湿感冒的九味羌活汤（《此事难知》）。

苍术麸炒后辛味减弱，燥性缓和，气变芳香，增强健脾和胃的作用，用于脾胃不和、痰饮停滞、脘腹痞满、青盲、雀目。如治脾胃不和的平胃散和痰饮内停的不换金正气散（《太平惠民和剂局方》）；治青盲、雀盲、眼目昏涩的二术散（《证治准绳》）。

焦苍术辛燥之性大减，以固肠止泻为主，用于脾虚泄泻、久痢或妇女淋带白浊。如治脾虚泄泻的椒术丸（《素问病机气宜保命集》）。

【现代研究】苍术主含挥发油，其中主要成分为苍术酮、苍术素、茅术醇及 β-桉油醇等。苍术经麸炒后总挥发油含量降低，尤其是 β-桉叶醇、茅术醇含量降低，挥发油组分无明显改变。苍术挥发油对青蛙有镇静作用，并略使脊髓反射亢进，大剂量可使中枢神经抑制，致呼吸麻痹而死亡。麸炒苍术挥发油能显著降低小鼠血清天冬氨酸氨基转移酶（AST）和丙氨酸氨基转移酶（ALT）水平。

苍术各炮制品（麸炒、米泔水制）能明显增强脾虚小鼠体重，延长游泳时间，改善小鼠脾虚症状，抑制脾虚小鼠的小肠推进运动，减轻泄泻程度，而生品作用不明显。

生苍术乙酸乙酯提取物具有较好的抗氧化活性，麸炒后，其抗氧化活性显著下降。

以苍术素、水溶性浸出物得率、醇溶性浸出物得率和外观性状的综合评分为评价指标，观察所加辅料量、翻炒时间、翻炒温度对麸炒苍术饮片质量的影响，优选出最佳炮制工艺为加辅料量为药材量的 10%，翻炒温度 140℃，翻炒时间 3 分钟。

辨析思考 苍术麸炒、炒焦会发生美拉德反应，一般认为是其醒脾作用增强的机制，而美拉德反应需要有糖类、蛋白类的参与。另外，岭南地区用蒸法炮制苍术，可能对多糖的影响较大，所以对苍术所含多糖类成分的炮制转化值得进一步研究。

【贮存】贮于凉爽、避光、通风干燥处。

何首乌

【来源】本品为蓼科植物何首乌 *Polygonum multiflorum* Thunb. 的干燥块根。

【历史沿革】历史上有黑豆蒸、醋煮、水煮熟、黑豆酒煮、单蒸、米泔水浸后九蒸九曝、麸炒、酒炒、生姜甘草制、牛膝制、乳拌蒸法等。现行主要的炮制方法为黑豆汁蒸。《中国药典》收载的饮片为何首乌、制何首乌。

【采收】秋、冬二季叶枯萎时采挖。

【产地加工】削去两端，洗净，个大的切成块，干燥。

【炮制】

1. 何首乌 取原药材，除去杂质，洗净，稍浸，润透，切厚片或块，干燥。

2. 制何首乌 取生首乌片或块，用黑豆汁拌匀，润湿，置于非铁质的蒸制容器内，密闭隔水炖至汁液吸尽，药物呈棕褐色时取出，干燥。或清蒸或用黑豆汁拌匀后蒸，至内外均呈棕褐色，取出，干燥。每 100kg 何首乌，用黑豆 10kg。

黑豆汁制法：取黑豆 10kg，加水适量，约煮 4 小时，熬汁约 15kg；豆渣再加水煮 3 小时，熬汁 10kg，合并得黑豆汁约 25kg。

【饮片性状】何首乌呈不规则的厚片或块。外表皮红棕色或红褐色，皱缩不平，有浅沟，并有横长皮孔样突起及细根痕。切面浅黄棕色或浅红棕色，显粉性；横切面有的皮部可见云锦状花纹，中央木部较大，有的呈木心。气微，味微苦而甘涩。

制何首乌呈不规则皱缩状的块片，厚约 1cm。表面黑褐色或棕褐色，凹凸不平。质坚硬，断面角质样，棕褐色或黑色。气微，味微甘而苦涩。

【加工与炮制目的】何首乌味苦、甘、涩，性温，归肝、心、肾经，具有解毒、消痈、截疟、润肠通便的功效。生何首乌苦泄，性平兼发散，具有解毒、消痈、润肠通便的作用（鲜何首乌解毒润肠功效更佳）。如用于疮痈痒痛的何首乌散（《外科精要》）。

何首乌用黑豆制后，味甘而厚则入阴，增强滋阴补肾、养肝益血、乌须发、强筋骨的功能，并能消除生何首乌滑肠致泻的不良反应，使慢性患者长期服用而不致腹泻。如用于肝肾两虚、精血不足、须发早白的七宝美髯丹（《本草纲目》）。

【现代研究】何首乌主要含有蒽醌类化合物，还含有二苯乙烯苷、卵磷脂、脂肪、淀粉、矿物质等。

实验表明，生何首乌经炮制后，外表颜色随炮制时间增加而加深，具有致泻作用的结合蒽醌随着蒸制时间延长而减少，游离蒽醌开始增加，使泻下作用减弱。游离蒽醌具有补益作用，能抑制肠道对胆固醇的再吸收。制何首乌的磷脂类成分和糖的含量增加，使补益作用更加突出。水溶性二苯乙烯苷具有降胆固醇和保肝作用，炮制时间对二苯乙烯苷有明显影响。研究显示，生品中二苯乙烯苷含量最高，随着炮制时间增加而逐渐减少，应避免炮制时间过长引起药效成分损失。

制何首乌对小鼠免疫器官的重量、正常白细胞及免疫抑制剂引起白细胞下降和脏器重量下降有对抗免疫抑制的作用，还能明显提高小鼠全血及脑组织超氧化物歧化酶（SOD）的活性，加速体内脂质过氧化物的清除，减少自由基对组织细胞的损害。此外，何首乌各炮制品均有不同程度的抑菌作用。

临床发现，口服何首乌及其成方制剂，均会引起不同程度的肝损伤，多数发生在 1～4 周，与用药剂量呈一定相关性。研究表明，长期大剂量服用生、制何首乌提取液对肝脏有一定损害，但停药后可恢复。多数学者认为，生、制何首乌本身存在或其代谢产生了相关毒性成分，蒽醌类成分可能为何首乌引起肝损伤的主要毒性成分。也有研究报道，长期大剂量使用二苯乙烯苷、鞣质，均会对肝脏造成一定损伤，但停药后皆可恢复正常。

组织病理分析显示，制何首乌对大鼠肝脏的损伤程度显著低于生何首乌，炮制能有效降低何首乌的肝毒性。对内毒素特异质动物模型，生何首乌在 2 倍临床等效剂量下即可对实验大鼠肝功能造成损伤，而制何首乌在 8 倍临床等效剂量下才表现出肝损伤，提示炮制可降低何首乌的特异质肝毒性。

辨析思考　何首乌组成成分复杂，其发挥临床疗效及诱发不良反应的物质基础和机制仍需进一步探索。

【贮存】贮于干燥容器内，密闭，置于通风干燥处。防霉，防蛀。

附　子

【来源】本品为毛茛科植物乌头 *Aconitum carmichaelii* Debx. 的子根加工品。

【历史沿革】汉代首载火炮法，历代有炒炭法、东流水并黑豆浸法、蜜炙、纸裹煨、醋浸、醋炙、黑豆青盐制、浆水制、黄连制、姜制、盐制、甘草汤炒、童便制法等。现行主要的炮制方法有胆巴和盐浸、胆巴浸蒸、胆巴煮、砂炒等。《中国药典》收载的饮片为附片（黑顺片、白附片）、盐附子、淡附子和炮附片。

【采收】6 月下旬至 8 月上旬采挖，除去母根、须根及泥沙，习称"泥附子"。

【产地加工】泥附子在采收后 24 小时内，应放入胆巴水（制食盐的副产品，主要成分为氯化镁、氯化钙）溶液内浸渍，以防止腐烂，且能降低毒性。

【炮制】

1. 盐附子　选个大、均匀的泥附子，洗净，浸入食用胆巴的水溶液中过夜，再加食盐，继续浸泡，每日取出晾晒，并逐渐延长晾晒时间，直至附子表面出现大量结晶盐粒（盐霜），质变硬。

2. 黑顺片　取泥附子，按大小分别洗净，浸入食用胆巴的水溶液中数日，连同浸液煮至透心，捞出，水漂，纵切成厚约 0.5cm 的片，再用水浸漂，用调色液使附片染成浓茶色，取出，蒸至出现油面有光泽后，烘至半干，再晒干或继续烘干。

3. 白附片　选取大小均匀的泥附子，洗净，浸入食用胆巴的水溶液中数日，连同浸液煮至透心，捞出，剥去外皮，纵切成厚约 0.3cm 的片，用水浸漂，取出，蒸透，晒干。

4. 炮附片　取砂置于锅内，用武火炒热，加入附片，拌炒至鼓起、微变色时，取出，筛去砂，放凉。

5. 淡附片　取净盐附子，用清水浸漂，每日换水 2～3 次，至盐分漂尽，与甘草、黑豆加水共煮，至透心，切开后口尝无麻舌感时，取出，除去甘草、黑豆，切薄片，干燥。每100kg盐附子，用甘草5kg，黑豆10kg。

【饮片性状】盐附子呈圆锥形。表面灰黑色，有盐霜，顶端有凹陷的芽痕，周围有瘤状突起的支根或子根痕。体重，横切面灰褐色，可见充满盐霜的小空隙及多角形形成层环纹，环纹内侧导管束排列不整齐。气微，味咸而麻，刺舌。

黑顺片呈纵切厚片，上宽下窄，外皮黑褐色，切面暗黄色，油润有光泽，半透明状，并有纵向导管束。质硬而脆，断面角质样。气微，味淡。

白附片形如黑顺片，表面黄白色，半透明。

炮附片形如黑顺片或白附片，表面鼓起呈黄棕色，质松脆。气微，味淡。

淡附片为纵切片，外皮褐色，切片褐色，半透明，有纵向导管束。质硬，断面角质样。气微，味淡，口尝无麻舌感。

【加工与炮制目的】附子味辛、甘，性大热，有毒，归心、脾、肾经，具有回阳救逆、补火助阳、逐风寒湿邪的功能，用于亡阳虚脱、肢冷脉微、阳痿、宫冷、心腹冷痛、虚寒吐泻、阴寒水肿、阳虚外感、寒湿痹痛。生附子有毒，加工炮制后毒性降低，便于内服。产地加工成盐附子的目的是防止药物腐烂，利于贮存。加工成黑顺片、白附片后毒性降低，可直接入药。

炮附片以温肾暖脾为主，用于心腹冷痛、虚寒吐泻。如治虚寒泄泻的附子理中丸（《太平惠民和剂局方》）；治冷痢腹痛的温脾汤（《备急千金要方》）。

淡附片长于回阳救逆，散寒止痛，用于亡阳虚脱、肢冷脉微、阴寒水肿、阳虚外感、寒湿痹痛。如治厥逆亡阳的四逆汤（《中国药典》）；治寒湿痹痛的甘草附子汤（《伤寒论》）；治阳虚水肿的八味肾气丸（《金匮要略方论》）。

【现代研究】附子含有生物碱类、黄酮类、皂苷类、神经酰胺类等成分，其生物碱类成分主要为C-19型和C-20型二萜生物碱。附子炮制后毒性降低，减毒机制与川乌类似。附子中的双酯型生物碱含量是决定其毒性大小的主要因素。附子生品中双酯型生物碱的含量高，炮制后双酯型生物碱的含量减少，单酯型乌头碱类含量增加。不同炮制品的毒性为生附片＞白附片＞微波炮附片。

附子具有明显的强心作用，其所含的消旋去甲乌药碱具有显著的强心作用，稀释至十亿分之一仍有活性。其他强心成分有氯化甲基多巴胺、去甲猪毛菜碱等。生附子具有一定的抗炎作用，白附片无抗炎作用，而微波炮附子抗炎作用较强。研究显示，在同等剂量下，生附子镇痛作用不明显，白附片作用较强且持久，微波炮附子作用强而迅速，也能维持一定时间。

文献报道，微波炮附子的方法是将附子去皮后，加入药材量50%的老水浸泡10～15小时，再换清水浸泡20～24小时，反复2～4次后，蒸10～20分钟，晾干或烘干后，选用微波机辐射干燥，得含水量为10%以下的附子，药效较好，毒性低。另有报道，烘箱烘烤能降低附子毒性成分的含量，增加有效成分的含量。

辨析思考　目前，对附子生物碱类成分的研究较为详细，但对非生物碱类成分的研究较少。有研究发现，附子中的水溶性非生物碱类成分可对抗生物碱类成分引起的心律失常。因此，对附子的黄酮类、多糖类、神经酰胺类等非生物碱类成分还有待开展深入的研究。

【贮存】贮于干燥容器内，密闭，置于通风干燥处。防潮。

郁 金

【来源】本品为姜科植物温郁金 *Curcuma wenyujin* Y.H.Chen et C.Ling、姜黄 *Curcuma Longa* L.、广西莪术 *Curcuma kwangsiensis* S.g.Lee et C.F.Liang 或蓬莪术 *Curcuma phaeocaulis* Vai. 的干燥块根。前两者分别习称"温郁金"和"黄丝郁金",其余按性状不同习称"桂郁金"或"绿丝郁金"。

【历史沿革】历代有火炮、煮、浆水生姜皂荚麸制、皂荚制、炒、焙、制炭、煨、醋炒、醋煮、酒浸、酒炒、防风皂荚巴豆制和甘草制法等。现行主要的炮制方法为醋炙法。《中国药典》收载的饮片为郁金。

【采收】12月中下旬(冬至前后),地上植株枯萎后,选晴天先清理地上的茎叶,将根茎及块根全部挖起,分开放置,剔除去年做种的老根茎,去掉须根,除去杂质,洗净泥土,分别加工。

【产地加工】

1. 温郁金 将块根放置于锅内,加适量清水或已煮过的原汁,煮约 2 小时,拣较大的一颗折断,用指甲掐其内心无响声或呈粉质即可,捞出沥干,摊放竹帘上晒干,不宜烘烤。

2. 温莪术 将根茎煮沸后再煮 2 小时至熟透(竹筷轻戳能横穿根茎即可),取出摊放竹帘上晒干。

3. 片姜黄 将鲜侧生根茎纵切厚约 0.7cm 的片,晒干,筛去末屑即成。

【炮制】

1. 郁金 取原药材,除去杂质,洗净,润透,切薄片,干燥,筛去碎屑。

2. 醋郁金 取郁金片,加入定量的米醋拌匀,闷润,待醋被吸尽后,置于炒制容器内,用文火加热,炒干,取出晾凉,筛去碎屑。每 100kg 郁金片,用米醋 10kg。

【饮片性状】郁金为椭圆形或长条形薄片。外表皮灰黄色、灰褐色至灰棕色,有不规则的纵皱纹。切面灰棕色、橙黄色至灰黑色,角质样,内皮层环明显。气微,味淡。

醋郁金形如郁金片,呈暗黄色,略有醋香气。

【加工与炮制目的】郁金味辛、苦,性寒,归肝、心、肺经,具有活血止痛、行气解郁、清心凉血、利胆退黄的功能。郁金多生用,善疏肝行气以解郁,活血祛瘀以止痛。如治心悬懊痛的郁金饮子(《太平圣惠方》);治癫痫或癫狂的白金丸(《医方考》)。

醋郁金能引药入肝,增强疏肝止痛作用。如治妇女经前腹痛的宣郁通经汤(《傅青主女科》)。

【现代研究】郁金中主要含挥发油、姜黄素类、多糖类等成分,其中挥发油为抗肿瘤的有效成分,姜黄素为降血脂、抗氧化、抗炎的主要有效成分。

采收时间对郁金挥发油及姜黄素的含量影响很大,10 月份采收的郁金,其挥发油含量高于常规采收期的 75%,而姜黄素类也以 10 月份采收品含量高。

据报道,采用常压烘干和直接晒干的鲜郁金样品中,未检测到莪术烯醇;蒸法条件下的莪术烯醇含量高于煮法。温郁金不同炮制品中挥发性成分的组成和含量均发生了变化,与生品相比,醋炙品中新增了 22 种成分,酒炙品中新增了 29 种成分。

研究表明,醋郁金抑制混合致炎液引起的小鼠耳肿胀,抑制腹腔炎性渗出及热板法镇痛等作用明显优于郁金。

辨析思考 郁金含有的挥发油、姜黄素、莪术烯醇受采收时间、产地加工方法影响较大,产地加工的煮烫时间较长,所以其采收加工对药效成分的影响机制及加工的规范化应明晰。

【贮存】贮于干燥容器内，置于阴凉干燥处。防蛀。醋郁金密闭。

知 母

【来源】本品为百合科植物知母 *Anemarrhena asphodeloides* Bge. 的干燥根茎。

【历史沿革】历代有煨令微黄、炒、酒炒、盐水炒、盐酒拌炒、蜜水拌炒、人乳汁盐酒炒、童便浸和姜汤浸法等。现行主要的炮制方法为盐炙。《中国药典》收载的饮片为知母、盐知母。

【采收】野生知母春、秋二季采挖，以 10 月下旬霜降前后至立冬采挖较为肥壮，质坚实，肉柔润，质优。栽培知母种子繁育 4 ～ 5 年后采收，分根繁育 3 ～ 4 年后采收，早春出苗前或秋后茎叶枯萎时采挖。

【产地加工】

1. 毛知母　除去地上茎叶、须根及泥沙，反复晾晒，直至干燥。或用文火烘烤，经常翻动，使受热均匀，烘至半干时取出晾晒至干。

2. 光知母　除净杂质后，趁鲜刮去外皮，晒干或烘干。知母含有黏液质，不易晒干，干燥过程长达 2 ～ 3 个月，需注意防止雨水淋湿。

【炮制】

1. 知母　取原药材，除去毛状物及杂质，洗净，润透，切厚片，干燥。

2. 盐知母　取净知母片，置于炒制容器内，用文火加热，炒至变色，喷淋盐水，炒干，取出晾凉。每 100kg 知母片，用食盐 2kg。

【饮片性状】知母为不规则类圆形厚片。外表皮黄棕色或棕色，可见少量残存的黄棕色叶基纤维和凹陷或突起的点状根痕。切面黄白色至黄色。气微，味微甜略苦，嚼之带黏性。

盐知母形如知母，色黄或微带焦斑。味微咸。

【加工与炮制目的】知母味苦、甘，性寒，归肺、胃、肾经，具有清热泻火、生津润燥的功能，泻肺胃之火宜生用，多用于外感热病、高热烦渴、肺热燥咳、内热消渴、肠燥便秘。如治温病邪传气分、壮热烦渴、汗出恶热、脉洪大的白虎汤（《注解伤寒论》）；治肺燥、咳嗽气急的知母甘桔汤（《症因脉治》）；治阴虚消渴的玉液汤（《医学衷中参西录》）。

盐知母可引药下行，专于入肾，增强滋阴降火的功效，善清虚热，常用于肝肾阴亏、虚火上炎、骨蒸潮热、盗汗遗精。如治阴虚火旺、潮热盗汗、咳嗽咯血、耳鸣遗精的大补阴丸（《中国药典》）；治梦泄滑精的斩梦丹（《普济方》）。

【现代研究】知母含甾体皂苷、双苯吡酮、木脂素、黄酮、多糖、有机酸等。

知母盐炙后，新芒果苷、异芒果苷含量减少，芒果苷含量增加。芒果苷含量：盐炙品 > 炒黄品 > 酒炙品 > 麸炒品 > 生品；菝葜皂苷元含量以盐炙品最高，生品最低。知母盐炙后，多糖和低聚糖含量增加，且炮制后有利于多糖的溶出。

知母盐炙后抑制 α–葡萄糖苷酶作用增强，降血糖作用优于生品。知母不同炮制品均有抗炎作用，但酒炙、清炒、盐炙品抗炎作用均不及生品；酒炙知母、清炒知母镇静作用比生品明显增强，而盐炙品增强不明显；在同等剂量时，知母盐炙品通便作用明显强于生品，有报道认为其通便的物质基础为多糖和低聚糖。

以 Na^+、K^+–ATP 酶活性为指标，采用比色法测定大鼠肝脏、小肠黏膜、肾脏中酶活性，以观察盐炙品与生品的清热作用，结果表明两者均有明显的清热作用，且生品更强。

辨析思考　有研究证明，知母盐炙后，其皂苷、双苯吡酮等小分子成分含量降低，但知母所含的多糖组分变化较大，形成了新的转化多糖，活性更强。

【贮存】贮于干燥容器内，盐知母密闭，置于通风干燥处。防潮。

狗 脊

【来源】本品为蚌壳蕨科植物金毛狗脊 *Cibotium barometz*（L.）J.Sm. 的干燥根茎。

【历史沿革】历代有酒拌蒸、火燎去毛、去毛醋炙、酥炙去毛、炙去毛后焙制、火燎去毛酒浸蒸焙干、火炮、去毛净后醋煮、炒去毛净、火煅后去毛用净肉、酒浸和酒浸炒去毛等方法。现行主要的炮制方法有砂炒、蒸制、酒蒸。《中国药典》收载的饮片为狗脊、烫狗脊。

【采收】全年均可采收，但以秋末至冬季采收者质量为佳。挖出根茎，除去地上部分，抖净泥土。

【产地加工】

1. 狗脊条 除去泥沙，削去柔毛及须根，洗净，干燥。

2. 生狗脊片 除去泥沙或硬根、叶柄及金黄色绒毛，洗净，趁鲜切厚片，干燥。

【炮制】

1. 狗脊 取原药材，除去杂质，洗净，润透，切厚片，干燥。筛去碎屑。

2. 烫狗脊 将砂置于炒制容器内，用武火加热至滑利、容易翻动时，投入狗脊片，不断翻动，炒至鼓起，鳞片呈焦褐色时取出，筛去砂，放凉后除去残存绒毛。

3. 蒸狗脊 取净狗脊片置于蒸笼内，用武火加热，蒸 4～6 小时，停火，闷 6～8 小时，取出，干燥。

4. 酒狗脊 取净狗脊片，加入定量的黄酒拌匀，润透后，置于蒸制容器内，用武火加热，蒸 4～6 小时，停火，闷 6～8 小时，取出，干燥。每 100kg 狗脊片，用黄酒 15kg。

【饮片性状】狗脊呈不规则的长条形或圆形厚片，切面浅棕色，较平滑，近边缘 1～4mm 处有一条棕黄色隆起的木质部环纹或条纹，中间浅棕色，满布小点，周边不整齐，偶有金黄色绒毛残留。质脆，易折断，有粉性，有微涩。

烫狗脊表面略鼓起，棕褐色。气微，味淡、微涩。

蒸狗脊表面暗褐色，质地坚硬，角质。微有香气，味微甘。

酒狗脊表面暗褐色，质坚硬，角质。微有酒香气。

【加工与炮制目的】狗脊味苦、甘，性温，归肝、肾经，具有祛风湿、补肝肾、强腰膝的功效。狗脊生品质地坚硬，并在边缘覆有金黄色绒毛，不易除去，以祛风湿、利关节为主，用于风寒湿痹、关节疼痛、屈伸不利。如治风湿痹痛的狗脊散（《太平圣惠方》）。

狗脊经砂炒后质变酥脆，便于粉碎和煎出有效成分，也便于除去残存绒毛。烫狗脊以补肝肾、强筋骨为主，用于肝肾不足或冲任虚寒的腰痛脚软、遗精、遗尿、妇女带下等。如治腰痛脚软的狗脊饮（《易简方便》）；治遗精、遗尿及女子带下的白蔹丸（《太平圣惠方》）。

蒸狗脊或酒狗脊补肝肾、强腰膝的作用增强。

【现代研究】狗脊含鞣质、多糖、挥发油、黄酮、有机酸、甾体类成分。

狗脊经砂烫、单蒸、酒制、盐制后，鞣质含量均有降低；挥发油的主要成分是高级脂肪酸，含量最高的是十六碳酸和亚油酸，前者有抗炎作用，后者有抗凝血作用，单蒸和酒蒸后两种成分含量均明显增加；总糖、氨基酸总量均降低。生品中的游离氨基酸含量高于炮制品，而炮制品中的水解氨基酸含量则高于生品。

另有报道，狗脊砂烫后水溶性浸出物比生品高出 70%，甾体类化合物在炮制前后基本没有变化。

狗脊及其砂烫品均有镇痛止血作用，且砂烫品强于生品。狗脊、砂烫品、狗脊毛均能对抗凝血酶诱导的兔血小板聚集作用，以砂烫品作用最强；除低剂量生狗脊外，各样品液均显著延长实验小鼠的出血时间或凝血时间，说明具有不同程度的活血作用，其中砂烫狗脊的活血作用最强；狗脊能够改善佐剂性关节炎大鼠及肾阳虚佐剂性关节炎大鼠的血液流变性，且砂烫后活血化瘀作用增强。

辨析思考 狗脊补肝肾、强筋骨的药效作用及其炮制意义有待进一步阐明。

【贮存】置于通风干燥处。防潮。

京大戟

【来源】本品为大戟科植物大戟 *Euphorbia pekinensis* Rupr. 的干燥根。

【历史沿革】历代有炒、煨、麸炒、煮、浆水制、米泔水浸制、酒制、醋煮、蒸和盐水炒法等。现行主要的炮制方法有醋炙、醋煮。《中国药典》收载的饮片为京大戟、醋京大戟。

【采收】8—10月地上部分枯萎后至早春萌芽前采挖，除去须根及地上部分，除净泥土。

【产地加工】采挖后剪去残茎和须根，洗净，晒干或烘干，或切段，或切片。

【炮制】

1. 京大戟 取原药材，除去杂质，洗净，润透，切厚片，干燥，筛去碎屑。

2. 醋京大戟 取净京大戟片，加入定量的米醋拌匀，闷润至醋被吸尽后，置于炒制容器内，用文火加热，炒干，取出晾凉，筛去碎屑。或置于煮制容器内，加入定量的米醋与适量的水，浸润1～2小时，用文火加热，煮至醋液被吸尽，内无白心时，取出，晾至6～7成干时，切厚片，干燥，筛去碎屑。每100kg京大戟片，用米醋30kg。

【饮片性状】京大戟呈不规则长圆形或圆形厚片。表面灰棕色或棕褐色，粗糙，质坚硬，不易折断，断面类白色或淡黄色，纤维性。气微，味微苦涩。

醋京大戟形如京大戟，色泽加深。微有醋香气。

【加工与炮制目的】京大戟味苦，性寒，有毒，归肺、脾、肾经，具有泻水逐饮、消肿散结的功能。生品有毒，泻下力峻猛，多外用。如治疗蛇虫咬伤或热毒痈肿疮毒，可内服外敷的紫金锭（《片玉新书》）；治各种恶疮疔毒、阴疽的大戟膏（《临床常用中药手册》）。

醋京大戟具有降低毒性、缓和峻泻的作用，用于水饮泛溢所致的水肿喘满、胸腹积水、痰饮积聚等证。单用有效，也可与甘遂、芫花同用。如治悬饮、胁下有水气或肝硬化腹水的十枣汤（《注解伤寒论》）；治水湿中阻、水肿胀满的舟车丸（《丹溪心法》）；治水肿壅盛的大戟散（《治法机要》）。

【现代研究】京大戟含大戟苷、生物碱及大戟色素体 A、B、C 等。

京大戟经醋制后，与生品比较，其 LD_{50} 值升高，毒性显著降低，醋制能降低京大戟的肝毒性。京大戟可诱导炎性反应，并促进肠推进运动，产生强烈的泻下作用。其泻下作用机制是通过对肠胃产生较强的刺激作用，有效增加肠管蠕动，缩短肠内容物在肠道内的停滞时间，促进肠内容物的排泄，同时加强水分的吸收，从而消除腹水和胸腔积液。京大戟经醋制后，其致炎及肠推进作用显著减弱，可缓和泻下作用。

辨析思考 大戟有京大戟与红大戟之分。京大戟属大戟科，红大戟属茜草科，其所含化学成分也不相同。由于二者均有泻水逐饮作用，可治疗水肿、痰饮、胸胁积液等证，故多数中医文献习惯以"大戟"统称。《中国药典》自 1995 年版起已将两个品种单列。京大戟泻水逐饮功能较强，红大戟消肿散结作用较强。为确保临床用药安全，京大戟要求用醋煮法炮制，以降低毒性。而红大戟毒性较小，多用于消肿解毒，暂未做法定性要求。

【贮存】贮于干燥容器内，密闭，置于阴凉干燥处。防蛀。

泽　泻

【来源】本品为泽泻科植物东方泽泻 *Alisma orientalis*（Sam.）Juzep. 或泽泻 *Alisma plantagoaquatica* Linn. 的干燥块茎。

【历史沿革】历代有酒浸、酒浸焙、酒浸蒸焙、微炒、煨和米泔制等。现行主要的炮制方法有盐炙、麸炒、蜜麸炒。《中国药典》收载的饮片为泽泻、盐泽泻。

【采收】最佳采收期一般在 11 下旬至次年 1 月，茎叶枯萎初期采收。采收前需将土地排水晒干，先用刀在球茎周围划一圈，将部分须根划断，再拔起植株，小心除去球茎周围的泥土和残根，避免损伤药材，除去地上部分及泥土、须根。采收时应注意采收期，提早采收，则药材尚未生长完全；晚收上冻，则影响收获。还要注意保留茎上的中心叶，如摘掉中心叶，加工干燥时会从中心叶处流出异色汁液，干燥后药材凹陷，影响质量。

【产地加工】将采收的泽泻削去粗皮，摊开暴晒 1 ~ 2 天后再焙、烘烤，亦可直接上焙、烘烤。火力先大后小，24 小时翻焙 1 次；第 2 天把火力调小，12 小时上下翻动 1 次，并在药材上加盖保温；第 3 天趁热取下药材，装入去毛机或竹篓内撞去残余的外皮及须根，再烘焙至泽泻心有些发软或相碰时有清脆声时表明全干。一般 100kg 鲜泽泻可烘焙 25kg 干泽泻，然后按大小分等即可。

【炮制】

1. 泽泻　取原药材，除去杂质，大小分档，稍浸，洗净，润透，切厚片，干燥。

2. 盐泽泻　取净泽泻片，用盐水拌匀，闷润，待盐水被吸尽后，置于炒制容器内，用文火加热，炒至微黄色，取出晾凉。每 100kg 泽泻片，用食盐 2kg。

3. 麸炒泽泻　将麸皮撒入热锅中，用中火加热，待冒浓烟时投入泽泻片，不断翻动，炒至药物呈黄色时取出，筛去麸皮，晾凉。每 100kg 泽泻片，用麦麸 10kg。

【饮片性状】泽泻呈圆形或椭圆形厚片。外表皮黄白色或淡黄棕色，可见细小突起的须根痕。切面黄白色，粉性，有多数细孔。气微，味微苦。

盐泽泻形如泽泻片。表面淡黄棕色或黄褐色，偶见焦斑。味微咸。

麸炒泽泻形如泽泻片。表面黄白，偶见焦斑。微有焦香气。

【加工与炮制目的】泽泻味甘、淡，性寒，归肾、膀胱经，具有利水泄热的功能，用于小便不利、水肿、湿热黄疸、淋浊、湿热带下。如治水肿、小便不利的五苓散（《注解伤寒论》）；治疗湿热黄疸的茵陈五苓散（《金匮要略方论》）。

盐泽泻引药下行，并能增强泄热作用，利尿而不伤阴。小剂量应用于补方中，可泻肾降浊，并能防止补药之滋腻，可用于阴虚火旺证，利水清热养阴。如治疗水热互结、小便不利、腰痛重者。

麸炒泽泻寒性稍缓，长于渗湿和脾，升清降浊，多用于脾虚泄泻、痰湿眩晕。如治疗脾运不健、水湿泄泻的四苓散（《丹溪心法》）。

【现代研究】泽泻含多种四环三萜酮醇衍生物、倍半萜类氧化物、胆碱、卵磷脂、氨基酸、糖类等成分。

泽泻经炮制后，其水溶性煎出物均有不同程度的增加，以盐制品较高。

泽泻及其有效成分泽泻醇类化合物具有利尿作用，有较强的降血脂与抗动脉粥样硬化作用，能改善冠状动脉血流量，预防心绞痛。此外，还有抗脂肪肝、降血糖、抗炎等作用。泽泻麸炒后，能增加大鼠血清胃泌素含量，提高十二指肠 Na^+–K^+–ATP 酶活性，以及大鼠离体十二指肠肠管的运动功能。实验证明，生泽泻、酒泽泻、麸炒泽泻对大鼠均有一定的利尿作用，而盐泽泻几乎无利尿作用。

辨析思考　泽泻的传统功用与其物质基础的相关性，以及其炮制意义还有待进一步阐明。

【贮存】贮于干燥容器内，密闭，置于通风干燥处。防霉，防蛀。

草　乌

【来源】本品为毛茛科植物北乌头 *Aconitum kusnezoffii* Reichb. 的干燥块根。均系野生。

【历史沿革】历代有姜汁煮、醋煮、山矾灰汁浸、炒焦、炒黑存性、盐水浸、盐水浸后麸炒、童便浸、麸和巴豆同炒、盐炒、薄荷生姜汁浸、水煮、米泔浸、盐油炒、豆腐煮、煨制、醋炒、绿豆同煮、面炒、面裹煨等。现行主要的炮制方法有煮法、蒸法。《中国药典》收载的饮片为草乌和制草乌。

【采收】秋季茎叶枯萎时采挖。

【产地加工】采收后除去残茎、须根及泥沙，干燥。

【炮制】

1. 生草乌　取原药材，除去杂质，洗净，干燥。

2. 制草乌　取净草乌，大小分档，用水浸泡至内无干心，取出，加水煮沸至取个大及实心者切开内无白心，口尝微有麻舌感时，取出，晾至六成干，切薄片，干燥。

【饮片性状】生草乌呈圆锥形，稍弯曲而瘦长。表面暗棕色或灰褐色，外皮皱缩，偶有突起的支根"钉角"，质坚，破碎面为灰白色。气微，味辛辣，麻舌。

制草乌呈不规则类圆形或近三角形片状。表面黑褐色，有灰白色多角形形成层环及点状维管束，并有空隙，周边皱缩或弯曲，质脆。气微，味微辛辣，稍有麻舌感。

【加工与炮制目的】草乌味辛、苦，性热，有大毒，归心、肝、脾、肾经，具有祛风除湿、温经止痛的功能。生草乌有大毒，多作外用，用于喉痹、痈疽、疔疮、瘰疬。如治痈疽肿毒的草乌揭毒散（《景岳全书》）。

制草乌毒性降低，可供内服，用于风寒湿痹、关节疼痛、心腹冷痛、跌打疼痛。如治寒湿痹痛的小活络丹（《全国中药成药处方集》）。

【现代研究】草乌的主要成分和炮制机制与川乌基本相同，可参见川乌项下。据报道，草乌煮沸 4 小时后，其毒性生物碱含量降低较为明显。在蒸制工艺中，随着压力与温度的升高，总生物碱含量无显著变化，而毒性生物碱含量显著下降。

依照传统经验，草乌的炮制要求达到"口尝无麻舌感或微有麻舌感"的标准，应用时需遵循以下原则：①舌尝部位应在舌前 1/3 处；②取样 100 ～ 150mg；③在口中嚼半分钟；④咀嚼当时不麻，2 ～ 5 分钟后出现麻辣感；⑤舌麻时间维持 20 ～ 30 分钟才逐渐消失。

草乌传统炮制工艺常采用水浸泡处理，经水浸泡处理后生物碱流失严重。有研究发现，其总单酯型、总双酯型和总生物碱的损失率分别为 20.97%、31.13% 和 14.57%，且常温下酯型生物碱水解减毒作用不明显，而润法能最大程度保留生物碱的含量。高温烘制和高压蒸制均具有一定的减毒作用，以高压蒸制减毒作用较好，其制品中双酯型生物碱的含量大大降低，明显低于《中国药典》的限量要求，而单酯型生物碱能得到最大程度保留，炮制品外观好，工艺简单可控，耗时短，可用于大量生产。

辨析思考 草乌化学成分复杂，其中许多成分具有较强的药理作用，但草乌治疗量与中毒量很接近，用药不当极易产生毒副作用。因此，应对草乌毒效、构效关系和不良反应进行深入研究，以确保临床应用安全、有效。

【贮存】贮于干燥容器内，置于通风干燥处。生品防蛀，制品防潮、防霉。按毒药管理。

骨碎补

【来源】本品为水龙骨科植物槲蕨 *Drynaria fortunei*（Kunze）J.Sm. 的干燥根茎。

【历史沿革】历代有蜜拌润后蒸、炒制、姜制、火炮、盐炒、去毛、酒拌蒸、酒浸炒、焙制、炒黑、炙制、蒸焙、蜜水焙和酒炒等。现行主要的炮制方法有砂烫法。《中国药典》收载的饮片为骨碎补、烫骨碎补。

【采收】全年均可采挖。挖出根茎，除去须根及地上部分，抖净泥土。

【产地加工】除去泥沙，干燥，或再燎去茸毛（鳞片）。

【炮制】

1.骨碎补 取原药材，除去杂质，洗净，润透，切厚片，干燥，筛去碎屑。

2.烫骨碎补 取砂置于炒制容器内，用武火加热至滑利状态，容易翻动时，投入骨碎补片，不断翻动，炒至鼓起，取出，筛去砂，放凉，撞去毛。

【饮片性状】骨碎补为不规则的厚片。表面深棕色至棕褐色，常残留细小棕色的鳞片，有的可见圆形的叶痕。切面红棕色，黄色维管束点状排列成环。气微，味淡、微涩。

烫骨碎补膨大鼓起，表面棕褐色或焦黄色，质轻、酥松，无鳞叶。

【加工与炮制目的】骨碎补味苦，性温，归肝、肾经，具有疗伤止痛、补肾强骨的功效。骨碎补生品密被鳞片，不易除净，且质地坚硬而韧，不利于粉碎和有效成分的煎出，故临床多用其炮制品。

烫骨碎补质地松脆，易于除去鳞片，便于调剂和制剂，有利于有效成分的煎出，以补肾强骨、续伤止痛为主。如治跌打损伤、腰脚疼痛的骨碎补散（《校注妇人良方》）；治肾虚耳鸣、泄泻的加味地黄汤（《本草汇言》）。

【现代研究】骨碎补主要含有柚皮苷、二氢黄酮苷等黄酮成分。

骨碎补经净制去毛后，可提高总黄酮、柚皮苷及浸出物的含量；骨碎补经砂烫、砂烫后酒炙、砂烫后盐炙，其总黄酮及柚皮苷含量无明显变化，但总黄酮的溶出率明显提高。

对骨碎补微波炮制品、砂烫品、恒温烘烤品和生品中总黄酮及水溶性浸出物含量进行测定比较，结果表明：微波炮制品含量最高，生品最低。采用微波技术炮制骨碎补便于去毛，温度和时间可控，外观及性状较其他方法好，且有利于成分的溶出。

以醇浸出物、总黄酮和柚皮苷含量为指标，优选砂烫骨碎补的炮制工艺为每 100kg 骨碎补，用砂 500kg，180℃烫制 1 分钟。将净骨碎补段置于烘箱中 180℃烘烤 10 分钟，当全部鼓起时，迅速取出，晾凉，绒毛易撞除。

另有将骨碎补大小分档后，置炒药机内按砂烫法将其烫至充分鼓起，停火，加入适量冷砂，炒药锅继续转动 30 分钟，取出，筛去砂，即可去毛。此法较传统去毛法能提高工效 10 多倍，且去毛较完全。

辨析思考 骨碎补中成分复杂，目前主要集中于黄酮类成分的研究，其炮制的相关基础研究还有很多不足。

【**贮存**】置于干燥处。

香 附

【**来源**】本品为莎草科植物莎草 *Cyperus rotundus* L. 的干燥根茎。

【**历史沿革**】历代有炒、蒸、煮、酒制、米泔浸后蒜仁制、石灰制、胆汁制、童便醋盐水制、制炭醋煮、童便制和麸炒法等。现行主要的炮制方法有醋炙、醋煮、醋蒸、四制香附、酒炙、炒炭。《中国药典》收载的饮片为香附、醋香附。

【**采收**】野生品春、秋两季采挖，以 9—10 月采收者质量为好。栽培品多在 4 月下种，次年秋季采挖。挖取根茎，除尽泥土。

【**产地加工**】

1. 毛香附 采收的香附，除去地上部分、泥沙，晒至半干，用火燎去须根，入沸水中略煮片刻，或放入蒸笼中蒸 40 分钟，取出晒干。也有火燎后不经蒸煮，直接晒干者。

2. 光香附 将毛香附放入竹笼中来回撞擦，用竹筛去净灰屑及毛须即可。

3. 香附米 将毛香附晒至七八成干，用石碾碾去毛皮，成为碎颗粒，除去杂质，晒干。亦有不经火燎，将根茎放入麻袋撞擦后晒干者。

【**炮制**】

1. 香附 取原药材，除去毛须及杂质，切厚片或碾碎，干燥，筛去碎屑。

2. 醋香附 取净香附颗粒或片，加入定量的米醋拌匀，闷润至醋被吸尽后，置于炒制容器内，用文火加热炒干，取出晾凉，筛去碎屑。或加入定量的米醋，再加入与米醋等量的水，共煮至醋被吸尽，再蒸 5 小时，闷片刻，取出微晾，切薄片，干燥，筛去碎屑，或取出干燥后，碾碎。每 100kg 香附颗粒或片，用米醋 20kg。

3. 四制香附 取净香附颗粒或片，加入定量的生姜汁、米醋、黄酒、食盐水拌匀，闷润至汁液被吸尽后，置于炒制容器内，用文火加热炒干，取出晾凉，筛去碎屑。每 100kg 香附颗粒或片，用生姜 5kg（取汁），米醋、黄酒各 10kg，食盐 2kg（清水溶化）。

4. 酒香附 取净香附颗粒或片，加入定量的黄酒拌匀，闷润至黄酒被吸尽，置于炒制容器内，用文火加热炒干，取出晾凉，筛去碎屑。每 100kg 香附颗粒或片，用黄酒 20kg。

5. 香附炭 取净香附，大小分档，置于炒制容器内，用中火加热，炒至表面焦黑色，内部焦褐色，喷淋清水少许，灭尽火星，取出晾凉，筛去碎屑。

【**饮片性状**】香附为不规则厚片或颗粒状。外表皮棕褐色或黑褐色，有时可见环节。切面黄棕色或白色，质硬，内皮层环纹明显。气香，味微苦。

醋香附形如香附片（粒）。表面黑褐色。微有醋香气，味微苦。

酒香附形如香附片（粒）。表面红紫色。微有酒气。

四制香附形如香附片（粒）。表面深棕褐色，内部呈黄褐色。有清香气。

香附炭形如香附片（粒）。表面焦黑色，内部焦褐色。气焦香，味苦涩。

【加工与炮制目的】生香附味辛、微苦、微甘，性平，归肝、脾、三焦经，具有疏肝解郁、理气宽中、调经止痛的功能，用于肝郁气滞、胸胁胀痛、疝气疼痛、乳房胀痛、脾胃气滞、脘腹痞闷、胀满疼痛、月经不调、经闭痛经。生品多入解表剂中，以理气解郁为主。如治胸膈痞闷、胁肋疼痛的越鞠丸（《丹溪心法》）。

醋香附专入肝经，疏肝止痛作用增强，并能消积化滞。如治疗伤食腹痛的香砂平胃散（《医宗金鉴》）；治血中气滞的香附芎归汤（《沈氏尊生方》）；治寒凝气滞、胃脘疼痛的良附丸（《良方集腋》）。

酒香附能通经脉，散结滞，多用于治疗寒疝腹痛。如治瘰疬流注肿块的香附饼（《外科发挥》）。

四制香附以行气解郁、调经散结为主，多用于胁痛、痛经、月经不调等症。如治妊娠伤寒、恶寒发热的香苏葱豉汤（《重订通俗伤寒论》）；治中虚气滞胃痛的香砂六君丸（《重订通俗伤寒论》）。

香附炭味苦、涩，性温，多用于妇女崩漏不止。

【现代研究】香附主要含有挥发油，油中主要成分为α-香附酮、β-香附酮、芹子烯、广藿香酮等。此外，还含有黄酮类和萜类化合物等。

香附经醋制后，总挥发油含量比生香附降低约35%。采用高效液相色谱法（HPLC）测定生香附、醋炙香附的乙醇提取液中α-香附酮的含量，结果表明醋炙香附溶出量较生品提高约20%，醋炙品的水溶性浸出物含量亦明显高于生品，说明醋炙香附有利于有效成分的煎出，从而增强疗效。香附醋炙和酒炙后总皂苷含量比生品分别提高28.21%和22.48%。由于醋香附浸出率和挥发油含量较高，故认为是香附最佳的炮制方法。有研究认为，香附炮制可不去毛须，以缩短炮制工艺。

醋制香附的解痉、镇痛作用明显优于生品。生香附、制香附均有降低大鼠离体子宫张力、缓解子宫痉挛及提高小鼠痛阈的作用，以醋制香附作用较强，且醋蒸法优于醋炙法。比较醋香附、酒香附、生香附的水提取液对大鼠痛经模型的影响，发现醋香附对大鼠子宫收缩有较强的抑制作用，子宫肌张力降低，收缩力减弱，痛经缓解，且起效较快，持续时间长。

辨析思考 香附的不同炮制品与各自临床功效和应用的相关性，尤其是辅料所致归经、性味的变化有必要进一步研究。

【贮存】密闭，置于阴凉干燥处。防蛀。

姜 黄

【来源】本品为姜科植物姜黄 *Curcuma longa* L. 的干燥根茎。

【历史沿革】历代有清炒、米泔水浸、焙、醋炒、酒炒、酒洗法等。现行主要以生用为主。《中国药典》收载的饮片为姜黄。

【采收】冬季茎叶枯萎时采挖。

【产地加工】将采收的姜黄洗净，放入开水中煮透心，捞起烘干，再撞去粗皮，即成为外表深黄色的干姜黄。撞时可略喷清水，并同时撒入少许姜黄粉，再撞摇，可使色泽更加鲜艳。

【炮制】姜黄 取原药材，除去杂质，略泡，洗净，润透，切厚片，干燥。

【饮片性状】姜黄为不规则或类圆形的厚片。外表皮深黄色，有时可见环节。切面棕黄色至金黄色，角质样，内皮层环纹明显，维管束呈点状散在。气香特异，味苦、辛。

【加工与炮制目的】姜黄味辛、苦，性温，归脾、肝经，具有破血行气、通经止痛的功能，用于胸胁刺痛、胸痹心痛、痛经经闭、癥瘕、风湿肩臂疼痛、跌仆肿痛。如治产后腹痛的姜黄散（《普济方》）；治经水先期而至、血涩少、色赤的姜芩四物汤（《医宗金鉴》）。

【现代研究】姜黄主要含有姜黄素类、挥发油和多糖类等化合物。不同炮制品中，姜黄素含量为原药材＞微炒品＞生品＞酒制品＞醋制品，挥发油含量为原药材＞生品＞酒制品＞微炒品＞醋制品，表明不同炮制方法对姜黄中姜黄素及挥发油含量均有一定影响。

姜黄素具有抗炎、抗氧化、保肝、降血脂作用，对阿尔兹海默病有一定抑制作用，能够缓解神经病理性疼痛。

辨析思考　姜黄与郁金（黄丝郁金）为同一种植物的不同药用部位，所含化学成分均以姜黄素类、挥发油类和多糖类等为主，且药味（辛、苦）相同，但为何两者的寒热药性相异、功效亦有区别呢？

【贮存】置于阴凉干燥处。

莪　术

【来源】本品为姜科植物蓬莪术 *Curcuma phaeocaulis* VaL.、广西莪术 *Curcuma kwangsiensis* S.G.Lee et C.F.Liang 或温郁金 *Curcuma wenyujiu* Y.H.Chen et C.Ling 的干燥根茎，后者习称"温莪术"。

【历史沿革】历代有醋磨、煨制、酒制、酒醋制、火炮、醋炒、酒炒、醋煮、油制、巴豆制、醋煨、虻虫制、"羊血或鸡血炙"和蒸法等。现行主要的炮制方法有醋炙、醋煮。《中国药典》收载的饮片为莪术、醋莪术。

【采收】12 月中、下旬地上部分枯萎时，挖掘根部，除去根茎上的泥土。少数于次年 2—3 月采收。

【产地加工】将采收的莪术洗净，置锅内蒸或煮约 15 分钟，取出后晒干或烘干，除去须根即成。

【炮制】

1. 莪术　取原药材，除去杂质，略泡，洗净，蒸软，切厚片，干燥。

2. 醋莪术　取净莪术，置于煮制容器内，加入定量的米醋与适量的水浸没药面，煮至透心，取出，稍晾，切厚片，干燥。每 100kg 莪术，用米醋 20kg。

【饮片性状】莪术呈类圆形或椭圆形的厚片。外表皮灰黄色或灰棕色，有时可见环节或须根痕。切面黄绿色、黄棕色或棕褐色，内皮层环纹明显，散在"筋脉"小点。气微香，味微苦而辛。

醋莪术色泽加深，角质样，有醋香气。

【加工与炮制目的】莪术味辛、苦，性温，归肝、脾经，具有行气破血、消积止痛的功效。莪术生用，其行气止痛、破血祛瘀之力强，为气中血药，用于饮食积滞、胸腹痞满胀痛、呕吐酸水等，如蓬莪术丸（《临床常用中药手册》）。

醋莪术主入肝经血分，散瘀止痛作用增强，用于瘀血腹痛、肝脾肿大、血瘀闭经等。如治无论寒热，一切气滞积痛的化滞丸（《医宗金鉴》）。

【现代研究】莪术主要含有挥发油为 1%～1.5%，挥发油中主要成分是倍半萜类，也含有姜黄素、去氢姜黄二酮等。挥发油及姜黄素类成分为莪术镇痛抗炎的主要有效成分。

对莪术及其炮制品进行挥发油含量检测，结果为生品＞炒制品＞醋制品＞酒制品。莪术经醋制后，姜黄素有不同程度的下降。

莪术生用能提高小鼠痛阈，增强止痛作用，并具有降低血小板黏附性、抗血小板聚集、抗凝血及调节血液流变性的作用，明显减轻血瘀模型动物的血瘀状态。莪术经醋制后，止痛、活血化瘀作用增强，且炮制前后具有显著性差异。莪术经醋制后，能显著降低 ALT 和 AST 的水平，表明莪术经醋制后对肝细胞具有保护作用。醋炙和醋煮莪术可明显抑制二甲苯所致的耳肿胀及醋酸所致的毛细血管通透性增加，其中以醋煮莪术作用较强。

研究发现，莪术产地加工时采用清水煮后晒干的工艺，虽然便于干燥，但挥发油损失较为严重（莪术二酮、莪术醇、吉马酮、总挥发油的损失率分别为 9.9%、12.9%、12.1%、21.6%）。

有研究采用正交实验考察米醋用量、煎煮时间、加水量、浸润时间对莪术的影响，并通过人工神经网络模型优化工艺参数，最佳炮制工艺如下：加 20% 米醋和 6 倍量水浸润 5 小时，煎煮时间 1.5 小时，所得姜黄素、挥发油及干膏收率分别为 0.071mg/g、0.96mL、26.68%。

辨析思考　莪术、姜黄与郁金的来源有交叉，功效相似，产地加工多经过煮烫。姜黄、郁金以生用为主，郁金也可醋制，莪术以醋制为主，三者的炮制内涵还不清晰，操作方法难以标准化，规格难以统一。另外，莪术醋制后，散瘀止痛作用增强，但很多已知成分含量反而下降，也有待进一步阐明。

【贮存】贮于干燥容器内，炮制品密闭，置于干燥处。防蛀。

桔　梗

【来源】本品为桔梗科植物桔梗 *Platycodon grandiflorum*（Jacq.）A.DC. 的干燥根。

【历史沿革】历代有百合水浸制、去芦、去苗、姜汁浸制、蜜蒸、炒黄、蜜炙、米泔水浸制、炒焦、酒炙、米泔蒸和麸炒法等。《中国药典》收载的饮片为桔梗。

【采收】春、秋两季采挖为宜，在采收时，割去桔梗苗，挖出根部。注意采挖时不要伤根。

【产地加工】挖出桔梗根，洗净泥土，除去须根，趁鲜剥去外皮或不去皮，晒干或烘干。

【炮制】

1. 桔梗　除去杂质，洗净，润透，切厚片，干燥。

2. 蜜桔梗　取炼蜜，用适量的开水稀释后，加入桔梗片拌匀，闷透，置于锅中，用文火加热，炒至黄色不黏手为度，取出，放凉。每 100kg 桔梗片，用炼蜜 25kg。

【饮片性状】桔梗呈椭圆形或不规则厚片。外皮多已除去或偶有残留。切面皮部黄白色，较窄；形成层环纹明显，呈棕色；木部宽，有较多裂隙。气微，味微甜后苦。

蜜桔梗形如桔梗片，表面黄色，微有黏性，味甜。

【加工与炮制目的】桔梗味苦、辛，性平，归肺经，具有宣肺、利咽、祛痰、排脓的功效，用于咳嗽痰多、胸闷不畅、咽痛音哑、肺痈吐脓。如治肺痈咳而胸满、痰唾腥臭或吐脓的桔梗汤（《伤寒论》）。

桔梗蜜炙后能增强润肺止咳作用，多用于肺阴不足的咳嗽。如治感受风湿、形寒饮冷致咳逆连声者的五拗汤（《证治准绳》）。

【现代研究】桔梗含三萜皂苷类、黄酮类、聚炔类、脂肪酸、甾醇、维生素、多糖、酚酸类等成分。桔梗生品和清炒品挥发性成分差异较明显，与蜜炙品挥发性成分差异相对较小。生品与蜜炙品的共有挥发性成分有 11 种，蜜炙后烷烃类成分含量明显减少，醛类成分含量明显增多。桔梗经炮制后，各炮制品的总皂苷粗品含量均比生品高，总皂苷含量：蜜炙品＞酒炙品＞姜汁制品＞生品。桔梗经过蒸制后，大部分氨基酸类、果糖和阿拉伯糖含量明显升高，其他还原糖含量均有所下降，而党参炔苷和桔梗皂苷 D 成分含量升高。

桔梗具有明显的镇咳作用，蜜炙后桔梗镇咳作用增强。采用浓氨水喷雾引咳实验，以小鼠咳嗽次数及咳嗽潜伏期为指标，蜜炙桔梗最佳炮制工艺为拌蜜后高温烘干，且蜜烘法所制的炮制品桔梗总皂苷含量稍高于拌蜜炒品，且均明显高于生品。以外观评价、水分、总灰分、浸出物含量和桔梗皂苷 D 为指标，桔梗自然干燥至一定程度后切制的桔梗饮片综合质量评价较高，且方法简便，省时省力，适合产地加工。

辨析思考 按相关报道，桔梗炮制后各炮制品的总皂苷含量均比生品高，该结果出现的原因及炮制增效的机制需要进一步阐明。

【贮存】置于通风干燥处。防蛀。

柴 胡

【来源】本品为伞形科植物柴胡 *Bupleurum chinense* DC. 或狭叶柴胡 *Bupleurum scorzonerifolium* Willd. 的干燥根。按性状不同，分别习称"北柴胡"及"南柴胡"。

【历史沿革】历代有熬、焙、酒拌、酒炒、醋炒、蜜制和鳖血制法等。现行主要的炮制方法有醋炙、鳖血炙、鳖血黄酒炙。《中国药典》收载的饮片为北柴胡、醋北柴胡、南柴胡、醋南柴胡。

【采收】一般生长 2～3 年即可采收。于春初植株发芽前或秋末落叶后挖起根部，以秋季采挖为宜。人工栽培 2 年生的植株（或第 1 年育苗，第 2 年移栽）秋季植株枯萎时，用药叉采挖，运回加工。

【产地加工】采挖后剪去残茎和须根，抖去泥土，晒干。

【炮制】

1. 柴胡 取原药材，除去杂质及残茎，洗净，润透，切厚片，干燥。

2. 醋柴胡 取柴胡片，加入定量的米醋拌匀，闷润至醋被吸尽，置于炒制容器内，用文火加热，炒干，取出晾凉。每 100kg 柴胡片，用米醋 20kg。

3. 鳖血柴胡 取净柴胡片，加入定量的新鲜鳖血及适量的冷开水拌匀，或新鲜鳖血和定量的黄酒拌匀，闷润至鳖血被吸尽，置于炒制容器内，用文火加热，炒干，取出晾凉。每 100kg 柴胡片，用鳖血 13kg，黄酒 25kg。

【饮片性状】北柴胡片呈不规则厚片。外表皮黑褐色或浅棕色，有纵皱纹和支根痕。切面淡黄白色，纤维性。质硬。气微香，味微苦。

醋北柴胡形如北柴胡片。表面淡棕黄色。微有醋香气，味微苦。

南柴胡片呈类圆形或不规则片。外表皮红棕色或黑褐色，有时可见根头处有细密环纹或有细毛状枯叶纤维。切面黄白色，平坦。有败油气。

醋南柴胡形如南柴胡片。微有醋香气。

【加工与炮制目的】柴胡味辛、苦，性微寒，归肝、胆、肺经，具有疏散退热、疏肝解郁、升举阳气的功能，用于感冒发热、寒热往来、胸胁胀痛、月经不调、子宫脱垂、脱肛。生品升散作用较强，多用于解表退热。如治寒热往来的小柴胡汤（《注解伤寒论》）；治外感风寒发热、头痛肢楚的柴葛解肌汤（《伤寒六书》）；治疗疟疾的清脾饮（《校注妇人良方》）。

醋柴胡的升散之性缓和，疏肝止痛作用增强，多用于肝郁气滞的胁肋胀痛、腹痛及月经不调等证。如治疗肝气郁结的柴胡疏肝散（《景岳全书》）；治肝郁血虚、月经不调的逍遥散（《全国中药成药处方集》)。

　　鳖血柴胡能填阴滋血，抑制其浮阳之性，增强清肝退热的功效。用于热入血室、骨蒸劳热。

　　【现代研究】柴胡主要含有挥发油、柴胡皂苷、多糖等。

　　柴胡挥发油清轻上浮，能解表退热。据报道显示，柴胡生品及酒、醋、蜜炙品的皂苷及挥发油含量比较，总皂苷含量为蜜柴胡＞酒柴胡＞醋柴胡＞柴胡生品，挥发油含量为蜜柴胡＞醋柴胡＞酒柴胡＞柴胡生品。柴胡生品、醋柴胡、酒柴胡的多糖含量以柴胡生品中最多。北柴胡生品柴胡皂苷 α 含量最高，清炒品含量最低。

　　醋炙柴胡能明显增强大鼠胆汁的分泌量，醋拌品也有促进胆汁分泌的趋向。醋炙柴胡和醋拌柴胡能显著降低中毒小鼠血清 ALT 水平，各给药组均有轻度减轻肝损伤的作用。柴胡及其不同炮制品对二甲苯所致的小鼠耳肿胀均有一定程度的抑制作用，其中酒炙品的抗炎作用优于生品和醋炙品。

　　柴胡与醋柴胡均可使抑郁小鼠脑内去甲肾上腺素、多巴胺含量明显增加，上调大鼠雌激素水平，抗免疫损伤性肝纤维化，且醋柴胡的作用强于柴胡生品。血清代谢组学分析发现醋柴胡在脂肪代谢、肠道菌群代谢等多条代谢通路上与生品不同，从而产生不同的功效。

　　辨析思考　柴胡自古以来以根入药，但根占全草的比例太小。有人将柴胡的根、地上部分及全草同柴胡注射液进行比较分析，发现其紫外吸收光谱及定性反应基本相同，有些地方也以全草入药。另有报道，柴胡皂苷主要在根中，茎中主含挥发油。因此，对柴胡的综合利用还有待深入研究。另外，炮制后皂苷、挥发油含量升高的报道还有待进一步确证。

　　【贮存】密闭，置于阴凉干燥处。

党　参

　　【来源】本品为桔梗科植物党参 *Codonopsis pilosula*（Franch.）Nannf.、素花党参 *Codonopsis pilosula* Nannf.var.*modesta*（Nannf.）L.T.Shen 或川党参 *Codonopsis tangshen* Oliv. 的干燥根。

　　【历史沿革】历代有拌蜜蒸熟、蜜炙和米炒法等。现行主要的炮制方法有米炒、蜜炙。《中国药典》收载的饮片为党参、米炒党参。

　　【采收】生长 3 年以上者，在秋季白露前后采收。采收时选择晴天，先除去支架，割掉参蔓，再在地畦的一头用镢头开 30cm 左右深的沟，挖取根部，抖尽泥土，运回加工。野生党参一般 8—9 月采挖，育苗移栽者以 3 ～ 4 年为宜，直播者以 4 ～ 5 年为宜。采收季节可从秋季地上部分枯萎开始，直至次年春季植株萌芽为止，但以秋季采收为佳。鲜党参根脆嫩，易破、易断裂，采伤参根会造成根中乳汁外溢，影响中药材品质，因此采收时要注意免伤其根。

　　【产地加工】将挖出的党参根除去茎叶、泥土，用水洗净。分成大、中、小条，大条的用麻绳从根头部串起晾挂，中、小条直接晾晒。至发软后捆成把，用手顺握或放在木板上搓揉，搓后再晒，反复 3 ～ 4 次，至党参皮肉紧贴，充实饱满并富有弹性为止。日晒或挂晾于通风处，至七成干时，将捆解开摊平排直，以头压尾，露出头部 3 ～ 6cm，重叠排列，晒至九成干，即可收藏在阴凉干燥通风处，自然干透。

　　川党参挖出后，用水洗净，在沸水中略烫，单枝晾晒，边晒边搓揉。每次搓后应置室外摊晒，以防霉变，晒至八九成干后即可收藏。可用炕烘干，温度控制在 60℃左右，经常翻动，烘至根条柔软时，取出揉搓，再烘，反复数次直至烘干。注意：搓的次数不宜太多，用力不宜过大，否则会变成"油条"，影响质量。

【炮制】

1. 党参　取原药材，除去杂质，洗净，润透，切厚片，干燥。

2. 米炒党参　将大米置于热的炒药锅内，用中火加热至米冒烟时，投入党参片拌炒，至党参呈黄色时取出，筛去大米，放凉。每100kg党参片，用米20kg。

3. 蜜炙党参　取炼蜜，用适量开水稀释后，与党参片拌匀，闷透，置于热的炒药锅内，用文火加热，不断翻炒至黄棕色，不黏手时取出，放凉。每100kg党参片，用炼蜜20kg。

【饮片性状】党参呈类圆形的厚片。外表皮灰黄色、黄棕色至灰棕色。切面皮部淡棕黄色至黄棕色，木部淡黄色至黄色，有裂隙或放射状纹理。有特殊香气，味微甜。

米炒党参表面老黄色，偶有焦斑。

蜜党参表面黄棕色，显光泽，略有黏性。味甜。

【加工与炮制目的】党参味甘，性平，归脾、肺经，具有健脾益肺、养血生津的功效。生用擅长益气生津，常用于气津两伤或气血两亏。如治气阴两亏的上党参膏（《得配本草》）；治气血两亏的两仪膏（《中药成方集》）。

米炒党参气味清香，能增强和胃健脾、止泻作用，多用于脾胃虚弱、食少、便溏。如治脾虚泄泻的理中汤（《注解伤寒论》）。

蜜炙党参能增强补中益气、润燥养阴的作用，用于气血两虚证。如治中气下陷、内脏下垂的参芪白术汤（《不知医必要》）。

【现代研究】党参主要含有皂苷、多糖及植物甾醇等。

米炒党参的多糖含量显著低于生党参饮片、蜜炙党参和清炒党参，但明显高于麸炒党参。米炒后，党参中5-羟甲基糖醛的含量明显增加，可以考虑作为米炒党参的质量监测标志物。

党参能提高人体非特异性免疫功能。在提高小鼠巨噬细胞吞噬能力和抗疲劳作用方面，蜜炙党参>生党参>米炒党参。

据报道，以色差度作为性状指标，以醇溶性浸出物、多糖、党参炔苷和5-羟甲基糠醛含量作为化学指标，考察炒制温度、炒制时间、米种类和米用量4个因素，获得的最优炮制工艺为粳米在140℃下炒制10分钟，饮片与粳米的比例为100：30。

辨析思考　党参米炒后多糖含量显著降低，说明多糖可能发生了转化。除皂苷类成分外，党参多糖、甾醇等成分的炮制转化有待进一步研究。

【贮存】于阴凉干燥、通风处贮存。

浙贝母

【来源】本品为百合科植物浙贝母 *Fritillaria thunbergii* Miq. 的干燥鳞茎。

【历史沿革】历代有去心炒、麸制法等。《中国药典》收载的饮片为浙贝母。

【采收】初夏植株枯萎时采挖，洗净泥土。

【产地加工】浙贝母大小分开，大者除去芯芽，习称"大贝"；小者不去芯芽，习称"珠贝"。分别撞擦，除去外皮，拌以煅过的贝壳粉，吸去擦出的浆汁，干燥；或取鳞茎，大小分开，洗净，除去芯芽，趁鲜切成厚片，洗净，干燥，习称"浙贝片"。

【炮制】浙贝母　取原药材，除去杂质。未切片者，洗净，润透，切厚片，干燥，或打成碎块。

【饮片性状】浙贝母为类圆形的厚片或碎块，有的具有芯芽。外皮黄褐色或灰褐色，略皱缩；

或淡黄白色，较光滑或被有白色粉末。切面微鼓起或平坦，灰白色或粉白色，略角质状或富粉性。质多坚硬，易折断；或质硬，断面灰白色或白色，有的呈浅黄棕色。气微，味苦。

【加工与炮制目的】浙贝母味苦，性寒，归肺、心经，具有清热化痰止咳、解毒散结消痈的功能，用于风热咳嗽、痰火咳嗽、肺痈、乳痈、瘰疬、疮毒。

浙贝母临床多生用，用于感冒咳嗽、痈毒肿痛。亦可研末外用，如治咽喉十八症的吹喉散（《经验广集》）。

【现代研究】不同产地加工方法对浙贝母饮片中贝母素甲、贝母素乙、贝母辛的含量具有显著影响，其含量：无硫护色处理＞生晒处理＞硫熏处理＞贝壳灰法。浙贝母各炮制品的贝母素甲和贝母素乙的含量无显著性差异，其水煎液含量为姜制品＞蜜麸品＞清炒品＞生品。

浙贝母中贝母素甲、贝母素乙、西贝素、西贝素苷和蒲贝酮碱具有镇咳作用。贝母素甲能够通过调节机体免疫力，提高耐药菌对抗生素的敏感性，以逆转细菌耐药作用。

从贝母素甲、贝母素乙的含量考察浙贝母是否可以保留芯芽，结果表明：浙贝母芯芽中生物碱的含量高于鳞叶，因此浙贝母加工应保留芯芽。浙贝母生物碱不耐高温，应采用低温干燥技术。硫熏过后，贝母素甲、贝母素乙、贝母辛含量在一定范围内均增加，但过量硫熏会导致含量降低，因此硫熏应控制在一定范围内。浙贝母饮片的厚度会影响煎煮前的浸泡时间与有效成分的煎出率，因此切片应尽可能薄。

辨析思考　目前，浙贝母的炮制研究报道较多的是生物碱类，对其他类成分的研究较少，可开展其他类成分的研究。

【贮存】置于通风干燥处，防蛀。

黄　芩

【来源】本品为唇形科植物黄芩 *Scutellaria baicalensis* Georgi 的干燥根。

【历史沿革】历史上有去黑心、炒、酒洗、酒炒、炒令香、去芦、微炒、炒焦、煅存性、焙干、米醋浸炙7次、陈壁土炒、炒炭、酒浸焙、姜汁炒、酒浸猪胆汁炒、童便炒、米泔浸炙7次、酒浸蒸曝、皂角仁和侧柏水煮、吴茱萸制等方法。现行主要的炮制方法有蒸、煮、酒炙和炒炭等。《中国药典》收载的饮片为黄芩、酒黄芩。

【采收】野生黄芩生长3～4年品质最佳，春、秋两季采挖。栽培黄芩于移栽定植后第3年初春芽未萌动或秋后茎叶枯萎时采收。选晴天，挖出根部，防止断根，除去须根及泥沙。

【产地加工】挖出鲜根，去掉残茎、泥沙等，晾晒至半干，放于箩筐或桶内来回撞击，撞掉须根和老皮，继续晒干或烘炕至全干。在晾晒过程中，应避免因暴晒过度而使药材发红，同时还要防止被雨水淋湿。由于受雨淋后，黄芩的根先变绿，最后发黑，影响药材质量。

【炮制】

1. 黄芩　除去杂质，洗净，放入沸腾的蒸锅中，蒸至"圆汽"后半小时，待质地软化，取出，切薄片，干燥（避免暴晒）。

2. 酒黄芩　取黄芩片，加入黄酒拌匀，闷透，待酒被吸尽后，置于炒制容器内，文火炒至药物表面微干呈深棕黄色，取出，晾凉。每100kg净黄芩片，用黄酒10kg。

3. 黄芩炭　取黄芩片，置于热的炒制容器中，用武火加热，炒至表面焦褐色、内部焦黄色时，取出，摊开晾凉。

【饮片性状】黄芩为类圆形或不规则形薄片。外表皮黄棕色或棕褐色。切面黄棕色或黄绿色，有放射状纹理，宿根中心多呈枯朽状的棕色圆心，俗称"枯芩"，周边棕黄色或深黄色，质硬而脆。气微，味苦。

酒黄芩形如黄芩片。表面棕褐色，切面棕黄色，略带焦斑。微有酒香气。

黄芩炭形如黄芩片。表面黑褐色，体轻。有焦炭气。

【加工与炮制目的】 黄芩味苦，性寒，归肺、胆、脾、大肠、小肠经，具有清热燥湿、泻火解毒、止血、安胎的功效。生黄芩清热泻火、解毒能力强，用于热病、湿温、黄疸、泻痢、乳痈发背。如治三焦热盛、壮热烦躁的黄连解毒汤（《外台秘要》）；治湿热阻于肝胆、全身黄疸的必效散（《仁斋直指方》）。黄芩蒸的目的是杀酶保苷，既能保存药效，又能使药物软化，便于切片。

酒黄芩入血分，并可借黄酒升腾之力上行，用于上焦肺热及四肢肌表之湿热，同时因酒性大热，可缓和黄芩的苦寒之性，以免损伤脾阳，导致腹泻。如治肺热咳嗽的黄芩泻肺汤（《张氏医通》）。

黄芩炭以清热止血为主，用于崩漏下血、吐血衄血。如治血热妄行、咳嗽吐血、痰中带血、咯血、衄血、溺血的荷叶丸（《北京市中药成方选集》）。

【现代研究】 黄芩含有黄酮及其苷类、苯乙醇苷类、多糖类、二萜、酚酸、甾体等化合物。据报道，黄芩酒炙后苷类成分含量明显下降，相应苷元含量明显上升。另有研究发现，黄芩在酒炙过程中，醇浸出物、黄芩苷含量及其抗炎活性随炮制时间均呈先上升再下降的趋势。

研究表明，黄芩在软化过程中，如用冷水处理，易变绿色，是由于黄芩中所含的酶在一定温度和湿度下，可酶解黄芩中的黄芩苷和汉黄芩苷，产生葡萄糖醛酸和黄芩素、汉黄芩素两种苷元。其中黄芩素是一种邻位三羟基（5,6,7-OH）黄酮，本身不稳定，易被氧化成醌类物质而变绿，使疗效降低。蒸制可破坏酶，使共生酶的活性消失，有利于黄芩苷的保存。黄芩蒸制又可使药物软化，便于切片。实验表明，黄芩苷的含量从高到低依次为蒸制＞煮制＞水浸。另有研究认为，黄芩变绿是由于黄芩中存在1种绿色的内生菌，在冷浸条件下大量繁殖而呈绿色。见图11-3。

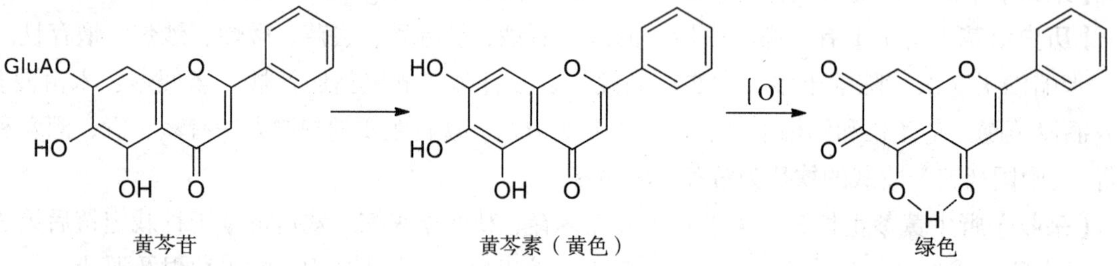

图 11-3 黄芩苷水解后生成产物

（图中标注：黄芩苷　黄芩素（黄色）　[O]　绿色）

药理实验表明，黄芩米酒蒸后对右旋糖酐钠所致溃疡性结肠炎的药效有所提高，改善了多项炎性症状。另有研究表明，黄芩炭的<u>止血有效部位为氯仿提取部位</u>，对酵母所致血热出血模型可通过内外源性凝血酶及内外源途径发挥止血作用。

黄芩各炮制品中黄芩苷的含量为生黄芩＞酒黄芩＞炒黄芩＞黄芩炭，加热时间越长，温度越高，则损失越多，其中黄芩炭中含量较低。黄芩酒炙后黄芩苷、汉黄芩苷、野黄芩苷的含量稍有下降，而相应的苷元黄芩素、汉黄芩素的含量稍有增加，千层纸素A的含量无变化。炒炭后黄芩苷、汉黄芩苷、野黄芩苷的含量明显下降，黄芩素、汉黄芩素、千层纸素A的含量显著升高，说明炒炭会导致黄酮苷分解破坏，转化成相应的苷元。就黄酮总量来说，酒炙后稍有减少，炒炭后减少了近50%。

药理研究表明，黄芩苷和汉黄芩苷均有解热、利胆、利尿、降压、镇静、抗菌作用。生黄芩的抗炎作用明显强于酒炙品，而黄芩酒炙后能增强其免疫能力。

　　辨析思考　黄芩中除黄酮类化合物外，对于其他成分的研究相对较少。现有研究结果表明，黄芩酒炙后黄酮类减少，但很难解释其炮制的意义与目的，所以对黄芩酒炙后缓和苦寒药性、引药上行的内涵还需进一步阐明。另外，黄芩含苷类成分较多，水溶性好，软化时蒸法比煮法效果好。古代医家将黄芩分为子芩、枯芩分别应用，其功能主治也有差异，两者的差异性及对功效的影响也有待进一步研究。

　　【贮存】贮于干燥容器内，密闭，置于通风干燥处。防潮。

黄　芪

　　【来源】本品为豆科植物蒙古黄芪 *Astragalus membranaceus*（Fisch.）Bge.var.*mongholicus*（Bge.）Hsiao 或膜荚黄芪 *Astragalus membranaceus*（Fisch.）Bge. 的干燥根。

　　【历史沿革】历代有去芦、蒸、蜜炙、盐汤浸焙、炒、酒煮、蜜炒、蜜蒸、盐水润蒸、盐炙、盐蜜水炙、酒拌炒、姜汁炙、米泔拌炒、乳制和九制黄芪等方法。现行主要的炮制方法为蜜炙法。《中国药典》收载的饮片为黄芪、炙黄芪。

　　【采收】生长 3～4 年后采收。秋季霜降地上部分枯萎时，或春季土壤解冻后至植株萌发前采挖。黄芪以生长 6～7 年者质量最好，并以秋季采收为佳，此时水分小，粉性足，质坚实。黄芪根入土壤较深，采挖时应防止将根挖断或折断。

　　【产地加工】去净泥土、残茎，晒至半干，堆积 1～2 天发汗，再晒，边晒边斩去根头和须根。待晒至七八成干时，将根理顺直，按根粗细、长短不同分等，分别扎成小捆，晒至全干即可。

　　【炮制】

　　1. 黄芪　取原药材，除去杂质，大小分开，洗净，润透，切厚片，干燥。

　　2. 炙黄芪　取熟蜜，加入适量的开水稀释后，淋入净黄芪片中拌匀，闷润至透，置于炒制容器内，用文火加热，炒至深黄色不黏手时，取出晾凉。每 100kg 黄芪片，用熟蜜 25kg。

　　【饮片性状】黄芪呈类圆形或椭圆形的厚片。外表皮黄白色至淡棕褐色，可见纵皱纹或纵沟。切面皮部黄白色，木部淡黄色，有放射状纹理及裂隙。气微，味微甜，嚼之有豆腥味。

　　炙黄芪呈圆形或椭圆形的厚片。外表皮淡棕黄色或淡棕褐色，略有光泽。具有蜜香气，味甜，略带黏性，嚼之微有豆腥味。

　　【加工与炮制目的】黄芪味甘，性温，归肺、脾经，具有补气固表、利尿，托毒排脓、敛疮生肌的功能。生品长于益卫固表，托毒生肌，利尿退肿，常用于表卫不固的自汗或体虚感冒、气虚水肿、痈疽不溃或溃久不敛。如治卫气不固的玉屏风散（《丹溪心法》）；治疗汗出恶风的防己黄芪汤（《金匮要略方论》）；治痈疡肿痛的透脓散（《外科正宗》）。

　　炙黄芪甘温而偏润，长于益气补中，多用于脾肺气虚、食少便溏、气短乏力或兼中气下陷之久泻脱肛、子宫下垂，以及气虚不能摄血的便血、崩漏等出血证，也可用于气虚便秘。如治疗中气下陷的补中益气汤（《成方切用》）；治疗心脾两虚的归脾汤（《成方切用》）。

　　【现代研究】黄芪主要含黄芪甲苷等皂苷类、多糖、黄酮、磷脂类及氨基酸等。黄芪炮制后黄芪甲苷、毛蕊异黄酮和芒柄花素含量均比生品含量降低。磷脂类成分不稳定，黄芪蜜炙后磷脂总量下降，但蜜炙后磷脂酸和溶血磷脂酰胆碱升高，其他磷脂则有所下降。黄芪各炮制品均含有 17 种以上的氨基酸，以天门冬氨酸、谷氨酸、脯氨酸为主，种类虽相同，但含量差异较大。

　　据文献报道，与生品比较，黄芪蜜炙后可显著提高小鼠巨噬细胞的吞噬能力（炭粒廓清实验）。蜜炙黄芪对乙酰苯肼诱导的血虚、气虚模型的补气作用强于生品。生品和蜜炙品均有恢复受损变形红细胞的能力。

研究表明，炒炙温度对黄芪甲苷有显著影响，炒炙时间和投料量对结果无显著影响。采用微波法蜜炙黄芪的黄芪甲苷含量高于常规蜜炙，微波火力和加热时间呈显著影响，加蜜量无显著影响。故认为微波法蜜炙黄芪可以代替常规蜜炙黄芪，优选工艺为70℃或80℃烘烤24小时。

辨析思考 黄芪以生用为主，近年对其多糖类、黄酮类成分的研究较多，其生品侧重于补肺，蜜炙品侧重于补脾，但其功效、药理作用、性味物质基础、炮制影响性味的对应关系有待进一步阐明。

【贮存】 贮于干燥容器内，蜜黄芪密闭，置于通风干燥处。防蛀，防潮。

黄　连

【来源】 本品为毛茛科植物黄连 *Coptis chinensis* Franch、三角叶黄连 *Coptis deltoidea* C.Y.Cheng et Hsiao 或云连 *Coptisteeta* Wall. 的干燥根茎。以上3种分别习称"味连""雅连""云连"。

【历史沿革】 历代有润切、熬（炒）、微炒、炒焦、制炭、酒炒、酒蒸、姜炒、蜜制、蜜泔制、麸炒、吴茱萸制、巴豆制、土炒、童便制、醋制、盐制、乳制、朴硝制、干漆制、茱萸益智制、黄土姜酒蜜制、胆汁制、槐花炒和酒萸制等。现行主要的炮制方法有酒炙、姜炙、吴茱萸炙法等。《中国药典》收载的饮片为黄连片、酒黄连、姜黄连、萸黄连。

【采收】 黄连一般在移栽后5年收获，宜在11月上旬至降雪前采挖。采收时，选晴天，挖起全株，抖去泥土，剪下须根和叶片，即得鲜根茎，俗称"毛团"。

【产地加工】 鲜根茎不用水洗，应直接干燥，干燥方法多采用炕干。注意火力不能过大，要勤翻动，干至易折断时，趁热放到槽笼内撞去泥沙、须根及残余叶柄，即得干燥根茎。

【炮制】

1. 黄连 取原药材，除去杂质，抢水洗净，润透，切薄片，干燥，筛去碎屑；或用时捣碎。

2. 酒黄连 取黄连片，加入黄酒拌匀，稍闷润，待酒被吸尽后，置于炒制容器内，用文火加热，炒干，色泽加深，取出晾凉。每100kg黄连片，用黄酒12.5kg。

3. 姜黄连 取黄连片，用姜汁拌匀，稍闷润，待姜汁被吸尽后，置于炒制容器内，用文火加热炒干，取出晾凉。每100kg黄连片，用生姜12.5kg。

4. 萸黄连 取吴茱萸，加入适量水煎煮，取汁去渣，煎液与黄连片拌匀，稍闷润，待药液被吸尽后，置于炒制容器内，用文火加热，炒干，取出晾凉。每100kg黄连片，用吴茱萸10kg。

【饮片性状】 黄连呈不规则的薄片或碎块，黄色，周边暗黄色，粗糙，附有残存细小须根，质坚硬。气微，味极苦。

酒黄连较生品色泽加深。味苦，略有酒香气。

姜黄连表面棕黄色。味苦，有姜的辛辣味。

萸黄连表面暗黄色。味苦，有吴茱萸的辛辣香气。

【加工与炮制目的】 黄连味苦，性寒，归心、脾、胃、肝、胆、大肠经，具有泻火解毒、清热燥湿的功能，用于湿热痞满、呕吐、泻痢、黄疸、高热神昏、心火亢盛、心烦不寐、血热吐衄、目赤吞酸、牙痛、消渴、痈肿疔疮；外治湿疹、湿疮、耳道流脓。如治热毒壅盛、高热烦躁及痈疽疔疮的黄连解毒汤（《外科正宗》）；治气血两燔的清瘟败毒饮（《疫疹一得》）；治热痢泄泻的白头翁汤（《伤寒论》）。

酒炙黄连能引药上行，缓其寒性，善清头目之火。如治目赤肿痛、口舌生疮的黄连天花粉丸（《证治准绳》）。

姜炙黄连能缓和其苦寒之性，增强止呕作用。如治湿热中阻、胃失和降、呕吐、泄泻的香姜散（《证治准绳》）；治脘胁疼痛、嗳气吞酸、大便热泄的黄连丸（《四川省药品标准》）。

吴茱萸制黄连能抑制其苦寒之性，使黄连寒而不滞，以清气分湿热、散肝胆郁火为主。如治积滞内阻、胸膈痞闷、胁肋胀满或下痢脓血的大香连丸（《太平惠民和剂局方》）。

此外，传统炮制理论认为，黄连入手少阴心经，为治火之主药；治本脏之火，则生用之；治肝胆之火，则以猪胆汁浸炒；治下焦之火，则以盐水或朴硝研细调水合炒；治气分湿热之火，则以茱萸汤浸炒；治血分块中伏火，则以干漆末调水炒；治食积之火，则以黄土研细调水合炒；白痢加吴茱萸炒；赤痢用湿槐花炒，炒后去槐花。

【现代研究】黄连含有小檗碱、黄连碱、掌叶防己碱、药根碱、甲基黄连碱、木兰花碱等生物碱。

据报道，黄连所含盐酸小檗碱、盐酸巴马汀和盐酸药根碱经过吴茱萸制、酒制和姜制后含量均增加，增量与辅料浸润时间、炮制温度等有关，酒制黄连更有利于成分溶出，不同炮制品中3种生物碱总量为酒黄连＞醋黄连＞姜黄连＞萸黄连＞盐制黄连＞胆汁黄连＞生黄连，但总体来说，不同炮制品中生物碱含量变化不大，炮制品中生物碱含量与生品比较无显著性差异。

黄连在加热过程中，可生成小檗红碱，而随加热温度的升高和时间的延长，其生成量增加，同时小檗碱相应减少。加热也会使掌叶防己碱、药根碱等结构发生变化。

黄连经酒、姜、吴茱萸炮制后，有不同程度的抗菌活性，体现了炮制前未有的对绿脓杆菌的抑制作用。研究表明，小檗碱有解热、兴奋呼吸、降压、利胆、局部麻醉、抗利尿、止泻、降低眼内压等作用。

黄连生品、萸炙、酒炙、酒蒸、姜炙及醋炙品均能明显降低小鼠四氧嘧啶糖尿病模型和小鼠链脲佐菌素（STZ）高脂复合2型糖尿病模型糖化血清蛋白（GSP）和空腹血糖（FBG）的含量。其中，萸炙、酒炙和酒蒸品还能明显降低高浓葡萄糖引起的小鼠血糖急性升高，降低小鼠STZ高脂复合2型糖尿病模型血清总胆固醇（TC）、三酰甘油（TG）的含量，在改善胰岛素抵抗、降低血糖、改善糖脂代谢紊乱等方面优于生品。

以4种生物碱（小檗碱、表小檗碱、黄连碱和巴马汀）的含量为评价指标，辅料闷润时间、炮制温度、炮制时间3个因素影响炮制效果的主次顺序如下，酒黄连：炮制时间＞炮制温度＞辅料闷润时间，姜黄连：炮制温度＞辅料闷润时间＞炮制时间，萸黄连：炮制温度＞辅料闷润时间＞炮制时间。

辨析思考　黄连饮片规格较多，各炮制品中生物碱的总体变化并不显著，仅以生物碱的增减难以阐明其炮制意义。酒黄连、姜黄连、萸黄连炮制中使用的辅料均有明确的药理活性，对黄连归经、功效、苦寒之性的影响有待阐明。

【贮存】贮于干燥容器内，炮制品密闭，置于阴凉干燥处。防蛀。

黄　精

【来源】本品为百合科植物滇黄精 *Polygonatum kingianum* Coll.et Hemsl.、黄精 *Polygonatumn sibiricum* Red. 或多花黄精 *Polygonatwm cyrtonema* Hua 的根茎。按性状不同习称"大黄精""鸡头

黄精""姜形黄精"。

【历史沿革】历代有单蒸、重蒸、九蒸九曝、生捣汁、黑豆酒制、酒蒸、砂锅蒸晒、蔓荆子水蒸、取汁酒熬、黑豆煮、水煮晒干复蒸等方法。现行主要的炮制方法有黑豆制、酒蒸和清蒸等。《中国药典》收载的饮片为黄精和酒黄精。

【采收】春、秋两季采挖，以秋末冬初采挖的根状茎肥壮而味甜滋润为质量好。人工栽培用根茎繁殖 2～3 年可采挖；种子繁殖周期长，5～6 年方可采挖。

【产地加工】黄精采挖后，去掉茎叶，洗净泥土，除去须根，置沸水中略烫或蒸至透心，晒干。也有挖出根茎后，去掉茎叶、须根，洗净泥土，晒至柔软，边晒边搓，也可用笼筐撞去粗皮，反复搓晒，至干燥为止。经以上方法加工后的称为"生黄精"。

新鲜或生黄精洗净后，闷润一夜，置特制木甑内隔水蒸 12 小时，停火闷 12 小时，取出，晒半干。再按前法蒸 1～2 次，至黄精内外呈黑色，气味香甜，口嚼无刺喉感，称为"熟黄精"。

【炮制】

1. 黄精 取原药材，除去杂质，洗净，略润，切厚片，干燥。

2. 酒黄精 取净黄精，加入黄酒拌匀，置于蒸制容器内，隔水蒸透，或密闭隔水炖至酒被吸尽，色泽黑润，口尝无麻味时，取出，稍晾，切厚片，干燥。每 100kg 黄精，用黄酒 20kg。

3. 蒸黄精 取净黄精，置于蒸制容器内，反复蒸至内外呈滋润黑色，切厚片，干燥。

【饮片性状】黄精呈不规则的厚片。外表皮淡黄色至黄棕色。切面略呈角质样，淡黄色至黄色，可见多数淡黄色筋脉小点。质稍硬而韧。气微，味甜，嚼之有黏性。

酒黄精呈不规则的厚片。表面棕褐色至黑色，有光泽，中心棕色至浅褐色，可见筋脉小点。质较柔软。味甜，微有酒香气。

蒸黄精形如黄精。表面棕黑色，有光泽。质柔软。味甜。

【加工与炮制目的】黄精味甘，性平，归脾、肺、肾经，具有补气养阴、健脾、润肺、益肾的功效。生黄精有麻味，刺人咽喉，蒸制后其补脾、润肺、益肾功能增强，并可除去麻味，以免刺激咽喉，用于肺虚燥咳、脾胃虚弱、肾虚精亏。如治肾虚精亏、头晕足软的枸杞丸（《奇效良方》）。

酒黄精能助其药势，使之滋而不腻，更好地发挥补益作用。如治疗气血两亏的九转黄精丹及用于肾虚阳痿、梦遗滑精的海马保肾丸（《北京市中药成方选集》）。

【现代研究】黄精含有多糖、甾体皂苷、生物碱、木脂素、黄酮、黏液质、氨基酸等化学成分。

黄精蒸制后，水、醇浸出物比生品增加，总糖量比生品略有减少，多糖下降，还原糖增加，游离氨基酸由 4 个增加到 10 个。有研究报道，清蒸和酒炖的黄精中均检测出 5- 羟甲基糠醛，在 30 小时蒸制时间内其含量基本稳定，但蒸 30 小时以后含量急剧上升，继续加热则含量下降。

另有研究发现，生黄精中总多糖的含量为 11.74%，制黄精中总多糖含量为 3.77%，认为减少的原因可能与蒸制过程中黏多糖的流失有关。

黄精炮制后，其刺激性消失。将生黄精及清蒸品、酒蒸品的水提醇沉液按 450g/kg（相当于原生药）的剂量给小鼠灌服，结果表明：生品组小鼠全部死亡，而炮制组小鼠均无死亡，且活动正常。

黄精炮制品可提高肝糖原储备量，使小鼠的负重自由活动时间显著变长，具有抗疲劳作用。黄精生、制品均能提高小鼠的非特异性免疫功能，酒制后显著增强。蒸黄精能显著降低环磷酸腺苷 / 环磷酸鸟苷（cAMP/cGMP）比值，提示改善气阴两虚大鼠的阴虚症状可能与调节体液免疫功能、改善环核苷酸系统有关。

研究发现，黄精中的薯蓣皂苷含量较高，而炮制后含量减少，通过分析表明，薯蓣皂苷经蒸后转化成延龄草苷和薯蓣皂苷元。

黄精蒸制时间小于 12 小时，得到粗多糖含量高，葡萄糖含量低；黄精蒸制 24 ～ 48 小时，还原糖、可溶性成分的含量较多。

辨析思考 黄精是九蒸九曝、蒸制使用的代表药物之一。其富含黏多糖，而黏多糖在植物中的存在形式往往与蛋白结合成糖蛋白而呈现黏性，所以对其研究应从黏多糖炮制转化的角度，研究糖与蛋白的解离情况，即多糖的存在状态、活性的变化，以及蛋白与毒性的关系。

【贮存】密封，置于通风干燥处。防潮，防霉，防蛀。

商　陆

【来源】本品为商陆科植物商陆 *Phytolacca acinosa* Roxb. 或垂序商陆 *Phytolacca americana* L. 的干燥根。

【历史沿革】历代有炒、豆叶蒸、清蒸、绿豆制、豆汤制、黑豆拌蒸、酒制和醋制法等。现行主要的炮制方法有醋炙、醋煮。《中国药典》收载的饮片为生商陆和醋商陆。

【采收】一般选择秋季至次年春季采挖，除去地上茎。

【产地加工】产地趁鲜去除须根和泥沙，洗净，切成块或片，晒干或阴干。

【炮制】

1. 生商陆 取原药材，除去杂质，洗净，润透，切厚片或块，干燥。

2. 醋商陆 取净商陆片（块），加入定量的米醋拌匀，闷润至醋被吸尽，置于炒制容器内，用文火加热，炒干，取出晾凉。每 100kg 商陆片（块），用米醋 30kg。

【饮片性状】生商陆为不规则的厚片或块。外表灰黄色或灰棕色，边缘皱缩。切面浅黄棕色或黄白色，横切面有凹凸不平的同心环。质硬。气微，味稍甜，久嚼麻舌。

醋商陆表面黄棕色。略有醋香气，味稍甜，久嚼麻舌。

【加工与炮制目的】商陆味苦，性寒，有毒，归肺、脾、肾、大肠经，具有逐水消肿、通利二便、解毒散结的功能。生商陆有毒，峻泻力猛，易伤正气，多外用，擅长消肿解毒，如商陆膏（《疡医大全》）。商陆醋炙后，毒性降低，峻泻作用缓和，以逐水消肿为主，多用于水肿胀满，如商陆丸（《圣济总录》）。

【现代研究】商陆含有三萜皂苷类、多糖类、黄酮类、酚酸类、甾醇类、γ - 氨基丁酸、组胺、微量元素等成分。商陆的毒性一般认为主要为商陆皂苷甲，即商陆毒素，该成分可溶于水，易水解成苷元和糖。不同炮制品中以醋制品的商陆皂苷甲含量最低，故醋制商陆减毒有一定的道理。

有研究报道，在商陆醋煮、醋蒸、水煮及清蒸品中，商陆毒素和组胺的含量均低于醋炙品，尤其是水煮品、清蒸品的商陆毒素含量分别为原药材的 16.29%、19.24%，商陆醋炙和清蒸 1 小时后，商陆皂苷甲的含量有所上升，以醋炙品尤为明显，升高 26%；清蒸 10 小时及绿豆蒸和高压蒸后，商陆皂苷甲的含量有所下降，其中醋蒸后下降明显，下降 27%。

生商陆片、醋炙品、醋煮品、醋蒸品、水煮品、清蒸品等饮片与商陆原药材比较，毒性均降低，其中局部刺激性降低 16.7% ～ 83.3%，LD_{50} 值提高 1.66 ～ 10.47 倍，祛痰作用提高 1.10 ～ 1.57 倍，利尿作用指数降低 16.0% ～ 45.0%。

药理研究表明，商陆具有利尿、抗炎、抗菌、抗病毒和增强免疫等作用。毒性主要表现为对肝、肾的慢性损伤，以及胃肠刺激。垂序商陆根提取物对红细胞和白细胞均有显著的凝集作用，所含的树脂样物质能强烈抑制中枢神经。商陆的利尿、抗炎作用与传统功效相关，还可治疗多种肾病，各炮制品对肾病的治疗作用为醋炙品 > 醋煮品 > 清蒸品 > 水煮品 > 生品。

另有研究评价炮制方法优劣的次序，结果为清蒸法 > 醋蒸法 > 水煮法 > 醋煮法 > 醋炙法 > 生饮片 > 原药材。认为清蒸法与醋煮法的 LD_{50} 值均显著高于原工艺醋炙品，商陆毒素含量低于原工艺醋炙品。

辨析思考 商陆的主要毒性成分商陆皂苷甲，同时又是药效成分，炮制对其含量的影响也有增减不同的报道，但含量越低不一定代表方法越好，可能要考虑量与毒、效的关系。另外，传统醋制的解毒机制还需进一步明晰。

【贮存】置于干燥容器内，密闭，置于阴凉干燥处。防霉，防蛀。

续　断

【来源】本品为川续断科植物川续断 *Dipsacus asper* Wall.Ex Henry 的干燥根。

【历史沿革】历代有酒浸、米泔制、焙制、面制、酒洗、酒拌、酒蒸、酒煎和炒制法等。现行主要的炮制方法有酒炙、盐炙。《中国药典》收载的饮片为续断、酒续断、盐续断。

【采收】春播在第 2 年收获，秋播在第 3 年收获。采挖时间应在秋季 10 月底倒苗后至 12 月上旬。不能过早或过迟，过早根未长足，过迟又萌发新叶，消耗养分，干后根部萎缩枯瘦，品质不佳。

【产地加工】将续断药材按根大小进行挑选分级，去病根，去杂质。暂分为 3 级：一级直径 2cm 以上；二级直径 1～2cm；三级直径 <1cm。将不同级别的鲜药材分别用毛刷洗净表面泥沙及其他杂物。将鲜根日晒或低温（<60℃）烘至半干，然后集中堆放，盖上麻袋，使其发汗变软，再晒或烘干，撞去须根，除去杂物。

【炮制】

1. 续断 取原药材，除去杂质，洗净，润透，切厚片，干燥，筛去碎屑。

2. 酒续断 取净续断片，加入定量的黄酒拌匀，稍闷润，待酒被吸尽后，置于炒制容器内，用文火加热，炒至微带黑色时，取出晾凉，筛去碎屑。每 100kg 续断片，用黄酒 10kg。

3. 盐续断 取净续断片，用盐水拌匀，稍闷润，待盐水被吸尽后，置于炒制容器内，用文火加热，炒干，取出晾凉，筛去碎屑。每 100kg 续断片，用食盐 2kg。

【饮片性状】续断为类圆形或椭圆形的厚片。外表皮灰褐色至黄褐色，有纵皱。切面皮部墨绿色或棕褐色，木部灰黄色或黄褐色，可见放射状排列的导管束纹，形成层部位多有深色环。气微，味苦，微甜而涩。

酒续断表面浅黑色或灰褐色。略有酒气。

盐续断表面黑褐色。味微咸。

【加工与炮制目的】续断味苦、辛，性微温，具有补肝肾、强筋骨、续折伤、止崩漏的功能，用于肝肾不足、腰膝酸软、风湿痹痛、跌仆损伤、筋伤骨折、崩漏、胎漏。如治风寒湿痹、肢体麻木的续断丸（《太平惠民和剂局方》）；治老人风冷、转筋骨痛的续断散（《杨氏家藏方》）。

续断酒炙后，能增强通血脉、续筋骨、止崩漏的作用，多用于崩漏经多、胎漏下血、跌打损伤、乳痈肿痛。如治跌打损伤、疼痛剧烈的接骨散（《临床常用中药手册》）；治下血久不止、虚寒色淡红的断红丸（《张氏医通》）；治乳痈时，以酒炒续断和炒蒲公英共为散剂，初起可消，久患可愈（《本草汇言》）。

续断盐炙后引药下行，补肝肾、强腰膝作用增强，用于腰背酸痛、足膝软弱。如治肾虚腰痛、损伤性腰痛或腰痛、腰酸的补肾壮筋汤（《临床常用中药手册》）。

【现代研究】续断含有三萜皂苷类、环烯醚萜类、生物碱类、酚酸类等成分。其中三萜皂苷类及环烯醚萜类含量较高。续断酒炙后多数成分含量增加，尤其是绿原酸及川续断皂苷Ⅵ增加明显。盐断续的川续断皂苷Ⅵ含量略有升高。

小鼠扭体实验、耳郭肿胀实验及皮下消血肿实验显示，酒炙续断镇痛作用明显，生品、清炒和盐炙品消血肿作用明显，而生品和酒炙品抗炎作用明显。亦有文献报道，续断不同炮制品均具有镇痛、抗炎及抗凝血作用，以酒续断的作用较强。实验表明，川续断皂苷Ⅵ具有增加骨密度的作用，是续断补肝肾、强筋骨、续折断的药效物质基础之一。

【贮存】贮于干燥容器内，酒续断、盐续断密闭保存，置于阴凉干燥处。防潮，防蛀。

葛　根

【来源】本品为豆科植物野葛 *Pueraria lobata*（Willd.）Ohwi 的干燥根。

【历史沿革】历代有蒸、醋制、炙、焙、炒、微炒、煮、炒黑和煨法等。现行主要的炮制方法有湿纸煨、麦麸煨。《中国药典》收载的饮片为葛根。

【采收】秋冬二季采挖。

【产地加工】将采挖的葛根，洗净泥沙，去掉藤蔓，修除芦头、尾梢、细根，刮去粗皮，趁鲜切片或小块，晒干或烘干。

【炮制】

1. 葛根　取原药材，除去杂质，洗净，稍泡，捞出闷润，切厚片或块，晒干。

2. 煨葛根

（1）湿纸煨　取葛根片或块，用3层湿纸包好，埋入无烟热火灰中，煨至纸呈焦黑色，葛根呈微黄色时取出，去纸放凉，备用。

（2）麦麸煨　取麦麸撒入热锅中，用中火加热，待冒烟后，倒入葛根片或块，上面再撒麦麸，煨至下层麦麸呈焦黄色时，随即用铁铲不断翻动葛根与麦麸，至葛根呈焦黄色时取出，筛去麦麸，放凉，备用。每100kg葛根，用麦麸30kg。

【饮片性状】葛根为不规则的厚片、粗丝或边长为5～12mm的小方块。切面浅黄棕色至棕黄色。质韧，纤维性强。气微，味微甜。

煨葛根形如葛根。表面焦黄色。气微香。

【加工与炮制目的】葛根味甘、辛，性凉，归脾、胃、肺经，具有解肌退热、生津、透疹、升阳止泻、通筋活络、解酒毒的功能，用于外感发热头痛、项背强痛、口渴、消渴、麻疹不透、热痢、泄泻等。葛根生品长于解肌退热，生津止渴，透疹，用于外感表证、消渴。如治发热口渴的柴葛解肌汤（《医学心悟》）；治疗消渴证的玉泉丸（《增补万病回春》）。

煨葛根发散作用减轻，止泻功能增强，多用于湿热泻痢、脾虚泄泻。如治腹泻的七味白术散（《六科准绳》）；治湿热泻痢的葛根芩连汤（《注解伤寒论》）。

【现代研究】葛根主要含有异黄酮类成分（葛根素、大豆苷）、三萜及其皂苷类，还含有生物碱、香豆素类、淀粉及氨基酸等。

据报道，麸煨葛根总黄酮及葛根素的含量均高于生品，煨制后葛根素、大豆苷和大豆苷元的含量分别增加 1 倍多。在切制和水制后，葛根素和大豆黄酮的提取率大大提高。各炮制品中总黄酮和葛根素含量不同，总黄酮含量为醋炙 > 米汤煨 > 滑石粉煨 > 麦麸煨 > 湿纸煨 > 炒制 > 生品；葛根素含量为醋炙品 > 炒黄品 > 麸煨品 > 米汤煨品 > 生品 > 炒炭品。葛根鲜切品中葛根素含量较干切品高。

有研究认为，麸煨的最佳工艺为每 10g 葛根，用 4g 麦麸（加 1.6mL 水湿润），在 165℃下烘制 40 分钟，其成品外观、质量与传统麸煨法无差异，葛根素含量最高，煨制品（炒制）次之，生品最低。

辨析思考　葛根古代多生用，至清代始有煨法，以减轻发汗之性，增强止泻作用。《本草便读》谓："葛根甘凉入胃……煨熟则散性全无，即由胃入肠，不行阳明之表。"葛根煨制后发散作用减轻，止泻功能增强，如何阐明其炮制原理值得进一步探讨。

【**贮存**】贮于干燥容器内，置于通风干燥处。

第二节　茎木、皮类中药的加工炮制

竹　茹

【**来源**】本品为禾本科植物青秆竹 *Bambusa tuldoides* Munro、大头典竹 *Sinocalamus beecheyanus*（Munro）McClure var.*pubescens* P.F.Li 或淡竹 *Phyllostachys nigra*（Lodd.）Munro var.*henonis*（Mitf.）Stapf ex Rendle 茎秆的干燥中间层。

【**历史沿革**】历代有炒令焦、微炒、醋浸和姜汁炒法等。现行主要的炮制方法为姜炙法。《中国药典》收载的饮片为竹茹、姜竹茹。

【**采收**】全年可采收。以冬至采伐当年新竹为宜。

【**产地加工**】将竹采回后，削去竹枝，刮去外层青皮"翠衣"，然后用刮刀刮成细丝状，摊开在太阳下暴晒足干，用木棒把竹丝打松打软成卷曲状，或捆扎成束，阴干。前者称"散竹茹"，后者称"齐竹茹"。

【**炮制**】

1.竹茹　取原药材，除去杂质和硬皮，切段或揉成小团。

2.姜竹茹　取竹茹段或团，加入姜汁拌匀，稍润，待姜汁被吸尽后，置于炒制容器内，用文火加热，将两面烙至微黄色，取出，晾凉。每 100kg 竹茹，用生姜 10kg。

【**饮片性状**】竹茹为弯曲丝条状小段或小团，呈浅绿色或黄绿色。质柔软而轻松，有弹性。气微，味淡。

姜竹茹形如竹茹，表面黄色。微有姜香气。

【**加工与炮制目的**】竹茹味甘，性微寒，归肺、胃经，具有清热化痰、除烦的功能，多用于痰热咳嗽或痰火内扰、心烦不安。本品可单味煎服，治肺热咳嗽、咳吐黄痰（《上海常用中药》），也可与黄芩、瓜蒌等合用，以增强清热化痰作用。另有治胆虚、痰热内扰所致之虚烦不眠或惊悸不宁、癫痫等证的温胆汤（《三因极一病证方论》）；治产后虚烦头痛、心中闷乱不解的淡竹茹汤（《备急千金要方》）。

姜炙能增强竹茹降逆止呕的功效，多用于呕哕、呃逆。如治疗妊娠恶阻而偏热的芩连半夏竹茹汤（《中医妇科治疗学》）；治疗胃虚有热而发呃逆的橘皮竹茹汤（《金匮要略方论》）。

【现代研究】竹茹含生物碱、鞣质、皂苷、黄酮类、氨基酸、有机酸、还原糖和三萜等成分，其中氨基酸有 17 种。此外，尚有葡萄糖、果糖、蔗糖等，以及甲酸、乙酸、甲酚、苯酚、苯甲酸、水杨酸、愈创木酚等简单酚酸。

竹茹姜炙后挥发油含量显著升高，姜汁挥发油的部分组分转移到姜炙竹茹中，成为其挥发油的主要组分，转移的主要成分为 α-姜黄烯、姜烯、β-没药烯和 β-倍半水芹烯。竹茹制成姜竹茹后，有 22 种微量元素的含量增加，有 10 种微量元素的含量减少。

竹茹炮制后，其多糖含量略有下降。竹茹中含有黄酮类化合物，其中苜蓿素能有效抑制人乳腺癌细胞 MDA-MB-468 和人结肠癌细胞 SW480 的生长。

辨析思考　竹茹轻可祛实，凉能祛热，苦能降下，功专清痰，为宁神开郁之品。目前对于竹茹的药效物质基础和炮制机制的研究还不够深入。

【贮存】贮于干燥容器内。姜竹茹密闭，置于阴凉干燥处。竹茹姜炙后易变色，不易贮存，故以临用时制备为宜。

灯心草

【来源】本品为灯心草科植物灯心草 *Juncus effusus* L. 的干燥茎髓。

【历史沿革】历代有烧炭、煅炭和朱砂染法等。现行主要的炮制方法为扣锅煅。《中国药典》收载的饮片为灯心草、灯心草炭。

【采收】夏末至秋季割取茎。

【产地加工】取茎晒干，将茎皮纵向剖开取出茎髓，理直，晒干后扎成小把。

【炮制】

1.灯心草　取原药材，拣净杂质，剪成段。

2.灯心草炭　取净灯心草，置于煅锅内，上扣一口径较小的锅，接合处用盐泥封固，在扣锅上压以重物，并贴一条白纸或放数粒大米，用文武火加热，煅至纸条或大米呈深黄色时停火，待凉后，取出。

【饮片性状】灯心草呈细圆形条状，表面白色或黄白色，有细纵纹。体轻质软，略有弹性，无臭，味淡。

灯心草炭呈炭黑色，有光泽。质轻松，易碎。

【加工与炮制目的】灯心草性微寒，味甘、淡，归心、肺、小肠经，具有清心火、利小便的功能。生品长于利水通淋，用于心烦失眠、尿少涩痛、口舌生疮。如用灯心草 1 两，麦冬、甘草各 5 钱，浓煎饮用，治五淋癃闭（《方脉正宗》）。

灯心草炭凉血止血，清热敛疮，外用治咽痹、乳蛾、阴疳。灯心草炭质地纯净、细腻，是传统包衣的优质材料。

【现代研究】灯心草含有菲类、苯丙香豆素类、三萜类、甾体类、黄酮类、糖及苷类等化合物。其中菲类及 9,10-二氢菲类化合物为主要特征成分。

灯心草炭能缩短实验动物的出血和凝血时间。

辨析思考　灯心草炭是优质的传统包衣材料，具有吸湿、防虫的作用，使丸剂光亮美观，利于保存。古时常将其作为灯芯，烧后用于止血，现在则少用。

【贮存】贮于干燥容器内，密闭，置于通风干燥处。

杜　仲

【来源】本品为杜仲科植物杜仲 *Eucommia ulmoides* Oliv. 的干燥树皮。

【历史沿革】历代有酥蜜炙、去皮炙、炙微黄、涂酥炙、姜汁炙、姜酒制、蜜炙、炒令黑、姜炒断丝、麸炒黄、盐酒拌炒断丝、盐水炒、油制、"小茴香、盐、醋汤浸炒"、醋炙、童便制、麸炒去丝、去皮用、酥炙、酒炙和姜汁炒法等。现行主要的炮制方法为盐炙。《中国药典》收载的饮片为杜仲、盐杜仲。

【采收】选择 15 ～ 20 年树龄的植株，于 4—7 月剥取局部树皮，现多采用环状分段剥取方法。剥皮时，在离地面 50cm 处树干上环割 1 刀，按规格向上量到规定尺度，再环割第 2 刀，然后纵割 1 刀，小心将树皮剥下。注意刀口不要破坏形成层。截成 85cm 长的段，运回加工。

【产地加工】将树皮内表面相对，叠放在稻草垫底的平地上，每层厚 5 ～ 7cm，注意层间留出适当空隙，防止中间霉变，叠放后用绳捆好平放压实，堆置发汗，初夏发汗 5 ～ 6 天，盛夏发汗 1 ～ 2 天，至内皮呈紫褐色，取出，晒干，即可分等包装。晾晒过程中一般不解捆，防止皮张卷曲，尽量做成板状。

【炮制】

1. 杜仲　取原药材，刮去粗皮，洗净，切丝或块，干燥。

2. 盐杜仲　取杜仲丝或块，加入盐水拌匀，稍闷，待盐水被吸尽后，置于炒制容器内，用中火炒至丝易断、表面呈焦黑色时，取出晾凉。每 100kg 杜仲块或丝，用食盐 2kg。

【饮片性状】杜仲呈小方块或丝状。外表淡棕色或灰褐色，粗糙，内表面暗紫色，光滑，易折断，断面有细密银白色富有弹性的橡胶丝相连。气微，味稍苦。

盐杜仲形如杜仲块或丝。表面黑褐色，内表面褐色，折断时胶丝弹性较差。味微咸。

【加工与炮制目的】杜仲味甘，性温，归肝、肾经，具有补肝肾、强筋骨、安胎的功能。生杜仲较少应用，一般用于浸酒。如治卒腰痛的杜仲酒（《外台秘要》）。

盐杜仲引药入肾，直达下焦，温而不燥，补肝肾、强筋骨、安胎作用增强，常用于肾虚腰痛、筋骨无力、妊娠漏血、胎动不安和高血压病。如治疗肾虚腰痛、起坐不利、膝软乏力的青娥丸（《中国药典》）；治肝肾亏虚、胎动不安的杜仲丸（《证治准绳》）；治中风筋脉挛急、腰膝无力的杜仲饮（《圣济总录》）；治高血压的杜仲降压片（《中国药典》）。

【现代研究】杜仲含有杜仲胶、木脂素及其苷类、环烯醚萜类、黄酮类、多糖及氨基酸等。

杜仲各炮制品浸出物含量以盐炙品最高，盐炙砂炒品次之，生品最低。砂炒品绿原酸含量高于盐炒杜仲；盐炙品中有毒元素铅的含量下降，锌、锰、铁、钙、磷含量均升高。经炮制后磷脂总量下降，溶血磷脂酰胆碱和磷脂酸的含量比例升高，而其他磷脂组分则有所降低，提示可能有一些磷脂酰胆碱氧化转变成溶血磷脂酰胆碱，以及部分其他磷脂分解生成磷脂酸。

另有报道显示，杜仲盐炙和炒炭后松脂醇二葡萄糖质量分数分别下降约 30%、85%；盐炙后京尼平、京尼平苷和京尼平苷酸质量分数分别降低 25%、40%、40%，炒炭后分别降低 98%、70%、70%；盐炙和炒炭后绿原酸质量分数分别降低 40%、75%，槲皮素质量分数分别降低 60%、50%。杜仲盐炙后总氨基酸和总多糖的含量均有增加，而总黄酮、环烯醚萜和木脂素糖苷类的含量均降低，一些木脂素苷元含量增加。杜仲盐炙后松脂醇二葡萄糖苷、京尼平苷酸等指标性成分较生品在肝肾组织中含量明显更高。

生杜仲、盐杜仲炭和砂炒盐杜仲均能使兔、狗血压明显下降，杜仲炭和砂炒品作用强度基本一致，均比生杜仲强；其煎剂比酊剂强；醇提取后的残渣水煎剂仍有降压作用。杜仲生品、炒炭、砂炒 3 种制品均可减缓大鼠离体子宫的自发活动，杜仲炭和砂炒品对子宫的作用均比生品强；盐杜仲对中孕小鼠子宫痉挛性收缩的拮抗作用增强，对垂体后叶引起的子宫痉挛性收缩的拮抗作用减弱；杜仲能使多种动物离体子宫自主收缩减弱，并拮抗子宫收缩剂的作用而解痉，盐炙品又强于生品，所以中医用盐杜仲治疗胎动不安。盐炙杜仲可明显促进雄性动物的生长发育，增加动物生长峰值期的生长量，并使生长期相对缩短。杜仲多糖可以增强免疫力，具有降血糖、降血压、抗炎镇痛、抗肿瘤和抗纤维化等作用。

药代动力学实验表明，杜仲盐炙后有助于促进京尼平苷酸的吸收。

杜仲未去粗皮块的煎出率比去粗皮块低，粗皮占药材的 20% 以上，故杜仲应去粗皮入药。杜仲切制规格对总成分的煎出率大小依次是横丝、纵丝、丁、条、带粗皮块。

传统的炮制要求是断丝而不焦化，用文火比武火好，武火炒断丝表面须呈焦黑色，损耗率大；文火炒至表面深褐色即可断丝，损耗率小。有实验采用烘制、砂烫、煅炭的炮制方法，对成品收率、绿原酸含量、水溶性浸出物进行比较，结果显示烘制法炮制工艺以断丝为度，温度在 180 ～ 200℃内，可达到炮制要求，缩短受热时间，减少对药效成分的破坏。

辨析思考　目前，杜仲炮制过程中的工艺参数尚不明确，大部分仍以"断丝"为首要判断指标，缺乏量化的炮制标准。另外，杜仲的炮制机制及成分转化，尤其是多糖的转化规律需要进一步明确。

【**贮存**】贮于干燥容器内，盐杜仲密闭，置于通风干燥处。防霉。

牡丹皮

【**来源**】本品为毛茛科植物牡丹 *Paeonia suffruticosa* Andr. 的干燥根皮。

【**历史沿革**】历代有去心、槌破去心、清酒拌蒸、酒浸、焙制、炒、煮制、烧灰存性、铡细用、醋制、酒洗、童便浸炒、面裹煨和炒焦等。现行主要的炮制方法为炒炭。《中国药典》收载的饮片为牡丹皮。

【**采收**】一般移栽 3 ～ 5 年可采收。常在秋季选择晴天，采挖根部，除去泥土，将大、中根条自根茎处剪下。

【**产地加工**】

1. 原丹皮　将剪下的牡丹根堆放 1 ～ 2 天，失水变软后，去掉须根，用刀剖皮，深达木部，抽去木心，将根皮晒至全干，为原丹皮，又称为"连丹皮"。晒时趁其柔软，将根条理直捏紧刀缝使之闭合。

2. 刮丹皮　趁鲜刮去外皮，再用木棒将根捶破，抽去木部，晒干，为刮丹皮，又称为"粉丹皮"。或将主根洗净后置于密闭容器内，用硫熏蒸约 2 小时后取出，刮去栓皮，剥取根皮，再用硫熏 2 小时后取出，低温烘干。

【**炮制**】

1. 牡丹皮　取原药材，除去杂质，抢水洗净，润透，切薄片，干燥，筛去碎屑。

2. 牡丹皮炭　取净牡丹皮片，置于炒制容器内，用中火加热，炒至表面黑褐色，内部黄褐色，喷淋少许清水，灭尽火星，取出晾干，筛去碎屑。

【**饮片性状**】牡丹皮为圆形或卷曲型薄片。原丹皮外表面灰褐色或黄褐色，栓皮脱落处呈粉红色。刮丹皮外表面红棕色或淡灰黄色，内表面有时可见发亮的结晶。切面淡粉红色，粉性。气芳香，味微苦而涩。

牡丹皮炭呈黑褐色。气香，味微苦而涩。

【加工与炮制目的】 牡丹皮味苦、辛，性微寒，归心、肝、肾经，具有清热凉血、活血散瘀的功能。生牡丹皮长于清热凉血，活血散瘀，用于温毒发斑或发疹、阴虚发热、无汗骨蒸、肠痈、痈肿疮毒、肝火头痛、经闭、痛经、跌仆损伤。如治温热病、身热发疹的化疹汤（《温病述要》）；治阴虚发热的青蒿鳖甲汤（《温病条辨》）；肠痈初起的大黄牡丹皮汤（《金匮要略方论》）。

牡丹皮炒炭后清热凉血作用较弱，具有止血凉血作用，常用于血热出血。如治吐血、衄血的十灰散（《十药神书》）。

【现代研究】 牡丹皮中含有牡丹酚、牡丹酚苷、牡丹酚原苷和牡丹酚新苷等酚酸及其苷类，还含有芍药苷、氧化芍药苷、苯甲酰芍药苷、苯甲酰氧化芍药苷等单萜苷类，以及鞣质、黄酮、多糖类等成分，具有抗病原微生物、抗炎镇痛、抗血栓及动脉粥样硬化、免疫调节、保肝护肾、降血糖、抗心律失常等药理作用。

有学者对牡丹皮切片前软化处理中丹皮酚的损失情况进行研究，损失量由少到多依次为水淋法、水洗法、水浸泡24小时淋润、浸泡至软；干燥时阴干又比烘干损失小。实验表明，炮制品中丹皮酚的含量比生品均有下降，尤以丹皮炭损失最多，其丹皮酚的含量仅为生品的1/5～1/4，可能由于丹皮酚易挥发所致。

采用HPLC法对不同工艺条件下所得的丹皮炭中丹皮酚的含量进行测定，结果表明：随着炮制温度的升高和加热时间的延长，丹皮酚的含量逐渐降低，没食子酸和5-羟甲基糠醛含量随炒制时间延长和炒制温度的升高而增加，但当增加到一定程度后开始降低；黄酮类成分槲皮素、山奈素、异鼠李素等含量下降。不同炮制方法对牡丹皮中成分含量高低影响如下，丹皮酚含量为酒炙品＞生品＞炒黄品＞炒焦品＞炒炭品；芍药苷含量为炒黄品＞生品＞酒炙品＞炒焦品＞炒炭品；总黄酮含量为酒炙品＞生品＞炒黄品＞炒焦品＞炒炭品；总多糖含量为生品＞酒炙品＞炒黄品＞炒焦品＞炒炭品。牡丹皮炮制后，丹皮苷含量比生品增加，炒炭后鞣质含量增加不明显，但具有强致癌作用的成分苯并（α）芘含量大幅度下降。

辨析思考 牡丹皮与白芍同属毛茛科，入药部位一个用根皮，一个用根，主要成分均含有芍药苷、氧化芍药苷等单萜苷类，但性味、功效、炮制法均有差异。

【贮存】 贮于干燥容器内。丹皮炭密闭，置于阴凉干燥处。

厚 朴

【来源】 本品为木兰科植物厚朴 *Magnolia officinalis* Rehd. et Wils. 或凹叶厚朴 *Magnolia officinalis* Rehd. et Wils. var. *biloba* Rehd. et Wils. 的干燥干皮、根皮及枝皮。

【历史沿革】 历代有去皮炙、姜汁炙、生姜枣制、糯米粥制、炒、盐炒、煮制、醋炙、酥炙、姜汁浸后炒干醇醋淬透再炒、酒浸炒和醋炒法等。现行主要的炮制方法有姜炙、姜汤煮。《中国药典》收载的饮片为厚朴、姜厚朴。

【采收】 厚朴定植后15年以上即可剥皮。采用环剥方法：5月中旬至6月下旬，于阴天（相对湿度以70%～80%为佳）进行环剥。先在离地面6～7cm处，向上取一段30～35cm长的树干，在上下两端用环剥刀绕树干横切，上面的刀口略向下，下面的刀口略向上，深度以接近形成层为度。然后呈丁字形纵割1刀，在纵割处将树皮撬起，慢慢剥下。长势好的树，每次可以同时剥2～3段，被剥处用透明塑料薄膜包裹，以保护幼嫩的形成层，包裹时上紧下松，尽量减少薄膜与木质部的接触面积。整个环剥操作过程中手指勿触到形成层，避免形成层可能因此而坏死。

剥皮后 25 ～ 35 天，被剥皮部位新皮生长，即可逐渐去掉塑料薄膜。第 2 年，可按上法在树干其他部位剥皮。

【产地加工】将每段树皮，大的卷成双筒状，小的卷成单筒状，用利刀将两端切齐，根皮和枝皮用井字法堆放于通风处阴干或晒干。干皮置于沸水中微煮后，堆置于阴湿处发汗，至内表面变紫褐色或棕褐色时，蒸软，取出，卷成筒状，干燥。

【炮制】

1. 厚朴　取原药材，刮去粗皮，洗净，润透，切丝，干燥，筛去碎屑。

2. 姜厚朴　取厚朴丝，加入姜汁拌匀，闷润，待姜汁被吸尽后，置于炒制容器内，用文火加热，炒干，取出晾凉。或取生姜切片，加水煮汤，另取刮净粗皮的药材，扎成捆，置姜汤中反复浇淋，文火加热煮至姜液被吸尽，取出，切丝，干燥。筛去碎屑。每 100kg 厚朴，用生姜 10kg。

【饮片性状】厚朴为弯曲的丝条状或单、双卷筒状。外表面灰褐色，内表面紫棕色或深紫褐色，较平滑，划之显油痕。切面颗粒性，有油性，有的可见小亮星。气香，味辛辣、微苦。

姜厚朴表面灰褐色，偶见焦斑，略有姜的辛辣气味。

【加工与炮制目的】厚朴味苦、辛，性温，归脾、胃、肺、大肠经，具有燥湿消痰、下气除满的功能。生品辛味峻烈，对咽喉有刺激，故一般内服不用生品。

姜炙厚朴可消除对咽喉的刺激，增强宽中和胃的功效，多用于湿阻气滞、脘腹胀满或呕吐泻痢、积滞便秘、痰饮喘咳、梅核气。如治湿滞脾胃的平胃散（《太平惠民和剂局方》）；治积滞便秘、腹中胀闷的厚朴三物汤（《金匮要略方论》）。

【现代研究】厚朴主要含有木脂素类、挥发油、生物碱类等成分。木脂素类成分主要有厚朴酚、和厚朴酚、四氢厚朴酚、异厚朴酚等；挥发油类成分有 α、β、γ- 桉叶醇等；生物碱类成分有厚朴碱、柳叶木兰花碱、木兰剑毒碱、白兰花碱等。

厚朴炮制后其组织结构发生变化，有利于厚朴酚的溶出；加热炮制和辅料生姜对厚朴酚的溶出也有影响，以加热炮制的影响更明显。辅料生姜可提高厚朴酚的含量，但其用量多少对厚朴酚的含量影响不大。

有报道显示，厚朴生品、姜汁炒、姜汁浸、姜汁煮品中，挥发油含量为姜汁炒 > 姜汁煮 > 生品；水浸出物含量为姜汁煮 > 姜汁炒 > 姜汁浸 > 生品；醇浸出物含量为姜汁炒 > 姜汁浸 > 姜汁煮 > 生品；水煎液中厚朴酚及和厚朴酚含量为生品 > 姜汁浸 > 姜汁炒 > 姜汁煮；铜、锌含量为姜汁浸 > 姜汁炒 > 姜汁煮 > 生品。

姜紫苏制厚朴、姜炙厚朴及姜浸厚朴中的厚朴酚与和厚朴酚含量也存在差异，以姜紫苏制厚朴含量最高。在姜制品中，姜汁炒干和姜汁微炒焦两种炮制品中酚性成分含量较高，姜汁煮和姜汁浸两种炮制品中酸性成分含量较高，质量较好。

另有研究用 GC–MS 法测定厚朴及其炮制品中挥发油的含量，发现厚朴炮制后挥发油总量降低，但其组成未发生明显改变。

同株厚朴的树皮，经产地煮、发汗和蒸制加工后，有效成分厚朴酚及和厚朴酚含量比未经产地加工品稍高，去粗皮的比未去粗皮的含量稍高。厚朴粗皮中基本不含厚朴酚与和厚朴酚，说明净制中要求去除粗皮是合理的。

有研究以厚朴酚、和厚朴酚总量为质量指标，考察了姜制厚朴不同炮制方法、不同辅料及加入辅料对饮片质量的影响，结果以 10% 姜炒干法质量最佳。

另有结果不甚相同的报道，厚朴药材炮制为净厚朴、姜厚朴的过程中，酚类成分含量略有升高，生物碱类成分含量显著下降，苷类成分含量呈递减的趋势，木兰苷 B 含量显著下降。厚朴生品及各炮制品挥发油含量由高到低依次为姜浸品、生品、姜炙品、姜煮品、清水煮品。厚朴姜炙后挥发油含量降低 48%，挥发油的化学成分未发生明显变化。姜制后龙脑、L– 乙酸龙脑酯等部分萜类成分质量分数有所增加，α– 桉叶醇、β– 桉叶醇等成分质量分数减少，还有少量新产生成分或消失成分。

厚朴和姜厚朴乙酸乙酯提取部位均能增强盐酸致小鼠胃肠动力功能，促进小肠推进率，降低溃疡率，增加血清胃泌素含量，且姜厚朴药效优于厚朴。

辨析思考　厚朴炮制后，各类成分含量的增减变化报道不一，厚朴以汤剂入药为主，挥发性成分作为药效物质基础有待商榷，在发汗过程中及炮制后药性变化及功效变化，以及多糖的转化尚需进一步研究。

【贮存】贮于干燥容器内，密闭，置于阴凉通风干燥处。

钩　藤

【来源】本品为茜草科植物钩藤 *Uncaria rhynchophylla*（Miq.）Miq.ex Havil.、大叶钩藤 *Uncaria macrophylla* Wall.、毛钩藤 *Uncaria hirsuta* Havil.、华钩藤 *Uncaria sinensis*（Oliv.）Havil. 或无柄果钩藤 *Uncaria sessilifructus* Roxb. 的干燥带钩茎枝。

【历史沿革】历代有炒、炙、微焙炒法等。现行以切段生用为主。《中国药典》收载的饮片为钩藤。

【采收】钩藤栽后第 2 年就能采收，第 3 年达丰产。每年在 11 月后，钩枝变黄老熟，已木质化时采收。采收时间可延长至次年 2 月。栽后 3～4 年采收，在 8—9 月割下带钩的枝条。

【产地加工】用钩剪把带钩茎枝剪下或用镰刀将钩枝割下，去除叶片，理齐，捆扎成把。将摘除叶片的带钩茎枝置于锅内蒸片刻，或于沸水中略烫后取出，晒干或烘干，也可将采收的带钩茎枝直接晒干或烘干。

【炮制】钩藤　取原药材，除去杂质，用水淋洗，润软，切 1～2cm 段，干燥。

【饮片性状】钩藤为不规则的小段，径节上有一对或单个向下弯曲的钩。表面红棕色或棕褐色，髓部黄白色或中空。体轻，质硬。气微，味淡。

【加工与炮制目的】钩藤味甘，性凉，归肝、心包经，具有清热平肝、息风定惊的功能。本品多生用，用于头痛眩晕、感冒夹惊、惊痫抽搐、妊娠子痫、高血压病。如治小儿惊疳、腹大项细的钩藤饮（《圣济总录》）；治小儿惊热、诸痫啼叫的延龄散（《太平圣惠方》）。

炮制后使药材洁净，便于调剂和有效成分的溶出。

【现代研究】钩藤含有生物碱、黄酮、萜类、酯类等成分。生物碱在钩藤中含量较多，也是钩藤发挥其药理作用的重要活性成分。钩藤生物碱主要为吲哚生物碱和氧化吲哚生物碱。

采用 HPLC 法测定广西壮族自治区 10 个不同产地钩藤的带钩茎枝、无茎枝钩、无钩茎枝、主秆、叶 5 个部位的钩藤碱含量，其含量为主杆 > 带钩茎枝、无茎枝钩和无钩茎枝 > 叶，其中带钩茎枝、无茎枝钩和无钩茎枝三者钩藤碱含量差异不大。

钩藤中的生物碱是其降压作用的主要成分。动物实验表明，钩藤生物碱能明显降低高血压动物模型的平均血压和心肌收缩率，其中以异钩藤碱的降压作用较为明显，其次是钩藤碱，钩藤总碱最弱。钩藤生物碱既能通过扩张血管，降低心输出量和组织外源钙离子内流而起到直接降压作用，又能通过阻断神经传导，降低神经递质分泌而起到间接降压作用。

辨析思考　传统上认为钩藤的嫩钩更有效，而目前在钩枝变黄老熟，已木质化时采收，在采收上与传统上不同。另外，"入药一二沸，久煎力减则不效"的内涵与药效成分的种类需进一步研究。

【贮存】置于通风干燥处。防潮。

黄　柏

【来源】本品为芸香科植物黄皮树 *Phellodendron chinense* Schneid. 的干燥树皮。

【历史沿革】历史上有蜜炙、炙、醋制、炒、蜜渍、酒浸、炒炭、盐水浸炒、葱汁拌炒、胆汁制、酒蜜盐同制、乳汁制、童便制、米泔制、附子汁制、煅炭和姜汁炒黑法等。现行主要的炮制方法有盐炙、酒炙和炒炭等。《中国药典》收载的饮片为黄柏、盐黄柏和黄柏炭。

【采收】定植 15 ～ 20 年的树木才能采收，现在用 2 ～ 3 年的再生皮，予"带状剥"或"环剥"法采收树皮。采收时根据各地气候条件，一般在春末夏初的 5—7 月，树液增多，形成层细胞分裂较快，当韧皮部、木质部易分离时，选择阴天剥取树皮。

【产地加工】剥取的树皮晒至半干，层层摆放，用石板压平并稍发汗后，将粗皮刨净至显黄色为度，用竹刷刷去刨下的皮屑，晒至全干。烘干或阴干优于晒干。

【炮制】

1. 黄柏　取原药材，除去杂质，喷淋清水，润透，切丝，干燥，筛去碎屑。

2. 盐黄柏　取净黄柏丝，用盐水拌匀，稍闷，待盐水被吸尽后，置于炒制容器内，用文火加热，炒干，取出晾凉，筛去碎屑。每 100kg 黄柏丝，用食盐 2kg。

3. 酒黄柏　取净黄柏丝，用黄酒拌匀，稍闷，待酒被吸尽后，置于炒制容器内，用文火加热，炒干，取出晾凉，筛去碎屑。每 100kg 黄柏丝，用黄酒 10kg。

4. 黄柏炭　取净黄柏丝，置于炒制容器内，用武文加热，炒至表面焦黑色，内部深褐色，喷淋少许清水灭尽火星，取出晾干，筛去碎屑。

黄柏在切制前水处理时要掌握好"水头"，若吸水过多，容易发黏。

【饮片性状】黄柏呈丝条状。外表面黄褐色或黄棕色。内表面暗黄色或淡棕色，具纵棱纹。切面纤维性，呈裂片状分层，深黄色。气微，味苦。

盐黄柏表面深黄色，偶有焦亮。味苦，微咸。

酒黄柏表面深黄色，偶有焦斑。略有酒气，味苦。

黄柏炭表面焦黑色，内部深褐色，体轻质脆。味苦涩。

【加工与炮制目的】黄柏味苦，性寒，归肾、膀胱经，具有泻火解毒、清热燥湿的功能，用于湿热泄痢、黄疸、热淋、足膝肿痛、疮疡肿毒、湿疹、烫火伤等。如治湿热痢疾的白头翁汤（《注解伤寒论》）；治伤寒身黄、发热的栀子柏皮汤（《注解伤寒论》）；治疮疡疔毒的黄连解毒汤（《外台秘要》）；治烫伤、火伤的黄柏散（《世医得效方》）。

黄柏盐炙可引药入肾，缓和苦燥之性，增强滋肾阴、泻相火、退虚热的功效，多用于阴虚发热、骨蒸劳热、盗汗、遗精、足膝痿软、咳嗽咯血等。如治小儿肾经火盛或阴硬不软的泄肾丸（《婴童百问》）；治阴虚骨蒸、盗汗、遗精的大补阴丸（《中国药典》）。

黄柏酒炙可降低苦寒之性，免伤脾阳，并借酒升腾之力，引药上行，清血分湿热，用于热壅上焦诸证及热在血分。如治目赤、咽喉肿痛、口舌生疮的上清丸（《北京中成药选编》）；治不渴而小便闭、热在下焦血分的通关丸（《兰室秘藏》）。

黄柏炭清湿热之中兼具涩性，多用于便血及崩漏下血。如治月经过多或崩中漏下，或治肠下血而兼有热象者，常配伍其他药共用。

【现代研究】黄柏中含有生物碱、挥发油、黄酮类、多糖类等成分。

树龄与黄柏小檗碱的含量呈正相关。生长 5 年后小檗碱的含量趋于平稳，若以小檗碱作为采收指标，适宜采收期为 5 ～ 7 年。研究表明，根皮、下部干皮中小檗碱的含量较高。

高温处理会破坏小檗碱，水浸会使部分小檗碱流失。当温度达到 100℃时，小檗碱含量下降显著，小檗碱含量为黄柏（只除去粗皮）>黄柏丝（润透切丝）>盐黄柏、酒黄柏>黄柏炭。

采用 RPLC/Q-TOF-MS 法，黄柏炮制前后有 21 种成分具有显著性差异，其中炮制后新生成的有 5 种，质量分数增加的有 8 种，质量分数减少的有 8 种。

据报道，黄柏生物碱类具有广谱抗菌作用，以小檗碱作用较强。随着炒制温度的升高，黄柏抗急性炎症的作用下降，当炒制温度在 250℃时，抗炎作用极弱；单味生品与炮制品的解热作用较弱。生品、清炒品、盐炙品及酒炙品水提物和醇提物可清除次黄嘌呤 - 黄嘌呤氧化酶系统产生的超氧阴离子和 Fenton 反应生成的羟自由基，并能抑制脂质过氧化作用，以酒黄柏醇提物较为显著，黄柏炭则无抗氧化作用。

黄柏多糖在盐炙、酒炙后变化较大，均一多糖的种类增加，分子量变小，与糖天然结合的蛋白含量降低。黄柏多糖提取物盐炙、酒炙后的活性明显强于生品，而且与其传统功效呈正相关。

有研究者以小檗碱含量和浸出物为指标，认为盐黄柏、酒黄柏可用烘法替代炒法，且工艺可控。黄柏炭中小檗碱含量，烘制品仅为炒制品的 1/2，但水浸出物两者无明显差异。采用日晒干燥法，小檗碱的含量下降明显，成品颜色较深，而烘干、阴干小檗碱含量变化不大，成品颜色好。不同的软化方法，小檗碱的含量由高到低的顺序为真空加温润药、常温蒸、高压蒸。采用水浸泡软化法，小檗碱的流失量与浸泡温度和时间成正比，尤以温度影响较为明显。

辨析思考　黄柏炮制后，一般生物碱含量会降低，那么炮制的意义何在？《中国药典》依据生物碱含量的不同，将关黄柏与川黄柏分列，而传统使用中，二者同作为黄柏使用，其原因何在？黄柏炮制后缓和苦燥，降低苦寒之性，如何阐明其炮制原理呢？

【贮存】贮于干燥容器内，炮制品密闭保存，置于通风干燥处。防潮。

第三节　花类中药的加工炮制

芫　花

【来源】本品为瑞香科植物芫花 *Daphne genkwa* Sieb.et Zucc. 的干燥花蕾。

【历史沿革】历代有熬、炒、醋炒、酒炒、醋煮、醋炙、制炭、醋煨、醋泡焙和捣汁浸线法等。现行主要的炮制方法有醋炙、醋煮等。《中国药典》收载的饮片为芫花、醋芫花。

【采收】春季花未开放时采收。

【产地加工】除去杂质，晒干或烘干。

【炮制】

1. 芫花　取原药材，筛去灰屑，除去杂质及梗、叶。

2. 醋芫花　取净芫花，加入定量的米醋拌匀，闷润至醋被吸尽，置于炒制容器内，用文火加热，炒干，取出晾凉。每 100kg 芫花，加米醋 30kg。

【饮片性状】芫花为小棒槌状，多弯曲。花被筒表面淡紫色或灰绿色，密被短柔毛，裂片淡紫色或黄棕色。质软。气微，味甘、微辛。

醋芫花表面微黄色，微有醋香气。

【加工与炮制目的】芫花味苦、辛，性温，有毒，归肺、脾、肾经，具有泻水逐饮、杀虫疗疮的功能。生芫花峻泻逐水力较猛，较少内服，多外用。如外敷治疗秃疮、头癣等，以芫花末、猪脂和涂之（《集效方》）；治痈，以芫花末和胶如粥敷之（《备急千金要方》）。

醋芫花能降低毒性，缓和泻下作用和腹痛症状，多用于胸腹积水、水肿胀满、痰饮积聚、气逆喘咳、二便不利等症。如用于水湿内停的舟车丸（《古今医统》）；治湿痰壅滞的十枣汤（《注解伤寒论》）；治寒湿内壅、月经不通的芫花散（《沈氏尊生书》）；治疟母停水结瘀、腹胁坚痛的消癖丸（《仁斋直指方》）。

【现代研究】芫花中含有二萜原甲酸内酯类、黄酮类及挥发油等成分。二萜原甲酸内酯类成分芫花酯甲具有较强的毒性，对皮肤、黏膜的刺激作用较强，能兴奋子宫平滑肌，具有引产作用。芫花烯具有抗白血病和抗肿瘤活性。芫花素和羟基芫花素等黄酮类成分具有镇咳、祛痰、平喘、抗菌作用。挥发油具有泻下作用和其他毒副作用。

研究表明，水煮芫花中芫花酯甲含量比生芫花高约 11%，而其他炮制品中芫花酯甲均降低，尤以醋炙品下降最多，芫花素含量：生品 > 醋炙品 > 高压蒸品 > 清蒸品 > 醋煮品 > 水煮品。也有报道称，芫花醋炙后，其木犀草素、羟基芫花素及芫花素含量升高，芫花酯甲与芹菜素含量降低。

芫花醋炙后挥发油含量降低，颜色加深。GC–MS 分析发现，化学组分及组分间的相对含量均发生改变，其中棕榈酸、油酸和亚油酸的含量醋炙后相对增加，醋炙和醋煮芫花产生的未知成分也较多。

醋芫花 LD_{50} 值比生芫花 LD_{50} 值提高了 1 倍，说明芫花醋炙后能降低其毒性。急性毒性实验表明，芫花醇浸剂毒性较大，而水浸剂和水煎剂较小，且 3 种制剂中生芫花的毒性均较醋芫花大。

生芫花与醋芫花对兔离体回肠的作用相似，小剂量兴奋，大剂量抑制；生芫花对小鼠肠蠕动有抑制作用，而醋芫花有轻度兴奋作用。生芫花与醋芫花的醇浸剂对小鼠与大鼠均无导泻作用，对兔则有轻度导泻作用，对犬则产生呕吐和轻度导泻作用，对兔与犬的作用无明显差别。实验表明，芫花挥发油对眼结膜有一定的刺激作用，醋炙后可降低其刺激性。

辨析思考　研究表明，芫花酯甲具有较强的毒性，在临床上仅被用于抗早孕和引产。也有研究认为，芫花酯甲可以选择性抑制多种肿瘤细胞的增殖，因此可以对芫花酯甲的毒效机制开展研究。另外，芫花以陈久者良，其物质基础是否与大分子多糖等有关，还有待进一步阐明。

【贮存】贮于干燥容器内，密闭，置于阴凉干燥处。防霉，防蛀。

金银花

【来源】本品为忍冬科植物忍冬 *Lonicera japonica* Thunb. 的干燥花蕾或带初开的花。

【历史沿革】历代有酒浸晒、去梗阴干、酒煮、捣汁、焙黄、炒、炒黑和制炭法等。现行以生用为主。《中国药典》收载的饮片为金银花。

【采收】金银花一般于栽后第 3 年开花，在花蕾尚未开放前采收，一般于 5 月中下旬采摘第一茬花，隔月采 1 次，每年可采 4 茬。也有地区于小满至芒种时节采收，当花蕾膨大，呈青白色时，采摘头茬花。5—6 月期间，选择晴天早晨露水刚干时，摘取青色未开放的花蕾。采收后即时干燥，避免发霉、虫蛀。

【产地加工】

1. 晒干 将金银花薄摊，一般 2 ~ 3cm 厚，在上午 10：00 前摊开，中午有强光时置于阴凉处，下午光线不强时再晾晒。以当天或两天晒干为宜。晾晒时不能用手直接触摸，以防金银花变黑。待晾晒至九成干时，拣净茎、叶、杂质等即可。

2. 烘干 将金银花放在席上，用灶或简易烘房烘干，室内放 2 ~ 3 个火炉，并设置排气窗或排气孔。初烘时温度不宜过高，控制在 30 ~ 35℃。烘 2 小时后，室内温度可提高到 40℃ 左右，此时鲜花逐渐排出水汽。烘 5 ~ 10 小时后，将室温提高到 45 ~ 50℃，再烘 10 小时，大部分水分可被排出。最后将室温升到 55 ~ 60℃，使花迅速干透。

【炮制】

1. 金银花 取原药材，除去杂质，筛去碎屑。

2. 金银花炭 取净金银花，置于炒制容器内，用中火加热，炒至表面焦褐色，喷淋少许清水，灭尽火星，取出晾干，凉透。

【饮片性状】金银花呈棒状，上粗下细，略弯曲。表面黄白色或绿白色，密被短柔毛。偶见叶状苞片。气清香，味淡、微苦。

金银花炭形如金银花，表面焦褐色。

【加工与炮制目的】金银花味甘，性寒，归肺、心、胃经，具有清热解毒、凉散风热的功效，用于外感风热、温病发热、肺热咳嗽、喉痹、疔疮痈肿诸毒、热毒下痢等。金银花以生用为主。如治疗外感发热、咽喉肿痛、肺热咳嗽的双黄连《中国药典》。

金银花炒炭后寒性减弱，并具涩性，有止血作用，多用于血痢、崩漏，亦可用于吐血、衄血。

【现代研究】金银花主要含有机酸类、黄酮类、挥发油、环烯醚萜类、三萜皂苷类等成分。

研究显示，金银花具有广谱抗菌作用，对金黄色葡萄球菌抑制作用为熏硫的隆回灰毡毛忍冬 > 密银花 > 未熏硫的隆回灰毡毛忍冬 > 济银花。金银花的绿原酸类化合物中的异绿原酸抗菌作用较强，为其抗菌的主要成分。细毡毛忍冬和灰毡毛忍冬能明显降低百白破疫苗所致的家兔发热，灌胃给药对二甲苯所致的小鼠耳肿胀和角叉菜胶所致的大鼠足跖肿胀均表现出明显的抑制作用，且细毡毛忍冬作用略强于灰毡毛忍冬。

辨析思考 古人认为金银花"干者亦可，不如生者力速"，捣汁用也较多。目前对于干燥对药效影响的研究较少，且金银花鲜用的临床应用也较少。

【贮存】贮于防潮木箱内，置于阴凉干燥通风处。防潮，防蛀。

菊 花

【来源】本品为菊科植物菊 *Chrysanthemum morifolium* Ramat. 的干燥头状花序。按产地和加工方法不同，分为"亳菊""滁菊""贡菊""杭菊"。

【炮制沿革】历代有蒸制、炒、酒洗、酒浸、制炭和童便制等。现行以生用为主。《中国药典》收载的饮片为菊花。

【采收】

1. 亳菊 于 11 月中下旬盛开时进行采摘，隔 5 ~ 7 天再次采摘，再隔 7 天采摘。于晴天露水干后或午后，摘下花朵，把花朵用稻草扎成小把，以利于干燥。

2. 滁菊 于 10 月底至 11 月初采摘，待花瓣平展，由黄转白时，于晴天露水干后或午后采收。此时花朵水分少，易干燥，色泽好，品质佳。

3. 贡菊　于立冬前后，待花瓣平直，花蕊散开 60% ～ 70% 时，根据花开先后顺序，分批采摘。

4. 杭菊　在 10 月下旬即可采摘头花。于每日露水干后采收。

菊花采收应注意在晴天露水干后进行，湿花采下容易腐烂变质。

【产地加工】根据天气情况，随采随加工，切忌堆放，需及时干燥或薄摊于通风处。

1. 亳菊　采收后常扎把倒挂于通风干燥处，晾干 3 ～ 4 周，防雨淋及暴晒，否则香气差。晾至花有八成干时，取下并置于熏房内用硫黄熏白，熏白后再摊晒 1 天即可干燥。

2. 贡菊　多采用烘干，宜轮流翻动烘干，以免烘焦变色，也可先阴干。烘制温度宜控制在 40 ～ 50℃，至花表面呈象牙白时，即可从烘房内取出，再置于通风干燥处阴至全干。

3. 滁菊　滁菊采后阴干、熏白，晒至六成干时，用竹筛将花朵筛成圆球形，再晒至全干即成。晒时切忌用手翻动，可用竹筛翻动晾晒。

4. 杭菊　多采用蒸后晒干。挑除烂花并晒去水分后，进行蒸制，蒸制时间为 4 ～ 5 分钟，蒸制后需摊晒 5 ～ 6 天，摊晒期间翻动。当任取 1 朵花蕊用大拇指和食指捻几下，无腻感时，即可收藏。

【炮制】

1. 菊花　取原药材，除去杂质及残留的梗叶，筛去碎屑。

2. 菊花炭　取净菊花，置于炒制容器内，用中火加热，炒至表面焦褐色，喷淋少许清水，灭尽火星，取出晾干凉透。

【饮片性状】菊花呈扁球形或不规则球形，苞片卵形或长椭圆形，舌状花数轮，类白色或深黄色，体轻。气清香，味甘、微苦。

菊花炭形如菊花，花瓣呈焦褐色。

【加工与炮制目的】菊花味甘、苦，性微寒，归肝、肺经，具有散风清热、平肝明目、清热解毒的功效。临床以生用为主，用于风热感冒、头痛眩晕、目赤肿痛、眼目昏花、疮痈肿毒。

炒炭后疏散风热作用极弱，有止血功效，可用于轻症的咯血，但临床少用。

辨析思考　菊花品种众多，可药食两用，应进一步加强不同产地加工方法对菊花质量影响的研究，以控制药材质量和提供合理的药食两用指导。

【贮存】贮于阴凉干燥处。防蛀，防霉，防变色。

款冬花

【来源】本品为菊科植物款冬 *Tussilago farfara* L. 的干燥花蕾。

【历史沿革】历代有甘草水浸后再用款冬花叶制、炒、焙、甘草水浸和蜜水炒法等。现行主要的炮制方法为蜜炙法。《中国药典》收载的饮片为款冬花、蜜款冬花。

【采收】一般在栽培当年秋末冬初地冻前（立冬前后），花蕾未出土且苞片呈紫红色时采收。过早采收，花蕾小，产量低；采收太晚，花蕾已出土开放，质量降低。有的产区分多次采收，采收时扒开株旁表土，采大留小，采 2 ～ 3 次，花蕾质量好则产量高，但较费工。多数产区每年在花蕾期只采收 1 次。采收时挖出全部根状茎，摘下花蕾，去净花梗、泥土，防止挤压揉搓，不可水洗。花蕾若带泥，可待干后自然掉落。采收时注意防雨、露、霜、雪淋湿，以免造成花蕾干后变黑，影响质量。

【产地加工】将花蕾薄摊置于通风干燥处晾干，用木耙或木棍翻动，勿用手。晚上或遇阴雨天收于室内，防止受潮变色或霉烂。晒干后轻轻过筛，筛去泥土即可供药用。如遇连续阴天，可用文火烘干，温度控制在 40 ~ 50℃。干燥时不宜过多翻动，尤其是即将干燥的花蕾，否则外层苞片易破损，影响药材质量。

【炮制】

1. 款冬花　取原药材，除去杂质及残梗，筛去灰屑。

2. 蜜款冬花　取炼蜜，加入适量的开水稀释，再倒入净款冬花中拌匀，闷润至透，置于炒制容器内，文火炒至微黄色、不黏手时，取出晾凉。每 100kg 款冬花，用炼蜜 25kg。

【饮片性状】款冬花为长圆棒状花蕾，外面被有多数鱼鳞状苞片，苞片外表面紫红色或淡红色，内表面密被白色絮状茸毛。气香，味微苦而辛。

蜜款冬花表面棕黄色或棕褐色，稍有黏性。有蜜香气，味微甜。

【加工与炮制目的】款冬花味辛、微苦，性温，归肺经，具有润肺下气、止咳化痰的功能。生品长于散寒止咳，用于风寒久咳或痰饮燥咳。如治痰饮郁结的射干麻黄汤（《金匮要略方论》）；治寒咳的款冬花汤（《圣济总录》）。

款冬花蜜炙后药性温润，能增强润肺止咳的功效，用于肺虚久咳或阴虚燥咳。如治痨证久咳或肺痿的太平丸（《十药神书》）；用于消痰镇咳、定喘止嗽的鸡鸣保肺丸（《全国中药成药处方集》）。

【现代研究】款冬花主要含有挥发油类、酚酸类、黄酮类、多糖类、甾醇类、生物碱类、萜类等成分。款冬花蜜炙后，其总生物碱、芦丁、反式阿魏酸、棕榈酸、款冬酮的含量升高，绿原酸、芹菜素、克氏千里光碱的含量降低。

氨水引咳实验显示，款冬花蜜炙品与生品不同剂量组均可明显延长咳嗽潜伏期，减少咳嗽次数；蜜炙不同剂量组止咳效果明显优于生品。另有研究发现款冬花中生物碱、黄酮类、萜类、皂苷类化合物是发挥镇咳作用的主要成分。款冬花多糖类化合物是抗肿瘤的有效成分，可干扰肿瘤细胞的有丝分裂，提高机体免疫力。款冬花醇提液及煎剂具有升压作用，醚提取物升压作用更强。款冬酮具有显著的与剂量有关的升压作用及呼吸兴奋作用。

款冬花中含有肝毒性生物碱，如千里光宁和克氏千里光碱。药理学研究显示，款冬花水提液口服给药后，经小鼠计算得出人体理论 LD_{50} 剂量为 603.2g/60kg，LD_{50} 值远高于《中国药典》规定的款冬花常用剂量 5 ~ 10g，因此，正常范围内使用款冬花是安全的。在款冬花使用中，要注意加强对肝毒性生物碱含量的监测，确保用药安全。

【贮存】贮于干燥容器内，蜜款冬花密闭保存，置于通风干燥处。防潮，防蛀。

蒲　黄

【来源】本品为香蒲科植物水烛香蒲 *Typha angustifolia* L.、东方香蒲 *Typha orientalis* Presl 或同属植物的干燥花粉。

【历史沿革】历代有蒸、焙、炒黄、炒、微炒、纸包炒和炒黑等。现行主要的炮制方法为炒炭。《中国药典》收载的饮片为蒲黄、蒲黄炭。

【采收】栽后第 2 年开花增多，产量增加，即可开始采收。夏季 6—7 月为花期，待雄花花粉成熟，选择晴天，采收蒲棒上部的黄色雄花序。

【产地加工】晒干后碾轧，筛取花粉；或将雄花序晒干后碾轧，成为带有雄花的花粉，即为草蒲黄。

【炮制】

1. 蒲黄 取原药材，揉碎结块，除去花丝及杂质。

2. 蒲黄炭 取净蒲黄，置于热锅内，用中火炒至棕褐色，喷淋少许清水，灭尽火星，取出，晾干。

蒲黄为花粉类药物，质轻松，炒制时火力不可过大，出锅后应摊晾散热，防止复燃，检查确已凉透，方能贮存。如喷水较多，则须晾干，以免发霉。

【饮片性状】 蒲黄为黄色粉末。体轻，放水中则漂浮水面。手捻有滑腻感，黏手而不成团。气微，味淡。

蒲黄炭形如蒲黄。表面呈棕褐色或黑褐色。气焦香，味微苦、涩。

【加工与炮制目的】 蒲黄味甘，性平，归肝、心包经，具有止血、化瘀、通淋的功能，用于瘀血阻滞的心腹疼痛、痛经、产后瘀痛、跌打损伤、血淋涩痛。如治疗心腹疼痛、产后恶露不行或月经不调、少腹急痛的失笑散（《太平惠民和剂局方》）；治疗血淋涩痛的蒲黄散（《证治准绳》）。

蒲黄炭性涩，止血作用增强，常用于咯血、吐血、衄血、尿血、便血、崩漏、外伤出血。如治疗崩中漏下的蒲黄丸（《圣济总录》）；治疗崩漏下血的五灰散（《沈氏尊生方》）。

【现代研究】 蒲黄主要含有黄酮、烷烃、有机酸、多糖、挥发油等化学成分，其中包括香蒲新苷、异鼠李素 –3–O– 新橙皮糖苷、柚皮素、异鼠李素、槲皮素、β– 谷甾醇及棕榈酸、琥珀酸、氨基酸和 20 余种微量元素。

研究表明，蒲黄炮制后化学组分发生了明显变化，其中黄酮组分中苷类明显减少，苷元减少不明显，黄酮苷含量为生品 > 炒黄 > 炒炭，总黄酮含量为生蒲黄 > 酒炒蒲黄 > 醋炒蒲黄 >140℃烘蒲黄 > 炒蒲黄 >180℃烘蒲黄 > 焦蒲黄 >220℃烘蒲黄 > 炒蒲黄炭。

蒲黄经炮制后，具有活血作用的铁、锌、锰、铜、铬、镍等元素含量明显降低，故"止血多炒用，散瘀多生用"。

蒲黄具有降血脂、抗动脉粥样硬化、保护心肌、抗炎、影响免疫、兴奋子宫及肠平滑肌、促进凝血等药理作用。据报道，蒲黄生品、炒品均有止血作用，具有止血作用的化合物为异鼠李素 –3–O– 芸香糖基 –7–O– 鼠李糖苷，止血活性与 3 位的芸香糖基和 7 位的鼠李糖基有关。蒲黄炭具有加快血小板凝聚的作用，能缩短出血时间和凝血时间，其止血作用的强弱主要与炒制程度有关。蒲黄及其炮制品能改善血瘀大鼠异常的血液流变学指标，缩短活化部分凝血活酶时间，降低纤维蛋白原含量，从而具有一定的化瘀功效。

辨析思考 蒲黄生用化瘀，炒炭后止血，生熟作用差异较大，其炮制内涵及生熟品的作用差异还需进一步阐明。

【贮存】 置于通风干燥处。防潮，防蛀。

槐 花

【来源】 本品为豆科植物槐 *Sophora japonica* L. 的干燥花及花蕾。前者习称"槐花"，后者习称"槐米"。

【历史沿革】 历代有微炒、炒黄黑色、炒焦、麸炒、地黄汁炒、醋煮、烧灰存性和酒浸炒等。现行主要的炮制方法有炒黄、炒炭。《中国药典》收载的饮片为槐花、炒槐花、槐花炭。

【采收】夏季花开放或花蕾形成时采收。采收时将花打落，或收取自然落下的花。

【产地加工】晒干，除去枝梗及杂质。若着露水，易变黑或霉变。

【炮制】

1. 槐花 取原药材，除去杂质及枝梗，筛去灰屑。

2. 炒槐花 取净槐花，置于预热的炒制容器内，用文火加热，炒至表面深黄色，取出，晾凉。

3. 槐花炭 取净槐花，置于预热的炒制容器内，用中火加热，炒至表面焦褐色，发现火星时，可喷适量清水熄灭，炒干，取出，凉透。

【饮片性状】槐花皱缩而卷曲，花瓣多散落，完整者花萼为钟状，黄绿色，花瓣黄色或黄白色，体轻，气微，味微苦。槐米呈卵形或椭圆形，花萼黄绿色，花萼下部有数条纵纹，气微，味微苦涩。

炒槐花形如槐花，表面深黄色，具特有香气，味微苦。

槐花炭形如槐花，表面焦褐色，质轻，味涩。

【加工与炮制目的】槐花味苦，性微寒，归肝、大肠经，具有凉血止血、清肝泻火的功效。槐花生用以清肝泻火、清热凉血见长，多用于血热妄行、肝热目赤、头痛眩晕、疮毒肿痛。如治疗肠胃湿热、胀满下血的槐花散（《丹溪心法》）；治疗肝阳上亢而致眩晕、头痛，可单用煎水代茶饮，或与豨莶草、钩藤等合用（《中药临证应用》）。

炒槐花苦寒之性缓和，有杀酶保苷的作用。其清热凉血作用弱于生品，止血作用弱于槐花炭而强于生品，多用于脾胃虚弱的出血患者。如治肠风便血的地榆槐角丸（《中国药典》）。

槐花炭清热凉血作用极弱，涩性增加，以止血之力胜，多用于治疗咯血、衄血、便血、崩漏下血、痔疮出血等出血证。如治久痢出血不止、无腹痛和里急后重症状的槐花散（《洁古家珍》）。

【现代研究】槐花主要含有黄酮、皂苷、脂肪酸、多糖、挥发油等成分，包括芦丁，槐花米甲、乙、丙素，槲皮素，异鼠李素，槐花皂苷Ⅰ、Ⅱ、Ⅲ等。炒槐花及炒槐米的主要作用是杀酶保苷，因为炒制温度不高，时间不长，仅部分糖类和氨基酸类被破坏，鼠李糖转化酶被破坏，一般炒后芦丁含量略有增加，同时可使饮片组织疏松，增加成分的煎出。若炒制温度升高，时间变长，芦丁含量则随之降低。有研究报道，综合考虑指纹图谱变化等，槐花制炭温度以（185±2）℃、加热30分钟为宜。

槐花炒炭后大部分芦丁、氨基酸、糖和叶绿素因受热而被破坏，抑制止血作用的异鼠李素含量降低，具有止血作用的槲皮素含量显著增加，故止血作用增强。槐花炭中鞣质含量的变化与其炮制温度有关，在190℃以下，温度升高时，鞣质含量升高，止血作用增强；当温度高于200℃时，鞣质含量迅速下降，凝血作用减弱，说明鞣质含量与其止血作用具有相关性。槲皮素为止血的有效成分，具有增强毛细血管壁弹性、抑制组胺释放等作用。综上，槐花炒炭后止血作用增强主要与鞣质增加、槲皮素增加、异鼠李素降低有关。

辨析思考 在《金匮要略方论》中槐花有"烧炭存性，勿令灰过"的记载，炒炭太过和不及都不能达到槐米产生和增强止血疗效的作用。由于目前槐米炒炭掌握存性的程度不同，槐米的质量难以控制和统一，因此亟待建立炮制质控标准。

【贮存】贮于干燥容器内，密闭，置于通风干燥处。防潮，防蛀。

第四节 叶、全草类中药的加工炮制

大　蓟

【来源】本品为菊科植物蓟 *Cirsium japonicum* Fisch.ex DC. 的干燥地上部分。

【历史沿革】历代有切制、捣取自然汁、酒渍、焙、烧灰存性、剉碎、童便浸后曝干、捣汁、酒洗后童便拌炒法等。现行主要的炮制方法为炒炭。《中国药典》收载的饮片为大蓟、大蓟炭。

【采收】夏、秋二季花开时采割地上部分。

【产地加工】除去泥沙及枯叶，晒干。

【炮制】

1. 大蓟　取原药材，除去杂质，抢水洗净，润软，切段，干燥。

2. 大蓟炭　取大蓟段，置于炒制容器内，用武火加热，炒至表面焦黑色、内部棕褐色时，喷洒少许清水，灭尽火星，取出晾干。

【饮片性状】大蓟为 1.5～2cm 的不规则段。茎呈短圆柱形，表面绿褐色，有数条纵棱，被丝状毛。切面灰白色，髓部疏松或中空。叶皱缩，多破碎，边缘具有不等长的针刺，两面均具有灰白色丝状毛。头状花序多破碎。气微，味淡。

大蓟炭表面黑褐色，质地疏脆，断面棕黑色。气焦香。

【加工与炮制目的】大蓟味甘、苦，性凉，归心、肝经，具有凉血止血、祛瘀消肿的功能。生大蓟以凉血消肿之力胜，常用于热淋、痈肿疮毒及热邪偏盛的出血证。如治热结血淋（《福建民间草药》）；治心热吐血及衄血、崩中下血，均可用本品捣后绞汁内服（《太平圣惠方》）。

大蓟炒炭后味涩，凉性减弱，收敛止血作用增强，用于吐血、呕血、咯血、嗽血等出血较急者，如十灰散（《十药神书》）。

【现代研究】大蓟主要含有黄酮类、三萜、挥发油等成分。大蓟具有凝血止血、抗菌、降血压、抗肿瘤等作用。此外，还有降低脂质过氧化物形成、杀线虫、抗骨质疏松、治疗肥胖、利尿、保肝等作用。大蓟炒炭后，多种无机元素含量均较生品升高，但鞣质含量降低，且其止血作用与鞣质含量无明显相关性。

研究表明，大蓟生品凉血消肿，制炭后收敛止血作用增强。大蓟炭能缩短出血和凝血时间，可能与炒炭过程中各成分的相互比例发生变化，使抗止血成分含量下降，止血成分含量上升有关。此外，大蓟炭的黄酮部位具有明显的止血作用，其发挥主要止血作用的成分为柳穿鱼黄素及蒙花苷，而不是柳穿鱼叶苷。

【贮存】贮于干燥容器内，大蓟炭密闭保存，置于通风干燥处。

广藿香

【来源】本品为唇形科植物广藿香 *Pogostemon cablin*（Blanco）Benth. 的干燥地上部分。

【历史沿革】历代有酒制、烘和油制法等。现行以生用为主。《中国药典》收载的饮片为广藿香。

【采收】选在枝叶茂盛时，晴天露水干后，割取地上部分，或拔取全株，除去泥土、须根、非药用部分及杂质。

【产地加工】采收后，除去泥土及杂质，暴晒 1 ~ 2 小时，摊晒至全叶呈皱缩状时，分层迭堆，盖上稻草压实发汗一夜，翌日再晒。如此再发汗 1 次，摊晒至八成干时，捆扎成小把，再晒至足干。

【炮制】**广藿香** 取原药材，除去残根和杂质，先抖下叶，筛净另放；茎洗净，润透，切段，晒干，再与叶混匀，即得。

【饮片性状】本品呈不规则的段，茎略呈方柱形。表面灰褐色、灰黄色或带红棕色，被柔毛。切面有白色髓。叶破碎或皱缩成团，完整者展平后呈卵形或椭圆形，两面均被灰白色绒毛；叶柄细，被柔毛。气香特异，味微苦。

【加工与炮制目的】广藿香味辛，微温，归脾、胃、肺经，具有芳香化浊、和中止呕、发表解暑的功能，用于湿浊中阻、脘痞呕吐、暑湿表证、湿温初起、发热倦怠、胸闷不舒、寒湿闭暑、腹痛吐泻、鼻渊头痛等证。如治疗伤寒头痛、反胃呕恶、气泻霍乱的藿香正气散（《太平惠民和剂局方》）；治疗霍乱吐泻的回生散（《是斋百一选方》）；治疗脾胃不和所致的脘腹胀满、不思饮食的香砂养胃汤（《摄生众妙方》）。

辨析思考 广藿香在产地加工中，趁鲜洗去泥沙，切段干燥，可有效防止芳香挥发性成分的损失，目前大部分已采用产地与炮制一体化加工。广藿香在产地加工过程中的发汗过程，是否在微生物、酶的参与下对内在成分发生了转化，值得进一步研究。

【贮存】贮于干燥容器内，炮制品密闭保存，置于通风干燥处。防潮。

艾　叶

【来源】本品为菊科植物艾 *Artemisia argyi* Levl.et Vant. 的干燥叶。

【历史沿革】历代有制炭、熬制、绞汁、炙制、醋炒、醋煮、醋焙、米炒、醋蒸、炒黄、炒焦、焙、盐炒、酒醋炒、酒炒、酒洗、米泔制、香附及酒醋制、硫黄制和枣泥制法等。现行主要的炮制方法有醋炙、炒炭、炒炭后醋炙。《中国药典》收载的饮片为艾叶、醋艾炭。

【采收】夏季花未开时采摘。

【产地加工】除去杂质，晒干。

【炮制】

1.**艾叶** 取原药材，除去杂质及梗，筛去灰屑。

2.**醋艾叶** 取净艾叶，加入定量的米醋拌匀，闷润至醋被吸尽，置于炒制容器内，用文火加热，炒干，取出，晾凉。每 100kg 艾叶，用米醋 15kg。

3.**艾叶炭** 取净艾叶，置于炒制容器内，用中火加热，炒至表面焦黑色，喷淋少许清水，灭尽火星，炒至微干，取出，及时摊晾，凉透。

4.**醋艾炭** 取净艾叶，置于炒制容器内，用中火加热，炒至表面焦黑色，喷入定量的米醋，灭尽火星，炒至微干，取出，及时摊晾，凉透。每 100kg 艾叶，用米醋 15kg。

【饮片性状】艾叶多皱缩、破碎，有短柄。完整叶片展开后呈卵状椭圆形，羽状深裂，裂片椭圆状披针形，边缘有不规则的粗锯齿；上表面灰绿色或深黄绿色，下表面密生灰白色绒毛。质柔软。气清香，味苦。

醋艾叶呈不规则的碎片。表面微黑色，偶见焦斑。气清香，略有醋香气。

艾叶炭呈不规则的碎片。表面焦黑色，多卷曲，破碎。清香，气淡。

醋艾炭呈不规则的碎片。表面黑褐色。具有醋香气。

【加工与炮制目的】艾叶味辛、苦，性温，有小毒，归肝、脾、肾经，具有散寒止痛、温经止血、祛湿止痒的功能，用于吐血、衄血、崩漏、月经过多、胎漏下血、少腹冷痛、经寒不调、宫冷不孕，外治皮肤瘙痒。生品性燥，祛寒燥湿力强，但对胃有刺激性，故多外用，或捣绒做成艾卷或艾炷。如治疗痈疽不合、疮口冷滞时，以艾叶煎汤洗后，白胶熏之（《仁斋直指方》）；治湿疹瘙痒，单用或配雄黄、硫黄煎水外洗（《卫生易简方》）。

醋艾叶温而不燥，能缓和对胃的刺激性，增强逐寒止痛的作用。如治寒客胞宫的艾附暖宫丸（《古今医鉴》）；治宫寒不孕或胎为外因所侵而致胎动不安的艾叶汤（《圣济总录》）；治妇人血海虚冷的艾附丸（《杨氏家藏方》）；治妇人血虚火旺、血崩不止的胶艾四物汤（《古今医鉴》）。

艾叶炭辛散之性大减，对胃的刺激性缓和，温经止血作用增强，可用于崩漏下血、月经过多、妊娠下血。如治湿冷下痢脓血、腹痛、妇人下血的艾姜汤（《世医得效方》）。

醋艾炭温经止血作用增强，用于虚寒性出血证。

【现代研究】艾叶中含有挥发油、鞣质、脂肪酸、绿原酸、朝鲜蓟酸等成分。艾叶经加热炮制后，挥发油含量大幅度降低，且随着温度的升高、时间的延长呈逐渐降低的趋势。而闷煅品挥发油含量较其他加热制炭品高。

艾叶炒炭或烘制后有明显的止血作用，其中以180℃烘20分钟和200℃烘10分钟所得样品水煎液止血作用较为明显。艾叶止血作用的强弱与鞣质含量的高低关系不大，提示鞣质并非是艾叶仅有的止血成分。对生艾叶、焦艾叶、艾叶炭、醋炒艾叶炭及闷煅艾叶炭的凝血作用进行实验比较，发现艾叶制炭后可加强止血作用，而闷煅艾叶炭止血作用更强，且艾叶制炭后毒性降低，抗凝血作用消失。研究表明，醋艾叶的抗炎止痛作用较生品明显增强，且优于其他炮制品。加醋与加热的综合作用优于二者单一作用。

艾叶大剂量使用可引起胃肠道急性炎症，如恶心、呕吐，严重者可引起中枢神经系统过度兴奋，导致惊厥及肝损伤等。艾叶炮制后挥发油含量降低，使毒性降低。据报道可知，挥发油中的侧柏酮为神经性毒物，加热后其大部分被破坏。

辨析思考　近年来有人将艾叶制炭改为砂烫和烘制，避免了"不及"和"太过"，烘制工艺条件可控，是较理想的制炭方法。目前艾叶的药理作用研究多停留在粗提物上，对具体的药效物质基础研究较少，新化学成分的发现也较少，有待进一步深入研究。

【贮存】密闭保存，置于阴凉干燥通风处。

石　斛

【来源】本品为兰科植物金钗石斛 *Dendrobium nobile* Lindl.、霍山石斛 *Dendrobium huoshanense* C.Z.Tang et S.J.Cheng、鼓槌石斛 *Dendrobium chrysotoxum* Lindl. 或流苏石斛 *Dendrobium fimbriatum* Hook. 栽培品及其同属植物近似种的新鲜或干燥茎。

【历史沿革】历代有酒浸酥蒸焙干、去根酒浸微炙、桑灰汤制、酒洗蒸、酒浸炒、炒、酒炒、酒浸蒸、酒浸焙、酒蒸、蒸、酥拌蒸焙、蜜炙和盐水拌炒法等。现行主要的炮制方法为（酒）蒸法。《中国药典》收载的饮片为石斛、铁皮石斛。

【采收】全年均可采挖，以春末夏初和秋季采集者为好。采收时剪下3年生以上的茎枝，留下嫩茎让其继续生长。

【产地加工】将采回的茎株洗尽泥沙，去掉叶片及须根，分出单茎株，投入85℃热水或沸水中浸烫2～5分钟，捞起，摊开暴晒，晒至五成干时，用手搓去鞘膜质，再摊晒，并注意常翻动，至足干即可。

铁皮石斛剪去部分须根后，边炒边搓去叶鞘，边炒边扭成螺旋形或弹簧状，烘干，习称"耳环石斛"或"枫斗"。

【炮制】

1. 石斛　除去须根、表皮上薄膜，洗净，润透，切段，干燥。

2. 制石斛　取净石斛，加入定量的黄酒拌匀，至酒被吸尽，置于蒸锅中蒸透，或不加酒直接蒸透，取出干燥即得。每 100kg 石斛，用黄酒 10kg。

【饮片性状】石斛为不规则段状，呈圆柱形或扁圆柱形。表面金黄、暗黄或黄绿色，有纵棱，嚼之有黏性。味微苦或苦。

制石斛颜色加深，呈棕黄色。

【加工与炮制目的】石斛味甘，性微寒，归胃、肾经，具有益胃生津、滋阴清热的功能，用于热病津伤、口干烦渴、胃阴不足、食少干呕、病后虚热不退、阴虚火旺、骨蒸劳热、目暗不明、筋骨痿软。

石斛补中有清，虚寒者用之，则泄泻不止。以酒浸蒸，方宜入剂，可益精强阴，用于热病津伤、胃虚夹热伤阴等。

【现代研究】石斛含有石斛碱、石斛胺、石斛次碱、石斛星碱、石斛因碱、6-羟基石斛星碱等生物碱。此外，石斛中还含有多糖类、黄酮类、菲类、联苄类、挥发油类、氨基酸及微量元素等。石斛具有增强免疫、缓解糖尿病及其并发症、抗肿瘤、抗氧化、延缓衰老、护肝、抗炎、缓解疲劳等药理作用。

有研究发现，微波间歇干燥后的铁皮石斛总酚及多糖的含量明显高于热风干燥，但二者黄酮含量无明显差异，说明微波间歇干燥可以有效保留总酚及多糖类物质；真空冷冻干燥所需时间为 11 小时，干燥后所得铁皮石斛多糖含量较高；在最佳工艺条件下，铁皮石斛的平均干燥速率和最大干燥速率为微波间歇干燥 > 热风干燥 > 真空冷冻干燥，成品色泽以真空冷冻干燥为佳。

石斛具有明显的抗氧化作用，石斛多糖可使口服给药小鼠血清和肝组织的 SOD、谷胱甘肽过氧化物酶（GSH-Px）活性明显升高，丙二醛（MDA）降至正常水平以下，证明石斛多糖是其抗氧化活性的物质基础。

辨析思考　传统上石斛少用鲜品，又因其纤维性强，极难捣碎，所以多不入丸散。另外，古人认为石斛有一定的不良反应，要酒蒸、酥蒸等炮制后入药，但目前也用鲜品入药，鲜品、干品、蒸品三者有何不同，还有待研究。

【贮存】干品置于通风干燥处，防潮；鲜品置于阴凉潮湿处，防冻。

枇杷叶

【来源】本品为蔷薇科植物枇杷 *Eriobotrya japonica*（Thunb.）Lindl. 的干燥叶。

【历史沿革】历代有拭去毛炙、甘草汤洗后拭干再酥制、蜜炙、枣汁炙和姜汁炙等。现行主要的炮制方法为蜜炙法。《中国药典》收载的饮片为枇杷叶、蜜枇杷叶。

【采收】全年均可采收，以夏季枝叶茂盛期采收的药材为佳。直接从树上采摘青叶者，习称"青叶"，也可拣地上的落叶，称"黄叶"。

【产地加工】将摘取或捡取的叶片摊开，晾晒至七八成干时，按 60 张左右顺叠整齐，扎成小把，再晒干。

【炮制】

1. 枇杷叶 取原药材，除去绒毛，用水喷润，切丝，干燥。

2. 蜜枇杷叶 取炼蜜，加入适量开水稀释，淋于枇杷叶丝中拌匀，闷润，置于炒制容器内，文火炒至不黏手为度，取出晾凉。每100kg枇杷叶丝，用炼蜜20kg。

【饮片性状】枇杷叶为丝条状，表面灰绿色、黄棕色或红棕色，较光滑，下表面可见绒毛。革质而脆。气微，味微苦。

蜜枇杷叶表面黄棕色或红棕色，微显光泽，略有黏性。有蜜香气，味微甜。

【加工与炮制目的】枇杷叶味苦，性微寒，归肺、胃经，具有清肺止咳、降逆止呕的功能。生品长于清肺止咳、降逆止呕，用于肺热咳嗽、气逆喘急、胃热呕哕或口渴。如治肺热久嗽、痰少黏稠的枇杷叶汤（《中药临床应用》）；治伤寒、干呕烦渴不止的枇杷叶散（《太平圣惠方》）。

蜜炙可增强润肺止咳作用，用于肺燥或肺阴不足、咳嗽痰稠。如治肺燥伤阴或肺阴素亏、干咳无痰的清燥救肺汤（《医门法律》）。

【现代研究】枇杷叶主要含有黄酮类、有机酸、皂苷、挥发油、多糖及无机元素等成分，具有抗炎、祛痰止咳、抗肺纤维化、抗氧化、降血糖、抗肿瘤、止呕等药理作用。

有研究表明，枇杷叶经蜜炙、姜汤煮、姜汁炒等不同方法炮制后，熊果酸含量均有不同程度的升高，其中蜜炙含量仅次于姜汤煮制，升高的原因可能与存在于枇杷叶中的结合型熊果酸分解或其他成分经炮制后转化为熊果酸有关，而熊果酸有较强的抗炎和止咳作用，因此认为临床使用蜜炙枇杷叶有一定的道理。

枇杷叶蜜炙后，钙、锰含量增加，铁、铜、镁、锌、镍、铬、铅含量均降低，其中铅含量下降明显。

历代本草书籍均认为枇杷叶必须去毛，若去毛不尽，能令人咳。研究表明，枇杷叶的绒毛与叶的化学成分基本相同，绒毛中不含有能致咳或产生其他不良反应的化学成分，只是叶中皂苷的含量明显高于绒毛中的含量，所谓"去毛不净，射人肺，令咳不已"，可能是由于绒毛从呼吸道直接吸入，刺激咽喉黏膜而引起咳嗽。由于在煎煮过程中，绒毛并不易脱落，且在单位体积煎液中，未刷毛的比刷毛的绒毛只略多一点，只要加强过滤，两者绒毛皆能完全除净。因此，枇杷叶作为制膏原料可以不刷毛，只需加强过滤即可。若作细粉原料及汤剂配方，仍需刷净绒毛，以免刺激咽喉而引起咳嗽。

辨析思考 枇杷叶既可以从树上采摘青叶，也可以拣落地的黄叶，青叶和黄叶功用是否存在差异？枇杷叶生品长于清肺止咳，蜜炙后能增强润肺止咳的作用，炮制后药效作用变化的物质基础是什么？

【贮存】贮于干燥容器内，蜜枇杷叶密闭，置于通风干燥处。

荆 芥

【来源】本品为唇形科植物荆芥 *Schizonepeta tenuifolia* Briq. 的干燥地上部分。

【历史沿革】历代有焙、烧灰、微炒、炒黑、童便制、醋调制和醋制法等。现行主要的炮制方法有炒黄、炒炭。《中国药典》收载的饮片为荆芥、荆芥炭。

【采收】夏、秋二季花开到顶、穗绿时采割。

【产地加工】除去杂质，置阳光下稍晒干，放在阴凉通风处继续阴干。

【炮制】

1. 荆芥　取原药材，除去杂质，抢水洗净，稍润，切段，干燥，筛去碎屑。

2. 炒荆芥　取荆芥段，置于炒药锅内，用文火加热，炒至微黄色，取出，放凉。

3. 荆芥炭　取荆芥段，置于炒药锅内，用武火加热，炒至表面黑褐色，内部焦褐色时，喷淋少量清水，灭尽火星。取出，晾干凉透。

【饮片性状】荆芥为不规则的小段状，茎、叶、穗混合。茎呈方柱形，黄绿色至紫棕色，被短柔毛。叶片较小，皱缩卷曲，破碎。气芳香，味微涩而辛凉。

炒荆芥形如荆芥，表面棕黄色，略有焦斑。气味稍弱，微具焦香气。

荆芥炭形如荆芥，表面黑褐色，内部焦褐色。味苦而稍辛。

【加工与炮制目的】荆芥味辛，性微温，归肺、肝经，具有解表散风的功能。一般多生用，用于感冒、头痛、麻疹、风疹、咽喉不利、疮疡初起等。如治疗风寒感冒或疮疡初起的荆防败毒散（《摄生众妙方》）；治疗风热感冒、头痛发热的银翘散（《温病条辨》）；治疗咽喉肿痛的荆芥汤（《三因极一病证方论》）。

炒荆芥具有祛风理血的作用，可用于妇人产后血晕。如治疗产后出血过多、头目眩晕的华佗愈风散（《校注妇人良方》）。

荆芥炭辛散作用极弱，具有止血的功效，可用于便血、崩漏等证。如治疗妇女血崩的黑蒲黄散（《素庵医要》）；配伍人参、当归、熟地黄等，可治疗产后血崩及虚人血崩，如升举大补汤（《傅青主女科》）。

【现代研究】荆芥主要含有挥发油，挥发油中主要成分为右旋薄荷酮、消旋薄荷酮及少量右旋柠檬烯，还含有萜类、黄酮、多糖等成分。

荆芥各部位挥发油含量以荆芥穗最高，叶其次，茎最低。在荆芥穗挥发油中，萜酮类组分较高。炒炭后，荆芥挥发油含量显著降低，油中所含成分也发生了质的变化。荆芥炒炭后原药材中所含的 8 种成分消失，但新产生了 9 种成分，主要成分薄荷酮、胡薄荷酮仍存在。荆芥炒炭后挥发油折光率增大，并与炒炭程度有关。

荆芥具有解热、镇痛、消炎、祛痰作用。荆芥油有直接松弛豚鼠气管平滑肌作用，对神经系统具有镇静、降温作用。荆芥穗有明显抗补体作用。

研究表明，荆芥炭混悬液和荆芥炭挥发油乳剂均有明显的止血作用，生品则无此作用。荆芥炭和荆芥炭挥发油的止血作用呈量效关系。荆芥炭的止血活性部位为脂溶性提取物，其作用包括明显缩短实验动物的凝血酶原时间、凝血酶时间、白陶土部分凝血活酶时间、血浆复钙时间，并且具有体内抗肝素作用，从而对内源性和外源性凝血系统中的多种凝血因子表现出可靠的激活作用。

【贮存】贮于干燥容器内，密闭，置于通风干燥处。

桑　叶

【来源】本品为桑科植物桑 *Morus alba* L. 的干燥叶。

【历史沿革】历代有烧灰淋汁、微炒、烧存性、蒸熟、焙、蜜炙、九蒸九晒、酒拌蒸、蜜水拌蒸、炒和芝麻研碎拌蒸等。现行主要的炮制方法为蜜炙法。《中国药典》收载的饮片为桑叶。

【采收】秋季霜降后，一般于 10—11 月经霜后，叶片尚未脱落时采收，称"冬桑叶"，亦称"霜桑叶"或"经霜桑叶"。

【产地加工】采摘后的桑叶，置于通风处阴干，忌在阳光下暴晒。

【炮制】

1.桑叶　取原药材，除去杂质，搓碎，去柄，筛去灰屑。

2.蜜桑叶　取炼蜜，加入适量开水稀释，淋入净桑叶碎片内拌匀，闷润，置于炒制容器内，用文火加热，炒至表面深黄色、不黏手为度，取出晾凉。每100kg桑叶，用炼蜜25kg。

【饮片性状】桑叶为不规则碎片状。表面黄绿色或浅黄棕色，背面淡黄绿色或黄白色，叶脉凸起，小脉交织成网状。质脆。气微，味淡、微苦涩。

蜜桑叶表面暗黄色，微有光泽，略带黏性。味甜。

【加工与炮制目的】桑叶味甘、苦，性寒，归肺、肝经，具有疏散风热、清肺润燥、清肝明目的功能。生品长于疏散风热、清肝明目，用于风热感冒、肺热燥咳、头昏头痛、目赤昏花。如治外感风热的桑菊饮（《温病条辨》）；治肝阴不足、目昏眼花的桑麻丸（《医方集解》）。

蜜桑叶其性偏润，用于肺燥咳嗽。如用于外感燥热和温燥伤肺所致头痛身热、干咳无痰、心烦口渴的清燥救肺汤（《医门法律》）。

【现代研究】桑叶主要含有黄酮类，包括芦丁、槲皮素、槲皮苷和异槲皮苷，在桑叶的叶尖及嫩叶中含量较高。此外，桑叶中还含有多酚、有机酸、挥发油、氨基酸、生物碱及多糖等成分。研究表明，桑叶具有降血糖、降血脂、抗动脉粥样硬化、抗氧化、抗炎、延缓衰老、抗肿瘤和免疫调节等药理作用。

有研究对炒桑叶、蜜桑叶中绿原酸、芦丁和异槲皮素的含量进行对比，发现炒桑叶中3种成分的平均含量最高，其次是蜜桑叶，生品最低。

桑叶多糖能够降低血糖，并且对血脂的升高有抑制作用，其作用机制体现在两个方面：一是修复胰岛B细胞，促使胰岛素分泌；二是影响人体生长调节剂水平，胰岛素能影响糖代谢、肝糖原合成及细胞对糖的利用，从而起到降血糖的作用。桑叶中含有的酚类化合物及维生素C等多种成分能够抑制或清除自由基，防止细胞的氧化损伤，继而减缓衰老。桑叶的止汗作用与其含有的芸香碱和槲皮素有关，这两种成分能使毛细血管保持正常抵抗力，并使毛细血管的通透性降低。桑叶炒制后止汗功效增强。

【贮存】贮于干燥容器内，蜜桑叶密闭，置于通风干燥处。

附：桑白皮

【来源】本品为桑科植物桑 *Morus alba* L. 的干燥根皮。

【历史沿革】历代有烧灰存性、焙、炙令黄黑、微炙、炒、同豆煮后滤取汁、蜜炒后沮浸、蜜炙、麸炒、酒炒、蜜蒸或炒、蜜酒相和炙熟法等。现行主要的炮制方法为蜜炙。《中国药典》收载的饮片为桑白皮、蜜桑白皮。

【采收】秋末叶落时至次春发芽前采挖根部，部分地区在5—8月进行，最好在冬季采挖。

【产地加工】挖出桑根后，洗净泥土，刮去外表黄棕色粗皮，用刀纵向剖开，以木槌轻击，使皮部与木部分离，剥取根皮，晒干，扎成小捆，即可。

【炮制】

1.桑白皮　取原药材，刮净粗皮，洗净，稍润，切丝，干燥，筛去碎屑。

2.蜜桑白皮　取炼蜜，加入适量开水稀释，淋入桑白皮丝中拌匀，闷润，置于炒制容器内，用文火加热，炒至深黄色、不黏手时，取出晾凉。每100kg桑白皮丝，用炼蜜25kg。

【饮片性状】桑白皮呈丝状。外表面类白色或淡黄白色，内表面黄白色或灰黄色。质韧，断面纤维性。气微，味微甜。

蜜桑白皮表面深黄色或黄棕色，略有光泽，质滋润。气微，味甜。

【加工与炮制目的】桑白皮味甘，性寒，归肺经，具有泻肺平喘、利水消肿的功能。生品性寒，泻肺行水之力较强，用于水肿尿少、肺热痰多的喘咳、面目肌肤水肿。如治水湿停滞、头面四肢水肿的五皮丸（《中药成药制剂手册》）；治肺气不降、痰火作喘的桑白皮汤（《古方八阵》）；治肺热咳嗽的桑白皮散（《太平圣惠方》）。

蜜炙后寒泻之性缓和，偏于润肺止咳，用于肺虚喘咳，常与补气药或养阴药合用。如治肺气不足、逆满上气的补肺汤（《永类钤方》）。

【现代研究】桑白皮主要含有 Diels-Alder 型加合物、黄酮、香豆素、萜类、甾醇、糖类及挥发油等成分，具有镇痛、抗炎、镇咳、祛痰、平喘、利尿、降血糖、舒张心血管、保肝等药理作用。

研究发现，不去除粗皮的桑白皮中东莨菪内酯的含量比去除的高，各产地桑白皮蜜炙后东莨菪内酯质量分数和总黄酮含量均有增加，不去除粗皮的桑白皮和去除粗皮的桑白皮具有同等强度的利尿作用。

通过对炮制前后桑白皮止咳平喘及利尿作用进行对比，结果发现蜜炙桑白皮对组胺引起的豚鼠离体气管条收缩有明显的解痉作用，对组胺引起的气道痉挛也有明显的保护作用，作用强度与炮制前相当。在镇咳、利尿实验中，蜜炙后的桑白皮利尿作用减弱，蜜炙桑白皮水提物对二氧化硫引起小鼠咳嗽的抑制作用明显优于生桑白皮，说明蜜炙后镇咳作用增强。生桑白皮长于利尿，而蜜炙后止咳平喘作用加强。

【贮存】贮于干燥容器内，蜜桑白皮密闭，置于通风干燥处。

麻　黄

【来源】本品为麻黄科植物草麻黄 *Ephedra sinica* Stapf、中麻黄 *Ephedra intermedia* Schrenk et C.A.Mey. 或木贼麻黄 *Ephedra equisetina* Bge. 的干燥草质茎。

【历史沿革】历史上有去节汤泡、沸汤煮后晒干、酒熬成膏、去根节炒、沸汤泡后焙干、蜜炒、炒黄、姜汁浸、略烧存性、滚醋汤泡、蜜酒拌炒焦、微炙、炒黑、去根节蜜酒煮黑法等。现行主要的炮制方法为蜜炙法。《中国药典》收载的饮片为麻黄、蜜麻黄。

【采收】秋天采割绿色的草质茎，采收时间一般在 9—10 月，用镰刀或剪刀采割。麻黄过早采收则质嫩、茎空，过迟采收则经霜冻后色泽变红，均会影响质量。人工种植的麻黄，一般生长 3 年即可采收，收获后长出的植株每两年轮采一次最佳，采收时注意保护根茎，否则影响生长。

【产地加工】去除木质茎，晒干或阴干，或晾至五六成干，扎成小把，晒干即可。麻黄不宜曝晒或高温烘干，否则色泽变黄，影响质量。

【炮制】

1. 麻黄　取原药材，除去木质茎，残根及杂质，抖净灰屑，切段；或洗净后稍润，切段，干燥。

2. 蜜麻黄　取炼蜜，加入适量开水稀释，淋入麻黄段中拌匀，闷润，置于炒制容器内，文火炒至不黏手时，取出晾凉。每 100kg 麻黄段，用炼蜜 20kg。

3. 麻黄绒　取麻黄段，碾绒，筛去粉末。

4. 蜜麻黄绒　取炼蜜，加入适量开水稀释，淋入麻黄绒中拌匀，闷润，置于炒制容器内，文火炒至深黄色、不黏手时，取出晾凉。每 100kg 麻黄绒，用炼蜜 25kg。

【饮片性状】麻黄为圆柱形短节段。表面黄绿色，粗糙，有细纵脊线。质轻，有韧性。气微香，味涩、微苦。

蜜麻黄表面深黄色，微有光泽，略具黏性。有蜜香气，味甜。

麻黄绒为松散的绒团状，黄绿色，体轻。

蜜麻黄绒为粘结的绒团状，深黄色，略带黏性。味微甜。

【加工与炮制目的】麻黄味辛、微苦，性温，归肺、膀胱经，具有发汗散寒、宣肺平喘、利水消肿的功能。生品发汗解表和利水消肿力强，用于风寒表实证、风水水肿、风湿痹痛、阴疽、痰核。如治外感风寒、表实无汗的麻黄汤（《注解伤寒论》）；治风水恶风、面目水肿的越婢汤（《金匮要略方论》）；治风寒湿痹的防风汤（《宣明论方》）；治阴疽漫肿、痰核结块的阳和汤（《外科全生集》）。

蜜麻黄性温偏润，辛散发汗作用缓和，以宣肺平喘力胜，用于表证较轻而肺气壅闭、咳嗽气喘较重的患者。如治咳嗽较甚、痰多胸满的麻杏石甘汤（《注解伤寒论》）。

麻黄绒作用缓和，适用于老人、幼儿及虚人风寒感冒。用法与麻黄相似。

蜜麻黄绒作用更加缓和，适用于表证已解而喘咳未愈的老人、幼儿及体虚患者。用法与蜜麻黄相似。

【现代研究】麻黄含有多种化学成分，主要为生物碱类、挥发油、多糖、酚酸、鞣质等。生物碱主要包括麻黄碱、伪麻黄碱、N-甲基麻黄碱、D-N-甲基伪麻黄碱、去甲基麻黄碱、D-去甲基伪麻黄碱及麻黄次碱等。

麻黄炮制后总生物碱和挥发油类成分均有所下降，生物碱的含量以生麻黄最高，蜜麻黄绒最低。炮制后挥发油中所含成分的种类和各成分含量比例均发生了变化。蜜炙品中，具有平喘作用的L-α-萜品烯醇、川芎嗪、石竹烯及具有镇咳祛痰、抗菌、抗病毒作用的柠檬烯、芳樟醇含量增加；在炒麻黄中，以上成分增加更明显，同时发现了具有祛痰作用的菲兰烯。

麻黄草质茎中生物碱含量最高，木质茎最低，前者为后者的35倍以上，故传统要求除去木质茎是正确的。麻黄生物碱主要存在于茎的节间，尤其髓部含量最高。麻黄根主要含有大环精氨类生物碱，麻黄茎主要含有苯丙胺类生物碱，成分的差异导致麻黄根和茎功效各异。麻黄茎有发汗和升压作用，麻黄根则有止汗和降压作用，故麻黄茎与根应分别入药。

研究表明，麻黄茎的节与节间药理作用一致，均表现出麻黄生物碱的作用，对小鼠自发运动有一定抑制作用，对小鼠醋酸诱导的疼痛扭体有抑制倾向，缩短巴比妥对小鼠的催眠时间，以及抗炎、发汗作用，节比节间作用弱。节、全节和节间的毒性实验表明，节的毒性最大，特别是出现惊厥现象，故麻黄使用时去节有一定道理。

研究表明，麻黄多糖是麻黄苦味的物质基础，具有明显的利尿、抗炎、免疫调节作用，对过敏性哮喘、类风湿关节炎、慢性肾炎等自身免疫性疾病有良好的治疗效果。麻黄多糖平喘的作用机制与麻黄碱不同，故在平喘功效上，被认为是与麻黄辛味物质基础麻黄素生物碱产生辛宣苦降的相互协同作用而发挥疗效。经炮制后，麻黄多糖结构发生转化，活性增强。

辨析思考 麻黄是具有辛、苦复合药味的中药，但目前普遍认为麻黄的药效物质基础是辛味的麻黄生物碱和挥发油，而没有对苦味的多糖类的炮制转化及生物效应开展研究，传统应用中，麻黄"陈久者良""久煎"，正是为了除去可挥发的生物碱及其不良反应。

【贮存】贮于干燥容器内，蜜麻黄、蜜麻黄绒密闭，置于通风干燥处。

淫羊藿

【来源】本品为小檗科植物淫羊藿 *Epimedium brevicornu* Maxim.、箭叶淫羊藿 *Epimedium sagittatum*（Sieb.et Zucc.）Maxim.、柔毛淫羊藿 *Epimedium pubescens* Maxim.或朝鲜淫羊藿 *Epimedium koreanum* Nakai 的干燥叶。

【历史沿革】历史上有羊脂炙、蒸、酒煮、酒浸、鹅脂炙、蜜水炙、醋炒、米泔水浸、酒润、酒焙、酒拌蒸法等。现行主要的炮制方法为羊脂油炙法。《中国药典》收载的饮片为淫羊藿、炙淫羊藿。

【采收】仿野生栽培或人工种植 2 年即可采收，选夏、秋季茎叶茂盛时采收，通常为 6—10 月，用镰刀等适宜工具齐地面割取。

【产地加工】采收的鲜品，清除其中的杂草、异物或粗梗、病残植株，扎成小把，挂在阴凉通风处自然阴干或烘干，一般干至含水量低于 14% 时，摘取叶片。

【炮制】

1.淫羊藿 取原药材，除去杂质、枝梗，喷淋清水，稍润，切丝，干燥。

2.炙淫羊藿 取羊脂油置于锅内加热熔化，加入淫羊藿丝，用文火加热，炒至微黄色，取出晾凉。每 100kg 淫羊藿丝，用羊脂油（炼油）20kg。

【饮片性状】淫羊藿为丝状片。表面黄绿色，光滑，可见网纹筋脉，背面灰绿色。味苦。

炙淫羊藿表面微黄色，光亮，微有羊脂油气。

【加工与炮制目的】淫羊藿味辛、甘，性温，归肝、肾经，具有补肾阳、强筋骨、祛风湿的功能。淫羊藿生用以祛风湿、强筋骨之力胜，常用于风湿痹痛、肢体麻木、筋骨痿软、慢性支气管炎、更年期高血压，如仙灵脾散（《太平圣惠方》）。

炙淫羊藿借助羊脂油的甘热之性，具有温散寒邪、补肾助阳之功，增强淫羊藿温肾助阳的功效，多用于阳痿、不孕，如三肾丸（《全国中药成药处方集》）。

【现代研究】淫羊藿含有黄酮类、多糖、木脂素、生物碱、挥发油等成分。其中黄酮类为主要药效成分，生物碱以朝鲜淫羊藿的木兰花碱含量较多，挥发油中主要是羧酸类、酮类和醇类。淫羊藿总黄酮具有增强免疫、增加冠状动脉血流量、抗血栓、抗衰老等作用。淫羊藿苷具有雄激素样作用，促进精液分泌，并能扩张血管，增加冠状动脉血流量，降低血压，降低心肌耗氧量等。

研究表明，淫羊藿油炙前后的化学成分基本一致，总黄酮含量变化不大，但淫羊藿苷和宝藿苷 I 的含量明显增加，而朝藿定 A、B、C 的含量降低。另有报道显示，心叶淫羊藿和箭叶淫羊藿油炙后淫羊藿苷含量无明显降低，而水煎液中炙淫羊藿的淫羊藿苷溶出量比生品明显提高。对巫山淫羊藿生品和盐炙、盐蒸、酒炙、羊脂炙品的总黄酮、淫羊藿苷及绿原酸的含量进行比较，发现炮制后总黄酮含量降低，其中羊脂炙品最低；但淫羊藿苷含量均高于生品，以羊脂炙品最高；盐炙、盐蒸、酒炙炮制品中的绿原酸含量高于生品，以盐炙品最高，仅有羊脂炙品低于生品。

通过观察对肾阳虚模型小鼠的影响，发现淫羊藿炮制品能延缓氢化可的松所致的小鼠体重下降趋势，而生品没有此作用。通过观察对雄性小鼠附性器官重量比值的影响，证实炮制品和生品均有改善小鼠肾阳虚证的作用，且炮制品优于生品。说明经用甘温的羊脂油炮制后，淫羊藿温肾助阳作用增强。

辨析思考 淫羊藿除了油炙外，古时也常用酒炙，二者都可以增强疗效。以黄酮类成分上的增减变化（据报道大多炮制后含量降低），尚不能解释淫羊藿的炮制意义，因此，需要进一步探究淫羊藿炮制前后其他组分的改变对功效发挥的影响。

【**贮存**】贮于通风干燥处。炙淫羊藿密闭，置于阴凉干燥处。

第五节 树脂类中药的加工炮制

干 漆

【**来源**】本品为漆树科植物漆树 *Toxicodendron vernicifluum*（Stokes）F.A.Barkl. 的树脂经加工后的干燥品。

【**历史沿革**】历代有熬烟绝、烧灰、捣碎炒熟、重汤煮、酒炒令烟出、捣末点醋炒烟尽为度和火煅黑烟尽等。现行主要的炮制方法有炒炭、扣锅煅。《中国药典》收载的饮片为干漆、干漆炭。

【**采收**】割伤漆树树皮，收集自行流出的树脂为生漆，干固后凝成的团块为干漆。一般收集盛漆器具底留下的漆渣。

【**产地加工**】除去附着的泥沙、枯叶等杂质，干燥。

【**炮制**】

1.煅干漆 取净干漆块置于锅内，上盖一个口径较小的锅，两锅接合处用盐泥封闭，上压重物，扣锅底部贴一白纸条或放几粒大米，用文武火加热，煅至白纸或大米呈老黄色为度。离火，待凉后取出，剁成小块或碾碎。

2.炒干漆 取净干漆砸成小块，置于锅中炒至枯焦，烟尽，取出，放凉。

【**饮片性状**】煅干漆呈黑色或棕褐色，为大小不一的块状或粒状，有光泽。质松脆，断面多孔隙。气微，味淡，嚼之有沙粒感。

炒干漆呈大小不一的颗粒状，焦黑色，质坚硬，具孔隙。无臭，味淡。

【**加工与炮制目的**】干漆味辛，性温，有毒，归肝、脾经，具有破瘀通经、消积杀虫的功能。生干漆辛温有毒，伤营血，损脾胃，不宜生用。

炒、煅干漆的毒性和刺激性已降低，用于妇女经闭、瘀血癥瘕、虫积腹痛。如治胞衣不出、恶血不行的干漆散（《圣济总录》）。

【**现代研究**】干漆含有漆酚、漆酶、内酯、漆树多糖、含氮物、树胶等成分，含漆酚50%～60%，最高达80%。干漆具有抗肿瘤、抗炎、抗菌、降血糖、降血脂、抗凝血等药理作用。

漆酚具有强烈的毒性和刺激性，可导致过敏性皮炎。生漆中含有漆敏内酯，可使人产生过敏性皮炎。漆酚与漆敏内酯为干漆中具有刺激性和毒性的物质，经煅制后，其含量下降，可缓和刺激性，降低毒性。

研究发现，干漆多糖和糖蛋白在抗氧化、降血糖和抗凝血方面具有显著的生物活性。动物实验表明，干漆炒炭后能显著缩短出血和凝血时间。

干漆误服会出现强烈刺激症状，如口腔炎、溃疡、呕吐、腹泻；严重者可发生中毒性肾病。有研究报道，干漆煅炭或炒炭加热后可使漆酚及漆敏内酯升华、散失。炮制后干漆中的二甲苯类和甲基苯甲醛的色谱峰的峰强度明显降低，故经煅炭或炒炭后，可降低毒性，缓和刺激性。

辨析思考 干漆具有良好的抗肿瘤作用，但刺激性、毒性也较强，其是否为毒效一体？另外，干漆经过高温炮制后，成分会发生何种转化？有待进一步阐明。

【贮存】贮于干燥容器内，密闭，置于干燥处。

没 药

【来源】本品为橄榄科植物地丁树 *Commiphora myrrha* Engl. 或哈地丁树 *Commiphora molmol* Engl. 的干燥树脂，分为天然没药和胶质没药。

【历史沿革】历代有研法、童便制、蒸制、酒制、去油制、炒制、灯心炒和童便酒制法等。现行主要的炮制方法有醋炙、炒黄。《中国药典》收载的饮片为没药、醋没药。

【采收】每年 11 月至次年 2 月间，将树刺伤，树脂由伤口或裂缝处自然渗出，初为淡黄白色液体，在空气中渐变为红棕色硬块，即可采收。

【产地加工】采后拣去杂质。

【炮制】

1. 没药 取原药材，除去杂质，砸成小块。

2. 醋没药 取净没药块，置于炒制容器内，用文火加热，炒至冒烟，表面微熔，喷淋定量的米醋，边喷边炒至表面呈油亮光泽时，迅速取出，摊开放凉。每 100kg 没药块，用米醋 5kg。

3. 炒没药 取净没药块，置于炒制容器内，用文火加热，炒至冒烟，表面显油亮光泽时，迅速取出，摊开放凉。

【饮片性状】天然没药呈不规则小块状或类圆形颗粒状。表面红棕色或黄棕色，近半透明部分呈棕黑色，被有黄色粉尘，质坚脆，具特异香气，味苦而微辛。胶质没药表面棕黄色至棕褐色，不透明，质坚实或疏松，味苦而有黏性。

醋没药表面黑褐色或棕褐色，有光泽，略有醋香气，味苦而微辛。

炒没药表面黑褐色或棕褐色，有光泽，气微香。

【加工与炮制目的】没药味苦、辛，性平，归心、肝、脾经，具有散瘀定痛、消肿生肌的功能，用于胸痹心痛、胃脘疼痛、痛经经闭、产后瘀阻、癥瘕腹痛、风湿痹痛、跌打损伤、痈肿疮疡。生品气味浓烈，对胃有一定的刺激性，容易引起恶心、呕吐，故多外用。如治疗跌打损伤、骨折筋伤的七厘散（《良方集腋》）；生品化瘀力强，也可内服，如治疗跌打损伤、筋骨受损、肿胀作痛的九分散（《急救应验良方》）。

醋没药能增强活血止痛、收敛生肌作用，缓和刺激性，便于服用，易于粉碎，并能矫臭矫味。如治妇人月水不通的没药丸（《太平圣惠方》）。

炒没药能缓和刺激性，便于服用，易于粉碎。如治疗、疮、无名肿毒的舌化丹及治痈疮毒的海乳散（《疡医大全》）。

【现代研究】没药主要含有挥发油、树脂、萜类、甾体类、黄酮类、木脂素等成分。没药中的倍半萜类成分具有麻醉、抗菌、降血糖等作用。没药中挥发油含量较高的 β - 榄香烯、石竹烯分别具有抑制血栓形成和抗炎作用。此外，没药还具有抗肿瘤、保肝、促凝血、镇痛等作用。

没药所含挥发油及树脂类皆为有效成分，但生品或炮制不当，则气味浓烈，对胃有一定的刺激性，易引起恶心、呕吐等反应，故没药炮制的目的主要是去除一部分挥发油，减少刺激性，易于粉碎。没药炮制后挥发油减少近一半，炒品、醋制品中挥发油含量接近，主要成分变化基本一致。

辨析思考 没药具有一定的致敏性，其原因可能是由于所含的树脂、挥发油类成分所致，但具体原因尚不明确，值得深入研究。

【贮存】密闭，置于阴凉干燥通风处。

阿　魏

【来源】本品为伞形科植物新疆阿魏 *Ferula sinkiangensis* K.M.Shen 或阜康阿魏 *Ferula fukanensis* K.M.Shen 的树脂。

【历史沿革】历代有研作粉霜、醋煎膏、面裹煨、微焙、蜜炙、"米泔浸令软，以醋为用"法等。现行主要的炮制方法有净制、清炒。《中国药典》收录的饮片为阿魏。

【采收】未开花前采收，挖松泥土，露出根部，将茎白根头处切断，乳液自断面流出，用树叶覆盖，10 天后刮下凝固的渗出液。再将上端切去小段。如上法重复采收，至枯竭为止。也可在春天和初夏，挖出根部，洗净，切碎，压榨汁液，置于适宜的容器中，放通风干燥处，蒸去多余水分即得。

【炮制】

1. 阿魏　取原药材，除去杂质，切成小块或打碎。或取原药材，加水溶化后，滤去杂质及残渣，干燥，切成小块或打碎。

2. 制阿魏　取净阿魏置于锅内，用文火炒净烟，至灰黑色存性，取出放凉。

【饮片性状】阿魏为不规则的块状和脂膏状。表面蜡黄色至棕黄色，块状者体轻，质地似蜡，断面稍有孔隙，新鲜切面颜色较浅，放置后色渐深；脂膏状者黏稠，灰白色，具有强烈而持久的蒜样特异臭气，嚼之有灼烧感，味苦、辛辣。

制阿魏形如阿魏，表面灰黑色，内部棕褐色，质轻，具有蒜样特异臭气。

【加工与炮制目的】阿魏味苦、辛，性温，归脾、胃经，具有消积、化癥、散痞、杀虫的功效，用于肉食积滞、瘀血癥瘕、腹中痞块、虫积腹痛等证，常与山楂、神曲等消食化积药同用，治疗肉食积滞引起的胸腹胀满疼痛，如阿魏丸（《丹溪心法》）。

阿魏溶化净制后可以除去杂质，使药物纯净。制阿魏可以缓和特异臭气，缓和辛燥之性，增加收敛收涩的作用，利于服用。因树脂黏滞，采收时含较多杂质，加热炒制可使药物的微生物杂质灭活，用药安全。

【现代研究】阿魏含有挥发油、树脂、树胶、多糖等成分，其中挥发油占 10%～17%，树脂占 40%～64%，树胶约占 25%。挥发油中含蒎烯、莕烯、多种二硫化合物，具有特殊蒜臭的原因之一就是因其含有含硫化合物。阿魏还含有苯丙素类化合物，主要为阿魏酸及阿魏酸酯。阿魏具有治疗腹泻、抗胃溃疡、抗炎、免疫调节、抗肿瘤、抗菌、抗病毒、降糖、降压、保肝和神经保护等作用。

【贮存】密闭，置于阴凉干燥处。

乳　香

【来源】本品为橄榄科乳香树 *Boswellia carterii* Birdw. 及同属植物 *Boswellia bhaw-dajiana* Birdw. 树皮渗出的树脂。分为索马里乳香和埃塞俄比亚乳香，每种乳香又分为乳香珠和原乳香。

【历史沿革】历代有研法、炒制、米制、姜制、醋制、酒制、竹叶制、去油制、煮制、煅制、焙制、炙制、乳制、黄连制和灯心制法等。现行主要的炮制方法有醋炙、炒黄。《中国药典》收载的饮片为乳香、醋乳香。

【采收】通常以春季为盛产期。采收时，在树干的皮部由下向上顺序切伤，开一狭沟，使树脂从伤口处渗出，流入沟中，数天后拧成硬块，即可采取。

【产地加工】除去杂质，品质以形成珠状、透明者为佳。

【炮制】

1. 乳香 取原药材，除去杂质，将大块者砸碎。

2. 醋乳香 取净乳香，置于炒制容器内，用文火加热，炒至冒烟，表面微熔，喷淋定量的米醋，边喷边炒至表面呈油亮光泽时，迅速取出，摊开放凉。每100kg乳香，用米醋5kg。

3. 炒乳香 取净乳香，置于炒制容器内，用文火加热，炒至冒烟，表面熔化显油亮光泽时，迅速取出，摊开放凉。

【饮片性状】乳香呈长卵形滴乳状、类圆形颗粒或黏合成大小不等的不规则块状物。表面黄白色，半透明，被有黄白色粉末，久存则颜色加深，质脆，具特异香气，味微苦。

醋乳香表面深黄色，显油亮光泽，具醋香气。

炒乳香表面深黄色，显油亮光泽，具特异香气。

【加工与炮制目的】乳香味辛、苦，性温，归心、肝、脾经，具有活血止痛、消肿生肌的功能，用于胸痹心痛、胃脘疼痛、痛经经闭、产后瘀阻、癥瘕腹痛、风湿痹痛、筋脉拘挛、跌打损伤、痈肿疮疡。生品气味辛烈，对胃的刺激较强，易引起呕吐，但活血消肿、止痛之力强，多用于瘀血肿痛或外用。如治疗疮疡肿痛、溃破久不收口的乳香定痛散（《立斋外科发挥》）；治跌打损伤、局部肿痛的七厘散（《应验简易良方》）。

醋乳香刺激性缓和，利于服用，便于粉碎。醋炙乳香还能增强活血止痛、收敛生肌的功效，并可矫臭矫味。如治心腹诸痛及一切痛证的乳香定痛丸（《沈氏尊生书》）；治血滞经闭、产后腹痛、癥瘕腹痛的乌金丸（《北京市中药成方选集》）。

炒乳香作用与醋乳香基本相同。如治疗产后瘀滞不净、心腹作痛，以乳香、没药配五灵脂、延胡索等同用。

【现代研究】乳香主要含有树脂、树胶、挥发油、萜类、多糖类等成分。现代药理研究表明，乳香具有抗炎、抗肿瘤、保肝、抗菌、抗纤维化等药理作用。

小鼠痛阈实验证实了乳香挥发油为镇痛的有效成分。挥发油的主要成分为乙酸辛酯。生乳香中乙酸辛酯和辛醇的含量较多。挥发油具有刺激性，生品和清炒虽有较强的镇痛作用，但其挥发油含量较高，异味较重，刺激性较强。

经不同方法炮制后，挥发油的组分及含量均有不同程度的变化，分子量较大的组分含量有所减少，而分子量较小的组分含量有所增加。挥发油及树脂的含量随炮制程度的不同而有不同程度的下降。

研究表明，以120℃烘乳香代替炒乳香，既可达到除去大部分挥发油的炮制目的，又减少了乳香树脂的损失。

乳香炮制后抗炎作用为清炒品＞醋炙品＞生品。

辨析思考 关于乳香的炮制意义，目前存在两种不同的观点：一是乳香树脂和挥发油均为止痛的有效成分；二是乳香挥发油是毒性成分。乳香所含的挥发油究竟是毒性成分还是毒效成分，尚需深入研究才能定论。

【贮存】密闭，置于阴凉干燥通风处。防潮。

藤　黄

【来源】藤黄为藤黄科植物藤黄 *Garcinia hanburyi* Hook.F. 分泌的胶质树脂。

【历史沿革】历代有荷叶炮、山羊血制、水蒸烊法等。现行主要的炮制方法有荷叶制、豆腐制、山羊血制。《中国药典》未收载。

【采收】在开花之前，离地约 3m 处，将茎干皮部做螺纹状割伤，伤口处接一竹管，盛接流出的树脂。

【产地加工】收集藤黄茎干皮部伤口流出的乳状液，置于锅中加热，煮至熔融状态，倒入竹筒内凝结成筒状，取出晒干。

【炮制】

1. 藤黄　取原药材，除去杂质，打成小块或研成细粉。

2. 豆腐制藤黄　取豆腐块，挖一个长方形槽，将藤黄小块放置于槽内，再用豆腐覆盖，置于锅内加水煮或用蒸笼蒸至藤黄熔化，取出，除去豆腐。每 100kg 藤黄，用豆腐 300kg。

3. 山羊血制藤黄　先将山羊血置于锅中加水煮沸，分割成小块，再与藤黄小块共煮 5～6 小时，取出，除去山羊血，晾干。每 100kg 藤黄，用山羊血 50kg。

4. 荷叶制藤黄　取荷叶煎汁（10 倍量水煮 1 小时），加入藤黄煮至烊化，滤去杂质，继续煮至稠膏状，放凉。每 100kg 藤黄，用荷叶 50kg。

【饮片性状】藤黄呈不规则碎块状或细粉状，碎块外表红黄色或橙黄色，质脆易碎，有光泽。气微，味辛辣。

制藤黄呈黄褐色，表面粗糙，断面有蜡样光泽。

【加工与炮制目的】藤黄味酸、涩，性寒，有大毒，归胃、大肠经，具有消肿排脓、散瘀解毒、杀虫止痒的功能。生藤黄有大毒，不能内服，外用于痈疽肿毒、顽癣。如治一切痈肿、无名肿毒的一笔消（《祝穆试效方》）；治疗顽癣、瘙痒难忍的五黄散（《本草纲目拾遗》）。

制藤黄毒性降低，可供内服，并保证药物的净度，用于痈疽肿毒、跌仆损伤、肿瘤。常与乳香、三七、血竭等同为丸，内服外敷，具有散瘀消肿的作用。如治跌仆损伤、瘀血肿毒的黎峒丸（《外科证治全生集》）；治疗跌打损伤、闪腰岔气的三黄保蜡丸（《医宗金鉴》）。

【现代研究】藤黄主含藤黄酸、新藤黄酸、藤黄素、莫里林、异莫里林、莫里林酸、半乳糖、鼠李糖等化学成分。炮制能降低藤黄酸的含量，但各炮制品之间藤黄酸的含量没有明显差异。有实验结果显示，清水制法能最大限度地保留藤黄酸。

各炮制品均有较好的抑制肿瘤细胞（K562）生长的作用。高压蒸制藤黄对肿瘤细胞的抑制作用最强，其细胞的形态损伤作用与生长抑制作用相一致。藤黄各炮制品对金黄色葡萄球菌和白葡萄球菌等革兰氏阳性杆菌有显著的抑菌、杀菌作用，其中以高压制品和荷叶制品效果最好，但对实验所用的几株革兰氏阴性杆菌均无效，与生藤黄相比，各种炮制品均可增强抗菌活性。各炮制品均有抗炎作用，其中以荷叶制品和高压制品为好；炮制温度、时间对蒸制藤黄的抗炎作用有一定影响。

研究炮制对藤黄毒性和致突变作用的影响，小鼠的 LD_{50} 值为山羊血制 > 豆腐制 > 清水制 > 荷叶制 > 生品，说明炮制后其毒性均降低。藤黄经炮制后可降低其致突变作用，各炮制品之间无显著性差异。另有实验表明，藤黄不同炮制品对小鼠腹腔均具有致炎作用，生品致炎作用最强，炮制后作用降低。

另有实验以抗菌、抗肿瘤、抗炎、镇静、镇痛、急性毒性、致突变作用进行综合评价，认为均以高压蒸法为好，且藤黄酸、新藤黄酸的含量与生品无显著性差异。

也有用清水制藤黄法，即藤黄加水加热溶解过滤后，使锅内保持一定水量，煎煮 5 小时，浓缩至糊状，阴干即得。

另有高压蒸藤黄法，即藤黄打碎后，在 137.2kPa（126℃）下蒸 0.5 小时即得。

辨析思考　藤黄有毒，唐代开始入药，清代才有山羊血制、水煮。近年来各地的炮制规范中收载的大多是豆腐煮制、荷叶煮制和山羊血煮制法，其目的都是为了降低藤黄的毒性。从诸多实验结果分析，加热对藤黄炮制有重要作用，不仅能降低毒性，还能增强疗效。当然辅料等亦有较好的作用。至于加热究竟引起藤黄内发生了何种变化？藤黄在炮制过程中的减毒机制是什么？有待进一步研究。

【**贮存**】贮于干燥容器内，密闭，置于通风干燥处。按毒性中药管理。

第六节　果实、种子类中药的加工炮制

小茴香

【**来源**】本品为伞形科植物茴香 *Foeniculum vulgare* Mill. 的干燥成熟果实。

【**历史沿革**】历代有酒炒、炒法、焙、盐炒、青盐拌、黑牵牛制、炒炭和麸炒等。现行主要的炮制方法为盐炙。《中国药典》收载的饮片为小茴香、盐小茴香。

【**采收**】秋季果实初熟时采割植株。

【**产地加工**】晒干，打下果实，除去杂质。

【**炮制**】

1. 小茴香　取原药材，除去杂质及残梗，筛去灰屑。

2. 盐茴香　取净茴香，加入盐水拌匀，略闷，待盐水被吸尽后，置于炒制容器内，用文火加热炒至微黄色，有香气逸出时，取出晾凉。每 100kg 小茴香，用食盐 2kg。

【**饮片性状**】小茴香分果呈长椭圆形，基部有时有细小的果梗。表面黄绿色或淡黄色，两端略尖，背面有纵棱 5 条，有特异香气。味微甜、辛。

盐小茴香形如小茴香，微鼓起，色泽加深，偶有焦斑。味微咸。

【**加工与炮制目的**】小茴香味辛，性温，归肝、肾、脾、胃经，具有理气和胃的功能，常用于胃寒呕吐、小腹冷痛、脘腹胀痛。如治脾元冷滑、久泄腹痛的大圣散（《博济方》）；用于小腹冷癖的茴香丸（《杂病源流犀烛》）。

盐小茴香辛散作用稍缓，专行下焦，长于温肾祛寒、疗疝止痛，常用于疝气疼痛、睾丸坠痛、肾虚腰痛。如治睾丸肿胀偏坠的香橘散（《张氏医通》）；治下元虚冷、腰膝疼痛、消瘦无力的茴香子丸（《太平圣惠方》）。

【**现代研究**】小茴香主要含有挥发油、黄酮类、酚类、脂肪酸等成分，具有调节胃肠功能、镇痛、抗炎、降血脂、降血糖、抗氧化、抗肿瘤、调节雌激素水平等作用。

小茴香生碎品及各炮制品水浸出物含量均高于生品，挥发油含量均低于生品。

小茴香炮制后促进小鼠肠蠕动作用稍有降低；盐炙与四制小茴香（盐、酒、醋、童便制）都可使小鼠排出细软便，而生品却无此作用。另有实验表明，小茴香各炮制品均有促进气管增加分泌物的作用，但四制品效果不甚明显。小茴香各炮制品能明显改善大鼠血瘀模型的血液流变学异常，而蜜炙品改善效果较好。

以反式茴香脑和水溶性浸出物收率为指标，优选盐炙小茴香的最佳炮制工艺为小茴香100kg，食盐2kg，闷润1.5小时，110～120℃炒制4分钟。另有实验以紫丁香苷、槲皮素-3-O-葡萄糖醛酸苷的含量为指标，优选盐炙小茴香的最佳炮制工艺为盐水比例为1∶4，炒制温度180～200℃，炒制时间15～20分钟。从以上两个筛选研究看，最佳工艺条件相差较大。也有采用盐水浸润烘干法或微炒法炮制小茴香的报道。

辨析思考　小茴香生品和炮制品的功效差异较大。现有的炮制研究大多围绕挥发油类成分展开，还不能阐释小茴香的炮制内涵与临床功效的关系。

【贮存】贮于干燥容器内，密闭，置于阴凉干燥处。防潮。

山茱萸

【来源】本品为山茱萸科植物山茱萸 *Cornus officinalis* Sieb.et Zucc. 的干燥成熟果肉。

【历史沿革】历代有酒润、去核取皮、酒浸、麸炒、炒、熬、微烧、酒浸蒸、蒸、酒制、慢火炒、酒洗、羊油炙、盐炒、酒蒸法等。现行主要的炮制方法有酒蒸或酒炖、清蒸。《中国药典》收载的饮片为山萸肉、酒萸肉。

【采收】秋末冬初果皮由绿变红时采收果实。

【产地加工】采收后的果实去掉果柄、枝条和叶。

1. 生剥　晒至半干，去核留果肉，再晒至全干。

2. 水煮（蒸）　将鲜果倒入沸水中，搅拌10～15分钟，捞出，或将鲜果置于85～90℃热水中烫3分钟至软，放入冷水中稍浸，或将鲜果蒸至上气后5分钟，待稍凉，捏去果核，晒干或烘干。

3. 焙烘　将果实放入竹笼或火炕上，用文火焙烘，当果肉变软发皱时，取出放凉，捏去果核，晒干或烘干。

【炮制】

1. 山萸肉　取原药材，洗净，除去杂质和残留果核。

2. 酒萸肉　取山萸肉，用黄酒拌匀，置于蒸制容器内，隔水蒸透，或密闭隔水炖至酒被吸尽，药物变黑润，取出，干燥。每100kg山萸肉，用黄酒20kg。

3. 蒸山茱萸　取山萸肉，置于蒸制容器内，先用武火，待"圆汽"改用文火，隔水蒸至外皮呈紫黑色，熄火后闷过夜，取出，干燥。

【饮片性状】山萸肉呈不规则的片状或囊状。表面紫红色至紫黑色，皱缩，有光泽，质柔软。气微，味酸、涩、微苦。

酒萸肉形如山萸肉，表面紫黑色或黑色，质滋润柔软。微有酒香气。

蒸山茱萸形如山萸肉，表面紫黑色，质滋润柔软。

【加工与炮制目的】山茱萸味酸、涩，性微温，归肝、肾经，具有补益肝肾、收涩固脱的功效。山萸肉敛阴止汗力强，多用于自汗、盗汗、遗精、遗尿。如治肾虚尿多失禁的山茱萸散（《太平圣惠方》）。

酒萸肉借酒力温通，助药势，降低其酸性，滋补作用强于清蒸品，多用于头目眩晕、腰部冷痛、阳痿早泄、尿频遗尿。如治肾虚遗精的六味地黄丸（《小儿药证直诀》）；治肝阳上亢、头目眩晕的草还丹（《扶寿精方》）。

蒸山茱萸补肾涩精、固精缩尿之力胜。如治肾阳虚引起的阳痿、遗精、早泄的锁阳补肾胶囊

（《卫生部药品标准》）；治脾肾两虚、食少肌瘦、腰膝酸软、目眩耳鸣的无比山药丸（《卫生部药品标准》）。

【现代研究】山茱萸主要含有环烯醚萜苷、皂苷、有机酸及其酯、鞣质、挥发油、糖类、氨基酸、维生素等成分。

研究表明，与山茱萸生品比较，酒蒸后的炮制品中，5-羟甲基糠醛、没食子酸、熊果酸、齐墩果酸等含量均有增加，而马钱苷和莫诺苷含量降低，总黄酮含量降低一半，总皂苷、总鞣质、总多糖含量也明显降低。

另有报道显示，对山茱萸生品及4种炮制品中的齐墩果酸含量进行测定，结果表明：生品、酒制品、醋制品、盐制品中的熊果酸含量差别不大，而蒸制品含量有所下降，熊果酸含量为酒制品＞生品＞醋制品＞盐制品＞蒸制品。

山茱萸生品和酒制品中的多糖均能明显提高免疫低下小鼠的非特异性、体液和细胞免疫功能，且酒制品多糖的疗效显著优于生品多糖。山茱萸经酒蒸制后，多糖含量下降41.6%，多糖结构也发生明显变化。

辨析思考　山茱萸中的环烯醚萜苷类和多糖类成分均是其补益肝肾功效的相关物质基础，对环烯醚萜苷的研究较多，但对多糖类在炮制过程中的转化及对山茱萸临床功效的影响，尚有待深入研究。

【贮存】贮于干燥容器内，密闭，置于通风干燥处。防蛀。

山　楂

【来源】本品为蔷薇科植物山里红 *Crataegus pinnatifida* Bge.var.*major* N.E.Br. 或山楂 *Crataegus pinnatifida* Bge. 的干燥成熟果实。

【历史沿革】历代有炒磨去子、炒、蒸、炒炭、姜汁拌炒黑、姜汁炒、童便浸、炒黑、去核用和姜汁炒炭等。现行主要的炮制方法有炒黄、炒焦和炒炭。《中国药典》收载的饮片为净山楂、炒山楂和焦山楂。

【采收】9—10月间果实变为红色，表面出现粉质，果柄基本木质化，具山楂香气时采摘。收获过早则果小，色差，味涩；过迟则果肉松软，还会造成大量落果，影响果实的质量和产量。

【产地加工】将果实横切成厚片，晒干或烘干。

【炮制】

1. 山楂　取原药材，除去杂质及脱落的核及果柄，筛去碎屑。

2. 炒山楂　取净山楂，置于炒制容器内，用中火加热，炒至颜色加深，取出，放凉，筛去碎屑。

3. 焦山楂　取净山楂，置于炒制容器内，用中火加热，炒至外表焦褐色，内部黄褐色，取出，放凉，筛去碎屑。

4. 山楂炭　取净山楂，置于炒制容器内，用武火加热，炒至表面焦黑色，内部焦褐色，取出，放凉，筛出碎屑。

【饮片性状】山楂为圆片状，皱缩不平。外皮红色，断面黄白色，中间有浅黄色果核，多脱落。气微清香，味酸、微甜。

炒山楂表面颜色加深，略有焦斑，质脆。味酸、微甜。

焦山楂表面焦褐色，内部黄褐色，质脆。味微酸。

山楂炭表面焦黑色，内部焦褐色。味涩。

【加工与炮制目的】山楂味酸、甘，性微温，归脾、胃、肝经，具有消食健胃、行气散瘀的功能。生山楂长于活血化瘀，常用于血瘀经闭、产后瘀阻、心腹刺痛、疝气疼痛等，以及高脂血症、高血压病、冠心病。如治疗妇女气滞血瘀的通瘀煎（《景岳全书》）；用于痛经、闭经的散结定痛丸（《傅青主女科》）；用于高脂血症的降脂通脉饮（《中医杂志》）。

炒山楂酸味减弱，可缓和对胃的刺激，善于消食化积，用于脾虚食滞、食欲不振、神倦乏力。

焦山楂酸味减弱，且增加了苦味，长于消食止泻，用于食积兼脾虚和痢疾。如治疗饮食积滞的保和丸（《中国药典》）。

山楂炭其性收涩，具有止血、止泻的功效，可用于胃肠出血或脾虚腹泻兼食滞者。

【现代研究】山楂主要含有黄酮、萜类、有机酸、多糖和鞣质等成分，具有促进胃肠蠕动、软化心脑血管、调节免疫、降血脂、抗氧化、抑菌等作用。其黄酮类成分对心血管系统有明显的作用。

山楂中的总黄酮和总有机酸都集中在果肉中，山楂核中含量甚微，而山楂核又占整个药材重量的40%左右，故去核是合理的。

炒山楂对黄酮类成分无明显影响，有机酸稍有减少。焦山楂中黄酮类、有机酸成分大大降低。用电烘箱加热，超过175℃，减量明显，当温度为200℃，总黄酮类成分下降了40%，总有机酸下降达55%。总之，加热时间越长，温度越高，两类成分被破坏的就越多。与生山楂相比，炒山楂中柠檬酸含量下降了17.47%，而焦山楂则降低了57.47%。山楂炮制前后，熊果酸和齐墩果酸含量无显著性差异。

有研究报道，焦山楂和生山楂对福氏志贺菌、变形杆菌、大肠埃希菌等均有较强的抑制作用，两者无明显差别，其乙醇提取物抑菌作用较水煎剂有所增强。生山楂、炒山楂、焦山楂对高脂血症均有明显的治疗作用，生山楂、炒山楂疗效优于焦山楂，表明降脂宜用炒山楂、生山楂，但不宜炒焦使用。

【贮存】贮于干燥容器内，密闭，置于通风干燥处。防蛀。

千金子

【来源】本品为大戟科植物续随子 *Euphorbia lathyris* L. 的干燥成熟种子。

【历史沿革】历代有去皮、"纸裹，用物压出油，重研末"、去皮炒、去壳、去壳不去油、用好酒浸一宿取出晒干、研成霜、去油取霜法等。现行主要的炮制方法为去油制霜法。《中国药典》收载的饮片为千金子、千金子霜。

【采收】夏、秋二季果实成熟时采收。

【产地加工】除去杂质，干燥。

【炮制】

1. 生千金子　取原药材，除去杂质，筛去灰屑，洗净，曝晒后，搓去皮，取仁，用时打碎。

2. 千金子霜　取净千金子仁，碾成泥状，用布包严，蒸热，覆吸油纸压榨去油，如此反复操作，至药物松散不再黏结成饼为度。少量者，碾碎后用吸油纸包裹数层，加热，反复压榨换纸，以纸上不显油痕即可。

【饮片性状】生千金子呈椭圆形或卵圆形，长约5mm，直径约4mm。表面灰褐色，有网状皱纹及褐色斑点，种皮薄而脆，有光泽，种仁富油性。气微，味辛。

千金子霜为均匀、疏松的淡黄色粉末，微显油性。味辛辣。

【加工与炮制目的】千金子味辛，性温，有毒，归肝、肾、大肠经，具有逐水消肿、破血消癥散结的功能。千金子生品逐水消肿，破血消癥，但其毒性较大，作用峻烈，多供外用，可治顽癣、疣赘。

千金子霜泻下作用缓和，能降低毒性，可供内服，多入丸散剂，用于水肿胀满、积聚癥块、诸疮肿毒。

【现代研究】千金子含脂肪油 40%～50%，油中含多种脂肪酸甘油酯和二萜酚酯等，还含有香豆素、黄酮类、瑞香素、七叶树苷等成分，具有致泻、抗肿瘤、镇静催眠、镇痛抗炎、祛斑美白等作用。

千金子生品毒性较大，所含脂肪油对胃肠有刺激作用，能引起峻泻，作用强度为蓖麻油的 3 倍，其成分主要为千金子甾醇。因此，常将脂肪油作为评价千金子品质和研究炮制质量的指标。

千金子经不同方法炮制后，毒性成分脂肪油的含量均显著降低，且蒸霜＞热霜＞冷霜＞酒制品＞炒品；各炮制品脂肪油相对密度差异不大，而折光率则显著低于生品。有研究认为，千金子的毒性物质可能为同一类物质，在不同极性的溶媒中均可存在，但在脂溶性溶媒中的含量较大；致泻作用既是千金子的药效作用，也是其部分毒性作用的表现。因此，临床应用中应控制剂量。对不同产地千金子中两种致泻成分，即续随二萜酯和千金二萜醇二乙酸苯甲酸酯的含量进行测定，结果表明其含量均较高，而去油制霜后，两种成分的含量明显下降，平均下降率分别为 64.22% 和 62.86%。另有研究显示，千金子与千金子霜中脂肪酸成分组成基本一致，但含量略有差别。

研究显示，千金子中主要成分千金二萜醇二乙酸苯甲酸酯能明显增加便秘小鼠粪便的湿重及含水量，制霜后泻下作用缓和。

传统制霜法含油量差异较大，有人对不同炮制方法制备的千金子霜进行含油量测定，结果表明以热法和蒸法制霜较好，含油量较低，并提出含油量在 18%～20% 较为适宜。根据《实用有毒中药手册》，按含油量 28%～32% 标准炮制的千金子霜在临床上常规给药（每次 1～2g），未出现任何中毒症状的情况，结合实验，认为千金子霜含油标准宜定为（30±2）%。

辨析思考　制霜法可去除千金子中大部分脂肪油，缓其峻泻之性。但是，有研究报道，作为毒性物质的脂肪油中含有抗肿瘤成分，而抗肿瘤作用似与千金子的传统功效相关。因此，如何控制千金子饮片质量及选择炮制工艺还应综合考虑。

【贮存】贮于干燥容器内，千金子霜瓶装或坛装，置于阴凉干燥处。防蛀。生千金子按毒性中药管理。

女贞子

【来源】本品为木犀科植物女贞 *Ligustrum lucidum* Ait. 的干燥成熟果实。

【历史沿革】历代有饭上蒸、"用酒、旱莲草及地黄制"、酒浸蒸晒、酒拌黑豆蒸九次、酒拌、酒蜜拌蒸晒露七日夜、盐水拌炒、"白芥子、车前水浸"法等。《中国药典》收载的炮制品为女贞子和酒女贞子。

【采收】一般在 10—12 月果实成熟变黑且被有白粉时采收，除去枝叶。

【产地加工】将采收的成熟果实除去枝叶，晒干。或将果实置于沸水中略烫后，晒干。或将果实置于沸水中稍蒸后，晒干。

【炮制】

1. 女贞子　除去杂质，洗净，干燥。

2. 酒女贞子　取净女贞子，用黄酒拌匀，稍闷，置于蒸制容器内，隔水蒸透或密闭隔水炖至酒完全吸尽，女贞子呈黑润时，取出，干燥。每100kg女贞子，用黄酒20kg。

【饮片性状】女贞子呈卵形、椭圆形或肾形。表面黑紫色或灰黑色，皱缩不平，基部有果梗痕或宿萼及短梗，体轻。气微，味甘、微苦涩。

酒女贞子形如女贞子。表面黑褐色或灰黑色，常附有白色粉霜，微有酒香气。

【加工与炮制目的】女贞子味甘、苦，性凉，归肝、肾经，具有滋补肝肾、明目乌发的功效。女贞子生品以清肝明目、滋阴润燥为主，多用于肝热目眩、阴虚肠燥便秘。如与菊花、桑叶同用，治肝热目赤；与生首乌或火麻仁同用，治肠燥便秘。

酒女贞子缓和其寒滑之性，增强滋补肝肾的功效，多用于头晕耳鸣、视物不清、须发早白。如治肝肾阴虚、头目眩晕、须发早白的二至丸（《医方集解》）。

【现代研究】女贞子含三萜类（如齐墩果酸、熊果酸）、环烯醚萜苷类（特女贞苷、女贞苷等）、苯乙醇类（红景天苷、酪醇等），以及黄酮、多糖、挥发油、氨基酸及微量元素等成分，具有抗菌、抗病毒、抗炎、降血糖、降血脂、抗衰老、抗疲劳、抗癌、保肝等作用。

不同炮制品中，特女贞苷含量为盐制品＞生品＞酒制品＞醋制品，齐墩果酸含量为酒制品＞生品。炮制后红景天苷和酪醇含量均有不同程度的升高，酒炖品明显高于酒蒸品和清蒸品，生品含量最低。特女贞苷、橄榄苦苷、女贞苷G13、女贞苷的含量随着酒蒸时间的延长，均呈现降低的趋势。女贞子炮制后多糖含量均有不同程度的降低，提示在炮制过程中多糖可能发生转化。

各炮制品均能降低血清中ALT水平，酒蒸品降低ALT作用和肝损伤保护作用优于生品和清蒸品，且与齐墩果酸含量呈正相关；酒蒸品增强非特异性免疫、抗炎、升白的作用优于清蒸品和生品。

辨析思考　从现有研究结果分析，酒蒸女贞子比生品具有更理想的效果。根据文献统计，临床上女贞子生品仍是常用饮片，特别是在抗炎、抗病毒治疗时，也能取得较高的疗效。另外，久蒸的中药饮片，对多糖的炮制转化研究不容忽视。

【贮存】贮于干燥容器内，密闭，置于通风干燥处。防霉，防潮。

马钱子

【来源】本品为马钱科植物马钱 *Strychnos nux-vomica* L. 的干燥成熟种子。

【历史沿革】历代有豆腐制、牛油炸、炒黑、炒焦、香油炸、炮去毛、水浸油炸后土粉反复制、油煮、炙炭存性、土炒、甘草水煮后麻油炸等。现行主要的炮制方法有砂烫法、油炸法及制马钱子粉。《中国药典》收载的饮片为马钱子、制马钱子、马钱子粉。

【采收】于每年12月至翌年1月，果实呈橙黄色时采收。

【产地加工】将运回的果实取出种子，洗净附着的果肉，晒干。或将果实压裂，堆放数天至果肉变软腐烂，除去果皮，取出种子洗净，晒干。

【炮制】

1. 生马钱子　取原药材，除去杂质，筛去灰屑。

2. 制马钱子　取净砂置于炒制容器内，用武火加热至灵活状态时，投入净马钱子，翻埋拌炒至表面棕褐色或深棕色，并膨胀鼓起有裂隙时，取出，筛去砂，放凉。

3. 马钱子粉 取制马钱子，粉碎成细粉，测定士的宁（又称番木鳖碱）的含量后，加适量淀粉，使含量符合规定，混匀，即得。

【饮片性状】生马钱子呈纽扣状圆板形，常一面隆起，一面稍凹下。表面密被灰棕色或灰绿色绢状绒毛，自中间向四周呈辐射状排列，有丝样光泽。质坚硬。气微，味极苦。

制马钱子两面均膨胀鼓起，边缘较厚，表面棕褐色或深棕色。微有香气，味极苦。

马钱子粉为黄褐色粉末。气微香，味极苦。

【加工与炮制目的】马钱子味苦，性温，有大毒，归肝、脾经，具有通络止痛、散结消肿的功效。生马钱子毒性剧烈，且质地坚硬，仅供外用，常用于局部肿痛或痈疽初起。

制马钱子毒性降低，质地酥脆，易于粉碎，可供内服，常制成丸散剂应用，多用于风湿痹痛、跌打损伤、骨折瘀痛、痈疽疮毒、瘰疬、痰核、麻木瘫痪。如治风湿疼痛的疏风定痛丸（《御药院方》）；治跌打损伤、疔疮肿痛的马钱散（《救生苦海》）；治瘰疬痰核、痈疽发背肿毒的五虎散（《串雅补》）；治麻木瘫痪的振颓丸（《医学衷中参西录》）。

【现代研究】马钱子主要含有生物碱，其中以士的宁和马钱子碱为多，还有伪番木鳖碱、伪马钱子碱、异番木鳖碱、异马钱子碱等生物碱和马钱子苷。此外，还含有萜类、甾体和有机酸等成分。马钱子具有抗肿瘤、调节免疫、抗炎镇痛、促进神经功能恢复、促进骨折愈合、修复软骨损伤、改善酒精依赖、调节小肠运动等药理作用。

研究表明，在一定范围内，马钱子碱的给药浓度越高，对人结肠癌细胞 SW480 增殖的抑制作用越显著。马钱子碱能穿过血脑屏障，进入中枢神经系统，对中枢神经产生作用。基于士的宁和马钱子碱对神经系统的作用，马钱子在临床上用于治疗面瘫、重症肌无力、药物引起的周围神经病变、膀胱逼尿肌收缩无力、神经性疼痛等多种神经系统疾病。

马钱子碱和士的宁既是马钱子的有效成分，又是有毒成分，占马钱子总生物碱的 80% 左右，其中士的宁的毒性最强，且中毒量与治疗量非常接近。一般成人口服 5 ~ 10mg 士的宁可致中毒，30mg 可致死亡；口服生品马钱子 7g 也会致死。马钱子经炮制后，士的宁和马钱子碱在加热过程中醚键断裂开环，转变成相应的异型结构和氮氧化合物。士的宁及马钱子碱的毒性分别比其氮氧化物大 10 倍和 15.3 倍，其药理作用与氮氧化物相似。

士的宁和马钱子碱加热炮制时的变化见图 11-4。

图 11-4 士的宁、马钱子碱的异构化

砂烫和油炸马钱子增加了异马钱子碱、2-羟基-3-甲氧基士的宁、异马钱子氮氧化物、异士的宁氮氧化物4种生物碱的含量，而士的宁和马钱子碱的含量下降，毒性降低。

传统认为马钱子的毒在皮毛，净制须去除皮毛。研究证明，马钱子皮毛中未检出与种仁不同的生物碱成分，两者成分仅在含量上有所不同。毒性实验结果显示，去毛与不去毛的马钱子无显著差异。因此，现在炮制马钱子可不去毛。

砂烫和油炸能降低毒性，使内在成分损失少，炮制时间短，其中尤以砂烫法更佳。当温度在230～240℃、时间为3～4分钟时，士的宁转化了10%～15%，马钱子碱转化了30%～35%，而士的宁和马钱子碱的异型和氮氧化合物含量最高。如果低于该炮制温度和炮制时间，士的宁则不易转化成异型和氮氧化物，士的宁减少甚微；如果高于该炮制温度和延长炮制时间，士的宁、马钱子碱，连同生物碱的异型和氮氧化合物等马钱子中大部分成分将一同被破坏成无定形产物。为防止成分被过度分解破坏，应严格掌握炮制温度和时间。对于既是有效成分又是毒性成分的士的宁和马钱子碱来说，炮制是要尽可能地改变其成分的结构，而不只是通过降低其含量来达到降低毒性的目的。

马钱子碱的氮氧化物的镇痛、化痰、止咳作用均强于马钱子碱，且具有药效发挥迟而药力持久的特点，同时具有明显的抗炎和抗血栓形成作用。炮制后的马钱子虽然毒性大幅降低，但并未降低炮制品及经炮制转化产生的生物碱对呼吸中枢和血管、运动中枢的作用。异马钱子碱和异马钱子碱氮氧化物对心肌细胞有保护作用，而马钱子碱则无此作用。马钱子类生物碱能抑制肿瘤细胞，以异士的宁氮氧化物和异马钱子碱氮氧化物作用最强。马钱子经炮制后，毒性降低，作用增强，并出现了新的活性作用。

有研究报道，以马钱子碱、士的宁含量为指标，优选马钱子砂烫的炮制工艺为用中粗粒河砂，砂料比为7:1，在（190±5）℃下炒制4分钟；另有报道，用烘法炮制马钱子，温度在200～240℃，炮制时间5～12分钟，马钱子中士的宁含量可达到传统砂烫的炮制结果。

辨析思考　因马钱子碱、士的宁的毒性，需谨慎使用马钱子。炮制时从用药的安全性方面充分考虑其量效是非常必要的，但是马钱子中还含有其他诸多成分，应综合考虑这些成分在马钱子疗效中的作用和贡献，开展相关的研究。

【贮存】本品有大毒，应密闭保存，置于干燥处。

马兜铃

【来源】本品为马兜铃科植物北马兜铃 *Aristolochia contorta* Bge. 或马兜铃 *Aristolochia debilis* Sieb.et Zucc. 的干燥成熟果实。

【历史沿革】历代有隔膜令净、炒、焙、酥炙和炮法等。现行主要的炮制方法为蜜炙。《中国药典》现未收载。

【采收】秋季果实由绿变黄时采收。

【产地加工】采收后的鲜果直接晒干，除去杂质。

【炮制】

1.马兜铃　取原药材，除去杂质，搓碎，筛去灰屑。

2.蜜马兜铃　取炼蜜，加入适量开水稀释，淋于马兜铃碎片中拌匀，闷润，置于炒制容器内，文火炒至不黏手，取出晾凉。每100kg马兜铃，用炼蜜25kg。

【饮片性状】马兜铃为不规则的碎片。果皮呈黄绿色。种子扁平而薄，为钝三角形或扇形。

种仁乳白色，有油性。气特异，味微苦。

蜜马兜铃表面深黄色，种子多黏附在果皮上，皮脆，略有光泽。味苦而微甜。

【加工与炮制目的】马兜铃味苦，性微寒，归肺、大肠经，具有清肺降气、止咳平喘、清肠消痔的功能。生品长于清肺降气、清肠消痔，用于肺热咳嗽或喘逆、痔疮肿痛及肝阳上亢之头昏、头痛。如治肺热咳嗽的马兜铃散（《太平圣惠方》）；治痰热壅肺的马兜铃汤（《圣济总录》）；治大肠血热壅结、血痔肠瘘的痔疮肿痛方（《日华子本草》）。生品味劣，易致恶心呕吐，故临床多用蜜炙品。

蜜炙能缓和苦寒之性，增强润肺止咳的功效，并可矫味，减少呕吐的不良反应，多用于肺虚有热的咳嗽。如蜜马兜铃与清热药配伍治疗肺热喘咳。

【现代研究】马兜铃含有马兜铃酸类、马兜铃内酰胺类、酚酸类等化合物。马兜铃酸具有肾毒性、消化道毒性及致癌、致突变和基因毒性。

马兜铃炒制和蜜炙均可降低毒性成分马兜铃酸 A 的含量，蜜炙使马兜铃酸 A 的含量降低了 51.77%，减毒效果明显优于炒制。

据文献报道，从马兜铃属植物中提取的马兜铃酸的主要组分马兜铃酸 A 的解毒代谢产物马兜铃内酰胺，在细胞色素 P450 和过氧化物酶的激化下，与 DNA 形成加成物。马兜铃酸 –DNA 加成物的形成，使 DNA 的双链结构受损，进而影响 DNA 的生物化学功能，出现肾损害。另有研究表明，马兜铃酸 I、马兜铃内酰胺 I a 对 P–388 淋巴细胞白血病和 NSCLCN6 肺癌细胞有细胞毒作用。马兜铃酸在体外对多种细菌、真菌和酵母菌均有抑制作用。马兜铃内酰胺 II 对 3 种人体癌细胞（A–549，SK–MEL–2，SK–OV–3）均表现出显著的细胞毒活性。

辨析思考　有研究表明，与单纯使用马兜铃相比，生地黄与马兜铃配伍可明显减轻肝肾损伤，表明生地黄与马兜铃配伍具有缓解马兜铃毒性的作用。马兜铃酸及其代谢产物马兜铃内酰胺对肿瘤细胞表现出良好的细胞毒作用，在抗肿瘤药物的研发上可以继续深入研究。有毒中药既可以通过配伍减毒，也可以通过炮制减毒，还可以利用其毒性。因此，应该正确认识中药的毒副作用。

【贮存】贮于干燥容器内，蜜马兜铃密闭保存，置于通风干燥处。

王不留行

【来源】本品为石竹科植物麦蓝菜 *Vaccaria segetalis*（Neck.）Garcke 的干燥成熟种子。

【历史沿革】历代有烧灰存性、捣末、酒蒸、单蒸、炒、水浸焙、土炒、糯米炒、浆水浸和焙干法等。现行主要的炮制方法为清炒（炒爆）。《中国药典》收载的饮片为王不留行、炒王不留行。

【采收】秋播的王不留行可于翌年 4—5 月收获。

【产地加工】当种子大多数变黄褐色，少数已经变黑时，将地上部分割回，放阴凉通风处，后熟 7 天左右，待种子变黑时，晒干，脱粒，去杂质，晒至全干。

【炮制】

1. 王不留行　取原药材，除去杂质。

2. 炒王不留行　取净王不留行，投入预热容器内，中火拌炒至大部分爆花即可。

【饮片性状】王不留行呈球形。表面黑色，少数红棕色，略有光泽，有细密颗粒状突起，质硬。气微，味微涩、苦。

炒王不留行呈类球形爆花状，爆花白色，质松脆。

【加工与炮制目的】王不留行味苦，性平，归肝、胃经，具有活血通经、下乳消肿、利尿通淋的功能，用于经闭、痛经、乳汁不下、乳痈肿痛、淋证涩痛。生品长于消痈肿，如用于乳痈或其他疮痈肿痛的王不留行散（《医心方》）；治疗乳痈初起、红肿疼痛，可与蒲公英、瓜蒌、当归配伍，加酒煎服（《本草汇》）。

炒王不留行质地松泡，利于有效成分煎出，长于活血通经、下乳、通淋，多用于产后乳汁不下、经闭、痛经、石淋、小便不利，如通乳四物汤（《医略六书》）。

【现代研究】王不留行主要含三萜皂苷、黄酮、环肽、类脂和脂肪酸等化学成分，具有催乳、抗氧化、抗骨质疏松、抗炎镇痛、抗肿瘤、抗凝血等药理作用。

王不留行的炮制以炒法为主，并要求将其炒爆花。研究发现，王不留行水溶物的增加与爆花程度有关，爆花率越高，其水溶性浸出物也越高，完全爆花者较生品增加 1.1 倍，刚爆花者增加 0.6 倍，未爆花者增加 0.2 倍。根据爆花率与水浸出物含量的关系及实际生产的可能性，炒王不留行爆花率达 80% 以上为宜。

对不同方法、火力的爆花率进行比较，发现清炒法中火爆花率高，砂炒法武火爆花率高。两种方法对比，黄酮苷含量为砂炒武火 > 清炒法武火；水分含量为砂炒武火 > 清炒法武火；浸出物为砂炒法武火 > 清炒法武火。GC–MS 分析炮制前后王不留行的脂溶性成分，生品中鉴定出 24 个化合物，占样品总量的 98.77%，全部为脂肪酸，含量较高的化合物为油酸（44.04%）、亚油酸（36.1%）和棕榈酸（10.11%）；炮制后鉴定出 23 个化合物，占样品总量的 95.43%，其中脂肪酸占 95.36%，含量较高的化合物为油酸（30.9%）、亚油酸（24.4%）和二十二碳烯酸（22.7%）。可见脂溶性成分主要为脂肪酸，不饱和脂肪酸占优势；炮制前后脂溶性成分的组成和含量存在差异。还有研究发现，王不留行炮制后，刺桐碱、黄酮苷类及环肽 A、B、E 等含量均有所降低。

采用 DPPH 法分别测定生品与炒品的乙醚、乙酸乙酯、正丁醇和水等不同提取物的抗氧化活性，结果表明：炒品的抗氧化活性大于生品，炮制前后乙酸乙酯提取物的抗氧化活性均最强。

辨析思考　虽然目前研究发现炒爆花的王不留行水浸出物的含量有所提高，但炮制前后主要药效成分与主要功效及其变化的相关性尚未阐明。

【贮存】贮于干燥容器内，密闭，置于干燥处。

木　瓜

【来源】本品为蔷薇科植物贴梗海棠 *Chaenomeles speciosa*（Sweet）Nakai 的干燥近成熟果实。

【历史沿革】历代有薄切、黄牛乳蒸、蒸熟、酒浸焙干、酒洗、炒、酒炒、姜汁炒等炮制方法。现行主要的炮制方法为蒸软切片。《中国药典》收载的饮片为木瓜。

【采收】夏、秋二季果实绿黄色时采收。

【产地加工】置于沸水中烫至外皮灰白色，对半纵剖，晒干。

【炮制】木瓜　取原药材，除去杂质，洗净，润透或蒸透后切薄片，晒干。

【饮片性状】木瓜呈类月牙形薄片。外表紫红色或棕红色，有不规则深皱纹。切面棕红色。气微清香，味酸。

【加工与炮制目的】木瓜味酸，性温，归肝、脾经，具有舒筋活络、和胃化湿的功效，用于湿痹拘挛、暑湿吐泻、腰膝关节酸重疼痛、转筋挛痛、脚气水肿。如治吐泻转筋的木瓜汤（《三因极一病证方论》)。

木瓜质地坚硬，水分不易渗入，软化时久泡则易损失有效成分。而蒸木瓜易切制，其片形美观，容易干燥。

【现代研究】木瓜含黄酮、皂苷、糖类、鞣质、有机酸、果胶、氨基酸等成分。

研究表明，加热处理对木瓜总黄酮含量有显著影响，如木瓜总黄酮含量为炒制品＞蒸制品＞生品；加热时间和温度对木瓜总皂苷的含量也有影响，如木瓜总皂苷含量为酒炙品＞炒焦品＞炒黄品＞生品＞盐炙品。

以齐墩果酸和熊果酸的含量为考察指标，对宣木瓜4种不同产地加工方法（鲜药材对半纵剖晒干品、鲜药材烫制后对半纵剖晒干品、鲜药材蒸制后对半纵剖晒干品和鲜药材对半纵剖后烫制晒干品）进行考察，结果显示4种方法中齐墩果酸和熊果酸总含量分别为0.86%、0.93%、1.29%、1.47%。表明不同加工方法对齐墩果酸和熊果酸含量有显著影响，药材经烫、蒸等处理后，可以提高齐墩果酸和熊果酸的总含量。

以醇浸出物、熊果酸含量为指标，确定木瓜蒸制15～20分钟时最易切片，切片无硬心且片形较好，切片后在60℃下干燥2.5小时为最佳炮制工艺。

辨析思考　木瓜干后质地坚硬，现多在产地趁鲜切片。其化学成分复杂，药理作用广泛。目前，对木瓜的基础研究还不够深入，加工与炮制对其性味物质基础、功效的影响还需进一步阐明。

【贮存】贮于干燥容器内，密闭，置于阴凉干燥处。防潮，防蛀。

五味子

【来源】本品为木兰科植物五味子 *Schisandra chinensis*（Turcz.）Baill. 的干燥成熟果实。习称"北五味子"。

【历史沿革】历代有蜜蒸、炒、酒浸、糯米炒、焙、麸炒、酒拌蒸、盐水拌蒸和盐水浸炒等方法。现行主要的炮制方法有醋蒸、酒蒸和蜜炙。《中国药典》收载的炮制品为五味子、醋五味子。

【采收】秋季果实成熟时采摘。

【产地加工】将五味子果实平铺于席子上，置于阳光下晒至起皱，其间要不断翻动，并拣去果枝及杂质，晒干即可。或烘干，开始时温度在60℃左右，待烘至半干时温度降至40～50℃，待烘至八成干时，可在室外进行晾晒。

【炮制】

1. 五味子　除去杂质，用时捣碎。

2. 醋五味子　取净五味子，加醋拌匀，稍闷，置于蒸制容器内，隔水蒸至醋被吸尽，表面显紫黑色，取出，干燥。每100kg五味子，用醋15kg。

3. 酒五味子　取净五味子，加酒拌匀，稍闷，置于蒸制容器内，隔水蒸至酒被吸尽，表面转黑色，取出，干燥。每100kg五味子，用黄酒20kg。

4. 蜜五味子　取炼蜜，用适量沸水稀释后，加入净五味子，拌匀，闷透，置于炒制容器内，用文火加热，炒至不黏手时，取出，晾凉。每100kg五味子，用炼蜜10kg。

【饮片性状】五味子呈不规则的球形或扁球形。表面红色、紫红色或暗红色，皱缩，显油润；有的表面呈黑红色或出现"白霜"。果肉柔软，种子肾形。果肉气微，味酸；种子破碎后，有香气，味辛、微苦。

醋五味子形如五味子。表面乌黑色，油润，稍有光泽，有醋香气。

酒五味子形如五味子。表面棕黑色或黑褐色，油润，稍有光泽，有酒香气。

蜜五味子形如五味子，色泽加深，稍有光泽，味酸，兼有甘味。

【加工与炮制目的】五味子味酸、甘，性温，归心、肺、肾经，具有收敛固涩、益气生津、补肾宁心的功效。五味子生品以敛肺止咳止汗为主，用于咳喘、盗汗、自汗、口干作渴。如治肺经感寒、咳嗽不已的五味细辛汤（《鸡峰普济方》）；治气阴两伤、自汗口渴的生脉散（《内外伤辨惑论》）。

醋五味子酸涩收敛、涩精止泻作用增强，用于遗精、泄泻。如治脾肾虚寒、五更泄泻的四神丸（《中国药典》）。

酒五味子益肾固精作用增强，用于肾虚遗精。如治肾虚骨软、遗精尿频的麦味地黄丸（《寿世保元》）。

蜜五味子补益肺肾作用增强，用于久咳虚喘。如治阴虚燥热久咳的久嗽嚵化丸（《先醒斋医学广笔记》）。

【现代研究】五味子含木脂素类、三萜类、挥发油、有机酸、糖类、甾醇、维生素、鞣质、树脂、微量元素等成分。

研究表明，炒五味子、酒蒸、醋蒸五味子中木脂素类成分煎出量均较生品提高；醋五味子中有机酸的煎出量较生品显著增加。醋蒸、酒蒸、酒浸、蜜炒、蜜蒸、清炒、酒蜜蒸、清蒸的炮制品中，五味子醇甲、五味子醇乙、五味子甲素、戈米辛 N、五味子乙素和五味子丙素的含量分析表明，8 种炮制品中五味子醇乙含量除酒浸法提高外，其他均降低，其他 5 种成分的含量均有不同程度的提高，以酒浸法的炮制品中总木脂素含量最高。

五味子生品及其炮制品均具有明显的保肝、护肝作用，其中醋五味子作用最强。五味子炮制后止咳作用明显减弱，五味子炮制品能明显延长戊巴比妥钠致小鼠睡眠时间，其中酒五味子效果明显。

实验表明，五味子、醋五味子、酒五味子对肾阳虚、肾阴虚小鼠均有一定的治疗作用，可改善小鼠的激素水平，增加脏器指数，其中酒五味子作用最好。五味子醋制前后均有较明显的降血糖作用，如长期用于降血糖，宜选醋五味子。五味子、醋五味子均能明显降低腹泻小鼠稀便率、稀便级、腹泻指数，能够抑制小鼠胃肠推进，醋五味子作用强于生品。

辨析思考 五味子为复合性味的中药，以醋、酒和蜜炮制五味子，对其性味、归经、药效均产生影响，其核中成分与果肉中不同。对于五味子的炮制原理还有待进一步深入研究。

【贮存】贮于干燥容器内，密闭，置于通风干燥处，防霉。

车前子

【来源】本品为车前科植物车前 *Plantago asiatica* L. 或平车前 *Plantago depressa* Willd. 的干燥成熟种子。

【历史沿革】历代有酒浸、微炒、焙、酒蒸、米泔水浸蒸和青盐水炒法等。现行主要的炮制方法有炒黄、盐炙。《中国药典》收载的饮品为车前子、盐车前子。

【采收】夏、秋二季种子成熟时采收果穗。

【产地加工】晒干，搓出种子，除去杂质。

【炮制】

1. 车前子 取原药材，除去杂质，筛去灰屑。

2. 炒车前子 取净车前子，置于炒制容器内，用文火加热，炒至略有爆声，并有香气逸出时，取出晾凉。

3. 盐车前子 取净车前子，置于炒制容器内，用文火加热，炒至略有爆鸣声时，喷淋盐水，炒干，取出晾凉。每 100kg 车前子，用食盐 2kg。

【饮片形状】 车前子呈椭圆形、不规则长圆形或三角状长圆形，略扁，长约 2mm，宽约 1mm。表面黄棕色至黑褐色，有细皱纹，一面有灰白色凹点状种脐。质硬。气微，味淡。

炒车前子形如车前子。表面黑褐色，略鼓起。有香气。

盐车前子形如车前子。表面黑褐色。气微香，味微咸。

【加工与炮制目的】 车前子味甘，性微寒，归肝、肾、肺、小肠经，具有清热利尿、渗湿通淋、清肺化痰、清肝明目的功能，常用于水肿胀满、热淋涩痛、暑湿泄泻、痰热咳嗽、肝火目赤。如治水臌、周身肿胀、按之如泥的决流汤（《石室秘录》）；治诸淋小便痛不可忍的车前子散（《仁斋直指方》）；治胆黄的车前子散（《太平圣惠方》）。

炒车前子寒性稍减，并能提高煎出效果，作用与生品相似，长于渗湿止泻、祛痰止咳，多用于湿浊泄泻，可单用，如以炒车前子为末，米饮调下治水泻不止，也可配伍白术同用（《卫生简易方》）。

盐车前子泄热利尿而不伤阴，并引药下行，增强在肾经的作用，用于肾虚脚肿、眼目昏暗、虚劳梦泄。如治肝肾俱虚、眼昏目暗的驻景丸（《太平圣惠方》）；治虚劳梦泄的立效鹿角散（《太平圣惠方》）。

【现代研究】 车前子主要含有多糖类、苯乙醇苷类、环烯醚萜类、三萜类、黄酮类、甾醇及生物碱类等成分，具有利尿、消炎、降血糖、降血压、调血脂、抗氧化和调节免疫等药理作用。

车前子不同炮制品中黄酮类含量为清炒品 > 盐炒品 > 生品，可能清炒、盐炙可以提高黄酮类成分的煎出量。车前子炮制前后车前子苷的含量变化不大。车前子多糖在肠内不被吸收，但其本身可吸收大量水分而膨胀，使肠容积增加，对肠黏膜产生刺激，增强肠蠕动而达到缓泻的功能。车前子及其炮制品中多糖含量依次为生品 > 盐炙品 > 清炒品。不同炮制品的 HPLC 特征指纹图谱显示，生车前子与酒车前子差异较小，与盐车前子有一定差异，与炒车前子差异明显。通过 GC–MS 分析发现，车前子炮制后新生成 α– 亚麻酸甲酯。车前子经盐炙后，京尼平苷酸、毛蕊花糖苷、异毛蕊花糖苷的含量比生品高，尤以京尼平苷酸、毛蕊花糖苷变化显著。

车前子生品、盐炙品、清炒品对慢性功能性便秘的疗效具有显著性差异，其中以生品疗效最佳。对小鼠腹泻的抑制作用为炒品 > 酒品 ≥ 盐品，而生品有加重小鼠腹泻的趋势。

辨析思考 车前子对痛风性肾病具有较好的治疗作用，但相关的药效物质基础及分子机制并不明确。传统中医认为盐炙能引药下行，增强在肾经的作用，而肾主骨，其抗痛风性肾病的机制有待进一步阐明。另外，车前子富含多糖，多糖的炮制转化研究也亟待开展。

【贮存】 贮于干燥容器内，盐车前子密闭，置于通风干燥处。防潮。

化橘红

【来源】 本品为芸香科植物化州柚 *Citrus grandis* 'Tomentosa' 或柚 *Citrus grandis*（L.）Osbeck 的未成熟或近成熟的干燥外层果皮。前者习称"毛橘红"，后者习称"光七爪""光五爪"。

【历史沿革】历代有生姜1斤同捣并晒干、"以水化盐，拌令得所，煮干，焙燥"、盐水炒、盐水洗、明矾同炒香并去矾法、炒微黄、麸炒法等。《中国药典》收载的饮片为化橘红丝、化橘红片。

【采收】夏季果实未成熟或近成熟时采摘，具体时间一般根据品种、地区而异。化州柚采收期早，产量低，但皮厚、茸毛多、香气浓厚，药用价值高；采收越晚，则果大、皮薄、茸毛少，品质下降，但产量提高，应适时采收。采收宜在无雨、无大风的阴天进行。露水未干或雨天不宜采收，采摘时应减少机械损伤，保持化橘红果表面绒毛的完整。

【产地加工】将鲜果倒入沸水中，不停搅动2～3分钟，至果皮柔软变色，捞起晾凉。用刀将果从一端割成5瓣或7瓣，另一边相连，去掉果肉，仅留白皮。把果皮放在烘筛内，再放入烘炉内烘至六成干，取出用碾压器碾压数次，再把5个或7个爪尾端对折，压实，用细麻线按10片为一捆扎实，置于烘炉内烘至完全干燥即成。化州柚以表皮黄绿色、绒毛多者为佳。

【炮制】化橘红　除去杂质，洗净，闷润，切丝或块，晒干。

【饮片性状】化州柚呈对折的七角或展平的五角星状，单片呈柳叶形。完整者展平后直径15～28cm，厚0.2～0.5cm。外表面黄绿色，密布茸毛，有皱纹及小油室；内表面黄白色或淡黄棕色，有脉络纹。质脆，易折断，断面不整齐，外缘有1列不整齐的下凹的油室，内侧稍柔而有弹性。气芳香，味苦、微辛。

柚的性状同前者，外表面黄绿色至黄棕色，无毛。

【加工与炮制目的】化橘红味辛、苦，性温，归肺、脾经，具有理气宽中、燥湿化痰的功能，用于咳嗽痰多、食积伤酒、呕恶痞闷。

产地加工采用传统水烫法，可以除去药材中的酶，从而抑制化橘红中苷类成分水解成糖和苷元。

【现代研究】化橘红主要含有多糖、黄酮、香豆素、挥发油等成分。黄酮类成分包括柚皮苷、野漆树苷、柚皮素、新橙皮苷等。一般认为黄酮类成分是化橘红的主要有效成分，其中柚皮苷占总黄酮含量的70%以上。化橘红具有化痰止咳、抗炎、抗氧化、免疫调节、防治糖尿病致心肌功能损伤等作用。

有学者认为化橘红的原植物来源应为化州柚。柚是化州柚匮乏时期出现的替代品，二者化学成分的种类和含量均有较大差异，建议将化州柚作为化橘红的唯一基源。

化橘红在实际使用中，药用部位逐渐由外层果皮演变为幼果，即"橘红珠""橘红胎"，二者化学组成相同且幼果有效成分含量更高，值得进一步研究。

化橘红加工中不同烘干方法会影响柚皮苷的含量。以静电干燥法所得的饮片颜色呈暗绿色，质量好，切制、粉碎后的粉末色白、味浓厚，柚皮苷含量最高，而真空热干、烘干、自然干均次之。静电干燥法是从药材内部加热迅速干燥的方法，具有干燥时间短、灭菌、杀虫等效果，且干燥温度控制在40℃以下，适合干燥含有热敏性成分的药材，同时保持药材的芳香性。

辨析思考　柚皮一直是橘红与道地化州橘红（即来源于化州柚的化橘红）的伪品，可食用却不能药用，二者柚皮苷、野漆树苷的含量有明显差异。此外，基于药性分析可知，柚皮（即光橘红）具有寒缓之性，而来源于化州柚的化橘红（也称毛橘红）具有温散之性。柚能否继续作为橘红基源之一有待商榷。

【贮存】置于阴凉干燥处。防蛀。

巴 豆

【来源】本品为大戟科植物巴豆 *Croton tiglim* L. 的干燥成熟果实。

【历史沿革】历代有巴豆去皮心并复熬变色、去皮心后捣熬令黄并别捣如膏、去皮心膜并熬令紫色、去皮冷水浸并别研、去皮心研纸裹压去油、麸炒微黄、用醋熬巴豆成膏、去皮及新瓦上出油、去皮以纸裹出油尽、制霜、去皮心熬、面煨、米炒、麸炒、炮黄、去皮不去油、去皮用生肉、竹汁去油、薄荷汁制、桑柴灰制、沉香制、雄黄制和隔纸炒法等。现行主要的炮制方法有炒焦、炒炭、去油制霜法。《中国药典》收载的饮片为生巴豆和巴豆霜。

【采收】8—11 月果实成熟、果壳尚未开裂时采收。

【产地加工】采集的果实，除去残枝落叶，堆置 2～3 天，使其发汗至外壳变黄后，摊开晒干或晾干，即为巴豆或壳巴豆。用木板或其他工具轧破果壳，簸净果壳及杂质，收集种子，即为巴豆仁或巴豆米。

【炮制】

1. 生巴豆 取原药材，除去杂质，去净果壳及种皮，取仁。

2. 炒巴豆 取净巴豆仁，置于炒制容器内，用中火加热，炒至表面焦褐色（焦巴豆）或内外均呈焦黑色（巴豆炭），取出晾凉。

3. 巴豆霜 取净巴豆仁，碾如泥状，里层用纸，外层用布包严，蒸热，用压榨器榨去油，如此反复数次，至药物松散成粉、不再黏结成饼为度。少量者，可将巴豆仁碾后用数层粗纸包裹，放热炉台上，受热后，反复压榨换纸，达到上述要求为度。

注意事项：①生巴豆有剧毒，在制霜过程中，往往由于接触巴豆种仁、油蒸气而引起皮炎，局部出现红斑或红肿，有灼热感或瘙痒，眼鼻部亦有灼热感等。因此，操作时应注意，并戴手套及口罩防护。②工作结束时，可用冷水洗涤身体裸露部分，不宜用热水洗。如有皮炎症状时，可用绿豆、防风、甘草煎汤内服。《外科证治全书》记载："中巴豆毒，绿豆汤冷服或甘草、黄连煎汁冷饮。"③压榨去油时，药物要加热才易出油；如用粗纸包压时要勤换纸，使油充分渗在纸上。④用过的布或纸应立即烧毁，以免误用。

【饮片性状】生巴豆呈椭圆形，略扁。表面棕色或灰棕色，有隆起的种脊，外种皮薄而脆，内种皮有白色薄膜，种仁黄白色，富油性。无臭，味辛辣。

炒巴豆表面焦褐色，辛辣味较弱，或内外焦黑色。味微涩。

巴豆霜为粒度、疏松的淡黄色粉末，显油性。味辛辣。

【加工与炮制目的】巴豆味辛，性热，有大毒，归胃、大肠经，具有峻下积滞、逐水消肿、豁痰利咽、蚀疮的功能。生巴豆毒性强烈，仅供外用蚀疮，多用于恶疮、疥癣、疣痣。如巴豆捣泥，绢包擦患处，可治癣疮；与雄黄同用，可治神经性皮炎。

炒巴豆毒性稍减，可用于疮痈肿毒、腹水鼓胀、泻痢。如治一切疮毒及腐化瘀肉的乌金膏（《痈疽神验方》）。

巴豆霜毒性降低，泻下作用缓和，多用于寒积便秘、乳食停滞、腹水、二便不通、喉风、喉痹。如治寒积便秘的三物备急丸（《金匮要略方论》）；治小儿乳食停积的保赤散（《中国药典》）。

【现代研究】巴豆含巴豆油 34%～57%，其主要成分为巴豆油酸、巴豆酸及由棕榈酸、硬脂酸、油酸、巴豆醇等形成的甘油酯，巴豆醇 –12,13– 二酯、巴豆醇三酯，还含有两种毒性球蛋白（巴豆毒素Ⅰ、Ⅱ）、巴豆苷、生物碱、β- 谷甾醇等。巴豆具有泻下、抗肿瘤、抗病原微生物、镇痛等药理作用。巴豆脂肪油具有强烈的泻下作用和刺激作用。

巴豆制霜的主要目的在于除去部分具有较强泻下作用和毒性的油脂。由于巴豆霜的制备方法不统一，导致巴豆霜的含油量差异较大。有研究曾测定某地 6 个不同单位制成的巴豆霜含油量，其结果相差甚大，最低含量与最高含量之比约为 1：3。另据报道称，巴豆霜的含油量高低与过筛率存在明显关系，含油量高，则黏性强，过筛困难。含油量在 20% 以下的粉末光滑细腻，流动性较好，含油量高则局部易黏结成饼，称量和混合困难，造成使用剂量不准确。在含油量达到 30% 时，有 40% 的粉末留在 60 目筛上，说明黏性与含油量呈正相关。

口服巴豆油半滴至 1 滴，即产生口腔、咽及胃部灼热感，有催吐作用，口服巴豆油 20 滴可致人死亡。因此，为保证用药安全有效，巴豆霜的含油量以不超过 20% 为宜。巴豆油至肠内遇碱性肠液水解后释放巴豆酸，刺激肠黏膜发生炎症，增加分泌，促进肠蠕动，0.5 ~ 3 小时内产生剧烈腹泻，伴有剧烈腹痛和里急后重。

巴豆加热制霜后毒性降低。巴豆霜大剂量应用（1.5g/kg）可显著增加小鼠胃肠推进运动，小剂量应用无明显影响。巴豆中的巴豆毒素是一种蛋白质，遇热则失去活性。实验结果证明，生巴豆末、冷冻生巴豆末和生榨霜 3 个样品均有溶血作用，而经炒、煮、蒸等加热处理的各种巴豆制品的残渣或霜均未显示有溶血作用。

有研究提出，先将巴豆加热处理，破坏毒性蛋白，再加填充剂稀释的制霜法可避免药材浪费，使含油量稳定。亦有研究采用提油返油法，即先将巴豆脱脂，再粉碎通过 100 目筛，再把一定量的油返回至粉末中。

辨析思考　从宋代开始，巴豆的炮制方法即开始应用加热、压榨去油制霜，以便除去脂肪油，降低毒副作用。目前对巴豆的研究一直围绕着该主题。巴豆作为活性峻烈的中药，对巴豆毒效机制及其相互关系、临床应用的开发仍有待深入研究。

【贮存】炒巴豆、巴豆霜瓶装或坛装，置于阴凉干燥处。生巴豆按毒性中药管理。

白扁豆

【来源】本品为豆科植物扁豆 *Dolichos lablab* L. 的干燥成熟种子。

【历史沿革】历代有炒、焙、蒸、姜汁略炒、火炮、煮、姜汁浸去皮、炒熟去壳生姜烂煮、微炒黄、姜制、煮烂去皮、炒熟去壳、连皮炒、炒黑、同陈皮炒和醋制法等。现行主要的炮制方法有燀法和炒法。《中国药典》收载的饮片为白扁豆和炒白扁豆。

【采收】秋、冬季采收成熟的果实。

【产地加工】果实除去杂质，晒干，取出种子，晒至全干。

【炮制】

1. 白扁豆　取原药材，除去杂质，用时捣碎。

2. 扁豆衣　取净扁豆置于沸水中，稍煮至皮软后取出，放入冷水中稍泡，搓开种皮与种仁，干燥，分开种皮、种仁，种皮即扁豆衣。

3. 炒白扁豆　取净扁豆或扁豆仁，置于炒制容器内，用文火炒至表面微黄，略有焦斑时，取出放凉，用时捣碎。

【饮片性状】白扁豆呈扁椭圆形或扁卵圆形。表面淡黄白色或淡黄色，平滑，略有光泽，质坚硬。气微，味淡，嚼之有豆腥气。

扁豆衣表面微黄色，偶有焦斑，质坚脆。

炒白扁豆表面微黄色，有焦斑，有香气。

【加工与炮制目的】白扁豆味甘，性微温，归脾、胃经，具有健脾化湿、和中消暑的功能。生扁豆长于消暑化湿，多用于暑湿吐泻或消渴饮水。如治疗夏季暑湿腹痛吐泻的香薷散（《太平惠民和剂局方》）；治疗中暑、痢疾的雷氏清凉涤暑法（《时病论》）。

燀制是为了分离不同的药用部位。扁豆衣健脾作用较弱，具有祛暑解表、化湿和中的作用，多作为辅助药物，与香薷、制厚朴、金银花、茯苓等同用，治夏令受暑、外感于寒、内伤于湿。

炒白扁豆健脾化湿，用于脾虚泄泻、白带过多。如益气健脾、渗湿止泻的参苓白术散（《太平惠民和剂局方》）；亦可与炒白术、山药、炒芡实、莲子肉等配伍，用于脾虚湿盛、带下绵绵、神疲乏力。

【现代研究】白扁豆主要含有脂肪油、蛋白质、氨基酸、多糖、磷脂、维生素及钙、磷、铁、锌等成分，具有抗菌、抗病毒、抗氧化、保护神经细胞缺氧性坏死及凋亡、防治酒精性肝病等药理作用。

白扁豆磷脂组分主要是磷脂酰胆碱，含量在 70% 以上，其次为磷脂酰乙醇胺，约占总磷脂的 20%。用薄层扫描法和钼蓝比色法对白扁豆炒制前后磷脂成分变化进行分析，结果表明：白扁豆经炒制后，总磷脂含量减少 6.5% ～ 9.4%，磷脂酰胆碱的摩尔百分比较生品减少 18% ～ 25%，而其他组分的相对摩尔百分比略有升高。

白扁豆中所含血细胞凝集素 A 不溶于水，无抗胰蛋白酶活性的作用。一般认为凝集素 A 是生扁豆的毒性蛋白成分，如与饲料混合喂食大鼠，可抑制大鼠生长，甚至引起肝脏区域性坏死。凝集素 A 加热后毒性大大降低。凝集素 B 可溶于水，有抗胰蛋白酶活性的作用，加压蒸汽消毒或煮沸 1 小时后，活力损失 86% ～ 94%。

有报道用浸润砂烫法炒白扁豆，白扁豆用水浸泡约 1 小时，待种皮稍软后捞起，润至略膨胀，晾干再用砂炒法炒至多数种皮爆裂，透出香气即可。

辨析思考　白扁豆的现有炮制研究主要围绕凝集素蛋白的加热失活、磷脂组分的炮制转化，现有药理研究未能阐明其健脾化湿、和中消暑的功效，研究还有较多不足。

【贮存】贮于干燥容器内，置于阴凉通风处。防蛀。

瓜　蒌

【来源】本品为葫芦科植物栝楼 *Trichosanthes kirilowii* Maxim. 或双边栝楼 *Trichosanthes rosthornii* Harms 的干燥成熟果实。

【历史沿革】历代有炒、焙、烧存性、蛤粉炒、蒸、以白面同作饼焙干捣末、同蛤粉或明矾捣和干燥研制成霜、加煅蛤蜊蚬壳捣和制饼、纸包煨、煅炭、明矾制法等。现行主要的炮制方法为蜜炙。《中国药典》收载的饮片为瓜蒌。

【采收】秋季果实成熟、颜色变黄时分批采摘。瓜蒌 9—10 月先后成熟，成熟前 1 个月，最好摘去果实旁边的叶子，使其通风透光，促进果实变黄成熟。在霜降后、立冬前果皮表面淡黄色、有白粉时采摘最宜。过嫩则果皮不厚，种子不熟；过老则果皮变薄，产量减少。采摘时，用剪刀在距果实 15cm 处，连茎剪下。

【产地加工】采收后，将瓜蒌蒂编成辫或用绳子编拴成束，挂在通风干燥处阴干。或割断根部藤茎留在棚架上不摘取，任其悬挂过冬，待来年春季采摘；如尚未干燥，摘下果实后仍需继续悬挂阴干。亦有将整个果实横切成片，晾干，称"瓜蒌实片"。加工时勿曝晒、烘干，以免影响色泽。

【炮制】

1. 瓜蒌 取原药材，除去杂质及果柄，洗净，压扁，切丝或块，干燥。

2. 蜜瓜蒌 取炼蜜，加入适量开水稀释，淋入净瓜蒌丝或块中拌匀，闷润，置于炒制容器内，用文火炒至不黏手为度，取出晾凉。每100kg瓜蒌丝或块，用炼蜜15kg。

【饮片性状】瓜蒌为不规则的丝或块状，果皮、果肉、种子混合。果皮橙黄色，果肉黄白色，种子扁平呈椭圆形，表面灰棕色。味酸、微甜。

蜜瓜蒌呈棕黄色，带黏性。味甜。

【加工与炮制目的】瓜蒌味甘、微苦，性寒，归肺、胃、大肠经，具有清热涤痰、宽胸散结、润燥滑肠的功能。生品清热涤痰、宽胸散结作用较瓜蒌皮强，并有滑肠通便作用（通便作用弱于瓜蒌仁）。一般病情较轻而脾胃虚弱者可用瓜蒌皮，病情较重而兼便秘者多用全瓜蒌。瓜蒌用于肺热咳嗽、痰稠难出、胸痹心痛、结胸痞满、乳痈、肺痈。如治胸痹不得卧、心痛彻背的瓜蒌薤白半夏汤（《金匮要略》）；治痰热结胸、胸膈痞满的小陷胸汤（《伤寒论》）；治痰热内结、胸膈痞满的清气化痰丸（《医方考》）。

瓜蒌蜜炙后润燥作用增强，常用于肺燥伤阴、久咳少痰或咯痰不利，尤适用于肺燥咳嗽而又大便干结者，如贝母瓜蒌散（《医学心悟》）。

【现代研究】瓜蒌主要含有三萜类、黄酮类、植物甾醇、脂肪酸、氨基酸、蛋白质、生物碱、多糖等成分。瓜蒌具有抗心肌缺血、抗血栓、祛痰、镇咳、提高免疫、抗炎、抗氧化、抗菌、抗肿瘤等药理作用。

研究显示，蒸制瓜蒌中5-羟甲基糠醛含量比瓜蒌增加约25.4倍。有研究以3,29-二苯甲酰基栝楼仁三醇为指标，测定不同瓜蒌饮片中该成分的质量分数，结果表明：该成分在瓜蒌仁中最高，瓜蒌壳中最少，炮制后该成分降低。

瓜蒌具有扩张冠状动脉、增加冠状动脉流量的作用，能延长异丙肾上腺素作用的小鼠常压缺氧存活时间，提高动物的耐缺氧能力，对垂体后叶素引起的大鼠急性心肌缺血具有保护作用。瓜蒌水提物、醇提物和二氯甲烷提取物在剂量为22.5g/kg时，均具有一定的抗大鼠心肌缺血再灌注损伤作用，其中瓜蒌水提液的作用更为显著。

辨析思考 瓜蒌与瓜蒌子、瓜蒌皮为一物三药，它们的化学成分、临床功效和药理作用均不相同，还需要进一步阐明三者的功效异同，建立符合三者自身特征的质量评价标准。

【贮存】贮于干燥容器内，蜜瓜蒌密闭，置于阴凉干燥处。防霉，防蛀。

瓜蒌皮

【来源】本品为葫芦科植物栝楼 *Trichosanthes kirilowii* Maxim. 或双边栝楼 *Trichosanthes rosthornii* Harms 的干燥成熟果皮。

【历史沿革】古方多以全瓜蒌入药，很少单独用瓜蒌皮，仅少数文献提及，如《雷公炮炙论》云："栝楼凡使，皮、子、茎、根，效各别。"《本草述钩元》载："古方全用，连子连皮细切，后世仍分子瓤各用；然不可执一，有全用者，有用皮瓤而去子者，又有止用瓤者，有止用子者。"现行主要的炮制方法有清炒、蜜炙法等。《中国药典》收载的饮片为瓜蒌皮。

【采收】同瓜蒌。

【产地加工】成熟瓜蒌摘收后，日晒夜露，每1～2天翻动1次，将青皮向上，晒至橙黄色。剪去果柄，洗净，从果蒂部将果实对剖开，取出种子、瓜瓤，注意保留果肉，晒干或在50～90℃下烘干，至其发脆、充分干燥即可。

【炮制】

1.切丝　取原药材，除去杂质，洗净，润软，切丝，干燥，筛去碎屑。

2.炒瓜蒌皮　取瓜蒌皮丝，置于炒制容器内，用文火加热，炒至棕黄色、略带焦斑时，取出晾凉，筛去碎屑。

3.蜜瓜蒌皮　取炼蜜，加入适量开水稀释，淋入净瓜蒌皮丝内拌匀，闷润，置于炒制容器内，用文火加热，炒至黄棕色、不黏手时，取出晾凉。每100kg瓜蒌皮丝，用炼蜜25kg。

【饮片性状】瓜蒌皮呈丝条状。外表面橙红色或橙黄色，有光泽，内表面淡黄白色。质较脆。味淡、微酸。

炒瓜蒌皮棕黄色，微有焦斑。

蜜瓜蒌皮黄棕色，有光泽，略带黏性。味甜。

【加工与炮制目的】瓜蒌皮味甘，性寒，归肺、胃经，具有清热化痰、利气宽胸的功能。生品清化热痰作用较强，用于热痰咳嗽。如治热痰咳嗽的蒌贝汤（《中药临床应用》）、麻蒌汤（《临床方剂手册》）。

炒瓜蒌皮寒性减弱，略具焦香气，长于利气宽胸，用于胸膈满闷或胁肋疼痛。如配伍薤白或丝瓜络、枳壳治疗胸痛或胁痛（《上海中草药手册》）。

蜜瓜蒌皮用途、用法与蜜瓜蒌相似。

【现代研究】瓜蒌皮含有的化学成分种类和活性与瓜蒌相同。

瓜蒌皮各炮制品富含多种人体所必需的氨基酸，炮制后多种氨基酸含量降低，蜜炙尤为明显，生品＞炒瓜蒌皮＞蜜炙瓜蒌皮。

瓜蒌皮具有改善心血管功能、祛痰止咳、抗肿瘤、抗菌、抗氧化及抗溃疡等活性。可通过保护血管内皮细胞、抑制血栓形成、增强内皮祖细胞功能、抗肾素及血管紧张素、抗炎、抑制血管平滑肌增殖、稳定动脉粥样硬化等机制，发挥治疗心血管疾病的作用。瓜蒌皮水煎液能显著降低高血脂合并急性心肌缺血大鼠的血脂含量，抑制缺血心肌细胞坏死，维持心脏功能。

【贮存】贮于干燥容器内，蜜瓜蒌皮密闭，置于阴凉干燥处。

肉豆蔻

【来源】本品为肉豆蔻科植物肉豆蔻 *Myristica fragrans* Houtt. 的干燥种仁。

【历史沿革】历代有糯米粉裹煻灰炮、面裹煨、醋面裹煨、湿纸煨、生姜汁和面裹煨、炒黄、粟米炒、麸炒、醋浸、取霜、面包捶去油、麦麸煨、面裹煨、纸包煨和滑石粉煨法等。现行主要的炮制方法有麦麸煨、面裹煨、纸包煨和滑石粉煨。《中国药典》收载的饮片为肉豆蔻和麸煨肉豆蔻。

【采收】肉豆蔻栽培7年后开始结果，冬（11—12月）、春（4—6月）两季果实成熟时采收，多在早晨采收。

【产地加工】将采收的成熟果实，除去果皮，剥去假种皮（肉豆蔻衣），再敲破壳状种皮，取出种仁，将种仁用45℃低温慢慢烤干，经常翻动，当种仁摇之作响时即可。

【炮制】

1.肉豆蔻　除去杂质，洗净，干燥。

2. 麦麸煨　取净肉豆蔻，加入麸皮，麸煨温度 150 ～ 160℃，约 15 分钟，至麸皮呈焦黄色，肉豆蔻呈棕褐色，表面有裂隙时取出，筛去麸皮，放凉（药典法）。或将麦麸和肉豆蔻同置于锅内，用文火加热，掩埋并适当翻动，至麦麸呈焦黄色，肉豆蔻呈深棕色时取出，筛去麦麸，放凉，用时捣碎。每 100kg 肉豆蔻，用麦麸 40kg。

3. 面裹煨　取面粉，加入适量水做成团块，再压成薄片，将肉豆蔻逐个包裹，或将肉豆蔻表面用水湿润，如水泛丸法包裹面粉，包裹 3 ～ 4 层，晒至半干，投入已炒热的滑石粉锅内，适当翻动，至面皮呈焦黄色时取出，筛去滑石粉，放凉，剥去面皮，用时捣碎。每 100kg 肉豆蔻，用面粉 50kg。

4. 滑石粉煨　将滑石粉置于锅内，加热炒至灵活状态，投入肉豆蔻，文火加热，掩埋并适当翻动，至肉豆蔻呈深棕色并有香气飘逸时取出，筛去滑石粉，放凉，用时捣碎。每 100kg 肉豆蔻，用滑石粉 50kg。

【饮片性状】肉豆蔻为卵圆形或椭圆形。表面灰黄色或灰棕色。全体有纵行沟纹及不规则网状沟纹。质坚，断面显棕黄相杂的大理石花纹，宽端可见干燥皱缩的胚，富油性。气香浓烈，味辛辣。

麦麸煨肉豆蔻形如肉豆蔻，表面棕褐色，有裂隙。气香，味辛。

面裹煨肉豆蔻形如肉豆蔻，表面棕黄色或淡棕色，稍显油性。香气更浓烈，味辛辣。

滑石粉煨肉豆蔻形如肉豆蔻，表面深棕色或棕黄色，稍显油性。气香，味辛辣。

【加工与炮制目的】肉豆蔻味辛，性温，归脾、胃、大肠经，具有涩肠止泻、温中行气、开胃消食的功能。肉豆蔻生品辛温气香，长于暖胃消食、下气止呕。如治脾胃虚寒、不思饮食的二神丸（《本事方》）；但生肉豆蔻含有大量油质，有滑肠之弊，并具刺激性，一般多制用。

煨肉豆蔻可除去部分油质，免于滑肠，刺激性减小，增强固肠止泻的功能，用于心腹胀痛、虚弱冷痢、呕吐、宿食不消。如治久泻不止的养脏汤（《太平惠民和剂局方》）；治脾肾阳虚、五更泄泻的四神丸（《中国药典》）；治脾胃虚寒气滞所致的脘腹胀痛、宿食不消、呕吐等症的肉豆蔻散（《圣济总录》）。

【现代研究】肉豆蔻含有脂肪油 25% ～ 40%，挥发油 8% ～ 15%，脂肪油中主要含肉豆蔻酸甘油酯，挥发油中主要含肉豆蔻醚、丁香酚、黄樟醚及多种萜类化合物。此外，肉豆蔻还含有淀粉、蛋白质及少量的蔗糖。肉豆蔻具有抗菌、抗炎、抗氧化、抗肿瘤、保肝、降血糖血脂等药理作用。

研究表明，肉豆蔻经炮制后挥发油成分发生了质和量的变化，增加 13 个新成分，有 4 个成分消失，止泻成分甲基丁香酚、甲基异丁香酚含量增加，毒性成分肉豆蔻醚、黄樟醚含量降低，其中肉豆蔻醚含量为面煨＜麸煨＜滑石粉煨＜生品。肉豆蔻炮制后丁香酚的含量变化不大。GC-MS 分析结果表明，肉豆蔻生品挥发油中以单萜类化合物为主要成分，以麸煨品含量最高，其次为面炒品；芳香类化合物为次要成分，以滑石粉煨品含量最高，其次为面煨品和土煨品，麸煨品最低。肉豆蔻、麸炒、面裹煨及滑石粉煨等制品之间鞣质含量无明显差异，麸炒略高。肉豆蔻麸煨后，总木脂素类成分、去氢二异丁香酚含量均降低。

药理实验表明，肉豆蔻面煨和麸煨对蓖麻油及番泻叶所致小鼠腹泻皆有明显的对抗作用；滑石粉煨、面煨和麸煨皆能明显抑制小鼠的小肠推进功能，对新斯的明所致小鼠肠推进功能亢进有明显的抑制作用；不同炮制品中的挥发油均有明显的止泻作用，其强度为面煨＞麸煨＞生品＞滑石粉煨。生品有较好的抗炎作用，尤其对蛋清所致炎症最明显，生品作用最强，但生品镇痛作用不明显。生品能显著提高脾虚大鼠骨骼肌线粒体腺苷三磷酸酶活性，麸煨品强于生品。另外，肉豆蔻及其炮制品均有很好的抗菌作用，尤其对肺炎杆菌、变形杆菌及金黄色葡萄球菌作用最强。

肉豆蔻经炮制后，毒性降低，其毒性从弱至强依次为面裹煨、麸煨、滑石粉煨、生品。因此临床上宜应用炮制后的肉豆蔻。

研究认为，麦麸煨以 130～150℃，20 分钟为宜；面裹煨以 170～190℃，20 分钟为宜；滑石粉煨以 140～160℃，15 分钟为宜；土炒法以 160～180℃，50 分钟为宜。通过对肉豆蔻面裹滑石粉煨、面裹砂煨、水泛丸面裹砂煨、麦麸煨、滑石粉煨、黄土煨、制霜和粗颗粒清炒炮制品的挥发油、脂肪油、鞣酸含量及药理作用与生品进行对照研究，初步认为麦麸煨、黄土煨是肉豆蔻较理想的炮制方法。

辨析思考　目前，市场上多见滑石粉煨肉豆蔻，原因是成本低，滑石粉可重复使用，但滑石粉为利水渗湿药，与肉豆蔻药性相反，用其煨制肉豆蔻与中医药理论相悖。肉豆蔻生、制品功效相反，迄今其炮制研究多局限于挥发油和木脂素类化合物，还难以解释其炮制内涵。

【贮存】贮于干燥容器内，置于通风干燥处。防蛀。

决明子

【来源】本品为豆科植物钝叶决明 *Cassia obtusifolia* L. 或小决明 *Cassia tora* L. 的干燥成熟种子。

【历史沿革】历代有火炙、醋渍、微炒、酒煮法等。现行主要的炮制方法为炒黄。《中国药典》收载的饮片为决明子和炒决明子。

【采收】春播者于当年秋季 9—10 月果实成熟，荚果变成黑褐色时，适时采收。

【产地加工】将全株割下，运回晒场，晒干，打出种子，除净杂质，再将种子晒至全干。

【炮制】

1. 决明子　取原药材，去净杂质，洗净，干燥，用时捣碎。

2. 炒决明子　取净决明子，置于炒制容器内，用中火加热，炒至颜色加深，微鼓起，断面浅黄色，并有香气逸出时，取出即可，用时捣碎。

【饮片性状】决明子略呈菱方形或短圆柱形，两端平行倾斜，表面绿棕色或暗棕色，平滑有光泽。质坚硬，不易破碎。气微，味微苦。

炒决明子微鼓起，表面绿褐色或暗棕色，偶见焦斑，微有香气。

【加工与炮制目的】决明子味甘、苦、咸，性微寒，归肝、大肠经，具有清热明目、润肠通便的功效。生决明子长于清肝热、润肠燥，用于目赤肿痛、大便秘结。如治疗肝火上冲、目赤肿痛、羞明多泪的决明子汤（《圣济总录》）；治疗风热上扰而致目痒、红肿疼痛的清上明目丸（《万病回春》）。

炒决明子能缓和寒泻之性，有平肝养肾的功效，可用于头痛、头晕、青盲内障。如治肝肾亏损、青盲内障的石斛夜光丸（《中成药制剂手册》）；高血压头痛、头晕可用决明子炒黄，水煎代茶饮（《江西草药》）。

【现代研究】决明子主要含有蒽醌类化合物，如大黄素、大黄酚、大黄素甲醚、决明素、黄决明素及其苷类，还含红镰霉素及其苷类、决明内酯等成分。决明子具有降血压、降血脂、保肝、明目、抗氧化、抑菌等药理作用。

HPLC 指纹图谱研究发现，决明子生品中 2 个萘并吡喃酮苷成分的总含量约为炒品的 2 倍，而炒品中蒽醌苷元的含量显著增加，总含量约为生品的 4 倍，其中以大黄酚的增加幅度最为明显，约为生品的 6.5 倍。另有报道发现在炮制后的决明子中，3 种萘并吡喃酮苷类成分含量均明显下降，其中红镰霉素龙胆二糖苷下降约 21%，决明子苷下降约 60%，决明子苷 C 下降约 87%；3 种蒽醌苷元变化情况不一，橙黄决明素和甲基钝叶决明素的含量没有显著变化，而钝叶素的含量则升高 48%。

比较生品、传统炒黄品、微波品所得浸出物得率、游离蒽醌含量和结合蒽醌含量，发现生品中浸出物得率和游离蒽醌含量最低，而结合蒽醌含量最高；传统炒品和微波品的浸出物得率和游离蒽醌含量均增加，而结合蒽醌含量均降低。

生决明子长于清热润肠，炒决明子平肝滋肾力强。在炭末推进实验中发现决明子炒后通便作用减弱。两者对四氯化碳所致的大鼠急性肝损伤均具有保护作用，炒品作用强于生品。

有研究以总蒽醌、游离蒽醌、蒽醌类单体成分和保肝指标 ALT、AST 为考察指标，优选最佳炮制工艺为 200g 决明子药材，180℃ 热锅下药，炒至药温升至 180℃，持续此温度 10 分钟。

辨析思考　决明子炮制前后化学成分的变化关注的多为萘并吡喃酮苷和蒽醌类。这些成分的变化主要是糖苷键在高温时发生断裂，生成相应的苷元。苷转化为苷元的变化，能否解释决明子"生熟异用"的机制，需要进一步进行验证。

【贮存】贮于干燥容器内，密闭，置于通风干燥处。

芥　子

【来源】本品为十字花科植物白芥 *Sinapis alba* L. 或芥 *Brassica juncea*（L.）Czern.et Coss. 的干燥成熟种子。前者习称"白芥子"，后者习称"黄芥子"。

【历史沿革】历代有蒸熟捣、微炒、炒熟、微熬、研法等。现行主要的炮制方法为炒黄。《中药药典》收载的饮片为芥子和炒芥子。

【采收】6—7 月果实成熟变黄色时，割取全株。

【产地加工】晒干，打下种子，除去杂质。

【炮制】

1. 芥子　取原药材，去净杂质，用时捣碎。

2. 炒芥子　取净芥子，置于炒制容器内，用文火加热，炒至淡黄色至深黄色（炒白芥子）或深黄色至棕褐色（炒黄芥子），有爆鸣声，断面浅黄色，有香辣气时即可，用时捣碎。

【饮片性状】芥子呈球形，其中白芥子表面灰白色至淡黄色，具细微的网纹；而黄芥子表面黄色至棕黄色，少数呈暗红棕色。气微，味辛辣。

炒芥子形如芥子，炒后颜色加深，偶有焦斑，手捻易碎，有香辣气。

【加工与炮制目的】芥子味辛，性温，归肺经，具有温肺豁痰利气、散结通络止痛的功能。生芥子辛散力强，善于通络止痛，多用于胸闷胁痛、关节疼痛、痈肿疮毒。如治疗痰饮胸闷胁痛的控涎丹（《三因极一病证方论》）；治疗寒痰凝滞、关节疼痛的白芥子散（《妇人大全良方》）。

炒芥子可缓和辛散走窜之性，避免耗气伤阴，并善于顺气豁痰，多用于痰多咳嗽，如三子养亲汤（《韩氏医通》）。炮制后更利于药物粉碎和煎出，同时起到杀酶保苷的作用。

【现代研究】芥子主要含有硫苷类化合物、脂肪油、生物碱、黄酮、多糖、维生素等成分。研究表明，芥子具有抑制前列腺增生、抗炎、镇痛、镇咳、祛痰、平喘等作用。芥子生品中异硫氰酸烯丙酯含量最高，是其香辣味的主要来源，炒制后该化合物含量大幅下降，以微炒品含量降低较小，这与传统炮制方法芥子要求"微炒"的方法相一致。炒芥子煎液中只含芥子苷，生芥子煎液中则含芥子苷和芥子油。

生芥子内服后能刺激黏膜，引起胃部温热感，增加消化液的分泌，有健胃作用。芥子苷本身无刺激性，酶解后可生成异硫氰酸酯类（芥子油），具有辛辣味和刺激性。炒后可杀酶保苷，服用后其在胃肠道环境中缓慢分解，逐渐释放出芥子油而发挥治疗作用。

辨析思考　芥子的炮制机制和炮制工艺研究主要集中在芥子苷在不同炮制方法、工艺中炮制前后的变化规律上，即芥子炒制杀酶保苷的研究可以部分阐释芥子炮制前后化学成分变化与药效变化的关系，而有关芥子中其他成分在炮制前后的化学成分与药效变化的研究相对较少。

【贮存】贮于干燥容器内，密闭，置于通风干燥处。

苍耳子

【来源】本品为菊科植物苍耳 *Xanthium sibiricum* Patr. 的干燥成熟带总苞的果实。

【历史沿革】历代有去心、烧灰、微炒、酥制和酒拌蒸法等。现行主要的炮制方法为炒黄。《中国药典》收载的饮片为苍耳子、炒苍耳子。

【采收】9—10月果实成熟，由青转黄，叶已大部分枯萎脱落时，选晴天，割下全株。

【产地加工】脱粒，扬净，晒干，除去梗、叶等杂质。

【炮制】

1. 苍耳子　取原药材，除去杂质，用时捣碎。

2. 炒苍耳子　取净苍耳子，置于炒制容器内，用中火加热，炒至黄褐色，刺焦时即可，碾去刺，筛净，用时捣碎。

【饮片性状】苍耳子呈纺锤形或卵圆形。表面黄棕色或黄绿色，全体有钩刺，质硬而韧。气微，味微苦。

炒苍耳子表面黄褐色，有刺痕，微有香气。

【加工与炮制目的】苍耳子味辛、苦，性温，有毒，归肺经，具有散风湿、通鼻窍的功能。生品消风止痒力强，多用于皮肤痒疹、疥癣等皮肤病。如治疗疮初起的七星剑（《外科正宗》）；治白癜风和麻风，可用苍耳子煎汤内服（《医宗金鉴》）。

炒苍耳子可降低毒性，偏于通鼻窍、祛风湿、止痛，常用于鼻渊头痛、风湿痹痛。如治鼻渊头痛的苍耳子散（《济生方》）；治风湿痹痛、关节不利及挛急麻木，取苍耳子煎服有效（《食医心镜》）。

【现代研究】苍耳子主要含有水溶性苷类（如苍耳苷、羧基苍耳苷）、倍半萜内酯类、挥发油、脂肪油、木脂素、酚酸类（如绿原酸、新绿原酸等）及噻嗪类等化合物。苍耳子具有降血糖、抗过敏、抗菌、抗炎、镇痛、抗风湿、抗肿瘤等药理作用。

据报道，苍耳子的有效成分包括绿原酸和1,5-二咖啡酰奎宁酸等酚酸类成分；而毒性成分有羧基苍术苷、苍术苷及其衍生物等贝壳杉烯苷类化合物。这些水溶性苷类的毒性机制是对线粒体膜外氧化磷酸化的抑制作用。

此外，有报道认为苍耳子的毒蛋白也为其毒性成分之一，且苍耳子经水浸泡或加热处理，如炒焦、炒炭后可破坏毒蛋白，降低毒性。有研究认为，苍耳子药用必须炒至焦黄，使脂肪油中所含毒蛋白变性，凝固在细胞中不被溶出，以达到去毒的目的。有报道对苍耳子生品、炒黄品、炒焦品、炒炭品中毒性成分的含量进行对比，结果表明较高的炒制温度和干燥温度可以明显降低苍术苷和羧基苍术苷的含量，从而达到降低毒性的目的。苍耳子炒制后，羧基苍术苷含量显著降低，苍术苷含量先升高后降低。苍耳子炒制后能较大程度地降低毒性，故应炒制后入药。

一般认为，苍耳子毒性物质常损害肝、心、肾等内脏实质细胞，导致黄疸、心律失常和蛋白尿，尤以肝脏损害为甚，能引起肝昏迷而迅速死亡，即便治愈，也易留下肝大后遗症。此外，苍耳子生、炒品均可使小鼠肝脏组织的 AST、ALT、MDA 的含量升高，并对肝脏有脂质过氧化损伤，但炒品较生品对肝脏的损伤较轻，表明苍耳子炒制后具有减毒作用。

有报道将净苍耳子用 180 ~ 200℃热砂炒至深黄色，筛去砂，稍冷后，用碾米机去刺，筛净得炒苍耳子。该法可使药物受热快而均匀，冷却后刺脆易脱落，效率高。

辨析思考 目前的研究已经证明苍耳子炮制具有减毒作用。炒品与生品相比，由生品可导致肝肾损伤到炒后具有抗过敏、抗炎、镇痛的作用，临床应用发生较大的转变，各类成分炮制后对临床应用转变的贡献及炮制后是否具有增效作用，有待阐释。

【贮存】贮于干燥容器内，密闭，置于通风干燥处。

吴茱萸

【来源】本品为芸香科植物吴茱萸 *Euodia rutaecarpa*（Juss.）Benth.、石虎 *Euodia rutaecarpa*（Juss.）Benth.var.*officinalis*（Dode）Huang 或疏毛吴茱萸 *Euodia rutaecarpa*（Juss.）Benth.var.*bodinieri*（Dode）Huang 的干燥近成熟果实。

【历史沿革】历代有炒法、盐水炒、醋煮、酒煮服、姜汁制、炒令焦、炒令熟、醋制、焙、煨、醋炒、汤浸、酒浸炒、黑豆汤浸炒、童便浸、盐制、汤煮、汤洗焙干、酒洗焙、盐炒、黄连水炒、黄连炒、牵牛子炒法等。现行主要的炮制方法有甘草汁炙、盐炙。《中国药典》收载的饮片为吴茱萸和制吴茱萸。

【采收】8—11 月果实尚未开裂时，剪下果枝。

【产地加工】晒干或低温干燥，除去枝、叶、果梗等杂质。

【炮制】

1. 吴茱萸 取原药材，除去杂质及果柄、枝梗。

2. 制吴茱萸 取甘草片置于锅内，加水（1：5）煎煮两次，去渣，加入净吴茱萸拌匀，闷润吸尽后，用文火加热，炒干，取出晾凉。每 100kg 吴茱萸，用甘草片 6kg。

3. 盐吴茱萸 取净吴茱萸，加入盐水拌匀，稍闷，置于炒制容器内，用文火加热，炒至裂开，稍鼓起时，取出晾凉。每 100kg 吴茱萸，用食盐 3kg。

【饮片性状】吴茱萸呈球形或略呈五角状扁球形。表面暗黄绿色至褐色，粗糙，有多数点状突起或凹下的油点。顶端有五角星状的裂隙，基部残留被有黄色茸毛的果梗。质硬而脆。气芳香浓郁，味辛辣而苦。

甘草汁炙吴茱萸形如吴茱萸，表面棕褐色至暗褐色。香气浓郁，味辛辣而微甜。

盐吴茱萸形如吴茱萸，表面色泽加深。香气浓郁，味辛辣而微咸。

【加工与炮制目的】吴茱萸味辛、苦，性热，有小毒，归肝、脾、胃、肾经，具有散寒止痛、降逆止呕、助阳止泻的功能。

生吴茱萸多外用，长于祛寒燥湿，用于口疮、湿疹、牙痛等。如用吴茱萸煎汤，加酒含漱，治风冷牙痛（《食疗本草》）；加水煎汤，外洗患处，用于阴痒生疮，亦可治诸疮（《古今录验方》）。

吴茱萸炮制后均有减毒作用，常供内服。吴茱萸经甘草汁炮制后，毒性降低，燥性缓和，多用于厥阴头痛、行经腹痛、脘腹冷痛、呕吐吞酸、寒疝腹痛、寒湿脚气、五更泄泻。如治胁肋胀痛、吞酸呕吐、脘痞嗳气的左金丸（《中药成药制剂手册》）；治头痛、呕吐涎沫的吴茱萸汤（《注解伤寒论》）。

盐吴茱萸引药下行入肾经，用于疝气疼痛。

【现代研究】吴茱萸含有生物碱、苦味素、挥发油、黄酮、酚酸类、蒽醌及多糖类等成分，其中生物碱、苦味素类和多糖类含量较高，为其主要性味功效成分。吴茱萸具有保护心血管、镇痛、抗炎、止泻、止呕、抗胃溃疡、抗肿瘤、抗氧化等作用。

不同炮制方法对吴茱萸碱、吴茱萸次碱、吴茱萸内酯影响不同，其中吴茱萸内酯含量为生品＞姜制＞醋制＞甘草制＞酒制＞盐制；吴茱萸碱含量为酒制＞盐制＞姜制＞生品＞甘草制＞醋制；吴茱萸次碱含量为盐制＞酒制＞生品＞姜制＞醋制＞甘草制。

吴茱萸不同炮制品中挥发油总量为生品及醋炙＞甘草炙＞盐炙，盐炙品仅为生品含量的一半。生品和甘草炙品挥发油组成成分有明显区别，后者挥发油中的主要成分含量也发生了明显变化。

采用HPLC法比较不同炮制方法对吴茱萸中柠檬苦素、吴茱萸碱、吴茱萸次碱3个指标性成分含量的影响，发现吴茱萸炮制品与吴茱萸生品相比，3个指标性成分含量均下降，其中柠檬苦素含量下降较多，甘草炙吴茱萸中吴茱萸碱和吴茱萸次碱总量与吴茱萸生品相比无明显变化，而姜炙吴茱萸中3种指标成分含量均低于其他炮制品。

急性毒性实验显示，吴茱萸毒性很小，炮制前后亦无显著差异。对吴茱萸生品、甘草炙品、醋炙品、盐炙品进行镇痛、抗炎、止泻的比较实验研究，结果表明：镇痛作用以盐炙品最好，其次依次为醋炙品、甘草炙品、生品；甘草炙品与生品的抗炎作用明显强于醋炙品与盐炙品；止泻作用为生品＞甘草炙品＞盐炙品＞醋炙品。吴茱萸黄酮类成分具有较强的清除羟自由基的作用，生品及炮制品的作用效果略强于维生素C。

辨析思考　近年的研究证明吴茱萸中含有大量的多糖类成分，多糖组分具有较强的止泻、抗胃溃疡作用，与吴茱萸的苦味及传统功效相一致。因此，在吴茱萸炮制机制和炮制工艺研究中，应高度关注多糖类成分的变化规律。

【贮存】贮于干燥容器内，密闭，置于通风干燥处。

沙苑子

【来源】本品为豆科植物扁茎黄芪 *Astragalus complanatus* R.Br. 的干燥成熟种子。

【历史沿革】历代有炒法、微焙、马乳浸蒸焙干、微炒、酒浆拌蒸、酥炙、酒蒸、酒洗炒和盐水炒等。现行主要的炮制方法为盐炙。《中国药典》收载的饮片为沙苑子、盐沙苑子。

【采收】秋末冬初果实尚未开裂时采割植株。

【产地加工】晒干，打下种子，除去杂质。

【炮制】

1. 沙苑子　取原药材，除去杂质，洗净，干燥。

2. 盐沙苑子　取净沙苑子，加入盐水拌匀，稍闷，待盐水被吸尽后，置于炒制容器内，用文火炒干，取出晾凉。每100kg沙苑子，用食盐2kg。

【饮片性状】沙苑子略呈肾形而稍扁。表面光滑，褐绿色或灰褐色，边缘一侧微凹处具圆形种脐。质坚硬，不易破碎。气微，味淡，嚼之有豆腥味。

盐沙苑子形如沙苑子。表面鼓起，深褐绿色或深灰褐色。气微，味微咸，嚼之有豆腥味。

【加工与炮制目的】沙苑子味甘，性温，归肝、肾经，具有益肝、明目的功能。生品缩尿之力强，多用于肝虚目昏、尿频、遗尿。如用沙苑子与茺蔚子、青葙子，共研末内服，治目暗不明（《吉林中草药》）；治翳障的补肾明目散（《中药临床应用》）。

盐沙苑子药性平和，能平补阴阳，并可引药入肾，增强补肾固精的作用，多用于肾虚腰痛、梦遗滑精、白浊带下。如治肾气虚衰、腰痛滑精的三肾丸（《中药成药制剂手册》）；治肾虚精关不固、遗精滑泄的金锁固精丸（《医方集解》）。

【现代研究】沙苑子中含有黄酮类、三萜类、脂肪油、氨基酸及微量元素等成分，具有抗氧化、抗肿瘤、保肝、调节血脂、抑制血小板聚集、降血压、抗纤维化及改善血液流变指标等作用。

不同炮制品中沙苑子苷 A 和鼠李柠檬素的含量变化不大，其中盐沙苑子中两种成分的含量较高，其原因可能为炮制加热过程中破坏了酶解沙苑子苷 A 的共生酶。

有研究以沙苑子中总黄酮含量和水浸出物量为指标，优选沙苑子盐炙的最佳工艺为沙苑子 100kg，用 20% 盐水闷润 4 小时，在 160℃下炒制 25 分钟。

【贮存】贮于干燥容器内，盐沙苑子密闭，置于通风干燥处。

补骨脂

【来源】本品为豆科植物补骨脂 *Psoralea corylifolia* L. 的干燥成熟果实。

【历史沿革】历代有酒浸蒸法、炒、盐炒、芝麻制、酒浸炒、泽泻制、盐和酒和芝麻同制、麸炒、面炒、麻子仁炒、童便乳浸盐水炒、盐水浸 3 日胡桃油炒法等。现行主要的炮制方法为盐炙。《中国药典》收载的饮片为补骨脂、盐补骨脂。

【采收】补骨脂花期较长，果实成熟时间也不一致，应分批次采收。第 1 次采收时间为 8 月中下旬，割取果穗，最后 1 次是植株枯萎后将植株割下。

【产地加工】晒干，搓出果实，除净杂质。

【炮制】

1. 补骨脂 取原药材，除去杂质。

2. 盐补骨脂 取净补骨脂，加入盐水拌匀，闷润，待盐水被吸尽后，置于炒制容器内，用文火加热，炒至微鼓起、迸裂并有香气逸出时，取出晾凉。每 100kg 补骨脂，用盐 2kg。

【饮片性状】补骨脂呈肾形，略扁。表面黑色、黑褐色或灰褐色，具细微网状皱纹。顶端圆钝，有一小突起，凹侧有果梗痕。质硬。气香，味辛、微苦。

盐补骨脂形如补骨脂。表面黑色或黑褐色，微鼓起。气微香，味微咸。

【加工与炮制目的】补骨脂味辛、苦，性温，归肾、脾经，具有温肾壮阳、除湿止痒的功能，多用于制备酊剂、散剂、注射剂等，外用治疗银屑病、白癜风、扁平疣、斑秃。

盐补骨脂可引药入肾，增强温肾助阳、纳气、止泻的作用，用于阳痿遗精、遗尿尿频、腰膝冷痛、肾虚作喘、五更泄泻。如治肾虚封藏失职、精关不固之阳痿遗精的补骨脂散（《太平圣惠方》）；治肾气虚冷、小便无度的破故纸丸（《杨氏家藏方》）；治寒湿气滞、腰痛脚膝肿满的补骨脂散（《杨氏家藏方》）；治脾肾虚寒、大便不实、五更泄泻的四神丸（《内科摘要》）。

【现代研究】补骨脂含有香豆素类、黄酮类、单萜酚类、挥发油、皂苷、多糖、类脂等成分。

补骨脂具有抗肿瘤、抗菌、抗疟疾、治疗白癜风、抗抑郁等作用。

研究表明，补骨脂盐炙后，其水溶性成分发生质变，但补骨脂素无质的改变。HPLC 指纹图谱显示，补骨脂炮制前后其所含化学成分的种类基本没有变化，含量以下降为主。盐炙品和微波炙品中，4 种具有抗骨质疏松活性的成分补骨脂素、异补骨脂素、补骨脂甲素、补骨脂乙素的总量，均较生品降低。

除酒浸炒品外，其他炮制品能显著提高环磷酰胺引起的白细胞降低，对大黄水提物引起的肠蠕动亢进均有对抗作用，其中以盐炙品和酒浸炒品较为明显。

有研究认为，补骨脂的燥性体现在引起小鼠乳酸脱氢酶值升高，而毒性体现在对免疫器官的抑制，盐炙品较生品能改善上述指标，可缓解药物对肾阳虚大鼠肝肾功能的不良反应。

辨析思考 补骨脂盐炙后补骨脂素、异补骨脂素、补骨脂甲素、补骨脂乙素的含量均较生品降低，那么补骨脂盐炙的意义何在？补骨脂盐炙后，水溶性成分的改变与其引药入肾，增强温肾助阳、纳气、止泻的功效变化是否具有相关性？

【贮存】贮于干燥容器内，盐补骨脂密闭，置于通风干燥处。防霉。

陈　皮

【来源】本品为芸香科植物橘 *Citrus reticulata* Blanco 及其栽培变种的干燥成熟果皮。

【历史沿革】历代有切、炒、麸炒、焙、童便制、醋制、盐制、蜜制、鲤鱼制、蒸、姜汁制、香附制、面制、白矾制、乌梅制和甘草制法等。现行主要的炮制方法为切制、土炒、炒炭。《中国药典》收载的饮片为陈皮。

【采收】定植后 5—6 年结果，盛产期 10 年，20 年以上老树结果极少。9—12 月果实成熟时摘下果实。

【产地加工】剥取果皮，阴干、晒干或低温烘干。现在的陈皮药材多数为工厂加工橘类食品时，将剥下的果皮烘干。本品烘干时不宜温度过高，以免挥发油损失。

【炮制】

1.陈皮 除去杂质，抢水洗净，稍润，切丝，晒干或低温干燥。

2.土陈皮 先将锅用中火加热，放入灶心土细粉，待翻动土粉至较滑利时，再倒入净陈皮丝，翻炒至表面挂匀土粉、微带焦斑时及时取出，筛去土粉，放凉。每 100kg 陈皮丝，用灶心土 20kg。

3.陈皮炭 将净陈皮丝置于热锅内，中火炒至表面呈黑褐色时，喷淋清水少许，灭尽火星，取出，及时摊晾，凉透。

【加工与炮制目的】陈皮味苦、辛，性温，归肺、脾经，具有理气健脾、燥湿化痰的功能，用于脘腹胀满、食少吐泻、咳嗽痰多。如与厚朴、枳实、乌药、砂仁、神曲、槟榔等配伍组成的陈皮枳实汤，用于治疗小儿痘疹、宿食不消（《证治准绳》）。陈皮在中医临床中应用十分广泛，在理气健脾方面多以生用为主。

陈皮土炒后，可缓和辛燥之性，增强健脾燥湿的功效。陈皮炭增强止血作用，用于脾虚不统血的消化道出血及咳血等。

【现代研究】陈皮主要含有黄酮、挥发油、生物碱、多糖及微量元素等成分，具有抗氧化、清除自由基、祛痰止咳、调节胃肠平滑肌运动、促进消化等作用。

黄酮类化合物是陈皮主要的有效成分。使用不同的辅料炮制陈皮，会影响黄酮类成分的含量。陈皮炭中总黄酮含量在温度为185℃、时间为10分钟时最高，但随着温度的升高，黄酮的含量有降低的趋势。橙皮苷含量为生品 > 蜜炙品 > 清蒸品 > 盐炙品 > 麸炒品 > 土炒品。

辨析思考 古人认为陈皮陈久者燥气全消，温中而不燥，行气而不峻，是故"陈久者良"，其所含挥发油类的特点与久贮存在矛盾，如何解释陈皮"陈久者良"的内涵，值得深思。

【贮存】置于阴凉干燥通风处。

橘 核

【来源】本品为芸香科植物橘 *Citrus reticulata* Blanco 及其栽培变种的干燥成熟种子。

【历史沿革】历代有炒、盐拌炒、酒焙和盐酒炒等。现行主要的炮制方法有炒黄、盐炙。《中国药典》收载的饮片为橘核和盐橘核。

【采收】果实成熟后收集种子。

【产地加工】洗净，晒干。

【炮制】

1.橘核 取原药材，除去杂质，洗净，干燥，用时捣碎。

2.盐橘核 取净橘核，用盐水拌匀，闷润，待盐水被吸尽后，置于炒制容器内，用文火加热，炒至微黄色并有香气逸出时，取出晾凉，用时捣碎。每100kg橘核，用食盐2kg。

【饮片性状】橘核略呈卵形，表面淡黄白色或淡灰白色，光滑。一侧有种脊棱线，一端钝圆，另端渐尖成小柄状。有油性。气微，味苦。

盐橘核形如橘核，炒后颜色加深，略有焦斑。气微，味微咸、苦。

【加工与炮制目的】橘核味苦，性平，归肝、肾经，具有理气散结、行气止痛的功能，用于肝胃气滞疼痛、乳痈肿痛。如治乳痈初起未溃，可单用橘核粉末加黄酒煎，内服、外敷或与其他药物配伍共用。

盐橘核引药下行，走肾经，增加疗疝止痛的功效，常用于疝气疼痛、睾丸肿痛。如治疝、卵核肿胀、上引脐腹绞痛的橘核丸（《济生方》）；治腰痛经久不瘥的立安散（《奇效良方》）。

【现代研究】橘核含有脂肪油、柠檬苦素、蛋白质及无机元素等成分，具有抗肿瘤、镇痛、抗炎和抗菌等作用。

各种炮制品中柠檬苦素和诺米林的含量与生品比较均有不同程度的降低，尤其是盐炙品和清炒品中柠檬苦素和诺米林总量分别为生品的72.5%和80%，但柠檬苦素与诺米林的比值变化不大。

橘核生品及盐炙品具有镇痛、抗炎及促进肠运动的作用，对二甲苯所致小鼠耳郭炎症均具有显著的抑制作用，对醋酸所致的小鼠疼痛均有显著的镇痛作用，且盐炙品作用较强。盐炙品能显著增强正常小鼠的肠推进运动。

辨析思考 橘核与陈皮来自同种植物果实的不同部位，但所含成分、功效差异很大，关于橘核的研究目前还不够深入。

【贮存】贮于干燥容器内，盐橘核密闭，置于通风干燥处。防霉，防蛀。

苦杏仁

【来源】本品为蔷薇科植物山杏 *Prunus armeniaca* L.var.ansu Maxim.、西伯利亚杏 *Prunus*

sibirica L.、东北杏 *Prunus mandshurica*（Maxim.）Koehne 或杏 *Prunus armeniaca* L. 的干燥成熟种子。

【历史沿革】历代有熬、去皮尖炒、药汁制、烧黑、酥熬、油制、麸炒、蒸、童便制、灯上燎、烂煮令香、面炒、微炒、火上燎存性、蜜制、制霜、炒令香熟、制炭、米泔制、炒焦、焙法、炒赤、炒令微黑、童便浸蜜炒、蛤粉炒、牡蛎粉炒、姜制、盐制、酒浸、面裹煨去油、便炒、烧存性、醋制法等。现行主要的炮制方法有燀法、炒黄。《中国药典》收载的饮片为苦杏仁、燀苦杏仁、炒苦杏仁。

【采收】夏季采收成熟果实。

【产地加工】除去果肉和核壳，取出种子，晒干。

【炮制】

1. 苦杏仁　取原药材，除去杂质，用时捣碎。

2. 燀苦杏仁　取净苦杏仁，置于沸水中略烫，至外皮微胀时，捞出，用凉水稍浸，取出搓开种皮，晒干后簸去种皮，取仁，用时捣碎。

3. 炒苦杏仁　取燀苦杏仁，置于炒制容器内，用文火加热，炒至表面黄色，取出晾凉，用时捣碎。

【饮片性状】苦杏仁呈扁心形。表面黄棕色至深棕色，一端尖，另端钝圆、肥厚，左右不对称，尖端一侧有短线形种脐，圆端合点处向上具多数深棕色的脉纹，富油性。气微，味苦。

燀苦杏仁呈扁心形，无种皮。表面乳白色或黄白色，光滑，富油性。有特异的香气，味苦。

炒苦杏仁形如燀苦杏仁。表面黄色至棕黄色，微带焦斑。有香气，味苦。

【加工与炮制目的】苦杏仁味苦，性微温，有小毒，归肺、大肠经，具有降气止咳平喘、润肠通便的功能。生品性微温而质润，长于润肺止咳、润肠通便，多用于新病喘咳（常为外感咳喘）、肠燥便秘。如治风热犯肺、肺失肃降、气逆咳喘的桑菊饮（《温病条辨》）；治风燥伤肺、干咳无痰、鼻燥咽干或兼有口渴、身热的桑杏汤（《温病条辨》）；治热邪壅肺、身热口渴、咳嗽气喘的麻杏石甘汤（《注解伤寒论》）；治老人肠液枯燥或产后血少便秘的润肠丸（《沈氏尊生书》）。

燀苦杏仁可破坏酶，保存苷；去皮有利于有效物质溶出，提高疗效，其作用与生品相同。

炒苦杏仁性温，长于温散肺寒，并可去小毒，常用于肺寒咳喘、久喘肺虚、肠燥便秘。如治气喘咳嗽的华盖散（《太平惠民和剂局方》）；治久患肺喘、咳嗽不止、睡卧不宁的杏仁煎（《杨氏家藏方》）。

【现代研究】苦杏仁含有苦杏仁苷和苦杏仁酶、脂肪油（苦杏仁油）、蛋白质、氨基酸、挥发油等成分。其中苦杏仁苷约占3%，脂肪油约占51%（主要为棕榈酸、硬脂酸、油酸、亚油酸等不饱和脂肪酸），蛋白质约占27%。苦杏仁苷是苦杏仁中止咳平喘的有效成分，容易在酶的作用下水解产生杏仁腈和葡萄糖，杏仁腈进一步分解为氢氰酸和苯甲醛而挥发。苦杏仁通过加热炮制，可杀酶保苷，使苦杏仁苷在机体内缓慢分解产生少量氢氰酸，起到中枢性镇咳平喘作用，不至于在酶的作用下大量分解而引起中毒。苦杏仁苷的酶解过程见图 11-5。

研究表明，不同炮制品先煎或后煎，苦杏仁苷煎出率均有所不同。先煎时，苦杏仁苷煎出率为炒燀苦杏仁＞炒苦杏仁＞燀苦杏仁＞生苦杏仁；后煎时，苦杏仁苷煎出率为炒燀苦杏仁＞燀苦杏仁＞炒苦杏仁＞生苦杏仁。另外，粉碎度对苦杏仁苷的煎出率，以燀后（去皮或不去皮）粉碎成原药材的 1/8 ～ 1/4 粗颗粒时较高。

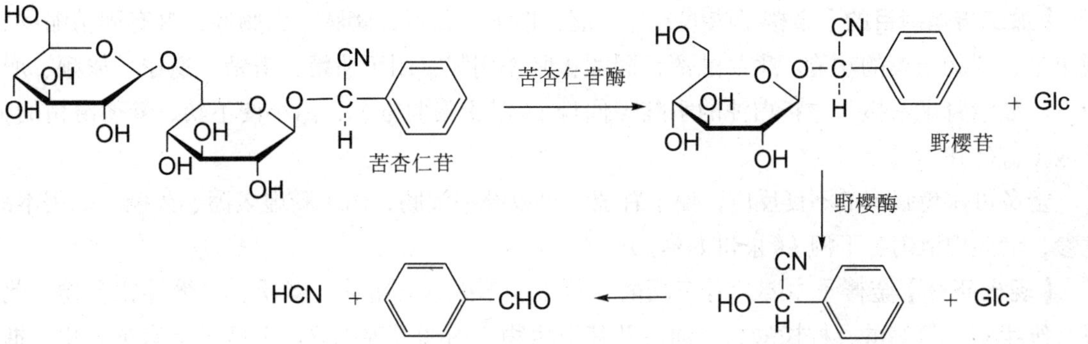

图 11-5 苦杏仁苷的酶解过程

生苦杏仁的醚提取物和水煎液在体外培养的 Raji 细胞上有诱导抗 EB 病毒早期抗原（EBV-EA）激活的作用，提示有一定的致癌活性。带皮炒、焯及焯炒 3 种炮制方法均能降低其对 EBV-EA 的激活作用，以炒及焯炒方法为优。3 种炮制方法均能增强苦杏仁的润肠作用，其醚提取物润肠作用为焯炒苦杏仁＞焯苦杏仁＞生苦杏仁。从祛毒和增效来看，均以焯炒苦杏仁较好；炒苦杏仁虽略逊于焯炒苦杏仁，但不用去皮操作简单，其他成分不易流失，仍为一种可取的炮制方法。

蒸、煮、炒、焯均能使苦杏仁酶变性。实验表明，焯苦杏仁时，所用沸水量、烫煮时间均对苦杏仁酶的变性程度有影响。对清炒法炮制的苦杏仁样品进行苦杏仁苷及酶的活性测定，结果表明苦杏仁炒至炒黄程度即可达到破坏酶、保存苷的目的。

辨析思考 苦杏仁苷既是苦杏仁的有效成分，又是苦杏仁的毒性成分。目前，苦杏仁生品和各炮制品均以苦杏仁苷作为含量测定指标成分，炮制工艺亦以保苷效果为标准。如何在保证苦杏仁临床疗效的同时，兼顾其安全性，研制出更加合理的炮制工艺和更为科学的炮制品质量评价标准，还需要进一步研究。

【贮存】贮于干燥容器内，置于阴凉干燥处。防蛀。

金樱子

【来源】本品为蔷薇科植物金樱子 *Rosa laevigata* Michx. 的干燥成熟果实。

【历史沿革】历代有酒浸、酒洗、焙、蒸和炒法等，并有较多关于炮制作用的记述，如"内多毛及子，必去之净，才能补肾涩精，其腹中之子，偏能滑精，煎膏不去子，全无（功）效也""生者酸涩，熟者甘涩，用当用将熟之际，得微酸甘涩之妙……熟则纯甘，去刺核，熬膏甘多涩少"等。现行主要的炮制方法为蜜炙。《中国药典》收载的饮片为金樱子肉。

【采收】一般在 10—11 月果实成熟变红时采收。

【产地加工】将采收的成熟果实晒干后除去毛刺，或将去毛刺后的果实趁鲜纵切两瓣，挖去果实内的毛及核，晒干。

【炮制】

1. 金樱子 取原药材，除去杂质，洗净略浸，润透，纵切两瓣，除去毛、核，干燥。

2. 蜜金樱子 取炼蜜，加入适量开水稀释，淋入金樱子内拌匀，闷润，置于炒制容器内，用文火加热，炒至表面红棕色、不黏手时，取出晾凉。每 100kg 金樱子，用炼蜜 20kg。

【饮片性状】金樱子肉呈倒卵形纵剖瓣。表面红黄色或红棕色，有突起的棕色小点，顶端有花萼残基，下部渐尖，内面淡黄色。气微，味甘、微涩。

蜜金樱子表面暗棕色。有蜜的焦香气，味甜。

【加工与炮制目的】金樱子味酸、甘、涩，性平，归肾、膀胱、大肠经，具有固精缩尿、固崩止带、涩肠止泻的功能。生品酸涩，固涩止脱作用强，用于遗精、滑精、遗尿、尿频、崩漏、带下。如治肾虚不摄、遗精白浊的水陆二仙丹（《洪氏集验方》）；治小便不禁、梦遗滑精的金樱子煎（《普门医品》）。

蜜炙可避免腹痛的不良反应，偏于甘涩，可以补中涩肠，用于肠虚久泻、久痢。如用本品配党参，治久虚泄泻、下痢（《泉州本草》）。

【现代研究】金樱子主要含有三萜酸、黄酮、苯丙素、甾体、鞣质、多糖等化合物。此外，还有维生素、氨基酸、柠檬酸、亚油酸及其衍生物、内酯类等成分。金樱子具有抗氧化、抑菌、抗炎、改善肾功能、提高机体免疫力、降血糖、降血脂、抗肿瘤等药理作用。

金樱子不同炮制品中化学成分含量差异较大，在蜜制品、砂制品、麸制品、酒制品、清炒品、盐制品、生品中，总黄酮以麸制品最高，其次为盐制品，总酚酸以麸制品最高，总三萜以蜜制品最高，鞣质以麸制品最高。

以小鼠的软、稀便减少率及涩肠比为观察指标研究金樱子的涩肠药效，结果发现麸炒品或蜜炙品能较好地缓解腹泻症状，降低稀便或软便发生率。对胃肠内容物的固涩作用比较，麸炒品有较好的涩肠作用，其余炮制品涩肠作用不明显。

金樱子中具有抗氧化活性的主要成分有总黄酮、多糖、鞣质，其中金樱子总黄酮和多糖均具有良好的抗氧化能力，能清除超氧阴离子自由基，抑制羟自由基对细胞膜的破坏。金樱子总黄酮有明显的抗氧化和抑制细胞凋亡的作用，且蜜炙后抗氧化性增强；总三萜口服能降低肝脂肪的变性，且能显著降低大鼠 ALT、AST、TC、TG、FFA、低密度脂蛋白（LDL）、MDA、胰岛素和血糖的水平，提高高密度脂蛋白（HDL）、谷胱甘肽（GSH）的水平。

辨析思考　《本草求真》记载金樱子"生者酸涩，熟者甘涩，用当用将熟之际，得微酸甘涩之妙"，如何阐释金樱子"酸、甘、涩"的性味物质基础？

【贮存】贮于干燥容器内，蜜金樱子密闭，置于通风干燥处。

枳　壳

【来源】本品为芸香科植物酸橙 *Citrus aurantium* L. 及其栽培变种的干燥未成熟果实。

【历史沿革】历代有麸炒、炒焦炙、麸炒醋熬、米泔浸后麸炒、制炭、面炒、炒制、火炮、煨、米炒、萝卜制、米泔水浸、麸炒、酒炒、醋炒和蜜水炒等。现行主要的炮制方法为麸炒法。《中国药典》收载的饮片为枳壳和麸炒枳壳。

【采收】一般在 7 月小暑至大暑采收未成熟的果实。对一棵树应由里往外、从上到下采摘，头伏开始，二伏收完，最迟不过大暑。过早采收则影响产量，过迟采收则肉薄瓤大影响品质。

【产地加工】

1.枳壳　采摘后的枳壳横切为二，遮物晒干、阴干或低温烘干。

2.枳壳片　枳壳果皮向上、肉向下摊在竹笼内，喷淋清水，夏、秋季喷水 2～3 次，闷润 8 小时，即可轧扁切片，春、冬季喷水 3～5 次，闷润 12～24 小时，微火烘软轧扁，随烘随轧随切，纵切厚 0.2～0.25cm 的片，晒干，筛去瓤屑即可。

【炮制】

1.枳壳　取原药材，除去杂质，洗净，捞出润透，去瓤，切薄片，干燥，筛去碎落的瓤核。

2.麸炒枳壳　先将炒制容器用中火加热至撒入麦麸即刻烟起，均匀撒入麦麸，投入净枳壳片，炒至枳壳表面淡黄色时，取出，筛去麦麸，晾凉。每 100kg 枳壳片，用麦麸 10kg。

【饮片性状】枳壳呈不规则弧状条形薄片。切面外果皮棕褐色至褐色，中果皮黄白色至黄棕色，近外缘有 1 ~ 2 列点状油室，内侧有的有少量紫褐色瓤囊。气清香，味苦微酸。麸炒枳壳表面色较深，偶有焦斑。质脆。气香，味较弱。

【加工与炮制目的】枳壳味苦、辛、酸，性微寒，归脾、胃经，具有理气宽中、行滞消胀的功效。枳壳生用辛燥作用较强，偏于行气宽中除胀，用于气实壅满所致脘腹胀痛或胁肋胀痛、子宫下垂、脱肛、胃下垂。如治胁肋胀痛的枳壳散（《普济本事方》）。

麸炒枳壳可缓和其峻烈之性，偏于理气健胃消食，用于宿食停滞、呕逆嗳气、风疹瘙痒。如治积滞内停、胃脘痞满的木香槟榔丸（《太平惠民和剂局方》）。麸炒枳壳因其作用缓和，适宜于年老体弱而气滞者。

【现代研究】枳壳含有挥发油、黄酮、香豆素、生物碱和多糖等成分，具有调节胃肠蠕动、抗溃疡、镇痛、抗休克等药理作用。

枳壳及其果瓤和中心柱部位均含有挥发油、柚皮苷及具有升压作用的辛弗林和 N- 甲基酪胺，但果瓤和中心柱中挥发油、柚皮苷含量甚少。瓤约占整个药材重量的 20%，极易发霉变质和虫蛀，水煎液味极苦且酸涩，故传统炮制中将枳壳瓤作为质次部分和非药用部位除去是合理的。

枳壳经麸炒后，挥发油含量有所降低，橙皮苷和柚皮苷含量明显减少，说明麸炒对枳壳中挥发油、黄酮苷含量有一定影响。

麸炒枳壳水煎液对兔离体肠管、兔离体子宫及小白鼠胃肠运动均有影响，但麸炒品水煎液作用较生品缓和，从而减缓枳壳对肠道平滑肌的刺激，符合"麸皮制其燥性而和胃""枳壳生用峻烈，麸炒略缓"的记载。

以水合橙皮内酯、马尔敏、川陈皮素、红橘素和葡萄内酯的总含量、醇溶性浸出物含量、挥发油含量、饮片性状和药效为指标，优选的枳壳麸炒工艺为温度 190℃，加麸量 10%，炒制 9 分钟。

辨析思考　枳壳为"陈久者良"的六陈中药之一，这对枳壳的药效物质基础意味着什么？以往的研究普遍认为挥发性成分与中药燥性或毒性密切相关，但枳壳多以水煎液的形式入药，枳壳的燥性究竟来源于挥发性成分还是水溶性成分，故有必要对枳壳不同部位的燥性及其燥性物质基础进行比较分析。

【贮存】枳壳含挥发油，应贮藏于阴凉干燥处。防蛀，防霉。

枳　实

【来源】本品为芸香科植物酸橙 *Citrus aurantium* L. 及其栽培变种或甜橙 *Citrus sinensis* Osbeck 的干燥幼果。

【历史沿革】历代有去瓤炒、制炭、炙、熬、炒黄、炒令黑、麸炒、面炒、醋炒、米泔浸后麸炒、蜜炙、姜汁炒、饭上蒸、酒炒和土炒等。现行主要的炮制方法为麸炒法。《中国药典》收载的饮片为枳实和麸炒枳实。

【采收】于 5—6 月拾取地上经风吹落或自行脱落的幼小果实。

【产地加工】

1. 枳实　将收集的幼果除去杂质，按大小分档。大者自中部横切为两半，先仰晒，后覆晒至全干；小者直接晒干，习称"鹅眼枳实"。

2. 枳实片　将药材放入清水中洗去泥沙，捞起，置于竹箩内闷润，夏、秋季润 6 ～ 12 小时，春、冬季润 12 小时，再用清水淘洗 1 次，再润 8 ～ 12 小时，切成 0.2 ～ 0.25cm 的片，晒干即可。

【炮制】

1. 枳实　取原药材，除去杂质，洗净，润透，切薄片，干燥。

2. 麸炒枳实　先将炒制容器用中火加热至撒入麦麸即刻烟起，均匀撒入麦麸，投入净枳实片，炒至枳实表面淡黄色时，取出，筛去麦麸，晾凉。每 100kg 枳实片，用麦麸 10kg。

【饮片性状】枳实为不规则弧状条形或圆形薄片。切面外果皮黑绿色至暗棕色，中果皮部分黄白色至黄棕色，近外缘有 1 ～ 2 列点状油室，条片内侧或圆片中央具棕褐色瓤囊。质坚硬。气清香，味苦、微酸。

麸炒枳实颜色较深，有的有焦斑。气焦香，味微苦、微酸。

【加工与炮制目的】枳实味苦、辛、酸，性微寒，归脾、胃经，具有破气消积、化痰散痞的功效。枳实生用性较峻烈，以破气化痰为主，因破气作用强烈，有损伤正气之虑，适宜气壮邪实者，用于胸痹、痰饮，近年亦用于胃下垂。如治痰浊内阻、胸阳不振、胸痹疼痛的枳实薤白桂枝汤（《金匮要略方论》）。

枳实经麦麸炒制后可缓和峻烈之性，免伤正气，散结消痞之力胜，用于食积胃脘痞满、积滞便秘、湿热泻痢。如治食积不化而致脘腹痞满的枳术丸和治下痢泄泻的枳实导滞丸（《内外伤辨惑论》）。

【现代研究】枳实主要含有黄酮、挥发油、生物碱、香豆素等成分，具有抗癌、抗氧化、抗炎、促进脂质代谢、抗菌等药理活性。

麸炒枳实 4 年贮存期与 0 年贮存期样品比较，辛弗林、挥发油含量明显降低，水溶性、醇溶性浸出物均降低；相同贮存期的不同批次的麸炒枳实，辛弗林含量亦有差异，说明贮存期和炮制过程对麸炒枳实质量有影响。

研究表明，枳实经不同方法炮制（麸炒、醋炙）后，柠檬烯的含量呈下降趋势，其中麸炒品含量降低了约 1/2。比较枳实不同炮制品中橙皮苷、辛弗林、柚皮苷和新橙皮苷的含量，橙皮苷含量为醋炙品 > 酒炙品 > 炒炭品 > 砂炒品 > 生品 > 土炒品 > 麸炒品；辛弗林含量为醋炙品 > 生品 > 麸炒品 > 砂炒品 > 土炒品 > 炒炭品 > 酒炙品；柚皮苷含量为炒黄品 > 麸炒品 > 醋炙品 > 蜜炙品 > 生品 > 砂炒品 > 炒炭品；新橙皮苷含量为生品 > 炒黄品 > 麸炒品 > 醋炙品 > 蜜炙品 > 砂炒品 > 炒炭品。

麸炒和清炒对枳实化学成分种类的影响较小，而对部分成分的含量影响比较明显，两种炮制方法均能不同程度地减缓枳实的峻烈之性，麸炒法由于辅料麦麸的吸附作用，减缓效果强于清炒。GC-MS 分析发现，与枳实生品相比，麸炒后挥发油成分新增 52 种化合物，蜜麸炒后新增 26 种化合物，蜜糠炒后新增 28 种化合物。

对离体肠管作用的研究显示，枳实挥发油能刺激平滑肌，使其处于痉挛状态。经麸炒后，可以降低挥发油的含量，从而缓解刺激作用。

以辛弗林、总黄酮为指标，采用正交实验法对温度、时间、加麸量 3 个因素进行考察，结果发现温度对实验结果有显著影响，时间、加麸量对实验结果无显著影响。优选的麸炒工艺为温度 180℃，时间 60s，加麸量 5%。

辨析思考　枳实与枳壳来源相同，性味、归经、所含成分相似，炮制方法基本一致，但前者偏于破气化痰，后者偏于理气健胃消食，如何阐明功效的差异及炮制的内涵值得思考。

【贮存】枳实含挥发油，应贮藏于阴凉干燥处。防蛀，防霉。

柏子仁

【来源】本品为柏科植物侧柏 *Platycladus orientalis*（L.）Franco 的干燥成熟种仁。

【历史沿革】历代有酒浸后用黄精汁煎煮并焙干法、熬法、去壳制、研后用纸裹压去油、酒浸、焙炒、炒、蒸制、酒制、隔纸焙去油、去壳取仁并微炒去油、炒黄和制霜法等。现行主要的炮制方法有炒黄和制霜法。《中国药典》收载的饮片为柏子仁。

【采收】秋、冬两季采收成熟种子。

【产地加工】晒干，除去种皮，收集种仁。

【炮制】

1. 柏子仁　取原药材，除去杂质及残留的种皮，筛去灰屑。

2. 炒柏子仁　取净柏子仁，置于热锅中，用文火加热，炒至油黄色，有香气逸出为度，取出，放凉。

3. 柏子仁霜　取净柏子仁，碾成泥状，用布包严，蒸热，用吸油纸压榨去油，如此反复操作，至药物不再黏结成饼为度，再碾细。

【饮片性状】柏子仁呈长卵形或长椭圆形。表面黄白色或淡黄棕色。质软，油润。断面黄白色，富油性。气微香，味淡。

炒柏子仁表面油黄色，偶见焦斑，具有焦香气。

柏子仁霜为均匀、疏松的淡黄色粉末，微显油性，气微香。

【加工与炮制目的】柏子仁味甘，性平，归心、肾、大肠经，具有养心安神、止汗、润肠通便的功能。柏子仁长于润肠通便、养心安神，但存在异味及致人恶心呕吐的不良反应，其脂肪油有润肠通便的作用。如治津液枯竭、肠燥便秘的五仁丸（《医方类聚》）；治心气虚寒、心悸易惊、失眠多梦的柏子养心丸（《中国药典》）。

炒柏子仁有焦香气，使药性缓和，降低致泻作用，并消除令人呕吐的不良反应，常用于心烦失眠、心悸怔忡、阴虚盗汗。如治虚烦失眠、心悸健忘、盗汗的天王补心丹（《摄生秘剖》）。

柏子仁霜可消除致呕和致泻的不良反应，多用于心神不安、虚烦失眠的脾虚患者。如治劳心太过、神不守舍的柏子养心丸（《古今医统大全》）。

【现代研究】柏子仁含脂肪油约 14%，并含有少量挥发油和皂苷。此外，还含植物甾醇、酚性化合物、黄酮、维生素 A、蛋白质、木脂素等成分。现代研究发现，柏子仁具有镇静安神、抗抑郁、减少小鼠自主活动次数、改善阿尔茨海默病、加强肠推进等药理作用。

柏子仁纸色谱法在 R_f 值 0.74 处有一浅黄色荧光斑点，而柏子仁霜在相应处则为浅蓝色荧光斑点。柏子仁霜在 R_f 值 0.70 处有一深蓝色斑点，而柏子仁没有此斑点。说明柏子仁炮制前后，化学成分有一定变化。

实验结果显示，柏子仁制霜前后总皂苷几乎没有损失。

药理实验表明，同生品比较，柏子仁霜对阈下催眠剂量异戊巴比妥钠有显著的协同作用，产生明显的镇静安神作用，二者有显著差异。另有研究表明，生、炒品和柏子仁霜，经动物灌服，小鼠用量为成人用量的 100 倍时，各样品均无明显的滑肠致泻作用。

有研究采用粉碎热烘制霜法，即将柏子仁粉碎，上下放吸油纸置于大瓷盘内，上压重物，置于干燥箱内加热一定时间，反复数次即得，比传统制霜法效率高，成品质量均一，酸败度变化较小。

辨析思考　柏子仁生、炒品和柏子仁霜功效各有差异，其差异功效的物质基础是因其质的区别还是量的不同？柏子仁安神的物质基础是什么？还有待阐明。

【贮存】贮于干燥容器内，柏子仁霜瓶装或坛装，置于阴凉干燥处。防热，防蛀，防泛油。

栀 子

【来源】本品为茜草科植物栀子 *Gardenia jasminoides* Ellis 的干燥成熟果实。

【历史沿革】历代有擘破、炒炭、烧末、甘草水制、炙法、炙酥拌微炒、姜汁炒焦黄、炒令十分有二焦黑、蒸制、微炒、煮制、纸裹煨、酒浸、童便炒、蜜制、盐水炒黑、炒焦、酒洗、酒炒、姜汁炒黑、乌药拌炒和蒲黄炒法等。现行主要的炮制方法有炒黄、炒焦和炒炭。《中国药典》收载的饮片为栀子、炒栀子和焦栀子。

【采收】10月下旬，一般霜降以后，果实逐渐成熟，当外果皮由青色变成红黄色时，可分期分批摘取采收。

【产地加工】果实不宜堆置，以免发热腐烂，应放置于通风处摊开，除去果柄等杂质后，直接晒干或烘干。也可以将果实放在沸水（略加白矾）中稍烫，然后取出晒干或烘干。或用甑蒸至上大气，取出，晒干。

【炮制方法】

1. 栀子　取原药材，除去杂质，碾碎。

2. 炒栀子　取栀子碎块，置于炒制容器内，用文火加热，炒至深黄色或黄褐色，取出，放凉。

3. 焦栀子　取栀子碎块，置于炒制容器内，用中火加热，炒至焦褐色或焦黑色，取出，放凉。

4. 栀子炭　取栀子碎块，置于炒制容器内，用武火加热，炒至黑褐色或焦黑色，喷淋少许清水熄灭火星，取出，摊开晾凉。

【饮片性状】栀子为不规则碎块状。表面红黄色或棕红色。果皮薄而脆，略有光泽。种子扁卵圆形，红黄色。味微酸而苦。

炒栀子表面深黄色或黄褐色。焦栀子表面焦黄色或焦黑色。栀子炭表面黑褐色或焦黑色。

【加工与炮制目的】栀子味苦，性寒，归心、肺、三焦经，具有泻火除烦、清热凉血、解毒的功能。栀子生品长于泻火利湿、凉血解毒，常用于温病高热、湿热黄疸、湿热淋证、疮疡肿毒；外治扭伤跌损。如治温病高热烦躁、神昏谵语的栀子仁汤（《不居集》）；治湿热黄疸的茵陈蒿汤（《伤寒论》）；治跌打损伤、青肿疼痛，可用生品研末与面粉、黄酒调敷。

栀子炒后可缓和苦寒之性，以免伤中，对胃的刺激性减弱，适用于脾胃虚弱者。炒栀子与焦栀子功用相似，炒栀子比焦栀子苦寒之性略强，一般热较甚者可用炒栀子，脾胃虚弱者可用焦栀子。二者均有清热除烦的功用，常用于热郁心烦、肝热目赤，如治热病心烦、胬肉攀睛、羞涩难开。

栀子炭善于凉血止血，多用于吐血、咯血、咳血、衄血、尿血、崩漏下血等。如十灰散（《十药神书》）。

【现代研究】栀子的主要化学成分有环烯醚萜类、单萜苷类、二萜类、三萜类、有机酸酯类、黄酮类、挥发油、多糖及各种微量元素等。现代药理学研究表明，栀子在保肝利胆、降血糖、促进胰腺分泌、胃功能保护、降压、调脂、神经保护、抗炎、抗氧化、抗疲劳、抗血栓等方面具有一定的活性。

栀子主要含有京尼平苷，主要集中在栀子仁中，果皮中含量较低；炒制和炒焦后含量均有所下降，焦栀子下降更明显。炒品和炒焦品中绿原酸和栀子苷显著降低，炒焦品较炒品更低。鞣质随炮制温度的升高而增加，但当高于200℃时，鞣质含量大幅下降。

生、焦栀子对家兔结扎总输胆管后血中胆色素升高有轻微抑制作用，两者差别不大。生栀子醇提液对四氯化碳所致肝损伤 ALT 升高有明显的保护作用，但炮制后作用降低，且随着温度升高，作用逐渐降低，当超过 200℃ 时，护肝作用消失。给家兔注射 1.5g 的生、焦栀子剂量时均有显著缩短凝血时间的作用，而在注射 0.75g 剂量时，生栀子仍有作用，焦栀子则无。对注射酵母液而引起的发热家兔动物模型，生栀子有明显的解热作用，而焦栀子则无。生、焦栀子对金黄色葡萄球菌、链球菌、白喉杆菌的抑菌作用相似；对溶血性链球菌、伤寒杆菌、副伤寒杆菌的抑制作用以生栀子为佳；焦栀子则对痢疾杆菌的作用略强，这可能是中医临床对大便溏薄者使用焦栀子的依据。生栀子抗炎作用较强，炮制后减弱，超过 175℃ 后抗炎作用消失。

有实验用烘法代替炒法，结果发现烘法炮制结果比较恒定，便于控制质量。

辨析思考 京尼平苷、绿原酸是栀子的功效成分，但在炒栀子和焦栀子中，两者的含量均有所下降，其炮制的意义何在？栀子生品长于泻火利湿、凉血解毒，而栀子炭善于凉血止血，如何阐述其炮制机制？现代药理学研究表明，栀子二萜类成分如西红花苷、西红花酸具有神经保护、促进胰腺分泌、抗氧化、抗疲劳、抗血栓等作用，这些化学成分与栀子的部分传统功效相符，亦应将此类物质作为栀子炮制机制研究的指标性成分。

【贮存】贮于干燥容器内，密闭，置于通风干燥处。

砂 仁

【来源】本品为姜科植物阳春砂 *Amomum villosum* Lour.、绿壳砂 *Amomum villosum* Lour.var. *xanthioides* T.L.Wu et Senjen 或海南砂 *Amomum longiligulare* T.L.Wu 的干燥成熟果实。

【历史沿革】历代有去皮、炒、焙、煨、酒炒、姜汁拌、盐水浸生炒和萝卜汁浸透后焙等。现行主要的炮制方法为盐炙。《中国药典》收载的饮片为砂仁。部分地区还有砂仁粉炮制品。

【采收】种植后 2～3 年开花结果。平原地区 7 月底至 8 月初，山区 8 月底至 9 月初，待果实由鲜红转为紫红色、种子呈黑褐色、破碎后有浓烈辛辣味时即可采收。采收时用剪刀剪断果序，运回加工。

【产地加工】除去粗长的总果柄称为"壳砂"；加工剥去果皮则称为"原砂仁"或"净砂"；剥出的果壳称为"砂壳"。

1. 阳春砂 放在筛子、竹帘或席子上用微火烘制，烘至五六成干时取出，趁热喷冷水 1 次，使其骤然收缩，从而果皮与种子团紧密结合，然后盖上稻草，以重物压一夜。经此法处理后保存不易生霉。为提高品质，在果实快干时上盖一层鲜樟树叶，继用糠或木炭微火烘熏至干，经熏后香气更浓。阳春砂均加工成"壳砂"。

2. 绿壳砂、海南砂 多晒干或用微火烘干后，加工成"壳砂""净砂""砂壳"。

【炮制】

1. 砂仁 取原药材，除去杂质，用时捣碎。

2. 盐砂仁 取净砂仁，加入盐水拌匀，稍闷，待盐水被吸尽后，置于炒制容器内，用文火加热炒干，取出晾凉。每 100kg 砂仁，用食盐 2kg。

【饮片性状】阳春砂、绿壳砂呈椭圆形或卵圆形，有不明显的三棱，长 1.5～2cm，直径 1～1.5cm。表面棕褐色，密生刺状突起，顶端有花被残基，基部常有果梗。果皮薄而软。种子集结成团，具三钝棱，中有白色隔膜，将种子团分成 3 瓣，每瓣有种子 5～26 粒。种子为不规则多面体，直径 2～3mm；表面棕红色或暗褐色，有细皱纹，外被淡棕色膜质假种皮；质硬，胚乳灰白色。气芳香而浓烈，味辛凉、微苦。

盐砂仁形如砂仁，炒后色泽加深。辛香气略减，味微咸。

【加工与炮制目的】砂仁味辛，性温，归脾、胃、肾经，生品辛香，具有化湿开胃、温脾止泻、理气安胎的功能。临床常用于湿浊中阻、脘痞不饥、脾胃虚寒、呕吐泄泻、妊娠恶阻。如治脾胃虚弱、湿滞中阻的香砂六君子汤（《医方集解》）；治脾胃虚弱的参苓白术散（《太平惠民和剂局方》）；治胸膈噎闷、心腹冷痛的缩砂丸（《太平惠民和剂局方》）。

盐砂仁辛燥之性略减，温而不燥，并能引药下行，增强温中暖肾、理气安胎的作用，可用于霍乱转筋、胎动不安。如治霍乱单用砂仁末入食盐泡服（《本草述》）；治妊娠胎动不安的铁罩散（《类编朱氏集验医方》）。

【现代研究】砂仁主要有挥发油、多糖、黄酮类、有机酸、酚类等物质。砂仁具有胃肠保护（如抗溃疡、促进胃排空、促进胃蠕动、影响胃肠细胞生物电活动）、镇痛、抗炎、止泻、抑菌、调节菌群、降血糖、抗氧化等药理作用。

砂仁各炮制品中挥发油含量为生品＞炒黄品＞土炒品＞麸炒品＞炒焦品＞炒炭品，其中前四者差异不大，而炒焦和炒炭后显著降低。

动物实验结果表明，砂仁盐炙品有显著的缩尿作用，优于砂仁生品。

以挥发油含量为指标，优选的盐炙砂仁的工艺为用盐量为 2%，闷润 2 小时，炒制温度为 140℃，炒制 15 分钟。

辨析思考 《中国药典》仅载有砂仁生品，盐炙品和姜炙品也仅在部分地区使用，至于其炮制是否合理，有无继承和发扬的价值，鲜有人研究报道。

【贮存】贮于干燥容器内，密闭，置于阴凉干燥处。

牵牛子

【来源】本品为旋花科植物裂叶牵牛 *Pharbitis nil*（L.）Choisy 或圆叶牵牛 *Pharbitis purpurea*（L.）Voigt 的干燥成熟种子。

【历史沿革】历代有酒蒸、熬、炒熟、石灰炒、生姜汁酒制、麸炒、童便制、盐制、米炒、蒸制、吴茱萸制、醋煮、水煮和牙皂汁浸等。现行主要的炮制方法为炒黄。《中国药典》收载的饮片为牵牛子和炒牵牛子。

【采收】7—10 月间果实成熟时，将藤割下。

【产地加工】晒干，打出种子，除去果壳杂质。

【炮制】

1. 牵牛子 取原药材，去净杂质，用时捣碎。

2. 炒牵牛子 取净牵牛子，置于炒制容器内，用文火加热，炒至稍鼓起，颜色加深，断面浅黄色，即可。

【饮片性状】牵牛子似橘瓣状，表面灰黑色或淡黄白色，背面有一条浅纵沟，腹面棱线的下端有一点状种脐，微凹，质硬。气微，味辛、苦，有麻感。

炒牵牛子表面黑褐色或黄棕色，稍鼓起，微具香气。

【加工与炮制目的】牵牛子味苦，性寒，有毒，归肺、肾、大肠经，具有逐水通便、消痰涤饮、杀虫攻积的功能，用于水肿胀满、二便不通、虫积腹痛、痰饮积聚、气逆咳喘。生牵牛子偏于逐水消肿、杀虫，用于水肿胀满、二便不通、虫积腹痛。如治水肿胀满的舟车丸（《景岳全书》）；治虫积腹痛的牵牛散（《沈氏尊生书》）。

炒牵牛子可降低毒性，缓和药性，免伤正气，利于粉碎和有效成分煎出，善于消食导滞，多用于食积不化、气逆痰壅。如治小儿停乳停食、腹胀便秘、痰盛喘咳的一捻金（《中国药典》）。

【现代研究】牵牛子含有牵牛苷、脂肪油、酚酸类及多糖类等物质。现代药理学研究表明，牵牛子具有抗肿瘤、泻下、利尿、抑菌、兴奋平滑肌及驱虫等作用。

研究表明，炒牵牛水浸出物含量增加，脂肪油、生物碱含量降低。有研究认为，炒牵牛子泻下作用缓和的主因为牵牛子苷在肠内遇胆汁和肠液分解出牵牛子素，对肠道有强烈刺激作用，增加肠蠕动，引起肠黏膜充血，分泌增加而致泻，炒制可破坏部分牵牛子苷，使泻下作用缓和，毒性降低。除牵牛子苷外，牵牛子尚含有其他泻下成分。

牵牛子多糖组分、脂肪油组分具有明显的利尿、化痰、增加大肠推进率的作用，其中多糖组分作用较为显著。酚酸、树脂苷组分具有促进胃排空、增加小肠推进率、抗炎、增强免疫、兴奋子宫等作用，其中酚酸组分大多作用较为明显。牵牛子的利尿、增加大肠推进率、化痰作用可能是其苦味的功能体现，其物质基础是多糖组分、脂肪油组分；促进胃及小肠蠕动、抗炎、增强免疫、兴奋子宫的作用可能是其辛味的功能体现，其物质基础为酚酸组分、树脂苷组分。

牵牛子炒后咖啡酸、绿原酸、异绿原酸 B 含量降低，新绿原酸、隐绿原酸、异绿原酸 A 及异绿原酸 C 炒后升高。

有研究发现，大鼠静脉注射绿原酸后，在其尿液中检测到新绿原酸和隐绿原酸，故推测绿原酸进入体内后可转化成新绿原酸和隐绿原酸，并发挥疗效。生牵牛子中绿原酸含量较高，而新绿原酸和隐绿原酸含量较低，炒制后有部分绿原酸转化成新绿原酸和隐绿原酸，其炒后发生类似于体内的转化，故推测牵牛子炒后有利于体内代谢，炒制用药有其合理性。

辨析思考　牵牛子为峻下逐水药，以往认为泻下的主要成分为树脂苷成分，近年的研究证明多糖类、脂肪油均具有通利二便的作用，也是其重要的功效物质基础。因此，牵牛子炮制机制研究，亦应对这两类成分进行深入研究。

【贮存】贮于干燥容器内，密闭，置于干燥处。

莱菔子

【来源】本品为十字花科植物萝卜 Raphanus sativus L. 的干燥成熟种子。

【历史沿革】历代有微炒、炒黄、巴豆同炒、焙、蒸和生姜炒法等。现行主要的炮制方法为炒黄。《中国药典》收载的饮片为莱菔子和炒莱菔子。

【采收】播种后翌年 5—8 月，果实充分成熟时，采割植株。

【产地加工】晒干，打下种子，除去杂质，放干燥处贮藏。

【炮制】

1. 莱菔子　取原药材，去净杂质，洗净，干燥，用时捣碎。

2. 炒莱菔子　取净莱菔子，置于炒制容器内，用文火加热，炒至微鼓起，质酥脆，断面浅黄色，有香气逸出时即可，用时捣碎。

【饮片性状】莱菔子呈类卵圆形或椭圆形，稍扁。表面黄棕色、红棕色或灰棕色，一端有深棕色圆形种脐，一侧有数条纵沟。质较坚硬，破碎后有油性。气微，味淡、微苦辛。

炒莱菔子表面微鼓起，色泽加深，质酥脆。气微香。

【加工与炮制目的】莱菔子味甘、辛，性平，归肺、脾、胃经，具有消食除胀、降气化痰的功能，用于饮食停滞、脘腹胀痛、大便秘结、积滞泻痢、痰壅喘咳。生品能升能散，长于涌吐风痰。如以生品为末，温水调服，可以宣吐风痰（《胜金方》）。

莱菔子是"生升熟降"的典型中药。《本经逢原》记载："生能升，熟能降；生则吐风痰，熟则定痰嗽，皆利气之效。"炒莱菔子变升为降，消除涌吐痰涎的不良反应，既缓和了药性，又利于粉碎和煎出，长于消食除胀、降气化痰，多用于食积腹胀、气喘咳嗽。如治疗食积不化的保和丸（《中国药典》）。

【现代研究】莱菔子含生物碱、硫代葡萄糖苷、异硫氰酸盐、黄酮、挥发油、脂肪油、蛋白质、多糖等成分。莱菔子具有平喘、镇咳、祛痰、抗氧化、降血压、降血脂、抗菌、增强胃肠道动力、改善泌尿系统等作用。

莱菔子中的萝卜苷可在机体内源性酶作用下生成莱菔子素而发挥药效。生莱菔子入煎剂时，萝卜苷在水浸煎煮过程中转化为莱菔子素，煎煮后转化为含硫化合物。莱菔子炒制后可抑制其所含硫代葡萄糖苷分解酶的活性而杀酶保苷，防止萝卜苷水解成莱菔子素，从而阻止 S-6- 甲亚砜基甲基 -1,3- 噻嗪烷 -2- 硫酮和 N-（E）-（4- 甲亚砜基 -3- 丁烯基）氨基硫代甲酸乙酯的生成，使萝卜苷在水煎液中存在，服入人体后发挥相应药效，又能避免服用生莱菔子发生恶心、呕吐等不良反应。但随着炒制时间的延长，莱菔子中硫苷含量会逐渐降低。

莱菔子富含脂肪油，含量达 35% ～ 40%，具有明显的促小鼠胃排空和肠推进的作用，而莱菔子水溶性成分具有止咳平喘作用。莱菔子炒后由于挥发油含量降低，脂肪油比例有所改变，对胃肠的作用与生品相比有明显差异，表现为能增强兔离体回肠节律性收缩和抑制小鼠胃排空率，一方面对胃排空的延迟，可使食物不至过快进入小肠，有利于小肠的消化吸收；另一方面，对小肠运动的增强，则可加强机械消化的作用。两者均有利于小肠内消化，这可能是炒莱菔子"消食除胀"的机制之一。

辨析思考　莱菔子是"生升熟降"的典型中药，但其物质基础如脂肪油、多糖类及其他成分在炮制过程中的变化及对药效的影响尚未被阐明。

【贮存】贮于干燥容器内，密闭，置于通风干燥处。防蛀。

桃　仁

【来源】本品为蔷薇科植物桃 *Prunus persica*（L.）Batsch 或山桃 *Prunus davidiana*（Carr.）Franch. 的干燥成熟种子。

【历史沿革】历代有去皮尖、熬、白术乌豆制、去皮炒切、去皮尖炒熟研如膏、去皮尖麸炒、面炒去皮尖、去皮尖熬令黑烟出、去皮尖微炒、盐炒、去皮尖焙、去皮尖麸炒、吴茱萸炒、酒制、烧存性、水浸去皮焙、干漆炒、童便酒炒、制炭、去皮尖炒法等。现行主要的炮制方法为焯法。《中国药典》收载的炮制品为桃仁、焯桃仁和炒桃仁。

【采收】果实成熟后采收。

【产地加工】除去果肉，待果核干燥，压碎核壳，筛出种子，晒干。

【炮制】

1. 桃仁　除去杂质，用时捣碎。

2. 焯桃仁　取桃仁置于沸水中，加热煮至种皮微膨起即捞出，在凉水中稍泡，捞起，搓开种皮与种仁，干燥，筛去种皮，用时捣碎。

3. 炒桃仁　取净桃仁，置于炒制容器内，用文火加热，炒至黄色，取出晾凉，用时捣碎。

【饮片性状】桃仁呈扁长卵形。表面黄棕色至红棕色，密布颗粒状突起。一端尖，中部膨大，另端钝圆稍偏斜，边缘较薄。尖端一侧有短线形种脐，圆端有颜色略深不甚明显的合点，自合点处散出多数纵向维管束。种皮薄，子叶2片，类白色，富油性。气微，味微苦。

燀桃仁形如桃仁，表面浅黄白色。气微香，味微苦。

炒桃仁形如桃仁，表面黄色至棕黄色，可见焦斑。气微香，味微苦。

【加工与炮制目的】桃仁味苦、甘，性平，归心、肝、大肠经，具有活血祛瘀、润肠通便的功能。生品以活血祛瘀力强，用于血瘀经闭、癥瘕积聚、产后瘀滞腹痛、跌打损伤、内痈等。如用于瘀血阻滞所致的妇女经闭不畅，伴小腹疼痛拒按的桃红四物汤（《医宗金鉴》）；用于跌打损伤、活血祛瘀、疏肝通络的复元活血汤（《医学发明》）。

桃仁燀后易去皮，除去非药用部分，有效物质易于煎出，其功用与生品基本一致。

炒桃仁偏于润燥和血，多用于肠燥便秘、心腹胀满等。如治疗大肠燥热、津枯液少、大便秘结、脘腹胀满的通幽润燥丸（《中药成药制剂手册》）。

【现代研究】桃仁含有苦杏仁苷、挥发油、脂肪油及苦杏仁酶等成分。

桃仁具有显著的抗水肿、抗炎活性，其中抗水肿的活性成分为蛋白质PR-A/PR-B，抗炎活性物质为蛋白质F、蛋白质G和蛋白质PR-B；其醇溶性成分具有抗凝、溶血、收缩子宫等作用。

桃仁不同炮制品中水溶性浸出物含量为燀桃仁＞炒桃仁＞带皮桃仁＞生桃仁，苦杏仁苷含量为去尖桃仁＞不去皮尖桃仁＞去皮尖桃仁。以上说明皮中含有较多的苦杏仁苷，因此去皮尖可能会降低毒性。

有实验对不同炮制品抗凝血、抗血栓、抗炎、润肠的作用进行对比，结果表明生桃仁以上作用较强，燀、炒桃仁及蒸桃仁抗凝血作用缓和，炒、蒸桃仁抗血栓作用明显降低；桃仁皮具有明显的抗凝血和抗血栓作用。小鼠炭末推进作用实验结果显示，桃仁皮作用甚微，其他炮制品有显著作用，尤以生、燀桃仁作用最强。

辨析思考　有学者认为，桃仁燀去皮是必要的，一方面可洁净药物，另一方面有利于成分煎出，又可降低毒性。也有学者认为，桃仁与杏仁用途不同，桃仁主要是活血祛瘀，因此苦杏仁苷不应作为有效成分，而应视为毒性成分。生用由于保存了苦杏仁苷酶的活性，可使苦杏仁苷在水煎过程中或粉碎后水解成氢氰酸而挥发，从而降低毒性。桃仁皮虽对成分的溶出有一定影响，但捣碎即可解决。关于桃仁是否去皮，生桃仁与炒桃仁不同功效的机制，尚需进一步研究。

【贮存】贮于干燥容器内，置于阴凉干燥处。防蛀。

益智仁

【来源】本品为姜科植物益智 *Alpinia oxyphylla* Miq. 的干燥成熟果实。

【历史沿革】历代有去壳炒、炒、取仁盐炒、米泔制、姜汁炒、青盐酒煮、蜜炙、酒炒、炒黑为末和煨法等。现行主要的炮制方法有砂炒和盐炙等。《中国药典》收载的饮片为益智仁和盐益智仁。

【采收】夏、秋间果实由绿变红时采收。

【产地加工】晒干或低温干燥。

【炮制】

1. 益智仁　除去杂质及外壳，用时捣碎。

2. 盐益智仁 取净益智仁，加入盐水拌匀，稍闷，待盐水被吸尽后，置于炒制容器内，用文火加热，炒干至颜色加深为度，取出晾凉，用时捣碎。每 100kg 益智仁，用食盐 2kg。

【饮片性状】益智仁呈椭圆形，两端略尖。表面棕色或灰棕色，有纵向凹凸不平的突起棱线，果皮薄而稍韧，与种子紧贴。种子集结成团，中有隔膜，呈不规则的扁圆形，表面灰褐色或灰黄色，胚乳白色。有特异香气，味辛、微苦。

盐益智仁外表棕褐至黑褐色，质脆，胚乳白色。有特异香气，味辛、微咸。

【加工与炮制目的】益智仁味辛，性温，归脾、肾经，具有温脾止泻的功能。生品摄涎唾力胜，常用于脾胃虚寒、腹痛吐泻、涎唾常流。如治伤寒阴盛、呕吐泄痢的益智散（《太平惠民和剂局方》）；治脾胃虚寒、不能固摄的摄涎秒方（《中药临床应用》）。

盐益智仁辛燥之性减弱，专行下焦，长于温肾、固精、缩尿，常用于肾气虚寒的遗精、遗尿、尿频、白浊、寒疝疼痛。如治梦泄的三仙丸（《世医得效方》）；治寒凝疝痛连小腹挛搐的益智仁散（《济生方》）。

【现代研究】益智仁主要含有倍半萜、二苯庚烷、黄酮、挥发油、甾体及其苷类等成分。益智仁具有缩尿、改善认知能力、抗菌、抗肿瘤、改善糖尿病症状等作用。

益智仁炮制后挥发油含量明显降低，盐炙可除去喇叭茶醇这一潜在的毒性倍半萜类成分。

益智仁提取液对番泻叶所致的小鼠腹泻有明显的对抗作用，对正常小鼠的胃排空和小肠推进功能有明显的抑制作用，此作用可能为其止泻的机制之一。益智仁石油醚部位具有缩尿作用，盐炙能增强其作用。

辨析思考 古法炮制主要为取仁后盐炙或炒用。现代炒制的目的主要在于去壳取仁，并非直接炒制种子。古今炮制方法孰优孰劣，需开展比较研究。

益智仁也有用砂烫法或清炒法炮制。其中砂烫法使内仁同时受到高温，易受热过度而失性，同时砂不易彻底清除，易混杂在种仁中造成污染。清炒法既可使外壳松脆，易于除去，又因外壳与种仁之间的空气有隔热作用，可减少对种仁的影响，因此应尽量用清炒法。

【贮存】贮于干燥容器内，密闭，置于通风干燥处。防潮。

菟丝子

【来源】本品为旋花科植物南方菟丝子 *Cuscuta australis* R.Br. 或菟丝子 *Cuscutachinensis* Lam. 的干燥成熟种子。

【历史沿革】历代有酒渍、苦酒和黄精汁浸、酒浸、盐炒、酒蒸、酒浸炒作饼、酒浸炒、酒煮、炒法、酒煨作饼和米泔淘洗法等。现行主要的炮制方法有炒黄、盐炙和酒制饼等。《中国药典》收载的饮片为菟丝子和盐菟丝子。

【采收】秋季果实成熟时采收植株。

【产地加工】晒干，打下种子，除去杂质。

【炮制】

1. 菟丝子 取原药材，除去杂质，淘净，干燥。

2. 盐菟丝子 取净菟丝子，加入盐水拌匀，闷润，待盐水被吸尽后，置于炒制容器内，用文火加热，炒至略鼓起，微有爆裂声，并有香气逸出时，取出晾凉。每 100kg 菟丝子，用食盐 2kg。

3. 酒菟丝子饼 取净菟丝子，加入适量水煮至开裂，不断搅拌，待水液被吸尽，全部显黏丝稠粥状时，加入黄酒和白面拌匀，取出，压成饼，切成小方块，干燥。每 100kg 菟丝子，用黄酒

15kg，白面 15kg。

4. 炒菟丝子 取菟丝子，置于炒制容器内，用文火加热，炒至微黄色，有爆裂声，取出晾凉。

【饮片性状】菟丝子呈类球形，直径 1～2mm。表面灰棕色至棕褐色，粗糙，种脐线形或扁圆形。质坚实，用指甲不易压碎。气微，味淡。

盐菟丝子形如菟丝子。表面棕黄色，裂开。略有香气。

炒菟丝子形如菟丝子。表面黄棕色，有裂口。气微香，味淡。

酒菟丝子饼呈长方块状。表面灰棕色或黄棕色。微有酒气。

【加工与炮制目的】菟丝子味甘，性温，归肝、肾经，具有益肾固精、安胎、养肝明目、止泻的功能，多用于煎剂和酊剂中。如治肾中水火两损、阳事不刚、易于走泄的菟丝地黄汤（《辨证录》）；治阴虚阳盛、四肢发热、逢风如炙如火的菟丝子煎（《鸡峰普济方》）；治白癜风的菟丝子酊（《青岛中草药手册》）。

菟丝子偏温，补阳胜于补阴。盐菟丝子不温不寒，平补阴阳，能引药归肾，增强补肾、固精、安胎的作用，用于阳痿、滑精、遗尿、带下、胎气不固、消渴。如治肾经虚损、溺有余沥、梦寐频泻的茯菟丸（《太平惠民和剂局方》）；治滑胎或白带、不孕症的补肾固冲丸（《妇产科学》）。

酒菟丝子饼可增加温肾、壮阳、固精的作用，提高煎出效果，便于粉碎，为较常用的炮制方法，用于腰膝酸软、目昏耳鸣、肾虚胎漏、脾肾虚泄、消渴、遗精、白浊。如治肾气亏损的内补鹿茸丸（《卫生宝鉴》）；治腰膝冷痛或顽麻无力的固阳丹（《经验后方》）；治肝肾俱虚、眼常昏暗的驻景丸（《太平圣惠方》）。

炒菟丝子的功用与生品相似，但炒后可提高其煎出率，便于粉碎，利于制剂，多入丸散剂。如治肾虚腰痛、尿后余沥、遗精早泄、阳痿不育的五子衍宗丸（《中国药典》）；治滑胎的寿胎丸（《医学衷中参西录》）。

【现代研究】菟丝子含有黄酮、多糖、生物碱、三萜酸、挥发油等成分，具有生殖系统保护、抗衰老、免疫调节、保肝、降血糖等作用。

菟丝子浸出物含量为菟丝饼＞酒炒品＞清炒品＞生品。水煎液中黄酮和多糖含量，生品均低于炮制品，而其中又以粉碎浸煮制饼和水浸煮至吐丝组含量较高；还原糖和醚浸出物差别不大。认为实际应用以水浸煮至吐丝制饼的方法为佳。

盐炙、炒黄有利于菟丝子中黄酮类成分的溶出，炒制品中槲皮素含量最高。与酒炙品比较，盐炙品的山柰酚含量增加，但金丝桃苷含量降低；酒炙品中金丝桃苷和异鼠李素的含量最高。脂肪油的含量以盐炙品最高，其次依次为酒炙品、清炒品，而水煮品的含量最低。多糖含量以酒炙品最高，清炒品次之，生品最低。有研究表明，南方菟丝子炮制后多糖含量明显增加，以盐炙品含量最高，酒炙品和炒品次之。生品中几乎不含槲皮素，炮制后含量显著增加。

菟丝子醇浸液和水提液可增强性腺功能，对下丘脑－垂体－性腺（卵巢）轴功能有兴奋作用，能增强免疫功能。菟丝子黄酮能提高小鼠腹腔巨噬细胞吞噬功能、活性 E- 玫瑰花环形成率和抗体的生成，对实验性心肌缺血有明显的防治作用。菟丝子水提物可防治四氯化碳引起的大鼠肝损伤。不同炮制方法中各类成分含量呈不同变化，因此炮制对其药理作用有一定的影响。

因菟丝子质地坚硬，制饼的目的是利于煎出有效成分或入丸散剂时易于粉碎。较恰当的方法是将淘洗干净后的菟丝子用酒浸一夜，次日加入适量水，煮至开裂，煮时不断搅拌，待水被吸干后，干燥备用。也可煮爆后，制饼晾干。

辨析思考 菟丝子古代多用酒作为辅料炮制，但由于酒制的具体方法不同，所得的结果与目的也不完全相同。盐制品能平补阴阳，酒制品偏于温补脾肾。故治阳痿、遗精，若为肾之阴阳两虚者，则可选用盐制品，若偏于肾阳虚者可选用酒制品。导致寒热药性和临床应用差异的原因，以及与之相关的药效物质基础，需要进一步研究阐释。

【贮存】贮于干燥容器内，炮制品密闭，置于通风干燥处。

葶苈子

【来源】本品为十字花科植物播娘蒿 *Descurainia sophia*（L.）Webb.ex Prantl. 或独行菜 *Lepidium apetalum* Willd. 的干燥成熟种子。前者习称"南葶苈子"，后者习称"北葶苈子"。

【历史沿革】历代有酒炒、熬令黄色、与糯米微焙待米熟去米、捣、隔纸炒、酒洗炒、黑枣拌匀蒸、蒸熟和醋炒等。现行主要的炮制方法为炒黄。《中国药典》收载的饮片为葶苈子和炒葶苈子。

【采收】翌年4月底至5月上旬采收，果实呈黄绿色时及时收割，以免过熟导致种子脱落。

【产地加工】将收割的植株晒干，打下种子，除去茎、叶杂质。贮于干燥处，防潮、黏结和发霉。

【炮制】

1. 葶苈子 取原药材，除去杂质，筛去灰屑，用时捣碎。

2. 炒葶苈子 取净葶苈子置于锅内，用文火加热，炒至有爆声，取出放凉，用时捣碎。

【饮片性状】南葶苈子呈长圆形，略扁，表面棕色或红棕色，微有光泽。一端钝圆，另端微凹或较平截，种脐位于凹入端或平截处。气微，味微辛、苦，略带黏性。北葶苈子呈扁卵形，一端钝圆，另一端尖而微凹，种脐位于凹入端。味微辛辣，黏性较强。

炒葶苈子微鼓起，表面棕黄色，有油香气，无黏性。

【加工与炮制目的】葶苈子味苦、辛，性大寒，归肺、膀胱经，具有泻肺平喘、利水消肿的功能。生品力速而效猛，降泄肺气作用较强，长于利水消肿，宜用于实证，用于胸腔积液和全身水肿。如治腹水胀满的己椒苈黄丸（《金匮要略》）；治湿热中阻、水肿胀满的葶苈丸（《济生方》）。

炒葶苈子药性缓和，免伤肺气，可用于实中夹虚证，多用于咳嗽喘逆、腹水胀满。如治痰饮喘咳胸闷的葶苈大枣泻肺汤（《金匮要略》）；用于肺痈咳唾脓血的葶苈薏苡泻肺汤（《张氏医通》）。葶苈子炒后外壳破裂，酶被破坏，易于煎出有效成分，利于苷类成分的保存。

【现代研究】葶苈子主要含有苷类、黄酮类、苯丙素类、有机酸类及脂肪油类等成分，具有利尿、改善心血管功能、止咳、调血脂、抗氧化等药理作用。

葶苈子炒制可杀酶保苷，使芥子苷不被酶分解，炒后芥子苷含量较生品明显升高，同时提高其煎出率。炒制还可以防止芥子苷在体外酶解生成芥子油，从而减少刺激性。葶苈子如炒制适中，其所含槲皮素、山奈酚、异鼠李素含量较生品均有不同程度的升高。

南葶苈子生品、炒品、炒老品均有显著的镇咳、祛痰作用。相同剂量生品、炒品的效果优于炒老品，而生品、炒品之间无显著性差异。说明南葶苈子只要炒制适当，不会影响其镇咳、祛痰的疗效，但炒太过则会减弱疗效。

南葶苈子生品、炒品均有显著的利尿作用，而炒老品无利尿作用；相同剂量生品利尿作用优于炒品，南葶苈子炒后可使其利尿作用缓和，而炒太过则会使其丧失利尿功效。

有研究以外观性状、水溶性浸出物、总黄酮、脂肪油、芥子碱硫氰酸盐和多糖含量为观察指标，优选的葶苈子清炒最佳工艺为加热至 200℃，翻炒 4 分钟。

【贮存】贮于干燥容器内，密闭，置于通风干燥处。防蛀。

紫苏子

【来源】本品为唇形科植物紫苏 *Perilla frutescens*（L.）Britt. 的干燥成熟果实。

【历史沿革】历代有以酒绞汁、杵碎、微炒、蜜炙微炒、酒炒和制霜法等。现行主要的炮制方法有炒黄、蜜炙和制霜等。《中国药典》收载的饮片为紫苏子和炒紫苏子。

【采收】秋季果实成熟时，于晴天收割，紫苏的香气足，且便于晒干。

【产地加工】将采收的植株摊于地上或悬挂于通风处阴干。干后连叶带茎者为全苏；摘下叶子，捡出碎枝杂物者为苏叶；抖出的种子即为紫苏子。

【炮制】

1. 紫苏子　取原药材，洗净，干燥，用时捣碎。

2. 炒紫苏子　取净紫苏子，置于炒制容器内，用文火加热，炒至有爆裂声，表面颜色加深，断面浅黄色，并逸出香气时，取出晾凉，用时捣碎。

3. 蜜紫苏子　取炼蜜，加入适量开水稀释，淋入净紫苏子内拌匀，稍闷，置于炒制容器内，文火炒至深棕色、不黏手时取出。每 100kg 紫苏子，用炼蜜 10kg。

4. 苏子霜　取净紫苏子，研如泥状，加热，用布或吸油纸包裹，压榨去油，至药物不再黏成饼，成松散粉末为度，研细。

【饮片性状】紫苏子生品呈卵圆形或类球形。表面灰棕色或灰褐色，有微隆起的暗紫色网纹，果皮薄而脆，易压碎，油性。味微辛。

炒紫苏子表面灰褐色，有细裂口。有焦香气。

蜜紫苏子外表深棕色，略有黏性。具蜜香气，味微甜。

苏子霜为灰白色粗粉状。气微香。

【加工与炮制目的】紫苏子味辛，性温，归肺经，具有降气化痰、止咳平喘、润肠通便的功能，用于痰壅气逆、咳嗽气喘、肠燥便秘。生品多用于肠燥便秘，如益血润肠丸（《类证活人书》）。

炒紫苏子辛散之性缓和，多用于喘咳，如治风寒喘咳的华盖散（《太平惠民和剂局方》）。

蜜苏子长于润肺止咳、降气平喘，用于肺虚或肾不纳气的咳喘，取其温润降气，作用缓和，不耗伤正气。

苏子霜有降气平喘之功，但无滑肠之虑，多用于脾虚便溏的喘咳患者。

【现代研究】紫苏子主要含有脂肪油、酚酸类、黄酮类、氨基酸和微量元素等成分，具有降血脂、提高学习及记忆能力、抗衰老、止咳平喘等药理作用。

紫苏子经炒制后香气更浓。双紫苏子（叶两面紫色的变型）迷迭香酸含量最高，为单紫苏子（面绿背紫的变型）的 1.54 倍、白苏（变种）的 2.71 倍。白苏子经炒制后迷迭香酸含量升高，单紫苏子和双紫苏子则降低。白苏子、单紫苏子和双紫苏子经蜜炙、制霜后迷迭香酸含量均下降，蜜炙后下降幅度更大，因迷迭香酸对热不稳定，遇热易分解。

紫苏子炒制后，咖啡酸和迷迭香酸含量较生品显著降低，而木犀草素和芹菜素含量则显著升高，而木犀草苷含量无明显变化。

炒紫苏子水提物有较强的抗氧化作用。乙醇提取物对衰老小鼠有较强的益智作用；对小鼠细胞免疫功能、体液免疫功能和非特异免疫功能具有增强作用，能刺激白细胞介素 –2（IL–2）和 γ – 干扰素（γ–IFN）的产生和释放，并呈明显量效关系。在抗过敏、降血脂等方面也具有较强的活性。

辨析思考 炒制后，紫苏子的挥发油含量降低，咖啡酸、迷迭香酸等酚酸类成分明显降低，而木犀草素等黄酮类成分增加，与炒紫苏子燥性减弱而温肺降气作用增强是否相关？

【贮存】贮于干燥容器内，密闭，置于通风干燥处。防蛀。

蒺 藜

【来源】本品为蒺藜科植物蒺藜 *Tribulus terrestris* L. 的干燥成熟果实。

【历史沿革】历代有酒拌蒸、微炒去刺、酒炒、去尖炮和醋炒法等。现行主要的炮制方法为炒黄。《中国药典》收载的饮片为蒺藜和炒蒺藜。

【采收】秋季果实成熟时采割植株。

【产地加工】采收后晒干，打下果实，除去杂质。

【炮制】

1.蒺藜 取原药材，除去杂质，去刺，用时捣碎。

2.炒蒺藜 取净蒺藜，置于炒制容器内，用文火加热，炒至微黄色，碾去刺，筛去刺屑，用时捣碎。

【饮片性状】蒺藜由 5 个分果瓣组成，呈放射状排列，常裂为单一的分果瓣，分果瓣呈斧状，背部黄绿色，隆起，有纵棱和多数小刺，质坚硬。气微，味苦、辛。

炒蒺藜形如蒺藜，无刺，表面微黄色。气微香，味苦、辛。

【加工与炮制目的】蒺藜味苦、辛，性微温，有小毒，归肝经，具有平肝解郁、活血祛风、明目、止痒的功能，用于头痛眩晕、胸胁胀痛、乳闭乳痈、目赤翳障、风疹瘙痒。生品常用于风热目赤、风疹瘙痒、白癜风等。如治疗风热目赤多泪的白蒺藜散（《张氏医通》）。

炒蒺藜辛散之性减弱，长于平肝潜阳、疏肝解郁，常用于肝阳头痛、眩晕、乳汁不通。如治疗肝阳上亢的平肝降压汤（《中药临床应用》）。

【现代研究】蒺藜主要含有黄酮类、皂苷类、生物碱类、甾醇类、有机酸类、蒽醌类、蛋白质与氨基酸等成分，具有抗衰老、降血糖、降血脂及提高人体性激素含量等药理作用，对肿瘤、高血压病、细菌及真菌感染、糖尿病等均有较好的疗效。

实验表明，炒制可使蒺藜皂苷转化为蒺藜皂苷元，使蒺藜呋甾皂苷 B 和蒺藜皂苷 K 的含量呈先升高后降低的趋势。

药理学研究发现，生蒺藜高、低剂量组的血清 ALT、AST、肌酐（Cr）、血尿素氮（BUN）和尿液中 N– 乙酰 –β– 氨基葡萄糖苷酶（NAG）含量与正常组相比显著升高，肝肾组织呈现明显的病理学变化；炒蒺藜高、低剂量组的以上指标较生品显著降低，肝肾损伤有所减轻，提示蒺藜具有一定的肝肾毒性，炒制后可降低毒性反应。

另有研究表明，蒺藜皂苷能明显改善动物行为学，具有抗抑郁作用，其作用可能与提高血液中 5- 羟色胺水平，下调色氨酸前体代谢酶吲哚胺 2,3- 双加氧酶（IDO）、IL–1β 基因表达和降低 IDO 蛋白表达水平有关。

辨析思考 炒蒺藜辛散之性减弱，临床适应证转变，还可降低肝肾毒性反应。但依据在炮制过程中皂苷类化学成分转化为皂苷元成分这一研究结果，能否阐释蒺藜炮制后改性、减毒的机制，需要进一步深入研究。

【贮存】贮于干燥容器内，密闭，置于干燥处。防霉。

槟　榔

【来源】本品为棕榈科植物槟榔 *Areca Catechu* L. 的干燥成熟种子。

【历史沿革】历代有细切、捣末、炒、火炮、烧灰存性、面裹煨、吴茱萸炒、火煅、纸裹煨、麸炒、醋制、童便洗晒和酒浸法等。现行主要的炮制方法有炒黄和炒焦等。《中国药典》收载的饮片为槟榔片、炒槟榔和焦槟榔。

【采收】冬、春果实成熟时采收果实。

【产地加工】先晒3～4天，捶破或用刀剖开取出种子，晒干。或经水煮后，熏烘7～10天，待干后剥去果皮，取出种子，烘干。

【炮制】

1. 槟榔　取原药材，除去杂质，用水浸泡3～5天，捞出，润透，切薄片，干燥，筛去碎屑。

2. 炒槟榔　取槟榔片，置于炒制容器内，用文火加热，炒至微黄色，取出，放凉，筛去碎屑。

3. 焦槟榔　取槟榔片，置于炒制容器内，用中火加热，炒至焦黄色，取出，放凉，筛去碎屑。

【饮片性状】槟榔为类圆形薄片。表面呈棕、白色相间的大理石样花纹。周边淡黄棕色或淡红棕色。质坚脆易碎。气微，味涩、微苦。

炒槟榔表面呈浅黄色。焦槟榔表面焦黄色。

【加工与炮制目的】槟榔味苦、辛，性温，归胃、大肠经，具有杀虫消积、降气利水、截疟的功能。槟榔生品力峻，可杀虫、降气行水，截疟力强，用于绦虫、姜片虫、蛔虫及水肿、脚气、疟疾等病证。如治虫积腹痛、大便秘结的万应丸（《医学正传》）；治水肿实证的疏凿饮子（《济生方》）；治脚气肿痛的鸡鸣散（《证治准绳》）；治疟疾的截疟七宝饮（《杨氏家藏方》）。

炒后可缓和药性，以免克伐太过耗伤正气，并能减少服用后产生恶心、腹泻、腹痛的不良反应。炒槟榔和焦槟榔功用相似，长于消食导滞，用于食积不消、痢疾里急后重。但炒槟榔较焦槟榔作用稍强，而克伐正气的作用也略强于焦槟榔，一般体质稍强者可选用炒槟榔，体质弱者选用焦槟榔。如用于饮食停滞、腹中胀痛的开胸顺气丸（《中成药制剂手册》）。

【现代研究】槟榔主要含有生物碱、黄酮、鞣质、脂肪酸、萜类、甾体类等成分。其中，生物碱类主要为槟榔碱，其余有槟榔次碱、去甲基槟榔次碱、去甲基槟榔碱、槟榔副碱、高槟榔碱等。槟榔具有促消化、降血压、抗抑郁、抗氧化、抗炎、抗寄生虫等药理活性。

实验表明，槟榔经浸泡后切片，醚溶性生物碱损失较大；在水浸泡过程中，其生物碱含量，换水比不换水的方法损失大。不同软化制品醚溶性生物碱含量为蒸法＞粉碎法＞润法＞砂埋法＞热浸法＞减压冷浸法＞浸润法＞浸泡法。干燥方法对生物碱含量也有影响，如切片后曝干，其生物碱损失量比阴干大，晒干比阴干含量低，而烘干与阴干含量无明显差别。故槟榔切片后以阴干或烘干为宜。

随着炮制加热时间的增加，槟榔碱的含量为生品＞炒黄品＞炒焦品＞炒炭品，但其油性有所增加，槟榔炭油性最大，在薄层板上可见，靠近溶剂前沿的斑点量也随之增加。

实验表明，生槟榔对正常小鼠胃排空有轻微抑制作用，炒槟榔、焦槟榔、槟榔炭能促进胃排空；焦槟榔有明显促进肠推进作用；各槟榔组胃液量均增加，以焦槟榔组较为明显；除槟榔炭组外，各槟榔组胃液 pH 值均降低，其中焦槟榔组胃液 pH 值最低。说明槟榔炮制后有促胃排空和小肠推进作用，并对阿托品负荷有抑制作用，尤以焦槟榔作用为佳。

槟榔生品和炒焦品均能促进大鼠离体胃肠平滑肌肌条的收缩活动，炒焦品效果明显优于生品组；而祛除生物碱后的生品和炒焦品对肌条的收缩作用较弱，说明生物碱对胃肠平滑肌的收缩起主要作用。

有研究采用减压冷浸软化方法替代换水浸泡的传统方法，能提高软化效果，缩短浸泡时间，减少生物碱损失。另外，减压蒸气焖润法使槟榔成分损失少，软化时间短，切片较理想。

另有研究表明，微波炮制的槟榔与炒品、焦品相比，槟榔碱的损失最少，鞣质、脂肪类含量最高，且药材无损失，收率最高，三者毒性均降低，且无明显差异。

辨析思考　槟榔生物碱具有一定的细胞毒性，具有引发口腔癌和食管癌的风险，同时生物碱又被认为是槟榔中的主要药效物质。对此，如何认识其量 – 效 – 毒的相互关系？另外，应思考把视角扩展到生物碱以外的其他成分，开展深入研究，进一步解析槟榔的炮制机制和优化炮制工艺。

【**贮存**】贮于干燥容器内，密闭，置于通风干燥处。

酸枣仁

【**来源**】本品为鼠李科植物酸枣 *Ziziphus jujuba* Mill.var.*spinosa*（Bunge）Hu ex H.F.Chou 的干燥成熟种子。

【**历史沿革**】历代有微炒、炒香熟和酒浸法等。现行主要的炮制方法为炒黄。《中国药典》收载的饮片为酸枣仁和炒酸枣仁。

【**采收**】9—10 月间，当果实呈红色时即可摘下。采摘可用竹竿打落；或喷 0.03% ～ 0.05% 乙烯利溶液催落果实，4 天后摇熟，拣落下的果实。

【**产地加工**】摘下的果实浸泡一夜，搓去果肉，捞出，碾破核壳，淘取酸枣仁，晒干。

【**炮制**】

1. 酸枣仁　取原药材，去净杂质，用时捣碎。

2. 炒酸枣仁　取净酸枣仁，置于炒制容器内，用文火加热，炒至鼓起，颜色加深，至断面浅黄色时取出，用时捣碎。

【**饮片性状**】酸枣仁生品呈扁圆形或扁椭圆形。表面紫红色或紫褐色，平滑有光泽，有的有裂纹。气微，味淡。

炒酸枣仁表面微鼓起，微具焦斑。略有焦香气，味淡。

【**加工与炮制目的**】酸枣仁味甘、酸，性平，归肝、胆、心经，具有养心、补肝、宁心安神、敛汗、生津的功能，用于虚烦不眠、惊悸多梦、体虚多汗、津伤口渴。如治疗心阴不足和肝肾亏损引起的惊悸、健忘、眩晕、虚烦不眠等症的酸枣仁汤（《金匮要略方论》）。

炒酸枣仁种皮开裂，易于粉碎和煎出，同时炒制能起到杀酶保苷的作用。其作用与生酸枣仁相近，养心安神作用强于生酸枣仁。如治疗心虚血少之心悸健忘、失眠多梦的养心汤（《仁斋直指方》）；治疗劳伤心脾、气血不足的归脾汤（《济生方》）；治疗阴亏血少、虚烦少寐的天王补心丹（《校注妇人良方》）。

【**现代研究**】酸枣仁含有三萜皂苷类（如酸枣仁皂苷 A、B）、黄酮类、脂肪油、蛋白质、甾醇、维生素 C 等化合物，具有镇静催眠、抗焦虑、抗抑郁、抗炎、抗惊厥、保护心肌细胞、抗心律失常、改善血液流变学、抑制动脉粥样硬化和降血压等药理作用。

炒酸枣仁中的酸枣仁总皂苷明显高于生酸枣仁，说明经过炒制后其有效成分易于煎出。又有报道显示，酸枣仁皂苷 A、B 主要存在于酸枣仁子叶中，而种皮和胚乳中含量较少，因子叶被种皮和胚乳包裹，故"用时捣碎"可使子叶暴露，利于有效成分煎出。因此，临床用酸枣仁采用炒爆裂或用时捣碎也验证了"逢子必炒、逢子必捣"的炮制理论。

生、炒酸枣仁均有镇静安眠作用，炒品略强于生品。大鼠经灌胃生、炒酸枣仁煎剂，脑电波的慢波深睡平均时间明显增加，深睡发作频率亦增加，且发作时间持续延长，总睡眠量增加，对浅睡阶段无明显影响。生、炒酸枣仁对中枢神经系统均有镇静、安眠、抗惊厥作用，二者无显著差别。

研究证明，酸枣仁经小火微炒或炒黄后，水浸出物及乙醚浸出物含量均高于生品，炒焦和炒黑反而低于生品，尤以炒黑损失更甚，故炒制时必须注意火力和时间。

另有报道称，生酸枣仁经清炒和微波炮制后，其水溶性浸出物含量及酸枣仁皂苷 A、B 含量均有所提高，各样品中浸出物含量及酸枣仁皂苷 A、B 含量为生品＜炒黄品＜微波炮制品。

辨析思考　酸枣仁的药效成分研究主要集中在皂苷类和黄酮类，但有研究表明生物碱类和脂肪油类成分也有一定的镇静作用，因此需明确酸枣仁各类成分对养心安神功效的作用，以及炮制后疗效增强的机制。

【贮存】贮于干燥容器内，密闭，置于通风干燥处。

薏苡仁

【来源】本品为禾本科植物薏米 *Coix lacryma-jobi* L.var.*ma-yuen*（Roman.）Stapf 的干燥成熟种仁。

【历史沿革】历代有糯米炒或更以盐汤煮、微炒黄、盐炒、土炒、姜汁拌炒和拌水蒸透法等。现行主要的炮制方法有炒黄和麸炒等。《中国药典》收载的饮片为薏苡仁和麸炒薏苡仁。

【采收】一般在秋季 8—10 月，当茎叶变枯黄、绝大多数果实成熟，呈浅褐色或黄色并充实饱满时，连茎秆割下，运回待加工。

薏苡花期长，果实成熟期不一致，应注意适时收获。若采收过早，则果实未成熟，青秕粒多，产量低；若采收过迟，则籽粒脱落，难以采集。

【产地加工】割下的植株集中立放 3～4 天后再予脱粒，使尚未完全成熟的种子继续灌浆成熟，再用打谷机脱粒，晒干，除去杂质，扬去空壳，筛净，然后用碾米机碾去外壳和种皮，再筛净，晒干即可。再加糠麸与薏苡仁共研 3 次，脱去黄色的种皮，用风车吹去种皮即可。

【炮制】

1.薏苡仁　除去杂质，筛去灰屑。

2.炒薏苡仁　取净薏苡仁，置于预热的炒制容器内，用中火加热，炒至表面黄色，略鼓起，表面有突起时，取出，晾凉。

3.麸炒薏苡仁　先将炒制容器用中火预热至撒入麦麸即刻烟起，均匀撒入麦麸，投入净薏苡仁，炒至薏苡仁表面淡黄色，略鼓起时，取出，筛去麦麸，晾凉。每 100kg 净薏苡仁，用麦麸10kg。

【饮片性状】薏苡仁呈宽卵圆形或长椭圆形。表面乳白色。质坚实，断面白色，粉性。气微，味微甜。

炒薏苡仁表面黄色，微鼓起，略有焦斑和突起。

麸炒薏苡仁表面黄色，微鼓起，略有香气。

【加工与炮制目的】薏苡仁味甘、淡，性凉，归脾、胃、肺经，具有利水渗湿、健脾止泻、除痹、排脓、解毒散结的功效。生品偏寒凉，长于利水渗湿、清热排脓、除痹止痛，用于水肿、脚气、小便不利、脾虚泄泻、湿痹拘挛、肺痈、肠痈、赘疣、癌肿。如治脚气水肿的薏苡杜仲汤（《中药临床应用》）；治肺痈咳吐脓痰的苇茎汤（《备急千金要方》）；治肠痈初起的薏苡汤（《证治准绳》）；治风湿痹痛的薏苡仁散（《普济方》）。

炒薏苡仁或麸炒薏苡仁寒凉之性偏于平和，长于健脾止泻，用于脾虚泄泻、纳少腹胀。如治脾胃虚弱、食少便溏的参苓白术散（《太平惠民和剂局方》）。

【现代研究】薏苡仁主要含有脂肪酸及酯类、多糖、黄酮、三萜、生物碱、甾醇、内酰胺、淀粉等化合物，具有抗癌、抗炎、镇痛、抗菌、提高机体免疫力、降血糖和调血脂等药理作用。

有研究认为，薏苡仁洗润后清炒较好，成品洁净美观，膨胀鼓起，易于煎出有效成分。不同炮制品的沉淀物厚度、比重及蒸发剩余物，其数值均按麸薏苡仁、炒薏苡仁、生薏苡仁、爆薏苡仁的顺序增大，爆薏苡仁数值高于其他炮制品。

薏苡仁的多酚类物质能够降低高胆固醇大鼠血中胆固醇水平和氧化应激指标，抑制过氧化物生成，对心血管有保护作用。薏苡仁多糖能促进淋巴细胞转化；使糖尿病小鼠肠道菌群的组成和多样性发生显著变化，乳酸杆菌及发酵乳杆菌丰度明显增加。

研究显示，炮制后薏苡仁中甘油三油酸酯成分含量增加；炒焦则会产生 5- 羟甲基糠醛和糠醛，麸炒后产生的更多。

辨析思考　5-HMF 具有健脾作用，以及抗心肌缺血、抗氧化、钙离子拮抗等活性，但也有毒副作用，炮制后其含量增加，如何运用中医药理论加以解释？

【贮存】贮于干燥容器内，密闭，置于通风干燥处。防蛀。

第七节　藻、菌、地衣及苔藓类中药的加工炮制

冬虫夏草

【来源】本品为麦角菌科真菌冬虫夏草菌 *Cordyceps sinensis*（BerK.）Sacc. 寄生在蝙蝠蛾科昆虫幼虫上的子座和幼虫体的干燥复合体。

【历史沿革】历代有酒浸等炮制方法。现行主要的炮制方法为净制、打粉。《中国药典》收载的饮片是冬虫夏草。

【采收】夏初子座出土、孢子未发散时挖取。

【产地加工】采挖后晒至六七成干，除去似纤维状的附着物及杂质，晒干或低温干燥。

【饮片性状】本品由虫体与从虫头部长出的真菌子座相连而成。虫体似蚕，表面深黄色至黄棕色，有环纹；头部红棕色；足 8 对；质脆，易折断，断面略平坦，淡黄白色。子座细长呈圆柱形；表面深棕色至棕褐色，有细纵皱纹，上部稍膨大；质柔韧，断面类白色。气微腥，味微苦。

【加工与炮制目的】冬虫夏草味甘，性平，归肺、肾经，具有补肾益肺、止血化痰的功效，用于肾虚精亏、阳痿遗精、腰膝酸痛、久咳虚喘、劳嗽咯血。

【现代研究】冬虫夏草含有蛋白、氨基酸、脂肪、D- 甘露醇（又名虫草酸）、腺苷、虫草素、麦角甾醇、虫草多糖、生物碱、尿嘧啶、腺嘌呤及维生素等成分，具有镇静、扩张气管、止血、降压、改善心肌供血、抗衰老、抗器官移植免疫排斥反应及调节人体免疫、雄激素样作用及对抗肝肾损伤等药理作用。

一般认为腺苷、虫草酸和虫草素是冬虫夏草的主要活性物质。有研究显示，虫草胞内多糖主要是通过增强机体特异性免疫，发挥免疫调节作用，而虫草胞外多糖则主要通过增强细胞因子mRNA 及蛋白的表达实现免疫调节作用。

辨析思考　目前对冬虫夏草的药效作用和机制还不清晰，有待进行深入的研究阐释。

【贮存】置于阴凉干燥处，防蛀。

茯　苓

【来源】本品为多孔菌科真菌茯苓 *Poria cocos*（Schw.）Wolf 的干燥菌核。

【历史沿革】历代有焙、糯米蒸、炒令黄、乳汁炙、酒浸、乳浸、酒拌蒸、姜汁拌蒸、土炒、酒炒法等。现行主要的炮制方法为蒸切制。《中国药典》收载的饮片是茯苓块和茯苓片。

【采收】7—9 月采挖，除去泥沙及杂质。

【产地加工】将采收的茯苓堆置发汗后，摊开晾至表面干燥，再发汗，反复数次至出现皱纹、内部水分大部分散失后，阴干。整体的称为"茯苓个"；或将鲜茯苓切制后阴干，称为"茯苓块"和"茯苓片"。

【炮制】取茯苓个，浸泡，洗净，润后稍蒸，及时削去外皮，切制成块或切厚片，晒干。

【饮片性状】茯苓个呈类球形或不规则团块，大小不一。外皮薄而粗糙，棕褐色至黑褐色，有明显的皱缩纹理。体重，质坚实。断面颗粒性，有的具裂隙，外层淡棕色，内部白色。气微，味淡，嚼之黏牙。茯苓块为去皮后切制的茯苓，呈立方块状，白色或淡棕色。茯苓片呈不规则厚片。

【加工与炮制目的】茯苓味甘、淡，性平，归心、肺、脾、肾经，具有利水渗湿、健脾宁心的功效，用于水肿尿少、痰饮眩悸、脾虚食少、便溏泄泻、心神不安、惊悸失眠。茯苓由于体积较大，内部水分无法渗出，不易干燥，易发霉。产地加工时采用发汗的方法使内部水分渗出，易于干燥。

【现代研究】茯苓中主要含有三萜类、多糖类等成分，还含有麦角甾醇、挥发油、蛋白质、氨基酸、矿物元素等成分。三萜类有茯苓酸、齿孔酸、松苓酸、猪苓酸C 等，多糖类有 β – 茯苓聚糖、茯苓次聚糖等。茯苓具有抗肝纤维化、利尿、调节肠道菌群、抗炎、抗肿瘤和增强机体免疫力等多种生物活性。

研究表明，茯苓酸对热压不稳定，茯苓经蒸制后，其含量降低。趁鲜蒸制加工的茯苓在外观性状、成品率及各指标成分含量方面均显著优于传统发汗加工和趁鲜直接加工。

【贮存】置于阴凉干燥处，防潮。

第八节　动物类中药的加工炮制

水　蛭

【来源】本品为水蛭科动物蚂蟥 *Whitmania pigra* Whitman、水蛭 *Hirudo nipponica* Whitman 或柳叶蚂蟥 *Whitmania acranulata* Whitman 的干燥全体。

【历史沿革】历史上有熬、暖水洗去腥、炒令微黄、煨令微黄、炒焦、水浸去血子后米炒、石灰炒过再熬、"米泔浸一宿后曝干，以冬猪脂煎令焦黄"、焙干、盐炒、炙、香油炒焦法等。现行主要的炮制方法为滑石粉炒。《中国药典》收载的饮片为水蛭和烫水蛭。

【采收】每年可采收两次，第1次在5—6月，第2次在9—10月。用网兜在水中搅几下，水蛭即会从泥土中、水草间游出来，用网兜捕捉。除用网捕外，还可采用动物血或动物内脏诱捕法，可用竹筛、竹筒、丝瓜络、草把等作为载体吸附动物血，诱捕水蛭聚集，予以捕捞。

【产地加工】捕捞的水蛭用开水烫20分钟左右或用食用碱粉、石灰、烟丝烧死或闷死后，将水蛭用线绳穿起，悬吊在阳光下晒干。也可采用低温（70℃）烘干。

【炮制】

1. 水蛭 取原药材，除去杂质，洗净，闷软，切段，干燥。

2. 烫水蛭 取滑石粉置于炒制容器内，用中火加热至灵活状态时，投入净水蛭段，翻埋炒至鼓起，有腥臭味逸出，断面显黄棕色时，取出，筛去滑石粉，放凉。每100kg净水蛭段，用滑石粉40kg。

【饮片性状】水蛭呈不规则小段，长10～15mm，扁平有环纹，背部呈褐色，腹部黄棕色，质韧。有腥气。

烫水蛭呈不规则扁块状或扁圆柱形，略鼓起。表面棕黄色至黑褐色，附有少量白色滑石粉。断面松泡，灰白色至焦黄色。气微腥。

【加工与炮制目的】水蛭味咸、苦，性平，有小毒，归肝经，具有破血通经、逐瘀消癥的功效。水蛭生品有小毒，多入煎剂，以破血逐瘀为主。如治瘀滞癥瘕、经闭及跌打损伤、瘀滞疼痛的化癥回生丹（《温病条辨》）。

滑石粉炒后能降低水蛭毒性，质地酥脆，利于粉碎，多入丸散。如治跌打损伤、内损瘀血、心腹疼痛、大便不通的夺命散（《济生方》）；治热入下焦与血瘀结滞引起的癥瘕痞块、胁腹胀满的抵当汤（《金匮要略方论》）。

【现代研究】研究证明，水蛭的活性成分可分为两类：一类是直接作用于凝血系统的凝血酶抑制剂及其他抗凝物质；一类是蛋白抑制剂及其他活性成分，如小分子肽类及蛋白酶等。水蛭加热炮制后，其抑制血液凝固的物质如水蛭素等含量降低，故抗凝血活性降低，同时也减弱了毒性。

生水蛭煎液小鼠灌胃具有延长凝血时间、出血时间和抗体内血栓形成的作用；制水蛭（酒润麸制）煎液能使出血时间延长，但对凝血时间和体内血栓形成无明显影响；烫水蛭对凝血时间、出血时间和体内血栓形成均无明显作用。水蛭生品、烫品或制品（酒润麸制）均可纠正高脂血症大鼠血浆脂蛋白紊乱，生品能降低高脂血症小鼠的血清胆固醇含量；对巴豆油诱发的小鼠耳郭肿胀有显著的抑制作用，能明显减轻小鼠腹腔毛细血管的通透性，其作用强度为烫品＞制品＞生品。

以粉碎率、醇溶性浸出物、抗凝血酶活性为评价指标，优选的烫制工艺为每100kg水蛭用30kg滑石粉，烫制温度195℃，炒药机12转／分钟翻炒3.5分钟。

【贮存】本品易虫蛀，应置于干燥通风处保存。在包装时撒一些花椒，可防蛀。

乌梢蛇

【来源】本品为游蛇科动物乌梢蛇 *Zaocys dhumnades*（Cantor）的干燥体。

【历史沿革】历代有炙去头尾、取肉炙过、酒炙、醋制、焙、酒焙、酒煨、酥制、药汁制、酒煮、烧、酒蒸、清蒸法等。现行主要的炮制方法为酒炙。《中国药典》收载的饮片为乌梢蛇、乌梢蛇肉、酒乌梢蛇。

【采收】乌梢蛇5—9月活动最频繁，且因食物丰富，其个体肥壮，各种成分含量丰富，所以选择此时段进行捕捉最为适宜。

【产地加工】有盘蛇和蛇棍两种。盘蛇是将蛇摔死后，用刀剖开腹部，除去内脏，取竹针串盘成圆形，头置于中央，尾端插入腹腔中，置于铁丝网架上，用炭火烘干，或用柴火熏干，熏时频频翻动，至表面略呈黑色，再晒干或烤干。蛇棍是依上法去内脏，将蛇体折成长 20～30cm 的回形，同上法干燥即得。

【炮制】

1. 乌梢蛇　取原药材，除去头、鳞片、灰屑，切寸段，筛去碎屑。

2. 乌梢蛇肉　取原药材，除去头、鳞片、灰屑，加入定量的黄酒闷透后取出，趁湿除去皮骨，干燥，切段，筛去碎屑。每100kg 乌梢蛇，用黄酒 20kg。

3. 酒乌梢蛇　取净乌梢蛇段，加入定量的黄酒拌匀，稍闷润，待酒被吸尽后，置于炒制容器内，用文火加热，炒至微黄色，取出晾凉，筛去碎屑。每100kg 乌梢蛇段，用黄酒 20kg。

【饮片性状】乌梢蛇为半圆筒状或圆槽状的段，长 2～4cm，背部黑褐色或灰黑色，腹部黄白色或浅棕色，脊部隆起呈屋脊状，有的可见尾部。质坚硬，气腥，味淡。

乌梢蛇肉为不规则的片或段，无皮骨，淡黄色至黄褐色，质脆。气腥，略有酒气。

酒乌梢蛇形如乌梢蛇段。表面棕褐色至黑色，蛇肉浅棕黄色至黄褐色，质坚硬。略有酒气。

【加工与炮制目的】乌梢蛇味甘，性平，归肝经，具有祛风、通络、止痉的功能，用于风湿顽痹、麻木拘挛、口眼㖞斜、半身不遂、抽搐痉挛、破伤风、麻风、疥癣。如治瘾疹瘙痒的乌梢蛇膏（《外台秘要》）；治风瘙瘾疹的乌蛇膏（《太平圣惠方》）。

乌梢蛇酒炙后能增强祛风通络止痉的作用，并能矫臭、防腐，利于服用和贮存，多用于风湿痹痛、肢体麻木、筋脉拘急、口眼㖞斜、半身不遂、痉挛抽搐、惊厥、皮肤顽癣、麻风。如治风湿痹痛、手足缓弱不能伸举的乌蛇丸（《太平圣惠方》）；治破伤风、颈项紧硬、身体强直的定命散（《圣济总录》）；治一切干湿癣的三味乌蛇散（《圣济总录》）。

【现代研究】乌梢蛇中主要含蛋白质、氨基酸、脂肪酸、甾体类、微量元素等成分。酒制后可使其脂溶性成分更易煎出，提高抗惊厥作用。

乌梢蛇头部无毒腺，为节约药材，炮制可不考虑去头。

有研究比较酒炙乌梢蛇的 3 种方法，如传统炮制法、机炙法和以烘代炙法。其中，机炙法采取卧式炒药机，160℃左右炒至呈黄色；以烘代炙法采用烘箱，90℃烘 1 小时后翻动 1 次，共烘 2 小时，至乌梢蛇呈黄色。结果发现以烘代炙法优于机炙法，后者优于传统制法。

辨析思考　酒炙乌梢蛇能增强祛风通络止痉的作用，但对于乌梢蛇的研究还不明晰，乌梢蛇的大分子物质如糖蛋白、多肽、甾体、脂质类物质是否也发生变化，并对药效做出贡献还有待阐明。

【贮存】贮于石灰缸内，或与花椒共贮存，或喷酒精少许，密闭，置于通风干燥处。防潮，防霉，防蛀。

地　龙

【来源】本品为钜蚓科动物参环毛蚓 *Pheretima aspergillum*（E.Perrier）、通俗环毛蚓 *Pheretima vulgaris* Chen、威廉环毛蚓 *Pheretima guillelmi*（Michaelsen）或栉盲环毛蚓 *Pheretima pectinifera*

Michaelsen 的干燥体。前一种习称"广地龙",后三种习称"沪地龙"。

【历史沿革】历代有炙干为末、熬、煅炭、微炒、醋炙、焙、酒浸、油炙、酒炒、蛤粉炒、盐制和炒炭法等。现行主要的炮制方法有酒炙。《中国药典》收载的饮片为地龙。

【采收】广地龙春季至秋季捕捉,沪地龙夏季捕捉,一般在晴天捕捉。人工饲养品应适时捕捉成蚓。

【产地加工】将蚯蚓与草木灰、木屑等拌和处死,然后用温水除去附着在表面的草木灰和其他杂质。逐条固定,从腹部剖开,再用温水冲洗。拉直贴在木板或竹片上,及时晒干,或低温烘干。

【炮制】

1. 地龙 取原药材,除去杂质,洗净,切段,干燥,筛去碎屑。沪地龙,碾碎,筛去土。

2. 酒地龙 取净地龙段,加入定量的黄酒拌匀,稍闷润,待酒被吸尽后,置于炒制容器内,用文火加热,炒至表面呈棕色时,取出晾凉。每100kg地龙段,用黄酒12.5kg。

【饮片性状】广地龙为薄片状小段,边缘略卷,具环节,背部棕褐色至紫灰色,腹部浅黄棕色。体轻,略呈革质,质韧不易折断。气腥,味微咸。沪地龙为不规则碎段,棕褐色或黄褐色,多皱缩不平,体轻,质脆易折断,肉薄。

酒地龙呈棕色,偶见焦斑,略具酒气。

【加工与炮制目的】地龙味咸,性寒,归肝、脾、膀胱经,具有清热定惊、通络、平喘、利尿的功能,用于高热神昏、惊痫抽搐、关节痹痛、肢体麻木、半身不遂、肺热喘咳、水肿尿少。如治热狂癫痫,以本品同盐化为水饮服(《本草纲目拾遗》);治惊风,可用本品研末,同朱砂末作丸服(《应验方》);治热结膀胱、小便不通,单用本品捣烂浸水,滤取浓汁服(《斗门方》);治乳痈,以本品加生姜于乳钵内研如泥状,涂敷患处(《普济方》);治中风半身不遂的补阳还五汤(《医林改错》);治肺热喘咳,与麻黄、苦杏仁等同用。

地龙酒炙后利于粉碎和祛腥矫味,便于内服、外用,又可增强通经活络作用,用于偏正头痛、寒湿痹痛、骨折肿痛。如治疼痛难忍的地龙散(《太平圣惠方》);治风头痛的地龙散(《圣济总录》);治寒湿痹痛、肢体屈伸不利的小活络丹(《太平惠民和剂局方》)。

【现代研究】地龙含溶血成分蚯蚓素、解热成分蚯蚓解热碱、有毒成分蚯蚓毒素,还含丁二酸、黄嘌呤、丝氨酸蛋白酶等。其中丁二酸和黄嘌呤为平喘的有效成分。

地龙和酒地龙的热浸液均能降低大鼠血液黏度,以酒地龙与土地龙作用显著。降低大鼠红细胞比容以广地龙与酒地龙为佳。体外抗血栓的溶解作用为酒地龙 > 广地龙 > 沪地龙 > 土地龙。

地龙经酒制后,氨基酸含量均下降。地龙经酒制、醋制和蛤粉制后,次黄嘌呤含量均明显升高,其中蛤粉制 > 黄酒制 > 白酒制 > 醋制 > 净制品。平喘作用为蛤粉制 > 黄酒制 > 醋制 > 净制 > 白酒制;化痰作用为蛤粉制 > 黄酒制 > 醋制,净制广地龙和白酒制广地龙无化痰作用;止咳作用为蛤粉制 > 黄酒制和醋制 > 白酒制,净制广地龙无止咳作用。生地龙抗血栓作用较酒地龙好。

辨析思考 地龙有些特殊的用法,如"同盐化为水饮服",可能与自体酶的降解有关。另外,也有研究认为肽类是其药效物质基础之一,如地龙中的蚓激酶,所以对地龙还需进一步的系统研究。

【贮存】置于通风干燥处。防霉,防蛀。

牡 蛎

【来源】本品为牡蛎科动物长牡蛎 *Ostrea gigas* Thunberg、大连湾牡蛎 *Ostrea talienwhanensis* Crosse 或近江牡蛎 *Ostrea rivularis* Gould 的贝壳。

【历史沿革】历代有熬、烧令通赤、研粉、捣为粉、去黑鞭处、米泔水浸去土、炒黄、火煨通赤、韭菜汁和泥煅水飞、童便煅、醋煅和煅法等。现行主要的炮制方法为明煅法。《中国药典》收载的饮片为牡蛎、煅牡蛎。

【采收】全年可采集。

【产地加工】牡蛎采收后，去肉，取壳，洗净，晒干。

【炮制】

1. 牡蛎 取原药材，洗净，晒干，碾碎。

2. 煅牡蛎 取净牡蛎，置于耐火容器内或无烟炉火上，用武火加热，煅至发红时取出，放凉，碾碎。

【饮片性状】牡蛎为不规则片状，灰白色，具光泽，分层次，质坚硬。

煅牡蛎为不规则片块，大小不一，灰白色，质酥脆。

【加工与炮制目的】牡蛎味咸，性微寒，归肝、胆、肾经，具有重镇安神、潜阳补阴、软坚散结的功效。牡蛎生用偏于镇惊安神、潜阳补阴、散结，用于惊悸失眠、眩晕耳鸣、瘰疬痰核、瘕瘕痞块。如治肝阳上亢所致头目眩晕的镇肝熄风汤（《医学衷中参西录》）；治瘰疬痰核的瘰疬内消丸（《全国中药成药处方集》）。

煅牡蛎质地酥脆，易于粉碎，利于有效成分的溶出，增强收敛固涩的作用，用于自汗盗汗、遗精崩带、胃痛吞酸。如治盗汗自汗的牡蛎散（《太平惠民和剂局方》）。

【现代研究】牡蛎主要含有碳酸钙，还含有少量磷酸钙、硫酸钙、氧化铁、铝、镁、硅等成分。

牡蛎经炮制后，微量元素的含量均有不同程度的升高，其中钾离子、铝离子、磷离子较为显著。牡蛎煅后醋淬水煎液中钙离子、锌离子、锰离子、钾离子、铝离子、磷离子和铁离子的煎出量增加明显，高于煅品和生品。生品水煎液中蛋白质的含量略高于醋淬品和煅品。牡蛎经煅后，铁、锰、锌元素的煎出量较生品显著增加。红外分析表明，牡蛎与煅牡蛎均含有 CO_3^{2-} 的透射峰，但是煅制牡蛎壳中 $1702cm^{-1}$ 处 C=O 键透射峰强度明显减弱，说明牡蛎与煅牡蛎化学成分之间存在差异。

煅醋淬的牡蛎煎剂对家兔正常血压具有降低作用，而生品有轻微升压作用，去钙的煎剂具有明显升压作用。大鼠抗胃溃疡实验表明，牡蛎在 900℃、煅 1 小时的工艺条件下能明显提高抗胃溃疡活性。煅牡蛎中钙离子在家兔体内的相对生物利用度为 142.5%。600 ～ 800℃煅制牡蛎有较高比例的氧化钙（CaO）生成。该研究认为，CaO 含量的升高会导致煎煮过程中有 Ca（OH）$_2$ 等碱性物质生成，给药时对胃黏膜或皮肤黏膜产生强烈刺激，不利于发挥牡蛎药效，尤其对于消化性溃疡的治疗。

辨析思考 牡蛎煅制温度过低，不足以产生孔隙，质不酥脆；煅制温度过高，孔道坍塌，碳酸钙会分解形成 CaO，甚至 CaO 进一步分解。前人有要求煅至通赤，也有"煅过成灰，不能补阴"之说，对此还应深入阐明，以规范煅牡蛎的炮制工艺。

【贮存】贮于干燥容器内，置于干燥处。

龟　甲

【来源】本品为龟科动物乌龟 *Chinemys reevesii*（Gray）的背甲及腹甲。

【历史沿革】历代有炙、酥炙、醋炙、酒浸炙、酒醋炙、煅、童便制、酒浸、酥油炙、猪脂炙、灰火炮后酥炙、油制和熬胶法等。现行主要的炮制方法为砂炒醋淬。《中国药典》收载的饮片为龟甲、醋龟甲。

【采收】人工养殖的龟甲全年均可捕收。野生龟甲全年可捕，但以秋、冬两季为优。捕捉时以蠕虫、小鱼为诱饵，在龟栖息的川泽湖池处兜捕或钓捕。

【产地加工】将乌龟杀死，取其腹甲与背甲，用利器刮净筋肉，洗净，晒干或晾干，即为血板。或将乌龟用沸水烫死，刮净筋肉，晒干，称为烫板。

【炮制】

1. 龟甲　取原药材，置于蒸锅内，沸水蒸 45 分钟，取出，放入热水中，立即用硬刷除净筋肉，洗净，晒干。或取原药材用清水浸泡，不换水，使皮肉筋膜腐烂，与甲骨容易分离时取出，用清水洗净，日晒夜露至无臭味，晒干。现在也可用胰酶或酵母菌快速降解法去残肉。

2. 醋龟甲　取净砂置于炒制容器内，用武火加热至滑利状态，容易翻动时，投入大小分档的净龟甲，炒至表面淡黄色、质酥脆时，取出，筛去砂，立即投入醋中淬之，捞出，干燥，用时捣碎。每 100kg 净龟甲，用醋 20kg。

【饮片性状】龟甲背甲呈长椭圆形拱状，外表面棕褐色或黑褐色；腹甲呈板片状，外表面淡黄棕色至棕黑色，常具紫褐色放射状纹理，内表面黄白色至灰白色，边缘有的呈锯齿状，质坚硬。气微腥。

醋龟甲表面呈黄色或棕褐色，有焦斑，质松脆。微有醋香气。

【加工与炮制目的】龟甲味咸、甘，性微寒，归肝、肾、心经，具有滋阴潜阳、益肾强骨、养血补心、固经止崩的功效。龟甲生品质地坚硬，有腥气，善于滋阴潜阳，用于肝风内动、肝阳上亢。如治肝肾阴虚、肝阳上亢的镇肝熄风汤（《医学衷中参西录》）；治虚风内动的大定风珠（《温病条辨》）。

砂炒醋淬后，质地变酥脆，易于粉碎，利于煎出有效成分，并能矫臭矫味。醋龟甲以补肾健骨、滋阴止血之力胜，常用于劳热咯血、脚膝痿弱、潮热盗汗、痔疮肿痛。如治阴虚发热、骨蒸盗汗的大补阴丸，治筋骨痿弱的虎潜丸（《丹溪心法》）；治经行不止或崩中漏下的固经丸（《医学入门》）。

【现代研究】龟甲主含骨胶原和多种氨基酸，如天门冬氨酸、苏氨酸、丝氨酸、谷氨酸、甘氨酸、脯氨酸、胱氨酸、缬氨酸、赖氨酸等，还含铬、锰、铜、锌、磷、镁、钾、钙等无机元素。

龟甲砂炒品、砂炒醋淬品的煎出量高于生品，总氨基酸含量、总含氮量均为砂炒醋淬品＞砂炒品＞生品。龟背甲和腹甲的化学成分基本相同，仅含量上有所差异。龟腹甲中微量元素锌和锰的含量明显高于龟背甲，而砂炒醋淬品的煎出物含量以腹甲较高。

龟上下甲砂烫醋淬品均能使甲亢阴虚大鼠耗氧量降低，心率减慢，痛阈延长，体重增加，肾上腺、甲状腺及胸腺的重量基本恢复正常，二者作用无显著差异。

龟甲传统的净制方法是水浸泡腐烂法，一般需泡 20～30 天以上，生产周期长，细菌易生长繁殖，导致药物腐烂发臭，成品质量差。改进的工艺有热解法，包括蒸、高压蒸、水煮等法，还有酶解法，如蛋白酶法、酵母菌法、猪胰脏法和食用菌法，能缩短时间，但有的工艺对药效有一定影响。

【贮存】置于干燥处，防蛀。

鸡内金

【来源】本品为雉科动物家鸡 *Gallus gallusdomesticus* Brisson 的干燥沙囊内壁。

【历史沿革】历代有炙、蜜炙、焙、麸炒、煅、酒制、炒和猪胆汁制法等。现行主要的炮制方法有清炒、砂炒、醋炙。《中国药典》收载的饮片为鸡内金、炒鸡内金、醋鸡内金。

【采收】全年均可采收。

【产地加工】杀鸡后，取出鸡肫，趁热剥取内壁，洗净，干燥。

【炮制】

1. 鸡内金　取原药材，除去杂质，洗净，干燥。

2. 炒鸡内金　将净鸡内金置于热锅内，用中火加热，炒至表面焦黄色，取出，放凉。

3. 砂炒鸡内金　取砂置于炒制容器内，用中火加热至滑利状态，容易翻动时，投入大小一致的鸡内金，不断翻动，炒至鼓起卷曲、酥脆、呈淡黄色时取出，筛去砂，放凉。

4. 醋鸡内金　将鸡内金压碎，置于锅内，用文火加热，炒至鼓起，喷定量的醋，取出，干燥。每 100kg 净鸡内金，用醋 15kg。

注意事项：砂炒鸡内金宜用中火，选用中粗河砂进行炒制，否则成品会出现粘砂现象。

【饮片性状】鸡内金呈不规则的卷状片。表面黄色、黄褐色或黄绿色，片薄而半透明，具明显的条状皱纹。质脆，易碎，断面角质样。气微腥，味微苦。

炒鸡内金表面暗黄褐色或焦黄色，有焦斑，具香气，质脆。

砂炒鸡内金鼓起均匀，质松脆易碎。

醋鸡内金表面褐黄色，鼓起，有焦斑，略有醋气。

【加工与炮制目的】鸡内金味甘，性平，归脾、胃、小肠、膀胱经，具有健胃消食、涩精止遗、通淋化石的功效。生品长于攻积、通淋化石，用于泌尿系结石和胆道结石。如治砂石淋证的砂淋丸（《医学衷中参西录》）。

炒鸡内金质地酥脆，便于粉碎，矫正不良气味，增强健脾消积、固精缩尿止遗的作用，用于消化不良、食积不化、脾虚泄泻、遗精、遗尿等。如治饮食停滞、食积不化的反胃吐食方（《千金翼方》）；治脾虚泄泻的益脾饼（《医学衷中参西录》）。砂炒鸡内金同炒鸡内金，炮制时使受热均匀。

醋鸡内金质酥易碎，能矫正不良气味，有疏肝助脾的作用，用于脾胃虚弱或肝脾失调、脘腹胀满。如治肝脾失调、消化失常、腹满鼓胀的鸡胵汤（《医学衷中参西录》）。

【现代研究】鸡内金含有胃激素、角蛋白、氨基酸、微量胃蛋白酶、淀粉酶、维生素及微量元素等。

以水浸出物、醇浸出物、三氯甲烷浸出物及亚硝酸盐等为指标，对鸡内金生品、清炒品、醋炒品、烘制品、砂烫品进行比较，结果表明：除砂烫品和醋炒品的三氯甲烷浸出物外，其余各炮制品的 3 种浸出物与生品比较均有显著性增加，尤以 250℃烘制 6 分钟的样品增加最多；亚硝酸盐的含量除醋炒品外，其余 3 种炮制品均较生品明显降低，其原因可能是加热使有毒的亚硝酸盐转化为硝酸盐。鸡内金清炒与醋制后无机元素含量略有升高，有害元素铅含量降低。清炒鸡内金水解氨基酸含量降低，醋制鸡内金水解氨基酸含量升高。

鸡内金经醋炙和砂烫后，淀粉酶的活性下降，蛋白酶的含量和活性增高，醋鸡内金中氨基酸总量升高。其原因是淀粉酶对温度敏感，而蛋白酶对温度不敏感。蛋白酶在酸性环境中活力较强，故醋鸡内金蛋白酶活力较高，且醋含有一定量的氨基酸，鸡内金醋炙后氨基酸总量有所提高。

大鼠灌胃炒鸡内金（研末）后胃液的分泌量、酸度和消化力均增高，胃运动功能明显增强，胃排空速率加快，实验结果与鸡内金具有消食化积的传统功效相一致。

鸡内金不同炮制品的药液，给小鼠灌胃 30 分钟内，小鼠胃中游离酸、总酸、胃蛋白酶基本无变化，而灌胃 60 分钟后，各项指标均显著升高，其中砂烫、烘制品优于其他炮制品。各炮制品在灌胃 30、60 分钟后，小鼠肠胃推进功能有增强趋势，以砂烫品及烘品增强较多，但不显著。以上实验结果表明，鸡内金的消食作用出现较为缓慢、持久，其作用不是直接刺激肠胃运动引起的，可能是通过促进胃腺分泌而发挥作用。

以可溶性蛋白质含量为评价指标，优选鸡内金的机械炒制工艺为每 12.5g 鸡内金加砂 500g，翻炒速度为 50 转 / 分钟，215℃炒制 120 秒。

辨析思考 鸡内金内皮角质层可以制备具有高比表面积和丰富高孔隙度的掺氮的多孔碳，用于新材料的研究开发。其黏多糖的炮制转化及抗癌、抗凝血、调节血糖和血脂的机制值得探讨。

【贮存】置于阴凉干燥处。防蛀。

桑螵蛸

【来源】本品为螳螂科昆虫大刀螂 *Tenodera sinensis* Saussure、小刀螂 *Statilia maculate*（Thunberg）或巨斧螳螂 *Hierodula patellifera*（Serville）的干燥卵鞘。以上 3 种分别习称"团螵蛸""长螵蛸""黑螵蛸"。

【历史沿革】历代有蒸、炙、沸浆水浸淘、熬干、炒、微炒、炒令黄、麸炒、醋浸炙令焦黄、酒浸炒、涂酥炙、米泔水煮、火炮、焙燥、酒炙、蜜炙、面炒黑、盐水炒、烧存性和醋煮法等。现行主要的炮制方法有蒸制和盐炙。《中国药典》收载的饮片为桑螵蛸。

【采收】自深秋至次春均可采收。

【产地加工】除去树枝等杂质，洗净，置于蒸制容器内，用武火隔水蒸至出现"圆汽"后30 ～ 40 分钟，取出，晒干或烘干，用时剪碎。

【炮制】

盐桑螵蛸 取净桑螵蛸，加入盐水拌匀，闷润，置于炒制容器内，用文火加热，炒至有香气逸出时，取出放凉。每 100kg 桑螵蛸，用食盐 2.5kg。

【饮片性状】团螵蛸略呈圆柱形或半圆形，由多层膜状薄片叠成，表面浅黄褐色，上面带状隆起不明显；体轻，质松而韧；气微腥，味淡或微咸。长螵蛸略呈长条形，表面灰黄色，上面带状隆起明显；质硬而脆。黑螵蛸略呈平行四边形，表面灰褐色，上面带状隆起明显；质硬而韧。

盐桑螵蛸形如桑螵蛸，色泽加深，略带焦斑，味微咸。

【加工与炮制目的】桑螵蛸味甘、咸，性平，归肝、肾经，具有固精缩尿、补肾助阳的功效。生桑螵蛸令人泄泻，蒸后可消除其致泻的不良反应，同时还可杀死虫卵，有利于药物贮存，用于遗精滑精、遗尿尿频、小便白浊。如治梦遗滑精的桑螵蛸丸（《杨氏家藏方》）；治白浊、带下的首乌枸杞汤（《简明中医妇科学》）。

盐桑螵蛸可引药下行入肾，增强益肾固精、缩尿止遗的作用。如治小便频数、如稠米泔色的桑螵蛸散（《濟寮方》）。

【现代研究】桑螵蛸含蛋白质、氨基酸、磷脂类、脂肪和多糖等成分。

氨基酸分析结果表明，黑螵蛸、长螵蛸、团螵蛸均含有 18 种氨基酸，其中包括人体必需的 8 种氨基酸；3 种桑螵蛸均以酪氨酸含量最高；总氨基酸含量为黑螵蛸＞长螵蛸＞团螵蛸。

桑螵蛸经过盐炒和蒸制后，蛋白质提取率和多糖含量均下降，总脂含量升高。蛋白质提取率和多糖含量为生品＞盐炒品＞蒸品；总脂含量为蒸品＞盐炒品＞生品；磷脂含量为生品＞蒸品＞盐炒品。

研究发现，桑螵蛸具有延长小鼠常压耐缺氧及负重游泳时间，增加小鼠胸腺、脾脏、睾丸指数和阳虚小鼠的体温，以及降低高脂大鼠肝中脂质过氧化物的作用，这些作用可能与其补肾、固精功效有关。盐炙桑螵蛸与生品比较，具有显著的抗利尿作用。

辨析思考 桑螵蛸是常用的收涩药，具有补肾固精缩尿的功效，其是否对内分泌轴激素的分泌产生作用还有待研究。另外，其脂质、甾体、多肽的活性也值得关注。

【贮存】贮于干燥容器内，密闭，置于通风干燥处。防蛀。

斑 蝥

【来源】本品为芫青科昆虫南方大斑蝥 *Mylabris phalerata* Pallas 或黄黑小斑蝥 *Mylabris cichorii* Linnaeus 的干燥体。

【历史沿革】历代有炙、炒、烧令烟尽、糯米与小麻子同炒、麸慢火炒令黄色、豆面炒焦黄、酒浸后炒焦黑、醋煮、米炒焦、醋煮焙干、牡蛎炒、麸炒醋煮、蒸、米泔制和土炒法等。现行主要的炮制方法为米炒。《中国药典》收载的饮片为斑蝥、米炒斑蝥。

【采收】5—10 月均可捕捉，以 6—8 月最盛。斑蝥多在清晨露水未干，斑蝥翅湿不易起飞时捕捉，可用纱兜捕捉。斑蝥对皮肤有刺激性，捕捉时应戴手套或用工具，不可直接用手接触。

【产地加工】将捕捉的斑蝥闷死或用沸水烫死，取出晒干或低温烘干。

【炮制】

1. 生斑蝥 取原药材，除去杂质，或取原药材，除去头、足、翅及杂质。

2. 米炒斑蝥 将米置于热锅内，用中火加热至冒烟，投入净斑蝥拌炒，至米呈黄棕色，取出，筛去米，除去头、足、翅，摊开晾凉。每 100kg 净斑蝥，用米 20kg。

注意事项：斑蝥在炮制和研粉加工时，操作人员宜戴眼罩或防毒面具进行操作，以保护眼、鼻黏膜免受其损伤，炒制后的米要妥善处理，以免伤害人畜，发生意外事故。

【饮片性状】斑蝥为干燥虫体（或为去除头、足、翅的干燥躯体），略呈长圆形，背部具革质鞘翅 1 对，黑色，有 3 条黄色或棕黄色的横纹；鞘翅下面有棕褐色薄膜状透明的内翅 2 片。胸腹部乌黑色，胸部有足 3 对。有特殊的臭气。南方大斑蝥体型较大，黄黑小斑蝥体型较小。

米炒斑蝥表面微挂火色，显光泽，臭味轻微，有焦香气。

【加工与炮制目的】斑蝥味辛，性热，有大毒，归肝、胃、肾经，具有破血逐瘀、散结消癥、攻毒蚀疮的功效。生斑蝥毒性较大，多外用，以攻毒蚀疮为主，用于瘰疬瘘疮、痈疽肿毒、顽癣瘙痒。如治顽癣瘙痒的顽癣必效方（《外科正宗》）。

米炒斑蝥毒性降低，气味得以矫正，可供内服。其功效以通经、破癥散结为主，用于经闭癥瘕、狂犬咬伤、瘰疬、肝癌、胃癌。如治瘀血阻滞、月经闭塞的斑蝥通经丸（《济阴纲目》）。民间有"斑蝥煮鸡蛋"的验方，弃斑蝥而食鸡蛋，用于治疗肝癌、胃癌。

【现代研究】斑蝥中主要含单萜类成分斑蝥素，还含脂肪、蚁酸、微量元素等成分。

斑蝥中的有毒、有效物质为斑蝥素，对皮肤、黏膜有强烈的刺激性，能引起充血、发赤和起泡。口服毒性较大，可引起口咽部灼烧感、恶心、呕吐、腹部绞痛、血尿及毒性肾炎等症状。往往引起肾衰竭或循环衰竭而致死亡。故斑蝥生品不可内服，只作外用，口服必须经过炮制。

斑蝥适宜采用米炒法炮制。斑蝥素在 84℃ 开始升华，升华点为 110℃，米炒时锅温为 128℃，正适合斑蝥素的升华，使斑蝥素部分升华而含量降低，可降低 54.54%～59.15%，从而降低毒性。另外，斑蝥与米同炒可使之受热均匀，不至于温度太高致使斑蝥焦化。斑蝥呈乌黑色，难以判断炮制火候，米炒可通过米指示炮制终点。米炒也可纠正蚁酸等不良气味的影响。米炒和其他加热处理，可使斑蝥的 LD_{50} 值显著升高，可降低对大鼠的肾毒性，但对体重与肝毒性的降低作用不明显。

斑蝥头、足、翅中总斑蝥素的含量为 0.61%，远低于去掉头、足、翅的生品饮片，占比约为 30%。各部位中镁、锌、铜含量为去头翅者＜未去者＜头、翅部位，而有害元素铅却依次降低。

采用低浓度的氢氧化钠（NaOH）炮制斑蝥，可以使斑蝥素在虫体内转化成斑蝥素钠，达到降低毒性、保留和提高斑蝥抗癌活性的目的。经过优选的炮制工艺为 1.0%NaOH，在 70～80℃ 下浸泡 12 小时，斑蝥素的转化率可达 76.04%。见图 11-6。

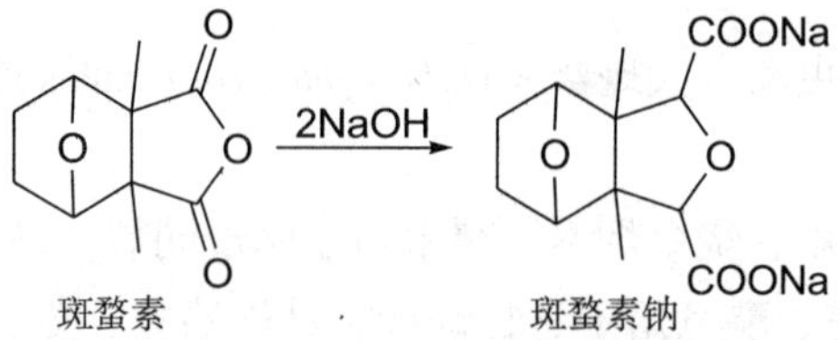

斑蝥素　　　　　　　　斑蝥素钠

图 11-6　斑蝥素钠的生成

　　辨析思考　斑蝥素具有较强的生物活性，可用于治疗多种恶性肿瘤。斑蝥体内同时含有斑蝥素和结合斑蝥素，两类物质在斑蝥体内可以相互转化，结合斑蝥素毒性虽较低，但作用仍不可忽视，其相关研究有待深入开展。

【贮存】贮于干燥容器内，置于干燥处。防蛀。少量药材可与花椒同贮，防霉。按毒性中药管理。

蛤　蚧

【来源】本品为壁虎科动物蛤蚧 *Gekko gecko* Linnaeus 除去内脏的干燥全体。

【历史沿革】历代有酒浸焙、酥炙、醋炙、炙香、蜜炙、酒浸、酥制、酒蜜涂炙、煅存性、青盐酒炙、酒浸炒和酒洗法等。现行主要的炮制方法有油炙、酒炙。《中国药典》收载的饮片为蛤蚧、酒蛤蚧。

【采收】蛤蚧长至 3～4 龄，达到中条以上规格即可捕捉加工。全年皆可捕捉，通常 5—9 月为主要捕捉季节。养殖蛤蚧多在 9 月份捕杀。

【产地加工】用锤敲击蛤蚧头部，将其击昏，挖除有毒的眼球，剖开腹部，除去内脏，用干布抹去血迹（不可用水洗）。用细竹条 2 根，将四肢撑平，腹部撑开，再取一根长竹条经腹部串入头部，并用棉纸条将尾部缠捆在竹条上固定，以防止断尾。固定后，将鲜蛤蚧放入烘炉内，低温烘干。烘干的蛤蚧按体型大小分开，以每 2 只大小相同的蛤蚧为一对，腹面相对扎好，即为成品。

【炮制】

1. 蛤蚧　取原药材，除去竹片，洗净，除去头（齐眼处切除）、足、鳞片，切成小块，干燥。

2. 酒炙蛤蚧　取蛤蚧块，用黄酒拌匀，闷润，待酒被吸尽后，烘干或置于炒制容器内，用文火炒干，或置于钢丝筛上，用文火烤热，喷适量黄酒，再置于火上酥制，如此反复多次，至松脆为度，放凉。每100kg蛤蚧块，用黄酒20kg。

3. 油炙蛤蚧　取蛤蚧，涂以麻油，用无烟火烤至稍黄质脆，除去头、爪及鳞片，切成小块。

【饮片性状】蛤蚧为不规则片状小块。表面呈灰黑色或银灰色，有棕黄色斑点及鳞甲脱落的痕迹。切面黄白色或灰黄色。脊椎骨及肋骨突出，质坚韧。气腥，味微咸。

酒炙蛤蚧形如蛤蚧块，色稍黄，质较脆。微有酒香气，味微咸。

油炙蛤蚧形如蛤蚧块，色稍黄，质较脆。具香酥气。

【加工与炮制目的】蛤蚧味咸，性平，归肺、肾经，具有补肺益肾、纳气定喘、助阳益精的功能，用于肺肾不足、虚喘气促、劳嗽咳血、阳痿、遗精等。

蛤蚧生品和油酥制品功用相同，酥制后易粉碎，腥气减少。其功效以补肾益精、纳气定喘见长，常用于肺虚咳嗽或肾虚作喘。如治咳嗽虚喘、气短乏力的人参蛤蚧散（《卫生宝鉴》）；治疗肺虚喘咳、面目及四肢水肿的独圣饼（《圣济总录》）；治痰中带血的蛤蚧汤（《中药临床应用》）。

酒蛤蚧质酥易脆，矫臭矫味，可增强补肾壮阳作用，多用于肾阳不足、精血亏损的阳痿。如与人参、五味子、核桃肉共研末为丸，治肾虚阳痿、性功能减退、五更泄泻、小便频数（《中药临床应用》）。

【现代研究】蛤蚧含有蛋白质、氨基酸、胆固醇、脂类、生物碱、激素样物质、微量元素等成分。蛤蚧含有18种氨基酸，其中甘氨酸、脯氨酸含量较高。蛤蚧尾中有8种人体必需氨基酸的含量均高于蛤蚧体，其中赖氨酸的含量高1.38倍。蛤蚧中含多种磷脂成分，文献报道蛤蚧中总磷脂的含量达1.1%以上，且养殖蛤蚧的总磷脂含量高于野生蛤蚧。蛤蚧体内还含有丰富的亚油酸、亚麻酸、油酸和棕榈酸等脂肪酸成分，其中不饱和脂肪酸占75%，人体必需的亚油酸和亚麻酸占50%。

蛤蚧各部位氨基酸总量为尾部 > 体部 > 头部 > 爪部 > 眼部；眼部组氨酸、色氨酸的含量明显高于其他部位，谷氨酸的含量高于其他各部位均值，其他13种氨基酸的含量均低于各部位均值。

蛤蚧含丰富的锌、铁、镁、钙等元素。蛤蚧尾锌、铁含量最高，特别是锌含量高出体部42倍多。蛤蚧身镁含量最高，头部钙含量高。

蛤蚧体、尾均有双向的性激素样作用，且蛤蚧尾的作用强于蛤蚧体。蛤蚧头、足、身、尾混悬液经小鼠口服后，能明显对抗氢化可的松所致免疫抑制作用，明显增加脾重，提高小鼠静脉注射的炭粒廓清指数，具有非特异性免疫增强作用；可以提高睾丸重量，具有性激素样作用。蛤蚧通过双向调节 Th1/Th2 失衡，从而抑制哮喘气道炎症。蛤蚧乙醇提取液能有效改善大鼠卵巢功能，并可能由此延缓大鼠卵巢的衰老。蛤蚧可以明显延长 S_{180} 荷瘤小鼠生命，减轻瘤重，抑瘤效果明显；增高脾重和T、B淋巴细胞数量，有效促进小鼠免疫系统功能。

蛤蚧身或尾的60%乙醇提取物能加强豚鼠白细胞的移动力，增强肺、支气管和腹腔吞噬细胞的吞噬功能，对四氧嘧啶造成的高血糖小鼠有一定降糖作用。使用蛤蚧体及尾的乙醇提取物对豚鼠进行肌内注射，可对抗氯化乙酰胆碱所致痉挛性哮喘作用，对豚鼠离体气管有直接松弛作用。

蛤蚧尾对雄性大鼠精囊和前列腺增重效果较蛤蚧体强。蛤蚧乙醇提取液对大鼠小肠的自由基代谢有积极的意义，可使大鼠 SOD、GSH-Px 和过氧化氢酶（CAT）活性明显增强，GSH 水平增强，而过氧化脂质含量明显下降，蛤蚧尾部的作用强于体部。

古人有"毒在眼，效在尾"之说，故历代炮制蛤蚧时都要去头、足。据报道，用蛤蚧眼和头、足进行猴急性和亚急性毒性实验，结果均未见不良反应。研究表明，蛤蚧头部并无毒性成分存在。

蛤蚧现多沿用酒制法，用烘箱烘制替代传统制法，使工艺可控、质量稳定。

辨析思考 现有的研究，如围绕氨基酸、微量元素、脂肪酸的化学和活性的研究还难以阐明蛤蚧的传统功效，蛤蚧平喘不一定是通过增强免疫、抗氧化机制实现的，应重新梳理对蛤蚧研究的切入点。

【贮存】贮于干燥容器内，花椒拌存，密闭，置于阴凉干燥处。防蛀。

蜈 蚣

【来源】本品为蜈蚣科动物少棘巨蜈蚣 *Scolopendra subspinipes mutilans* L.Koch 的干燥体。

【历史沿革】历代有与木末或柳蛀末同炒、去足甲、烧灰制炭、炙、酒浸、姜制、焙、薄荷制、酥制、酒焙、炒、葱制、醋制、火炮存性、煅、荷叶制和鱼鳔制法等。现行主要的炮制方法为焙法。《中国药典》收载的饮片为蜈蚣。

【采收】春、秋二季捕捉。清明前捕捉最好，清明后腹腔含泥，质差。翻动蜈蚣栖息场所，发现后用竹筷或镊子夹取，放入容器。或在蜈蚣活动地，挖 20～30cm 的深坑，将新鲜干鸡毛、鸡血、鸡骨及肉渣等诱饵放入坑内，用树枝、砖瓦片、泥土盖住，引诱蜈蚣爬入，翌日捕捉。

【产地加工】捕捉后，捉住蜈蚣头部红黑连接第 3 节处，用比蜈蚣稍长的竹签或竹片插入腹面的头尾两端，绷直，晒干或烘干。或先用沸水烫死蜈蚣，再用竹签撑直，干燥。

【炮制】

1.蜈蚣 取原药材，除去竹片及头、足，用时折断或捣碎。

2.焙蜈蚣 取净蜈蚣，用文火焙至黑褐色质脆时，放凉。

【饮片性状】蜈蚣为扁长形，背部棕绿色或墨绿色，有光泽，腹部棕黄色或淡黄色，质脆。具有特殊的刺鼻腥气，味辛而微咸。

焙蜈蚣呈棕褐色或黑褐色，质脆，有焦香气。

【加工与炮制目的】蜈蚣味辛，性温，有毒，归肝经，具有息风止痉、解毒散结、通络止痛的功能，多用于急慢惊风、破伤风、痉挛抽搐、癫痫等痉挛抽搐。如治小儿急惊风的万金散（《太平圣惠方》）。另外，还多外用，如治疮疡肿毒、瘰疬溃烂、毒蛇咬伤的不二散（《济生拔萃方》）。

焙蜈蚣毒性降低，矫味矫臭，并使之干燥，便于粉碎，多入丸散内服或外敷，功用同生品。

【现代研究】蜈蚣主要含有脂肪油、胆甾醇、蚁酸、糖类、蛋白质、氨基酸及微量元素。此外，还含有两种蜂毒样的毒性成分，即组胺样物质及溶血性蛋白。蜈蚣具有抗惊厥、抗炎、镇痛、抗肿瘤、抗心肌缺血、改善微循环、抗凝血等作用，还有溶血和组胺样作用，能引起过敏性休克。

传统认为蜈蚣头、足的毒性大，有去头、足的用药习惯。实验结果表明，蜈蚣头、足和体所含成分基本一致，躯干所含微量元素微高于头、足，去头、足较为烦琐。因此，蜈蚣临床应用现多全体入药。

辨析思考 蜈蚣经高热处理后，抗炎、抗过敏作用显著增强，可能与高热导致成分转化有关。

【贮存】贮于干燥容器内，密闭，置于阴凉通风处。防霉，防蛀。

僵 蚕

【来源】本品为蚕蛾科昆虫家蚕 *Bombyx mori* Linnaeus4 ～ 5 龄的幼虫感染（或人工接种）白僵菌 *Beauveria bassiana*（Bals.）Vuillant 而致死的干燥体。

【历史沿革】历代有米泔制、炒、熬、姜汁制、面炒制、酒炒、灰炮、麸炒、蜜制、盐制、油制、醋制、糯米炒、制炭和红枣制法等。现行主要的炮制方法为麸炒。《中国药典》收载的饮片为僵蚕、麸炒僵蚕。

【采收】收集自然染菌死亡的僵蚕，多于春、秋季生产。人工接种时，选取 4 ～ 5 龄蚕喷施白僵菌，并加温增湿，促进白僵菌繁殖，侵入蚕体，蚕陆续发病死亡，及时拣出被白僵菌感染的蚕体，初死时蚕体柔软，逐渐硬化，5 ～ 7 天后蚕体表面可见白色菌丝，待菌丝长满，手摸有白色粉霜沾手时，便可收集加工。

【产地加工】晒干或低温烘干。也可将死蚕放入冷却的石灰溶液中浸泡 1 ～ 2 天，然后取出晒干。或放入石灰中拌匀，晒干或焙干。

【炮制】

1. 僵蚕 取原药材，除去杂质及残丝，洗净，晒干。

2. 麸炒僵蚕 先用中火将锅烧热，均匀撒入定量麦麸，待起烟时加入净僵蚕，炒至僵蚕表面呈黄色时，出锅，筛去麸皮，晾凉。每 100kg 净僵蚕，用麦麸 10kg。

【饮片性状】僵蚕略呈圆柱形，弯曲皱缩，表面灰黄色，被有白色粉霜。质硬而脆，易折断，断面平坦，外层白色，中间棕黄色，有光泽。气微腥，味微咸。

麸炒僵蚕表面棕黄色，偶有焦黄斑，腥气减弱，有焦麸气。

【加工与炮制目的】僵蚕味咸、辛，性平，归肝、肺、胃经，具有息风止痉、祛风止痛、化痰散结的功效。僵蚕生用辛散之力较强，药力较猛，用于惊痫抽搐、风疹瘙痒、肝风头痛。如治惊痫抽搐、口眼㖞斜的牵正散（《杨氏家藏方》）。

麸炒僵蚕除去生僵蚕虫体上的菌丝和分泌物，赋色矫味，便于粉碎和服用，长于化痰散结，用于瘰疬痰核、中风失音。如治中风失音或喉中痰声作响的通关散（《证治准绳》）；治喉风、咽喉肿痛的白僵蚕散（《魏氏家藏方》）。

【现代研究】僵蚕含有蛋白质、酶、氨基酸、草酸铵等成分。僵蚕生品、清炒品和麸炒品的水溶性浸出物含量有显著差异，以清炒品含量最高，麸炒品次之，生品最低。在僵蚕的炮制品与原药材的蛋白质区带图谱中，生僵蚕有 3 条谱带，麸炒品有 1 条谱带，说明僵蚕麸炒对蛋白质有明显影响。

草酸铵是僵蚕息风止痉、抗惊厥的有效成分，但生品中过多的草酸铵容易引起人体血氮升高，从而导致患者昏迷和抽搐，经过炮制后可以适度降低草酸铵的含量，减少不良反应。研究表明，僵蚕经不同方法炮制后，各炮制品的薄层色谱未见明显差异，但游离氨基酸和草酸铵的含量均有不同程度的下降。其中，游离氨基酸的含量以谷氨酸、精氨酸、脯氨酸、丙氨酸和酪氨酸为高。游离氨基酸总量为生品＞姜麸炒品＞清炒品＞糖麸炒品＞蜜麸炒品＞姜炙品＞麸炒品；草酸铵含量为生品＞麸炒品＞蜜麸炒品＞清炒品＞姜麸炒品＞姜炙品＞糖麸炒品。

有实验以乙醇浸出物、草酸铵和白僵菌素的含量为指标，优选蜜麸炒僵蚕的炮制工艺为每

300g 僵蚕用蜂蜜 20g，180℃下炒 6 分钟。

辨析思考 僵蚕感染白僵菌的过程，可视为以僵蚕为培养基的发酵过程，可从微生物对物质基础的改变及其次生代谢产物生成的角度开展研究。

【**贮存**】贮于干燥容器内，置于通风干燥处。防蛀。

蟾 酥

【**来源**】本品为蟾蜍科动物中华大蟾蜍 *Bufo bufo gargarizans* Cantor 或黑眶蟾蜍 *Bufo melanostictus* Schneider 的干燥分泌物。

【**历史沿革**】历代有铁上焙焦、酒浸、酒炖、汤浸和乳汁制法等。现行主要的炮制方法为白酒制。《中国药典》收载的饮片为蟾酥、蟾酥粉。

【**采收**】多于夏、秋二季捕捉蟾蜍，以早晚时间为主；洗净，挤取耳后腺和皮肤腺的白色浆液，一般多用挤浆法，也有用刮浆法，挤、刮浆时，必须做到用力适度，以免影响蟾酥质量与二次采收。

采收注意事项：①不能用铁器刮取和盛放蟾酥，以免蟾酥与铁作用变成黑色；②勿使浆液溅入眼中，以免中毒，一旦误入眼内，用紫草水冲洗可消肿；③采收后，要将蟾蜍放在旱地，以防入水使其伤口发炎，造成蟾蜍死亡。

【**产地加工**】采取浆液后，应在 24 小时内进行加工，以免变质。若浆液干净无杂质，可直接进行加工，如有杂质可加水过滤后加工。

1. 片酥 又称片子酥、盆酥，是将过滤后的纯净浆液用竹片直接涂在洁净的玻璃板或竹片、瓷盆上阴干或晒干而成。

2. 棋子酥 又称杜酥，是将滤过的浆液置于玻璃板或其他器皿上，加工成扁圆形且似围棋子形状的蟾酥，每块重约 15g。

3. 东酥 又称团酥、块酥，是将滤过的浆液倒入圆形模具中，晒干而成。

【**炮制**】

1. 蟾酥 取蟾酥饼，蒸软，切薄片，烤脆后，研为细粉。

2. 蟾酥粉 取蟾酥，捣碎，加入定量的白酒浸渍，时常搅动至呈稠膏状，干燥，粉碎。每 10kg 蟾酥，用白酒 20kg。

研制蟾酥细粉时，应注意防护，以免刺激鼻黏膜，令人喷嚏不止。

【**饮片性状**】蟾酥呈扁圆形团块状或片状，棕褐色或红棕色。团块状者质坚，不易折断，断面棕褐色，角质状，微有光泽；片状者质脆，易碎，断面红棕色，半透明。

蟾酥粉呈棕黄色至棕褐色粉末。气微腥，味初甜而后有持久的麻辣感，粉末嗅之作嚏。

【**加工与炮制目的**】蟾酥味辛，性温，有毒，归心经，具有解毒、止痛、开窍醒神的功效。其作用峻烈，临床用量极小，多制成丸散剂内服或外用。生品蟾酥质地坚硬，难以粉碎，气味不良，有毒。

蟾酥白酒制后便于粉碎，降低毒性，矫正气味，临床多用于痈疽疔疮、咽喉肿痛、中暑神昏、痧胀腹痛吐泻。如治烂喉丹痧、咽喉肿痛、喉风喉痛、单双乳蛾、小儿热疖、痈疡疔疮、乳痈发背、无名肿毒的六神丸（《卫生部药品标准》）；治热毒内蕴致患疔疮、发背、脑疽、乳痈、附骨疽、臂腿等疽及一切恶疮的蟾酥丸（《外科正宗》）。

【**现代研究**】蟾酥主要含有蟾蜍内酯、吲哚生物碱、甾醇、多糖、氨基酸及有机酸等成分，其中二烯酸内酯和吲哚生物碱类化合物被认为是主要的活性成分。药理学研究表明，蟾酥具有抗肿瘤、强心、抗菌、抗炎、镇痛等作用。此外，蟾毒配基类是蟾蜍毒素在加工炮制过程中的分解产物，蟾毒配基类和蟾蜍毒素类化合物均有强心作用。

实验证明，蟾酥酒浸干燥后，容易粉碎，在酒制前后成分无明显变化，但总强心甾含量酒制后提高。有研究以蟾酥中的活性成分之一脂蟾毒配基为指标，其含量为生蟾酥 > 酒制品 > 乳制品。以羟基华蟾酥毒基、蟾毒灵、华蟾酥毒基和脂蟾毒配基成分总量为指标，乳制、滑石粉制、酒制后以上 4 种成分总量变化不大，但辅料量增加会降低这些成分的含量，以辅料量 2 倍，成分变化较小。又有报道显示，蟾毒内酯含量为生蟾酥 > 酒浸 > 牛乳浸 > 滑石粉烫。蟾酥酒制品和滑石粉制品中的蟾毒内酯类成分的含量分别下降 16.4% 和 32.6%，脂蟾毒配基含量分别下降 14.4% 和 46.0%。

研究发现，蟾酥在炮制过程中蛋白质的变性及受热膨胀等使药材变脆而易于粉碎，但加热使多数化学成分受到破坏，内酯环如果与碱长时间加热，可转变为稳定的反邻羟基桂皮酸盐，使蟾毒内酯类含量减少。因此，蟾酥炮制应特别注意温度不宜过高、时间不宜过长。

不同炮制品的急性毒性实验证实，其毒性大小为滑石粉炮制品 > 鲜牛奶炮制品 >60% 乙醇炮制品。酒浸制品的毒性低于生品。

以华蟾酥毒基和脂蟾毒配基总保留率为指标，优选蟾酥酒制的最佳炮制工艺如下：乙醇浓度为 55%，药物与辅料比例为 1：2，在 60℃下加热搅拌 12 小时。

【贮存】置于干燥处，防潮。

鳖 甲

【来源】本品为鳖科动物鳖 *Trionyx sinensis* Wiegmann 的背甲。

【历史沿革】历代有炙、醋煮、童便制、烧焦末、烧灰捣筛为散、酥炙、蛤粉炒、童便浸炙、醋硇砂炙、醋浸反复炙、童便酒醋炙、酒洗醋炒和桃仁酒醋反复制法等。现行主要的炮制方法为砂炒醋淬。《中国药典》收载的饮片为鳖甲、醋鳖甲。

【采收】人工养殖的鳖，全年均可捕收。野生的一般多秋、冬二季捕捉。多以诱饵捕捉。

【产地加工】将鳖杀死，去头，将鳖身置于沸水中煮烫 1 ～ 2 小时，至甲上硬皮脱落时取出，剥取背甲，刮净残肉，洗净，晒干。

【炮制】

1. 鳖甲 取附有残肉的原药材，置于蒸锅内，沸水蒸 45 分钟，取出，放入热水中，立即用硬刷除去皮肉，洗净，干燥。或用清水浸泡，不换水，至皮肉筋膜与甲骨容易分离时取出背甲，洗净，日晒夜露至无臭味，干燥。或泡时加入猪胰脏匀浆液、酵母菌液，可快速去残肉。

2. 醋鳖甲 取净砂置于炒制容器内，用武火加热至灵活状态时，投入净鳖甲碎块，翻埋拌炒至质酥、表面呈深黄色时，取出，筛去砂，趁热投入醋中浸淬，捞出，干燥，用时捣碎。每 100kg 净鳖甲，用醋 20kg。

【饮片性状】鳖甲为不规则的碎片，外表面黑褐色或墨绿色，略有光泽，内表面类白色，质坚硬。气微腥，味淡。

醋鳖甲表面深黄色，质酥脆，略具醋气。

【加工与炮制目的】鳖甲味咸，性微寒，归肝、肾经，具有滋阴潜阳、退热除蒸、软坚散结的功效。生品质地坚硬，有腥臭气，养阴清热、潜阳息风之力较强，多用于热病伤阴或内伤虚热、虚风内动。如治外邪传里伤阴、骨蒸潮热的秦艽鳖甲散（《卫生宝鉴》）；治虚风内动的三甲复脉汤（《温病条辨》）。

醋鳖甲质地酥脆，易于粉碎及煎出有效成分，并能矫臭矫味。醋制还能增强入肝消积、软坚散结的作用，常用于癥瘕积聚、月经停闭。如治癥瘕、疟疾的鳖甲饮（《济生方》）；治妇人月水不通而成癥块的鳖甲丸（《太平圣惠方》）。

【现代研究】鳖甲主要含有动物胶、角蛋白、维生素 D、多糖、蛋白质及天冬氨酸、丝氨酸、甘氨酸等 17 种氨基酸，还含有铁、铜、锌、镁、磷等微量元素。

鳖甲炮制后煎出率显著升高，煎煮 3 小时后，蛋白煎出量是生品的 11.6 倍，钙的煎出率较生品高 10 倍以上。此外，鳖甲炮制后锌、铁、硒含量明显增加，钙的含量也有所增加。

生鳖甲与醋鳖甲抗肝纤维化有效物质部位的高效毛细管电泳（HPCE）指纹图谱表明，鳖甲炮制前后化学成分的含量发生变化，且产生新的成分，醋鳖甲抗肝纤维化活性部位中游离氨基酸含量较少，质量分数为 1.32%，而水解氨基酸质量分数为 58.0%；两者多肽类成分的吸收光谱存在明显差异；醋鳖甲所含的成分种类较生品多，且含量有所增加；该有效部位的主要成分为肽类物质。

鳖甲净制时采用食用菌法操作，制品中游离氨基酸、醇溶性浸出物含量及微量元素铬、铜、铁、钙含量均高于传统炮制品，而有毒的砷、铅含量低于传统炮制品。

有研究采用远红外烘箱炮制鳖甲，可使药物受热均匀，温度容易掌握，且不污染环境。

辨析思考　鳖甲富含骨胶原类物质，入肝、肾经，具有滋阴潜阳、退热除蒸、软坚散结的功效。骨胶原与传统药效是否存在相关性，可以从促进成骨、软骨组织的角度进一步探讨。

【贮存】置于通风干燥处。防蛀。

第九节　矿物类中药的加工炮制

石　膏

【来源】本品为硫酸盐类矿物石膏族石膏，主要成分为含水硫酸钙（$CaSO_4 \cdot 2H_2O$）。

【历史沿革】历代有碎、飞、煅、火煅醋淬水飞、糖拌炒法等。现行主要的炮制方法为明煅法。《中国药典》收载的饮片为石膏、煅石膏。

【采收】全年可采，一般多在冬季采挖。

【产地加工】除去杂石及泥沙等杂质。

【炮制】

1. 石膏　取原药材，除去杂石，打碎，粉碎成粗粉。

2. 煅石膏　取净石膏块，置于敞口耐火容器内，于无烟炉火上武火加热，煅至质地酥松，取出，晾凉，碾成粉末。

【饮片性状】生石膏为不规则块状、粗粒，呈白色、灰白色或淡黄色，纵向具绢丝样光泽，半透明，质重，易碎。气微，味淡。

煅石膏为白色粉末或酥松块状物，不透明，体较轻，质软，易碎，捏之成粉。

【加工与炮制目的】石膏味辛、甘，性大寒，归肺、胃经，具有清热泻火、除烦止渴的功效，用于外感热病、高热烦渴、肺热喘咳、胃火亢盛、头痛、牙痛。如治高热烦渴的白虎汤，治肺热咳喘的麻杏石甘汤（《注解伤寒论》）。

煅石膏可缓和大寒之性，免伤脾阳，清热泻火之力减弱，增加收湿、生肌、敛疮、止血的功效，用于溃疡不敛、湿疹瘙痒、水火烫伤、外伤出血。如治热毒壅盛所致溃疡的九一散（《中国药典》）；用于疔疖痈肿、臁疮、溃流脓血、疮口不敛的提毒散（《部颁标准》）。

【现代研究】石膏主要成分为含水硫酸钙，尚含少量硫化物等杂质。

生石膏加热至 $80 \sim 90℃$ 开始失水，至 $225℃$ 可全部脱水转化成煅石膏。石膏脱水分两步进行：第 1 步失去 1/2 个结晶水，生成半水石膏；再进一步脱去剩余的 1/2 个结晶水，生成可溶性硬石膏；如果持续加热至 $350℃$ 以上，则会发生相转化，生成难溶性硬石膏。不同结构的石膏制品在质地、水化特性、孔径大小及总孔径比表面积等方面有较大区别。电镜观察结果表明，生石膏的粉末晶体结构整齐而紧密，而煅石膏的粉末结构疏松、无规则。炮制前后的石膏红外光谱图、X 射线衍射图谱特征有明显差异。煅石膏中 H_2O 的吸收峰消失；煅后钙、镁、锌、钠元素的溶出明显增加，铝、硒元素的溶出明显减少。

研究表明，在低温条件下（$200℃$ 左右），长时间（2 小时左右）煅制可维持较高的钙离子溶出；在中、高温条件下（$300 \sim 400℃$），短时间（30 分钟左右）煅制亦可除去全部结晶水，达到促进钙离子溶出的目的，但煅制时间难以控制；高温煅制（$600℃$ 以上）不利于钙离子溶出。

石膏内服经胃酸作用，一部分变为可溶性钙盐，至肠吸收入血，能增加血清钙离子浓度，可抑制神经应激能力，减轻血管渗透性。生石膏具有较好的解热镇痛作用，对醋酸致痛及热致痛均有效，而 $CaSO_4 \cdot 2H_2O$ 试剂对两种致痛法均无作用，也没有解热作用，故生石膏具有镇痛作用的物质基础并非其主要成分 $CaSO_4 \cdot 2H_2O$。此外，生石膏对内毒素发热也有明显的解热效果，并可减轻口渴。

煅石膏有较强的抗炎、抑菌作用，能吸收创伤部位的渗出液，促进大鼠伤口成纤维细胞和毛细血管的形成，加快肉芽组织增生，从而促进皮肤创口的愈合。煅石膏还具有活血化瘀、抗炎消肿等功效，能够显著改善急性软组织损伤的肿胀、瘀斑，促进软组织的修复与再生，其作用机制可能与抑制血清白细胞介素 –1（IL–1）、白细胞介素 –6（IL–6）等炎性因子及抑制前列腺素（PGE2）的生成有关。生石膏、煅石膏均可减轻大鼠蛋清致足肿胀度，生石膏作用强于煅石膏，$CaSO_4 \cdot 2H_2O$ 试剂未见有抗炎作用。

煅石膏具有松散结构和晶型，有助于钙离子、镁离子、锌离子、钠离子的溶出，故增强止血作用。止血机制研究表明，钙离子作为凝血因子Ⅳ，参与凝血过程的内外凝血级联多个关键环节，并且参与调节血小板活化、聚集，促进生成不溶性纤维蛋白，最终形成血凝块防止出血。镁离子、锌离子、钠离子等离子与止血作用存在一定相关性，镁离子、锌离子是酶的催化剂，有助于钙离子的吸收；钠离子可以与凝血酶结合，诱导凝血酶变构，从而间接参与凝血过程。

辨析思考　石膏多来源于干枯的盐湖，而海洋中的鱼虾能富集砷盐，所以石膏的自然生境中常混有富含砷盐的夹石，灰白色的夹石毒性较强，应注意。另外，石膏煅制前后晶型的变化对活性的影响值得关注。

【贮存】贮于干燥容器内，置于干燥处，注意防潮。

白　矾

【来源】本品为硫酸盐类矿物明矾族明矾石经加工提炼制成，主要成分为含水硫酸铝钾 $[KAl(SO_4)_2 \cdot 12H_2O]$。

【历史沿革】历代有烧、炼、烧令汁尽熬、入蜂房孔内煅黄、飞、烧令汁枯、慢火烧枯研粉和火煅法等。现行主要的炮制方法为明煅法。《中国药典》收载的饮片为白矾、枯矾。

【采收】全年均可采挖。

【产地加工】将采得的矾石打碎，溶解，过滤，滤液加热浓缩，放冷后析出白矾结晶。

【炮制】

1. 白矾　取原药材，除去杂质，捣碎或碾成粉末。

2. 枯矾　取净白矾，敲碎成小块，置于非铁质的耐火容器内，用武火加热，煅至熔化，继续煅至膨胀松泡呈白色蜂窝状固体，完全干枯，取出，晾凉，碾成粉末。

注意：煅制白矾时应一次煅透，中间不得停火，不可搅拌，否则不易煅透，易生成"僵块"，或出现生熟不均的现象。

【饮片性状】白矾呈半透明结晶块状物，无色或淡黄白色，质硬而脆。气微，味微甘而涩。

枯矾呈不透明、白色、蜂窝状块状物，体轻，质疏松而脆，手捻易碎，有颗粒感。

【加工与炮制目的】白矾味酸、涩，性寒，归肺、脾、肝、大肠经，具有解毒杀虫、燥湿止痒的功效。高浓度白矾具有腐蚀性。生品常外用，制成散剂、洗剂等，用于湿疹、疥癣。生品内服可止血止泻、祛除风痰，用于久泻不止、便血、崩漏、癫痫发狂。如治痰涎壅塞、癫痫发狂的白金丸（《普济本事方》）；治中风的稀涎散（《医方集解》）。

煅制成枯矾后酸寒之性降低，涌吐作用减弱，收湿敛疮、止血化腐作用增强。可供内服，用于呕呃吞酸、脾虚泄泻、吐血、便血等；外用于湿疹湿疮、脱肛、痔疮、聤耳流脓、阴痒带下、鼻衄齿衄、鼻息肉。如治疮口不合的生肌散（《证治准绳》）；治脾虚久泻的诃黎勒散（《太平圣惠方》）。

【现代研究】白矾主要成分为含水硫酸铝钾。研究表明，白矾煅制时在50℃开始失水，120℃开始出现大量吸热过程，260℃左右脱水基本完成，300℃开始分解，但300～600℃分解缓慢，至750℃无水硫酸铝钾脱硫过程大量发生，产生硫酸钾、三氧化二铝及三氧化硫，810℃以后持续熔融。白矾煅透后，硫酸铝钾分解成三氧化二铝，后者呈弱碱性，可结合胃酸、铝离子形成络合物保护膜，防止胃黏膜损伤而发挥药效，所以白矾应煅透。

用铁锅煅制白矾时，高温可使铁与铝发生置换反应，产生红色的三氧化二铁，易致呕吐。因此，白矾煅制不宜用铁锅。

白矾内服过量能刺激胃黏膜而引起反射性呕吐。外用稀溶液能消炎收敛防腐，浓溶液能侵蚀肌肉引起溃烂。白矾煅枯后形成难溶性铝盐，抗菌、抗炎及止血作用增强；内服后可与黏膜蛋白络合，形成保护膜覆盖于溃疡面上，有利于黏膜再生，还可抑制黏膜分泌和吸附肠异物；外用能和蛋白质反应生成难溶于水的物质而沉淀，减少疮面的渗出物，起到生肌、保护疮面的作用。创面喷洒枯矾粉治疗卡介苗反应性脓肿或溃疡，能明显缩短创口愈合时间，用药安全。

辨析思考　古人煅制白矾制取三氧化二铝与现代医学用三氧化二铝治疗胃酸过多、胃溃疡异曲同工。现行一些错误的做法单独以除去白矾中的结晶水为目的，从而控制煅温不超过260℃、用微波加热除水等，均有失科学意义。

【贮存】贮于干燥容器内，置于干燥处，防潮，防尘。

芒　硝

【来源】本品为天然产的硫酸盐类矿物芒硝族芒硝，经加工精制而成的结晶体，主要成分为含水硫酸钠（$Na_2SO_4 \cdot 10H_2O$）。

【历史沿革】历代有炼、熬、煮、蒸、烧、炒、火炮、萝卜制、豆腐制、甘草制、"加萝卜、冬瓜和豆腐共煮"和"豆腐、萝卜、甘草合制"法等。现行主要的炮制方法为提净法。《中国药典》收载的饮片为芒硝。

【采收】全年可采。

【产地加工】将采收的药材用热水溶解，过滤，放冷即析出结晶，通称朴硝。也有产地将采收的药材经煮溶、过滤、冷却后，取上层的结晶为芒硝，下层的结晶为朴硝。

【炮制】芒硝　取适量鲜萝卜，洗净，切成片，置于锅中，加入适量水煮透，捞出萝卜，再投入适量天然芒硝（朴硝）共煮，至全部溶化，取出过滤或澄清后取上清液，放冷。待结晶大部分析出后取出，置于避风处适当干燥即得，其结晶母液经浓缩后可继续析出结晶，直至不再析出结晶为止。每100kg朴硝，用萝卜20kg。

【饮片性状】芒硝为棱柱状、长方形或不规则块状及粒状。无色透明或类白色半透明。质脆，易碎，断面显玻璃样光泽。气微，味咸。

【加工与炮制目的】芒硝味咸、苦，性寒，归胃、大肠经，具有泄热通便、润燥软坚、清火消肿的功能。将天然产品加热水溶解过滤，除去泥沙及不溶性杂质，将滤液静置，析出结晶是芒硝的粗制品（朴硝），杂质较多，不宜内服，以消积散痛见长，多外用于乳痈。

朴硝用萝卜煮制后所得的芒硝，其纯净度提高，同时缓和其咸寒之性，并借萝卜消积滞、化痰热、下气宽中的作用，以增强芒硝润燥软坚、消导、下气通便之功；用于实热便秘、大便燥结、积滞腹痛、肠痈肿痛。如治疗胃肠实热积滞、热结便秘的调胃承气汤（《注解伤寒论》）；治阳明腑实证的大承气汤（《注解伤寒论》）；治水饮与热邪结聚所致之结胸证，或夹痰夹食，结于胸腹，致胸闷气短、脘腹硬满疼痛、口燥而渴、大便闭结的大陷胸汤（《注解伤寒论》）。

【现代研究】芒硝主要含有含水硫酸钠，此外常夹有食盐、硫酸钙、硫酸镁等物质。

芒硝为含水硫酸钠，玄明粉为风化失水的硫酸钠，内服后硫酸根离子不易被肠黏膜吸收，存留肠内成为高渗溶液，使肠内水分增加，引起机械刺激，促进肠蠕动。盐类对肠黏膜有化学刺激作用，但并不会损害肠黏膜。过浓的溶液到达十二指肠时，可引起幽门痉挛，从而延迟全部药物从胃中排空，同时可将组织中的水分吸入肠管，故服用时应饮大量的水稀释。服后4～6小时发生泻下作用，排出流体粪便。如用于治疗组织水肿，则需少饮水。

芒硝、玄明粉均有较强的泻下作用和一定的抗炎作用，玄明粉的泻下作用更强。

朴硝经不同工艺炮制后，钠元素含量变化不明显，钙、镁离子含量显著下降，加萝卜制芒硝中钾元素含量明显升高。同一条件下，10～15℃结晶比2～4℃结晶无机元素含量低。用萝卜提净后，萝卜的锌、锰、铁等元素进入芒硝，成为炮制后芒硝的组成成分，同时萝卜也吸附了铜、铅、铬等离子，从而降低有害元素的含量。

以芒硝收得率为指标，优选的最佳炮制工艺为每100kg朴硝，用萝卜10kg，水250kg，煎煮10分钟后过滤，滤液于2～4℃结晶。

【贮存】密闭，在30℃以下保存，防风化，防潮。

附：玄明粉

【来源】为芒硝经风化干燥制得，主要成分为硫酸钠（Na_2SO_4）。

【历史沿革】历代有芒硝风化和"于风日中消尽水气"法等。现行主要的炮制方法为提净后风化。《中国药典》收载的饮片为玄明粉。

【炮制】玄明粉　取重结晶之芒硝，打碎，包裹悬挂于阴凉通风处，令其自然风化成白色质轻的粉末。或取芒硝置于盆内，露放于通风处，令其风化成为白色粉末，即得。

【饮片性状】玄明粉为白色粉末，质轻，用手搓之微有涩感。气微，味咸。有引湿性。

【加工与炮制目的】玄明粉味咸、苦，性寒，归胃、大肠经，具有泄热通便、润燥软坚、清火消肿的功效。其性缓和而不泄利，用于实热便秘、大便燥结、积滞腹痛。外治咽喉肿痛、口舌生疮、牙龈肿痛、目赤、痈肿、丹毒。

【现代研究】玄明粉主要成分为硫酸钠，由芒硝脱水制成，常见夹杂物为硫酸钙、硫酸铁及硫酸钾。

目前将风化硝与玄明粉归为一物，而古代两者有所区别，风化硝是朴硝以萝卜汁制过，所得重结晶后的芒硝，再经风化而成风化硝；玄明粉是朴硝以萝卜、甘草等制，所得重结晶再经风化而成。风化温度一般不宜超过 30℃，否则易液化。自然风化时间较长，常因风化不完全而残留部分水分。如需要快速风化，可将芒硝置于搪瓷盘中，放在水浴锅上加热，结晶水分逐渐蒸发，即可得到白色粉末状风化硝。

辨析思考　芒硝、玄明粉的不同含水状态、晶型，对功效的影响值得思考。

【贮存】瓶装或缸、坛装，密闭，置于阴凉干燥处。防潮。

朱　砂

【来源】本品为硫化物类矿物辰砂族辰砂，主含硫化汞（HgS）。

【历史沿革】历代有研法、炼制、水飞法、煮制、醋浸、黄松节酒煮、蜜煮、黄芪当归煮熟、蒸、煅、荔枝壳水煮、麻黄水煮、酒蒸、炒制、猪心血湿纸包煨、猪心血酒蒸研法等。现行主要的炮制方法为水飞法。《中国药典》收载的饮片为朱砂和朱砂粉。

【采收】全年可采。

【产地加工】采挖后，选取纯净者，用磁铁吸净含铁的杂质，再用水淘去杂石和泥沙。

【炮制】

朱砂粉　取原药材，用磁铁吸尽铁屑，置于乳钵内，加适量清水研磨成糊状，然后加多量清水搅拌，倾取混悬液。下沉的粗粉再如上法，反复操作至尽。合并混悬液，静置后倾去上层清水，取沉淀物晾干，再研细即可。或取朱砂，用磁铁吸除铁屑，球磨水飞成细粉，40℃以下烘干，过 200 目筛。

【饮片性状】朱砂呈颗粒状或块片状。鲜红色或暗红色，条痕红色至褐红色，具光泽。体重，质脆，片状者易破碎。气微，味淡。

朱砂粉为朱红色极细粉末，以手指撮之无粒状物，以磁铁吸之，无铁末。

【加工与炮制目的】朱砂味甘，性微寒，有毒，归心经，具有清心镇惊、安神、明目、解毒的功能，内服多用于心悸易惊、失眠多梦、癫痫肿毒等。如治心火亢盛、灼伤阴血所致心神不安的朱砂安神丸（《医学发明》）；治疗心肾阴虚、心阳偏亢、心悸失眠、耳鸣耳聋、视物昏花的磁朱丸（《备急千金要方》）。本品内服多入丸散剂，不宜入煎剂。如外用治疗疔疮疖肿、疟腮、丹毒、喉风的紫金锭（《中国药典》）。

水飞朱砂可使药物纯净，细腻，便于入丸散剂及使用。朱砂也是传统拌衣材料。

【现代研究】朱砂主要成分为硫化汞，还含有游离汞和可溶性汞盐等杂质，后者毒性极大，为朱砂中的主要毒性成分。

游离汞和可溶性汞盐可被吸收入血，并被分布到各组织器官，与肾、肝、心等脏器组织中含巯基的蛋白酶结合，使酶功能降低，从而影响细胞的正常代谢。朱砂超量或长久服用可中毒，临床表现为严重的急性胃肠炎，出现腹痛、恶心、呕吐、腹泻等症状，严重者出现脓血便、少尿、无尿、尿毒症及昏迷等。《中国药典》规定朱砂内服用量应控制在 0.1 ～ 0.5g，多入丸散服，不宜入煎剂。

干研法所得朱砂粉的游离汞含量为 68.7μg/g，可溶性汞盐为 32.2μg/g；研磨水飞法所得朱砂粉的游离汞含量为 27.6μg/g，可溶性汞盐为 8.4μg/g。实验研究证实，水飞可降低铅和铁等金属的含量。水飞时洗涤次数越多，可溶性汞盐的含量越少，而对 HgS 含量基本无影响。晒干品中游离汞的含量较 60℃烘干者高出约 1 倍。因此，水飞后朱砂粉应晾干的传统要求具有科学性。

球磨生产时，因高速撞击摩擦生热，与铁等金属物接触可引起 HgS 中汞的置换，使游离汞含量增加，而瓷球磨水飞法则可避免。

辨析思考 小剂量朱砂具有降低大脑中枢神经兴奋性、镇静、催眠、抗心律失常、抗惊厥、抗焦虑、抗病毒及抗菌的作用。也有学者认为，朱砂在人体内可成为活性硫的供体。

【贮存】瓷瓶装，置于干燥处。

自然铜

【来源】本品为硫化物类矿物黄铁矿族黄铁矿，主含二硫化铁（FeS_2）。

【历史沿革】历代有甘草和醋处理后煅、煅法、煅淬、煅存性、火煅酸醋淬存性、"煅令赤、投酽醋中"、以酒磨服、醋炒干研和水飞法等。现行主要的炮制方法为火煅醋淬法。《中国药典》收载的饮片为自然铜和煅自然铜。

【采收】本品为分布较广的硫化物类矿物，能在各种地质条件下形成，常见于金属矿脉中、沉积岩与火成岩接触带及铜硫化物矿床氧化带内。全年均可采挖。除去杂石及黑褐色锈，选取色黄明亮者药用。

【产地加工】采制后的原药材，除去砂石、泥土等杂质，洗净，干燥，砸碎。

【炮制】

1. 自然铜 取原药材，除去杂质，洗净，干燥，砸碎。

2. 煅自然铜 取净自然铜，置于耐火容器内，用武火加热，煅至红透立即取出，投入醋液中淬制，待冷后取出，继续煅烧醋淬至黑褐色，外表脆裂，光泽消失，质地酥脆，取出，摊开放凉，干燥后碾碎。每 100kg 自然铜，用醋 30kg。

【饮片性状】自然铜为小方块状，大小不一。表面金黄色或黄褐色，有金属光泽；有的黄棕或棕褐色，无金属光泽。具条纹，条痕绿黑色或棕红色。体重（密度 4.9 ～ 5.2g/cm³）且质硬（硬度 6.0 ～ 6.5）。

煅自然铜为不规则的碎粒，呈黑褐色或黑色，无金属光泽。质地酥脆，有醋气，碾碎后呈无定形黑色粉末。

【加工与炮制目的】自然铜味辛，性平，归肝经，具有散瘀、接骨、止痛的功能。本品多煅制用，经煅淬后，可增强散瘀止痛作用，多用于跌打肿痛、筋骨折伤，如自然铜散（《张氏医通》）。

煅淬自然铜质地疏松，便于粉碎加工，利于煎出有效成分。

【现代研究】自然铜主含二硫化铁及铜、镍、砷、锑等成分。

自然铜经火煅后二硫化铁分解成硫化铁，经醋淬后表面部分生成醋酸铁，且使药物质地疏脆，使铁离子溶出增加，体内吸收增加。X 射线衍射曲线表明，生自然铜为黄铁矿，煅自然铜则显磁黄铁矿特征。生品主要物相为二硫化铁，煅制品出现了 Fe_7S_8、$FeO(OH)$、Fe_2O_3、Fe_3O_4 等复杂物相。热分析结果表明，生自然铜表现出多个吸热、放热及与之相匹配的多阶段失重，即成分结构有多次变化。

研究表明，自然铜煅制后，铁、铜、锌的溶出增加，尤其是铁，明显高于其他物相百倍以上，铁溶出的增加可促进造血功能；铁、铜、锌是自然铜接骨续筋必不可少的元素。有研究证明，铜与骨痂形成的进度呈正相关，锌能增加创伤组织的再生能力等。自然铜经过炮制后，有毒元素铅明显减少，在增强药效的同时也能减少其不良反应。

煅品促进骨折愈合疗效显著优于生品，且主要作用于骨折中期，其作用机制可能是通过促进成骨细胞合成及分泌碱性磷酸酶（ALP），以增加血磷含量，促进钙盐沉积，增加微量元素的吸收，增强骨密度，从而促进骨折的愈合。

【贮存】贮于干燥容器内，置于干燥处。

炉甘石

【来源】本品为碳酸盐类矿物方解石族菱锌矿，主含碳酸锌（$ZnCO_3$）。

【历史沿革】历代有"火煅，黄连水淬七次"、研极细末、"火煅红，童子便淬七次，研极细末用水飞过"、"火煅，以黄连汁童便共淬七八次研细"、三黄汤制和龙胆制法等。现行主要的炮制方法有煅淬、黄连汤制和三黄汤制。《中国药典》收载的饮片为炉甘石和煅炉甘石。

【采收】本品是由闪锌矿物经氧化作用或蚀变而形成的次生矿，常与水锌矿共生，主要来源于原生铅锌矿的氧化带内，多呈土块状、钟乳状或多孔块状等，颜色因杂质而不同，含铁者呈褐色，含铅者呈深绿色。水锌矿是铅锌矿表层的水生产物，也可入药。全年可采。

【产地加工】除去泥沙、杂石等杂质。

【炮制】

1. 炉甘石　取原药材，除去杂质，打碎。

2. 煅炉甘石　取净炉甘石，置于耐火容器内，用武火加热，煅至红透，取出，立即倒入水中浸淬，搅拌，倾取上层水中混悬液，残渣继续煅淬 3～4 次，至不能混悬为度，合并混悬液，静置，待澄清后倾去上层清水，干燥。

3. 制炉甘石

（1）黄连汤制炉甘石　取黄连，加水煎汤 2～3 次，过滤去渣，合并药汁浓缩，倒入煅炉甘石细粉中拌匀，吸尽后，干燥。每 100kg 煅炉甘石细粉，用黄连 12.5kg。

（2）三黄汤制炉甘石　取黄连、黄柏、黄芩，加水煎汤 2～3 次，至苦味淡薄，过滤去渣，倒入煅炉甘石细粉中拌匀，吸尽后，干燥。每 100kg 煅炉甘石，用黄连、黄柏、黄芩各 12.5kg。

本品多作为眼科外用药，临床要求用极细药粉，大多煅淬、水飞制取。制炉甘石应选用水飞后的细粉。

【饮片性状】炉甘石呈不规则碎块状。表面白色或淡红色，不平坦，具众多小孔，显粉性，体轻，易碎。气微，味微涩。

煅炉甘石呈白色或灰白色无定形粉末。

制炉甘石、黄连汤制炉甘石为黄色或深黄色细粉，质轻松，味苦。

【加工与炮制目的】炉甘石味甘，性平，归肝、脾经，具有解毒明目退翳、收湿止痒敛疮的功能。炉甘石一般不生用，也不作内服，多作外敷剂使用。

炉甘石经煅淬水飞后，质地纯净细腻，适宜于眼科及外敷使用，并可消除由于颗粒较粗而造成对敏感部位的刺激性。采用黄连及三黄汤煅淬或拌制,可增强清热明目、敛疮收湿的功效,用于目赤肿痛、眼缘赤烂、翳膜胬肉、溃疡不敛、脓水淋沥、湿疮、皮肤瘙痒。如治风眼目障的炉甘石散(《证治准绳》)。

【现代研究】炉甘石主要成分为碳酸锌,尚含有少量的氧化铝、氧化铁、氧化镁、氧化锰及铅等。

生炉甘石溶出物中铅含量大于3%,而煅、水飞后仅含0.4%,故煅、水飞均可减少铅的含量。

X射线衍射分析结果表明,生炉甘石由菱锌矿、水锌矿、方解石及白云石等矿物组成,煅后菱锌矿、水锌矿转化为氧化锌,因此煅后氧化锌的含量增加,方解石、白云石仍留在其中。炉甘石中主要组成矿物菱锌矿、水锌矿均易溶于酸。

炉甘石煅烧后碳酸锌转化为氧化锌,外敷于黏膜疮疡面,能部分溶解并吸收分泌物,具有收敛吸湿、保护疮疡面的作用,并能抑制葡萄球菌,具有杀菌作用。在眼内可参与维生素A还原酶的合成,用于治疗暗适应能力下降等。

辨析思考 自然界中炉甘石的来源有两种,分别为菱锌矿和水锌矿,但煅制后均为氧化锌,所以二者均可入药。值得注意的是,铅锌矿床是伴生的,水飞可以降低铅的含量。炉甘石是传统眼科的常用药,治疗眼病的机制值得深入研究。

【贮存】贮于干燥容器内,置于干燥处。防尘。

信 石

【来源】本品为天然产矿物砷华 Arsenolite 或硫化物类矿物毒砂 Arsenopyrite、雄黄 Realgar、雌黄 Orpiment 等含砷矿物经加工制成。商品有红信石、白信石两种。

【历史沿革】历代有紫背天葵与石龙芮煅制砒霜、灯心制霜、醋制、白矾制霜、萝卜制霜、醋与甘草制、酸浆水制、煅、硝石制、锡制、煨、酒制、豆腐制、铅制和红枣制法等。现行主要的炮制方法为升华制霜。《中国药典》未收载。

【采收】全年均可采挖。

【产地加工】采得后,除去杂质。

【炮制】

1.信石 取原药材,除去杂质,碾细。

2.砒霜 取净信石,置于煅锅内,锅上置一口径较小的锅,两锅接合处用盐泥封固,上压重物,盖锅底上贴一白纸条或放几粒大米,用文武火加热煅至白纸或大米变成老黄色,离火待凉后,收集盖锅上的结晶。

【饮片性状】信石呈不规则碎块状,断面具灰、黄、白、红色交错彩晕,略透明或不透明,具玻璃样或绢丝样光泽,质脆,易砸碎。

砒霜为白色结晶或粉末。

【加工与炮制目的】信石味酸、辛,性大热,有大毒,归脾、肺、胃、大肠经,具有祛痰、截疟、杀虫、蚀腐的功能,可用于寒痰哮喘、疟疾、休息痢;外治痔漏、瘰疬、走马牙疳、癣疮、溃疡腐肉不脱。如治癣不问干湿、积年不瘥的砒霜散(《太平圣惠方》)。

砒霜药性更纯,毒性更大。内服具有祛痰平喘、截疟的功能。如治寒痰哮喘、日久不愈的紫金丹(《普济本事方》);治恶性疟疾的一剪金(《卫生宝鉴》)。外用具有蚀疮祛腐、杀虫的功能。

如治瘰疬、痔漏、恶疮的紫霞锭子（《证治准绳》）。

【现代研究】砒石主要成分为三氧化二砷，常混有云母、石英等矿物。天然样品尚含有银、铅、钴、镍、锑等成分；人工制品的混入成分取决于原料矿物。红砒（粉红色者）尚含有少量硫化砷，药用以红砒为主。白砒（白色者）为较纯的氧化砷，较少见。制霜后产品更纯，毒性更大。

近年来，国内外开展了大量 As_2O_3 系列相关研究，如抗肝癌、急性早幼粒细胞性白血病的研究及临床应用，诱导血管平滑肌细胞凋亡等。As_2O_3 已成为抗癌药研究的热点，但 As_2O_3 经口服毒性较大，可采用非胃肠道给药，现已探索了静脉注射、肌内注射、局部注射、动脉介入、腔内给药和药泵给药等多种方法。目前临床使用的多是精制纯化的注射液，即 $0.1\%As_2O_3$ 注射液。

辨析思考　信石中含砷量很不稳定，样品之间甚至同块样品中不同部位也有差异，影响临床疗效的稳定性，因而应用前多经炮制，其方法多为直接加热，取其升华物制成砒霜，使产品纯净，质量稳定，但毒性也加剧，应严格控制。

【贮存】贮于干燥容器内，密封，置于干燥处。按毒性中药管理。

硇　砂

【来源】本品为氯化物矿物硇砂 *Sal Ammoniac* 或紫色石盐 *Halite Violaceous* 的晶体。前者称白硇砂，主含氯化铵（NH_4Cl）；后者称紫硇砂，主含氯化钠（$NaCl$）。

【历史沿革】历代有浆水浸晒取霜法、醋提净法、醋与浆水制、皂角汁加酒与童便制、水飞后重汤提净法、煅制、煨制、炒制、枫树皮制、豆腐煎法等。现行主要的炮制方法为提净法。《中国药典》未收载。

【采收】全年可采。

【产地加工】挖出后除去杂质。

【炮制】

1. 硇砂　取原药材，除去杂质，砸成小块。

2. 醋硇砂　取净硇砂块，置于沸水中溶化，过滤后倒入搪瓷盆中，加入适量醋，将搪瓷盆放在水锅内，隔水加热蒸发，当液面出现结晶时随时捞起，直至无结晶析出为止，干燥。或将上法滤过获得的清液置于锅中，加入适量醋，加热蒸发至干，取出。每 100kg 硇砂，用米醋 50kg。

【饮片性状】白硇砂为不规则碎块状结晶。表面呈灰白色或暗白色，有部分呈黄色。质酥脆，易打碎，断面显束针状纹理。有土腥气，味咸、苦，刺舌。

紫硇砂为不规则块状，质坚而脆，断面平滑光亮，具玻璃样光泽。有臭气，味极咸而刺舌。手摸之有凉感，易潮解。

醋硇砂为灰白色或微带黄色或紫红色的结晶性粉末。味咸、苦。

【加工与炮制目的】硇砂味咸、苦、辛，性温，有毒，归肝、脾、胃经，具有消积软坚、破瘀散结的功能。生硇砂具有腐蚀性，仅限外用，用于息肉、疣赘、瘰疬、痈肿、恶疮。如治息肉、耳挺、鸡眼的硇砂散（《外科正宗》）。

醋制硇砂使药物纯净，并能降低毒性，同时借助醋散瘀之性，增强软坚化瘀、消癥瘕积块之功，用于癥瘕痃癖、噎膈反胃；外治目翳。如硇砂醋煮，与木瓜同用治积年气块、脐腹痛（《太平圣惠方》）。现多用于治疗各种恶性肿瘤，如配伍礞石、沉香、硼砂等治食管癌。

【现代研究】紫硇砂主含氯化钠，此外还含有铁离子、亚铁离子、镁离子、硫离子及硫酸根离子。白硇砂主含氯化铵，还含铁离子、钙离子、镁离子、硫酸根离子等离子。

有研究认为，紫硇砂的毒性主要来自硫化物和多硫化物。通过对紫硇砂生品、提净法中的直火醋制品、隔水醋制浮霜品和水煮品中硫化物和多硫化物进行测定，结果直火醋制品中硫化物和多硫化物含量最低，从除毒效果看，以直火醋制炮制法为好。从临床考虑，炮制应有度，又以隔水醋制浮霜法为好。白硇砂与紫硇砂均有一定毒性，白硇砂毒性较大，均可通过炮制减毒。

紫硇砂经炮制后，硫、铁、钙离子含量降低，对人体有害的砷、镉、铬、铅等元素含量亦下降。紫硇砂生品对小鼠 S_{180} 肉瘤抑制效果较好，其次是醋制品和水制品。醋制后对胃、肠黏膜刺激黏性减弱，急性毒性有所降低。而白硇砂没有抑制作用，且毒性较大，应区别用药。若作为抗癌药，以生紫硇砂为好。此外，紫硇砂具有一定的抗炎作用，白硇砂则无。

辨析思考 紫硇砂与白硇砂的主要成分、药理作用和毒性等方面均具有一定差异，对于二者是否为完全不同的药材，应给予明确区分。因此，二者应分别建立质量标准，以便指导临床应用。

【贮存】贮于干燥容器内，密闭，置于阴凉干燥处。防潮。

雄 黄

【来源】本品为硫化物类矿物雄黄族雄黄，主含二硫化二砷（As_2S_2）。

【历史沿革】历代有炼法、研、油煮、烧、煨、水飞、醋煮、醋浸、醋研、油煎、桃叶制、炒、蜜煎、猪脂裹蒸、松脂和、白萝卜蒸和竹筒蒸法等。现行主要的炮制方法为水飞。《中国药典》收载的饮片为雄黄、雄黄粉。

【采收】雄黄产于低温热液矿脉内和火山热液矿床中，还见于温泉沉积和硫质喷气孔的沉积物里，偶尔见于煤层和褐铁矿层中，为有机质分解所产生的硫化氢与含砷溶液作用的产物。常与雌黄（As_2S_3）、辉锑矿和辰砂等共生。雄黄在矿中质软如泥，见空气即变坚硬，一般用竹刀剔取其熟透部分，除去杂质泥土。全年可采。

【产地加工】取采收后含有雄黄的矿石，除去砂石、泥土等杂质。或由低品位矿石浮选生产精矿粉。

【炮制】

雄黄粉 取净雄黄按水飞法炮制。加入适量清水共研至细，再加入多量清水搅拌，倾取混悬液，下沉部分再如上法反复操作多次，除去杂质，合并混悬液，静置后分取沉淀，晾干。

【饮片性状】雄黄为块状或粒状集合体，呈不规则块状。深红色或橙红色，条痕淡橘红色，晶面有金刚石样光泽。质脆，易碎，断面具树脂样光泽。微有特异的臭气，味淡。精矿粉为粉末状或粉末集合体，质松脆，手捏即成粉，橙黄色，无光泽。

雄黄粉为极细粉末，易黏手，橙红色或橙黄色。气特异。

【加工与炮制目的】雄黄味辛，性温，有毒，归肝、大肠经，具有解毒杀虫、燥湿祛痰、截疟的功能。

水飞雄黄使药粉达到极细和纯净，使毒性降低，便于制剂，用于痈肿疔疮、蛇虫咬伤、虫积腹痛、惊痫、疟疾等。如治一切痈疽恶疮的雄黄膏（《圣济总录》）；治一切痈疽溃烂及狂犬、毒蛇等虫兽咬螫伤痛的雄黄消毒饮（《卫生宝鉴》）；治上膈壅热、痰涎不利所致的缠喉风及急喉痹、咽喉肿痛、猝然仆倒、失音不语或牙关紧闭、不省人事的雄黄解毒丸（《太平惠民和剂局方》）。

【现代研究】雄黄主含二硫化二砷。炮制可减少原药材中的杂质，控制雄黄的饮片质量。

研究表明，水飞法能降低雄黄中三氧化二砷（As_2O_3）含量，而干研法则不能；水飞时用水量越多，As_2O_3 去除越净，当用水量为药材的 300 倍时，去除效果较好。亦有报道显示，雄黄以 10% 醋飞炮制、醋牛奶水飞及 3%NaOH 碱洗法，均可有效除去 As_2O_3，使毒性降低。另外，由于 As_2S_2 既不溶于水，也不溶于稀酸，而 As_2O_3 可溶于水，与稀盐酸作用生成 $AsCl_3$，易于被水洗除。因此，将雄黄进行 3 次酸洗，5 次水洗，可将 As_2O_3 基本除净。雄黄经 5% 草酸溶液研磨、搅拌、洗涤等处理后，使可溶性砷含量大量减少。

研究发现，雄黄在空气中受热，当温度上升至 200 ～ 250℃时，As_2S_2 大量转化成 As_2O_3，毒性增加，故雄黄不能在有氧情况下加热炮制，且水飞后宜低温干燥或晾干。

雄黄中的有效物质是 As_2S_2，伴生的 As_2O_3 是其毒性成分，进入机体后作用于酶系统，可抑制酶的巯基，易与丙酮酸氧化酶的巯基结合，使之失去活性，阻止细胞的氧化、呼吸、代谢，造成胃肠道不适、呕吐、血尿、抽搐、昏迷，甚至死亡。天然雄黄和精制雄黄（5% 草酸处理）均能显著提高正常小鼠网状内皮系统（RES）的吞噬功能，精制雄黄能显著增强 2,4,6- 三硝基氯苯（PC）诱导小鼠迟发型变态反应，表明其能提高小鼠细胞免疫功能，而天然雄黄则无明显影响；天然雄黄灌胃给予小鼠的 LD_{50} 为 3.21g/kg，而精制雄黄 LD_{50} 为 25g/kg，表明雄黄精制后其毒性明显降低。此外，雄黄与水飞雄黄均具有镇痛、抗炎作用。

雄黄超微粉体与常规粉体比较，砷溶出参数 T_{50}、T_d 均下降。可见，超微粉体技术能显著加快雄黄中可溶性砷在水中的溶出速率。

辨析思考　雄黄的药效研究相比于 As_2O_3 相对较少。古代并非都是水飞操作，也有烧、煨、炒等，不排除使其转化成更毒的 As_2O_3 而药用。另外，近年出现的纳米雄黄，制成纳米粒径后，其理化性质、药理作用和毒理作用是否发生变化，值得深入研究。

【贮存】贮于干燥容器内，密闭，置于干燥处。

滑　石

【来源】本品为硅酸盐类矿物滑石族滑石，主要成分为含水硅酸镁 $[Mg_3(Si_4O_{10})(OH)_2]$。

【历史沿革】历代有捶碎、研、丹皮煮、炼、水飞、炒和煅法等。现行主要的炮制方法有研细、水飞。《中国药典》收载的饮片为滑石、滑石粉。

【采收】多产于变质岩、石灰岩、白云岩、菱镁矿及页岩中，全年可采挖。

【产地加工】采得后，去净泥土、杂石。或将滑石块刮净，用粉碎机粉碎，过细筛后即成滑石粉。

【炮制】

1. 滑石　取原药材，除去杂石，洗净，砸成碎块，粉碎成细粉，晾干。

2. 滑石粉　取净滑石，砸碎，碾成细粉。或取滑石粗粉，加入少量水，碾磨至细，再加入适量清水搅拌，倾出上层混悬液，下沉部分再按上法反复操作数次，合并混悬液，静置沉淀，倾去上清液，将沉淀物晒干后再研细粉。

【饮片性状】滑石多为块状集合体，呈不规则的块状。白、黄白或淡蓝灰色，有蜡样光泽。质软，细腻，手摸有滑润感，无吸湿性，置于水中不崩散。气微，味淡。

滑石粉为白色或类白色、微细、无砂性的粉末，手摸有滑腻感。气微，味淡。在水、稀盐酸或稀 NaOH 溶液中均不溶解。

【加工与炮制目的】滑石味甘、淡，性寒，归膀胱、肺、胃经，具有利尿通淋、清热解暑的功能。外用祛湿敛疮，多水飞后入药。

水飞滑石使药物极细和纯净，便于内服及外用，用于热淋、石淋、尿热涩痛、暑湿烦渴、湿热水泻；外治湿疹、湿疮、痱子。如治热淋、膀胱中热、小便频数、湿热淋证的滑石散（《外台秘要》）及八正散（《太平惠民和剂局方》）；治夏季感受暑邪、身热心烦、口渴喜饮、小便短赤的益元散（《中国药典》）。

【**现代研究**】滑石主要含有含水硅酸镁，此外还含有氧化铝、氧化镍等成分。X 射线衍射分析结果表明，滑石除主矿物滑石外，还含少量水菱镁矿、水镁石等（<10%）。

研究表明，滑石因含硅酸镁，故具有吸附收敛作用，外用可吸附大量化学刺激物及毒物，内服可止吐、止泻。滑石还具有抗菌作用，对伤寒杆菌和副伤寒杆菌具有抑制作用，对脑膜炎具有轻度抑制作用。

石棉和滑石同属硅酸镁盐类，二者常共生于蛇纹岩中，石棉粉可导致尘肺，为强致癌物，但作为天然纤维细粉，可以悬浮在水中通过水飞去除。

辨析思考　滑石粉入煎剂时，使煎液浓稠，极易堵塞细胞壁通道，影响其他药物有效成分的煎出；同时细粉易糊锅底，过滤麻烦，宜包煎。另外，滑石粉吸入也容易致尘肺，以水飞研磨后使用较好。

【**贮存**】贮于干燥处，密闭。

硼　砂

【**来源**】本品为硼酸盐类矿物硼砂族硼砂 *Borax* 经精制而成的结晶，主要成分为含水四硼酸钠（$Na_2B_4O_7 \cdot 10H_2O$）。

【**历史沿革**】历代有细研、醋熬、火飞研粉、焙、烧干、竹沥与萝卜汁制、甘草汤煮化和微火炒松等。现行主要的炮制方法有明煅、炒制。《中国药典》未收载。

【**采收**】多产于干涸的含硼盐湖中，一般于 8—11 月间采挖矿砂。

【**产地加工**】将矿砂溶于沸水中，滤净后，倒入缸内，在缸上放数条横棍，棍上系数条麻绳，麻绳下端吊一铁钉，使绳垂直沉入溶液内。待沸水冷却后，在绳上与缸底都有结晶析出，取出干燥。结晶在绳上者称"月石坠"，在缸底者称"月石块"。

【**炮制**】

1. 硼砂　取原药材，除去杂质，砸成碎块或碾成粉末。

2. 煅或炒硼砂　取净硼砂碎块或粗粉，置于耐火容器内，用武火加热，煅至鼓起小泡成雪白酥松块状，取出晾凉，碾成粉末。或置于锅内，用武火加热，炒至鼓起小泡成雪白酥松块状，取出晾凉，碾成粉末。

【**饮片性状**】硼砂为不规则块状或粉末，无色透明或白色半透明，有玻璃样光泽。质较重，易破碎。味甜略带咸。

煅或炒硼砂为粉末状，白色不透明，无光泽。体轻，质地酥松。气无，味咸、微苦。

【**加工与炮制目的**】硼砂味甘、咸，性凉，归肺、胃经，具有清热消痰、解毒防腐的功效。外用清热解毒，内服清肺化痰，入清热剂宜用生品。外用性凉，可清热消肿防腐。内服多作含化剂，用于口舌生疮、目赤、翳障、咽喉肿痛、咳嗽痰稠。如治口舌生疮的硼砂丸（《奇效良方》）；治喉痹的硼砂丹（《张氏医通》）。

煅硼砂具有燥湿收敛作用，能吸收局部渗出物，同时有利于粉碎，避免对黏膜的刺激，多用作喉科散剂。如治咽喉口舌肿痛、糜烂的珠黄吹喉散（《中国药典》）。

【现代研究】硼砂主要成分为含水四硼酸钠，尚含少量铅、铜、钙、铝、镁等。研究表明，硼砂具有消毒防腐、抑菌、抗病毒等药理作用。此外，还存在低毒蓄积性，对实验动物具有生殖毒性及致畸性，也可引起皮疹。现代医学主要用于皮肤黏膜的消毒防腐，以及治疗氟骨症、足癣、牙髓炎、霉菌性阴道炎、宫颈糜烂、褥疮、痤疮、湿疹、疱疹病毒性皮肤病等。

硼砂煅制时，当温度达80℃时即失去8个结晶水，200℃时失去9个结晶水，340℃时失去全部结晶水，878℃时融熔。一般认为，煅制温度以350℃左右为宜。

有研究采用干燥箱加热法炮制硼砂，优选工艺为在280℃条件下，以1～2cm的厚度加热1小时，所得制品的四硼酸钠（$Na_2B_4O_7$）含量可达85%以上，研粉细腻、蓬松、色白，符合临床用药质量要求。

辨析思考　硼砂在产地加工中经过重结晶，纯度大为提高，但有报道煅硼砂的质量很不稳定，$Na_2B_4O_7$的含量从52.88%至91.57%不等，造成煅硼砂质量不稳定的原因有待进一步研究。

【贮存】贮于密闭容器内，防止风化。

赭　石

【来源】本品为氧化物类矿物刚玉族赤铁矿，主含三氧化二铁（Fe_2O_3）。

【历史沿革】历代有水飞、"火煅醋淬七遍，捣研水飞令极细"、煅赤醋淬三或七次法等。现行主要的炮制方法为煅淬。《中国药典》收载的饮片为赭石、煅赭石。

【采收】全年均可采挖。

【产地加工】选取表面有"钉头"的部分，除去泥土、杂石。

【炮制】

1. 赭石　取原药材，除去杂质，洗净，晒干，打碎。

2. 煅赭石　取净赭石，砸成小块，置于耐火容器内用武火加热，煅至红透，立即倒入醋液淬制，如此反复煅淬至质地酥脆，淬液用尽为度。干燥，碾成粉末。每100kg赭石，用醋30kg。

【饮片性状】赭石为不规则扁平块状，大小不一，暗棕红色或灰黑色，条痕樱红色或红棕色，一面有圆形乳头状突起，习称"钉头"，另一面与突起相对应处有同样大小的凹窝。质硬，体重，砸碎后断面显层叠状。气微，味淡。

煅赭石为无定形粉末或成团粉末，暗褐色或紫褐色，光泽消失。质地疏松，略带醋气。

【加工与炮制目的】赭石味苦，性寒，归肝、心经，偏于平肝潜阳、降逆止呕、凉血止血，用于眩晕耳鸣、呕吐、噫气、呃逆、喘息及血热所致的吐血、衄血。如治呃逆呕吐的旋覆代赭汤（《注解伤寒论》）。

煅赭石苦寒之性降低，平肝止血作用增强，用于吐血、衄血及崩漏等证。如《斗门方》记载："代赭石一味，火煅醋淬，研末内服，可治吐血，衄血。"煅后质地酥脆，易于粉碎和煎出有效成分。

【现代研究】赭石主含三氧化二铁，还含钛（钛赤铁矿）、镁、铝、硅等离子和水分等。

对赭石生、煅品水溶性成分光谱分析结果可知，煅制后锰、铁、钙、镁、硅等成分溶出量均有较大的增加，证明煅后药物质地酥脆，使有效成分易于溶出，尤其是钙的溶出量增加30倍之多，而对人体有害的成分砷的溶出量大大减少。X射线结果表明，煅赭石与生赭石相同。

不同炮制品的含砷量为生品干研＞煅干研＞煅醋淬干研＞生品水飞＞煅水飞＞煅醋淬水

飞，表明煅醋淬水飞是最好的除砷方法。另有报道显示，赭石经 650℃煅淬后与生品相比，亚铁离子含量增高，且与煅淬次数成正比；合理增加煅淬次数可提高亚铁的含量，同时降低砷的含量。

研究表明，生、煅赭石均能不同程度地缩短小鼠出血和凝血时间，增加血小板计数，说明二者均具有一定的止血、凝血作用，煅制后作用增强。生、煅赭石均能缩短大鼠凝血酶原时间、活化部分凝血活酶时间、凝血酶时间，表明赭石既能影响外源性凝血系统，又能影响内源性凝血系统，从而发挥促凝、止血作用。

生、煅赭石均能显著降低角叉菜胶引发的足肿胀，具有一定的抗炎作用，且生赭石优于煅赭石。此外，生、煅赭石均具有抗惊厥作用，说明生、煅赭石对中枢神经可能有一定的抑制作用。

辨析思考　张锡纯在《医学衷中参西录》中提出："降胃之药实以赭石为最效……若煅用之即无斯效。"他认为发挥降胃作用时，赭石宜生用，不宜煅制。究其原因可能是炮制工艺存在问题。赭石块煅制时在 600℃开始通赤，经 700℃煅制后，砷的含量减少近 2/3，煅制有利于临床用药的有效与安全。随着煅制温度的升高、时间的增加，磁性增强，表明赤铁矿在煅制中转化为磁性赤铁矿，从而降低了酸溶、水溶出量。因此，煅制温度以控制内外红赤，采用多次反复煅淬为宜，且温度不宜过高，以避免多量的磁性氧化铁产生，且火煅醋淬更有利于赭石的酥脆和有效成分的煎出。

【**贮存**】贮于干燥容器内，置于干燥处。防尘。

第十节　发酵类中药的加工炮制

六神曲

【**来源**】本品为苦杏仁、赤小豆、面粉（或麦麸），加入鲜青蒿、鲜苍耳草、鲜辣蓼等的鲜汁混合后经发酵而制成的曲剂。

【**历史沿革**】历代有焙制、微炒、炒黄、火炮法、半夏共炒、煨、枣肉制、酒制、煮制和制炭法等，并有"火炒以助天五之气，入足阳明经""味甘气香醒脾，生用消谷力剧""消导炒用，发表生用"等描述。现行主要的炮制方法有炒黄、麸炒、炒焦。《中国药典》未收载。

【**采收**】每年农历 5—6 月间采集青蒿、苍耳草、辣蓼，割取地上部分。

【**产地加工**】青蒿、苍耳草、辣蓼榨取鲜汁。取苦杏仁、赤小豆粉碎，与面粉混匀，加入鲜青蒿、鲜辣蓼、鲜苍耳草药汁，揉搓成捏之成团、掷之即散的粗颗粒状软材，置于模具中压制成扁平方块（33cm×20cm×6.6cm），用鲜商麻叶包严，放入箱内，按品字形堆放，上面覆盖鲜青蒿，置于温度为 30～37℃环境中充分发酵，待表面生出黄白色霉衣时取出，除去商麻叶，切成 2.5cm 见方的小块，干燥。

每 100kg 面粉，用苦杏仁、赤小豆各 4kg，鲜青蒿、鲜辣蓼、鲜苍耳草各 7kg。药汁为鲜草汁和其药渣煎出液。

注意：在发酵时应充分做好药料的清洗消毒处理；赤小豆、苦杏仁应粉碎成细粉，鲜青蒿、鲜辣蓼、鲜苍耳等榨汁后用药渣煎汁，与榨汁合并后再与药料混匀。无鲜品时也可以用干品，用量一般为鲜品的 1/3。古代制作神曲，面粉一般用带麸白面，现在一般以 40% 面粉和 60% 麦麸混合代替。

【炮制】

1. 神曲　发酵后的曲丁，干燥。

2. 炒神曲　将曲块投入已经预热的炒制容器中，用文火加热，不断翻炒，至表面呈微黄色，取出，放凉。

3. 麸炒神曲　将麦麸皮均匀撒入已预热的炒制容器中，待烟起，将神曲倒入，快速翻炒至神曲表面呈棕黄色，取出，筛去麸皮，放凉。每 100kg 神曲，用麦麸 10kg。

4. 焦神曲　将神曲块投入已预热的炒制容器内，用文火加热，不断翻炒，至表面呈焦褐色，内部微黄色，有焦香气时，取出，摊开放凉。

【饮片性状】六神曲为立方形小块，表面灰黄色，粗糙，质脆易断，微有发酵香气。

炒神曲表面微黄色，偶有焦斑，质坚脆。

麸炒神曲表面棕黄色，有麸香气。

焦神曲表面焦黄色，内部微黄色，有焦香气。

【加工与炮制目的】六神曲味甘、辛，性温，入脾、胃经。生六神曲健脾开胃，有发散作用。如治感冒食滞，常与山楂、紫苏、广藿香同用；治食滞中焦的宽中降逆汤（《温病刍言》）。

炒神曲消食和胃功能增强，发散作用减弱。

麸炒六神曲具有甘香气，以醒脾和胃为主，用于食积不化、脘腹胀满、不思饮食、肠鸣泄泻，如健脾思食方（《太平惠民和剂局方》）。

焦六神曲消食化积力强，以治食积泄泻为主。如治时暑暴泻及饮食所伤、胸膈痞闷的曲术丸（《太平惠民和剂局方》）。

【现代研究】六神曲中含有生物碱、挥发油、淀粉酶、蛋白酶等化合物。

六神曲发酵产生的次生代谢产物和生物转化产物应为其药效物质基础。但微生物发酵产物复杂，而六神曲采用多种自然菌种发酵而成，次生代谢产物的种类更加复杂。

研究表明，六神曲炒制品（麸炒、炒黄、炒焦）的醇提物，经分离后获得正丁醇、乙酸乙酯组分，两种组分对常见肠道致病菌具有较强的抑制、杀灭作用。因此，抑制致病微生物、调整肠道菌群可能是六神曲发挥药效的重要机制。

也有研究表明，消化淀粉的效价经炒黄后一般保存生品的 60%，而炒焦后基本消失，并据此认为六神曲生用较好。六神曲的消化酶活力、发酵产生的益生菌，一直被认为是其发挥药效作用的基础，但这与"六陈中药"以"陈久者良、炒用为主"的传统应用不符。

六神曲麸炒品和焦炒品均能较好地促进胃的分泌功能，增强胃肠的推动功能。

辨析思考　《左传》中有麦曲治疗腹疾的记载。六神曲治疗腹疾的可能机制是什么？六神曲的制法最早收载于北魏贾思勰所著的《齐民要术》中，需在特定季节"五月初五、六月初六或三伏天"，利用鲜草药的自然汁进行自然发酵。这对控制发酵菌种的意义值得探讨。

【贮存】贮于干燥容器内，置于通风干燥处。防蛀，防潮。

西瓜霜

【来源】本品为葫芦科植物西瓜 *Citrullus lanatus*（Thunb.）Matsumu.et Nakai 的成熟新鲜果实与皮硝经加工而制成。

【历史沿革】历代有"制西瓜霜"法。现行主要的炮制方法为渗析制霜。《中国药典》收载的饮片为西瓜霜。

【采收】秋季西瓜成熟时采收。

【炮制】取新鲜西瓜，沿蒂头切一厚片作顶盖，挖出部分瓜瓤，将芒硝填入瓜内，盖上顶盖，用竹签扦牢，用碗或碟托住，盖好，悬挂于阴凉通风处，待西瓜表面析出白霜时，随时刮下，直至无白霜析出，晾干。或取新鲜西瓜切碎，放入不带釉的瓦罐内，一层西瓜一层芒硝，将口封严，悬挂于阴凉通风处，收集自瓦罐外面析出的白色结晶物，随析随收，至无结晶析出为止。每100kg西瓜，用芒硝15kg。

【饮片性状】西瓜霜为白色至黄白色的结晶性粉末。气微，味咸，有清凉感。

【加工与炮制目的】西瓜霜味咸，性寒，归肺、胃、大肠经，具有清热泻火、消肿止痛的功能。西瓜能清热解暑，芒硝能清热泻火，两药合制，起到协同作用，增强清热泻火之功。西瓜霜多用于咽喉肿痛、口舌热疮、牙疳、乳蛾。如治咽喉肿痛、声音嘶哑、口舌生疮的西瓜霜润喉片（《全国中成药产品集》）；治一切喉证的玉钥匙（《喉痧症治概要》）。

【现代研究】西瓜霜的主要成分为重结晶的 $Na_2SO_4 \cdot 10H_2O$。此外，还含有9种无机元素及18种氨基酸，其中7种为人体必需的氨基酸。

西瓜霜具有广谱抗菌作用，西瓜霜提取物对常见口腔致病菌具有较强的杀灭作用，而单纯使用芒硝则作用较弱或不明显。

辨析思考　西瓜霜制霜的过程长达45天，且发酵中遍布毛霉，由此认为其制作的实质是以西瓜为培养基，在高盐条件下所进行的液体发酵过程，并且由于微生物的竞争作用而产生了具有抗菌活性的物质。现代炮制分类虽然归属为渗析制霜法，但蕴含着生物发酵的内涵。

【贮存】贮于干燥容器内，密闭，置于阴凉干燥处。防潮，防热。

百药煎

【来源】百药煎为五倍子同茶叶等经发酵制成的块状物。

【历史沿革】历代有煅制、研、煅制烧存性、炒焦、烧存性、马齿苋汁煮和炒法等。现行主要的炮制方法为发酵制备后生用。《中国药典》未收载。

【采收】适时采收五倍子、茶叶，作为制作百药煎的原料。

【炮制】取鲜五倍子，洗净，干燥，研末，加入酒曲，混匀，再加浓茶水，揉匀，置于适宜容器中，上盖湿布，放温暖处发酵，待其发酵鼓起，表面全部长出白霜时取出，揉匀，分割制成小块或丸，干燥，即得。每100kg鲜五倍子，用酒曲40kg，用茶叶10kg（煎浓茶）。

【饮片性状】百药煎为30～40mm的长方块或丸形，黑褐色，间有黄白色斑点，微具发酵香气。

【加工与炮制目的】百药煎味酸、咸、微甘，性平，归肺经、胃经，具有润肺化痰、生津止渴的功能，用于久咳痰多、咽痛、口疮、牙疳、风湿诸疮。如治劳嗽的定嗽劫药（《丹溪心法》）；治咽痛的百药煎散（《医学心悟》）；治下痢脱肛的百药煎（《太平圣惠方》）。

【现代研究】百药煎含有大量鞣质和酚酸类成分。发酵时间对没食子酸的含量影响较大，在发酵12小时内，外观性状及没食子酸的含量变化不明显；发酵24小时后，外观表面开始出现少量薄白霜；发酵48小时，长满白霜；发酵60小时，长少量棕色孢子，没食子酸的含量为215.6mg/g；发酵60小时后，没食子酸的含量开始降低；发酵66小时后，百药煎表面开始变黄、变黑；发酵144小时，表面长满棕黑色孢子，没食子酸的含量降至0.04%。

研究表明，百药煎具有抗炎、抗菌、止咳、祛痰等药理作用。五倍子中富含鞣质，易与蛋白质结合形成大分子沉淀物，对胃肠道具有刺激作用；而发酵后形成的大量赖氨酸能够有效避免鞣质与蛋白质结合，从而缓解服用后食欲减退的不良反应，提高其收敛效果，增强止咳化痰作用。另据报道，百药煎能显著抑制热板和醋酸引起的疼痛反应，作用强于五倍子；能显著抑制二甲苯致耳肿胀现象，降低血清中肿瘤坏死因子–α（TNF–α）、白细胞介素–6（IL–6）和 IL–1β 含量；能显著降低咳嗽潜伏期时间，减少咳嗽次数，而五倍子作用不显著；酚红排出量明显高于五倍子。因此，五倍子发酵为百药煎后，其抗炎镇痛、止咳化痰作用增强。

百药煎治疗溃疡性结肠炎效果优于五倍子，其机制可能为通过调节肠道菌群的丰度和多样性，改善肠道菌群紊乱状况，提高闭锁小带蛋白（ZO-1）和肠黏膜中闭合蛋白（Occludin）的表达，保护肠道黏膜屏障功能，起到减轻肠道炎症的作用。

百药煎传统炮制过程中的微生物菌群包含细菌 7 株、酵母菌 7 株、丝状真菌 3 株。优化百药煎的最佳炮制工艺即为菌种选用根霉曲，茶叶选用绿茶，原药量∶菌种量∶茶叶量为 25∶7.5∶2.5 时，没食子酸、二聚体鞣花酸的质量分数和体外抗菌活性较高。

辨析思考 没食子酸的发现，最早报道为瑞典化学家舍勒制得（1786 年）。但明代李梴在《医学入门》（1575 年）中记载了从五倍子中用发酵法制得没食子酸的过程，以五倍子（10 斤）、乌梅（1 斤）、白矾（1 斤）、酒曲（4 两）、水红蓼（3 斤）为原料，"五倍子粗末，并矾曲和匀，如作酒曲样，入瓷器遮不见风，候生白取出"，应是世界上最早制得的有机酸，比舍勒的发现早了 200 多年。在明代《普济方》中有用百药煎和针砂染乌须发的记载，值得进一步开发。

【贮存】置于通风干燥处。防潮。

红　曲

【来源】本品为曲霉科真菌紫色红曲霉 *Monascus purpureus* Went 的菌丝及孢子以粳米为培养基的发酵品。

【历史沿革】历代有制曲、焙制、炒法等。明代对制红曲方法的描述较为详细，如"白粳米一石五斗，水淘浸一宿，作饭，分作十五处，入曲母三斤，搓揉令匀，并作一处，以帛密覆；热即去帛摊开，觉温急堆起，又密覆；次日日中又作三堆，过一时分作五堆，再一时合作一堆，又过一时分作十五堆，稍温又作一堆，如此数次；第三日，用大桶盛新汲水，以竹箩盛曲作五六份，蘸湿完又作一堆，如前法作一次；第四日，如前又蘸；若曲半沉半浮，再依前法作一次，又蘸；若尽浮则成矣，取出日干收之"。现行主要的炮制方法有制曲、炒炭。《中国药典》收载的饮片为红曲。

【采收】古法一般在春、夏、秋季温度较高时制备。现在人工培养的温度为 26～37℃，注意保湿。

【产地加工】

1. 传统发酵法　选择红色土壤地，挖一深坑，在坑上下周围铺以箦席，将粳米倒入其中，上压重石，经 3～4 天后，米粒外皮变紫红色，内心亦变为红色。

2. 现代发酵法　将粳米加水浸泡 12～24 小时，使其充分吸水，然后蒸 20 分钟；另将 40℃的无菌水配制成 5% 的醋酸溶液，加入菌种母液，32℃孵育 6 小时，待温度降到 40℃时，与粳米充分搅拌，使米变为通红色。混合后开始发酵，最初的 24 小时温度控制在 26～30℃，由于曲米发酵会产生热量，因此在发酵过程中需要控制温度。48 小时后需要补充纯净水，每隔 2 小时淋水 1 次，使含水量维持在 38%～40%，并适当搅拌使发酵均匀。待粳米完全变为紫色时，倒出，堆积，加盖布袋放置一夜。当掰开米粒，内断面为红色，晒干，即可。

【炮制】

1. 红曲　晒干或烘干。

2. 红曲炭　将净红曲置于已预热的炒制容器内，用武火微炒，使外部呈黑色，内部呈老黄色为度，喷淋清水，冷却，取出晾干。

【饮片性状】红曲呈米粒状，多碎断。表面紫红色或棕红色，断面粉红色。质脆，手捻易碎，染指。微有酸气，味淡。

红曲炭形似红曲，外皮呈黑色，内部呈老黄色，有焦香味。

【加工与炮制目的】红曲味甘，性温，归肝、大肠经，具有活血化瘀、健脾消食的功能。生红曲以活血化瘀、消食健胃见长。如治小儿头疮、因伤湿入水成毒、脓汁不止（《是斋百一选方》）；同降香、通草、没药等配伍，治上部内伤、胸膈作痛；同泽兰、牛膝、地黄、蒲黄、赤芍等配伍，治产后恶露不尽、腹中痛（《本草经疏》）。

红曲炭收涩性增强，以收敛止血、止泻见长，用于冷滞赤白痢、血痢、跌打损伤、经闭、产后恶血（《本草求原》）。

【现代研究】红曲霉菌是一种腐生丝状真菌，可产生聚酮类、氨基酸类、红曲色素类、生物碱类、甾体类、脂肪酸等化合物。红曲米中含有他汀类、红曲色素类、甾体类、异黄酮类等成分。

紫色红曲霉菌发酵后的红曲米中游离态氨基酸的含量可达 8.2～11.5mg/g，而普通粳米中游离态氨基酸的含量约为 0.55mg/g。

对福建产古田红曲（又称"福曲"）进行氨基酸分析，共检出 20 种氨基酸，其中蛋白质氨基酸 17 种，含量为 11.2%；非蛋白质氨基酸有鸟氨酸、牛磺酸和 γ- 氨基丁酸。除色氨酸未测定外，红曲中必需氨基酸占氨基酸总量的 42.0%；红曲中含有 11 种药用氨基酸，含量为 8.6%，其中牛磺酸含量为 0.46mg/g。

研究表明，红曲具有调节血脂的作用。对红曲次生代谢产物的研究发现，红曲中含有多种生理活性物质，如具有降胆固醇功效的洛伐他汀类，降血压有效成分 γ- 氨基丁酸及 Glucosamine（红曲菌细胞壁成分），天然抗氧化物质黄酮酚等。

采用改良选育的紫色红曲霉菌株发酵的红曲中，洛伐他汀含量高达 4.99～5.33μg/g，而普通商品红曲中的洛伐他汀含量甚微，仅有 0.088～0.551μg/g。

辨析思考　红曲含有混合他汀类物质，具有降脂作用，是其活血祛瘀的重要药效物质基础。红曲发酵菌种的选育、定向培养工艺研究、次生代谢产物的种类和作用等方面值得深入研究。

【贮存】置于阴凉干燥处。防潮，防蛀。

淡豆豉

【来源】本品为豆科植物大豆 *Glycine max*（L.）Merr. 的黑色种子的发酵品。

【历史沿革】历代有熬令黄香、九蒸九曝、酒制、醋制、造豉汁法、"炒令烟出，微焦"、醋拌蒸、清蒸和酒浸制法等。现行主要的炮制方法为桑叶与青蒿发酵法。《中国药典》收载的饮片为淡豆豉。

【炮制】取黑大豆洗净。另取桑叶、青蒿加水煎煮，滤过，将煎汁拌入净大豆中，待汤液被吸尽后，置于蒸制容器内蒸透，取出，稍凉，再置于容器内，用煎过汁的桑叶、青蒿渣覆盖，在温度 25 ～ 28℃、相对湿度 80% 的条件下，发酵至长满黄衣时，取出，除去药渣，加适量水洗净，捞出，置于容器内，保持温度 50 ～ 60℃，闷 15 ～ 20 天，充分发酵，有香气逸出时，取出，略蒸，干燥，即得。每 100kg 黑大豆，用桑叶、青蒿各 7 ～ 10kg。

【饮片性状】淡豆豉呈椭圆形，略扁，表面黑色，表皮略皱缩。质稍柔软或脆，断面棕黑色。气香，味微甘。

【加工与炮制目的】淡豆豉味苦、辛，性凉，归肺、胃经，具有解表除烦、宣发郁热的功能。如治感冒、寒热头痛、烦躁胸闷、虚烦不眠的栀子豉汤（《伤寒论》）；治风温初期、头痛身热、咳嗽咽干、心烦口渴、胸脘不舒的葱豉桔梗汤（《重订通俗伤寒论》）。

【现代研究】制备淡豆豉的主要原料大豆中的异黄酮类主要包括染料木素、大豆黄素、鸡豆黄素 A 等，具有抗肿瘤、抗氧化、抗骨质疏松等功效。

淡豆豉中游离大豆黄素含量比原料大豆高 94%，游离染料木素含量比原料大豆高 48%，其主要是由发酵微生物将药料中的异黄酮苷水解，使游离苷元含量提高，但染料木素、大豆黄素总含量低于原料大豆中的含量。

淡豆豉的发酵是多种微生物共同作用的结果。研究表明，淡豆豉的发酵过程分为两个步骤：第一步在"黄衣上遍"时可见大量霉菌生长；第二步则由细菌主导发酵过程。淡豆豉发酵微生物的代谢通路分析结果证明，其微生物的次生代谢产物的生成通路与多种抗生素的合成通路一致，说明淡豆豉提取物具有抗菌作用可能与发酵产生具有抗菌活性的物质有关。

另有报道称，淡豆豉的发酵菌株包括黑曲霉、米曲霉、毛霉菌、根霉、豆豉芽孢杆菌、枯草芽孢杆菌、乳酸菌及微球菌等。

辨析思考　淡豆豉应用历史悠久，因其药食两用而被广泛使用，但淡豆豉的药性存在温凉的分歧，且不同地区有不同的炮制方法。基于此，炮制时应注重遵循和传承古法炮制，结合现代发酵技术，阐释次生代谢产物的种类，制定淡豆豉的质量标准，使其得到全面有效的应用。

【贮存】置于通风干燥处。防蛀。

第十一节　胶类中药的加工炮制

阿　胶

【来源】本品为马科动物驴 *Equus asinus* L. 的皮经煎熬制成的固体胶块。

【历史沿革】历代有炙令尽沸、猪脂浸炙、炒、熬、炙珠、蛤粉炒、炒黄、米炒、麸炒、水浸蒸、草灰炒、面炒、蒲黄炒、牡蛎粉炒和酒蒸法等。现行主要的炮制方法有蛤粉炒、蒲黄炒。《中国药典》收载的饮片为阿胶、阿胶珠。

【采收】多在每年冬至后宰杀驴，剥取驴皮。冬至后采收的驴皮较厚，胶质多，质量较好。

【产地加工】

1. 水洗　将采收的驴皮浸软，除去附着的毛及污垢，切成小块。

2. 水煮　将洗净的驴皮放入沸水中煮 15 分钟，至皮卷成筒状时取出，放入另一锅内，用 5 倍量的清水煎熬，煮至液汁稠厚时换水再煮，反复 5 ～ 6 次，直至驴皮溶化成胶状溶液为止。

3. 出胶　将所得的胶状溶液过滤，滤液中加入少量白矾粉搅匀，静置数小时，待杂质沉淀后，取上清液，加热浓缩。在出胶前 2 小时加入黄酒、冰糖（驴皮：黄酒：冰糖为 100：7.5：7.5），继续煮至锅面起大泡时，改用文火继续熬胶，熬至浓度达到用铲挑起少许，断续成片落下，俗称"挂旗"，此时再加入适量香油，立即停火出胶。

4. 切制 待胶凝固后，取出切成大小适中的小块。

5. 晾胶 将阿胶块放在网架上晾晒，每隔 2～3 天翻动一次，以防两面凹凸不平，7～8 天后整齐放入木箱中，压平后密闭，待表面回软后取出摊晾，干后再闷，再晾。在包装前用湿布擦去表面膜状物，盖上朱砂印。

阿胶以山东省东阿县东阿井中之水熬成的胶质量最佳，故称阿胶。

【炮制】

1. 阿胶 取阿胶，捣成碎块，烊化使用。或用文火烘软，趁热切成 1cm 左右的小丁块。

2. 阿胶珠 取净蛤粉，置于炒制容器内，用中火加热至灵活状态时，投入阿胶丁，翻埋拌炒至鼓起呈圆球形，表面黄白色，内无溏心时，迅速取出，筛去蛤粉，放凉。每 100kg 阿胶丁，用蛤粉 30～50kg。

3. 蒲黄炒阿胶 取净蒲黄，置于炒制容器内，用中火加热至稍微变色时，投入净阿胶丁，翻埋拌炒至鼓起呈圆球形，表面黄棕色，内无溏心时，迅速取出，筛去蒲黄，放凉。蒲黄的用量以炒时能将阿胶丁掩埋为宜。

【饮片性状】 阿胶呈块状，棕色至黑褐色，具光泽。质硬而脆，断面光亮，碎片对光照视呈半透明状。气微，味微甘。

阿胶珠呈类球形，表面棕黄色或灰白色，附有白色粉末。体轻，质酥，易碎，断面中空或多孔状，浅黄色至棕色。气微，味微甜。

蒲黄炒阿胶同阿胶珠，呈棕褐色。

【加工与炮制目的】 阿胶味甘，性平，归肺、肝、肾经，具有补血滋阴、润燥、止血的功效。阿胶生品长于滋阴补血，用于血虚萎黄、眩晕心悸、心烦失眠、虚风内动、温燥伤肺、干咳无痰。如治阴虚火旺、心烦失眠的黄连阿胶汤（《伤寒论》）；治疗温燥伤肺、干咳无痰、咽喉干燥、心烦口渴、舌干无苔的清燥救肺汤（《医门法律》）。

蛤粉炒阿胶可降低滋腻之性，使质变酥脆，利于粉碎，同时矫正其不良气味，长于益肺润燥，用于阴虚咳嗽、久咳少痰或痰中带血。如治肺虚火盛、咳喘咽干痰少或痰中带血的补肺阿胶汤（《小儿药证直诀》）。

蒲黄炒阿胶止血安络力强，多用于阴虚咯血、崩漏、便血。如治脾阳不足所致的大便下血或吐血、血色暗淡、四肢不温的黄土汤；治冲任不固、崩中漏下、妊娠下血的胶艾汤（《金匮要略方论》）。

【现代研究】 阿胶的主要成分为胶原蛋白及其水解产物，如明胶、多肽、氨基酸。此外，还含有金属元素及丰富的多糖类成分。

阿胶珠与阿胶丁均含相同种类的氨基酸，但阿胶珠中氨基酸总量较阿胶丁高，可能与烫珠后水分降低有关，同时烫珠温度可达 140℃，肽键易断裂，亦能使氨基酸含量增加。而阿胶丁烫炒受热时间短，氨基酸种类并无变化。对阿胶丁、烤阿胶珠、烫阿胶珠进行总氨基酸测定，并进行烊化速率、溶出度的比较实验，结果表明三者的氨基酸含量无明显差异，但阿胶丁溶出慢，烫阿胶珠因表面部分蛋白质焦化、变质导致含量略低，而烤阿胶珠质量较好。

研究显示，阿胶于 145～160℃下烫制 3～5 分钟，炮制品质量较好。另有报道采用恒温干燥箱、远红外线烘箱和微波加热制备阿胶珠，认为以上制备方法条件易控，产品质量稳定。

辨析思考 阿胶的炮制主要用蛤粉、蒲黄作为辅料，但少数地区采用滑石粉，认为也可使其膨胀鼓起。蛤粉偏于补益滋阴，与阿胶功效相吻合，而滑石粉偏于清利，不宜用来代替蛤粉炒，需注意。

【贮存】密闭，置于阴凉干燥处。防热，防潮。

鹿角胶

【来源】本品为鹿科动物马鹿 *Cervus elaphus* Linnaeus 或梅花鹿 *Cervus nippon* Temminck 已骨化的角或锯茸后翌年春季脱落的角基（即鹿角盘）经水煎煮、浓缩制成的固体胶块。

【历史沿革】历代有作白胶法、以无灰酒煮成胶、炙、熬令色黄、蛤粉炒、螺粉炒、炒如珠子和鹿角霜拌炒成珠法等。现行主要的炮制方法为蛤粉炒。《中国药典》收载的饮片为鹿角胶。

【采收】鹿角分为砍角和退角两种。砍角在 10 月至翌年 2 月间，将鹿杀死后连脑盖砍下，除去残肉，洗净风干。退角为雄鹿于换角期自然脱落者，故多不带脑骨，多于春季拾取，除去泥沙，风干。

【产地加工】将鹿角锯段，漂泡洗净，分次水煎，滤过，合并滤液，或加入白矾细粉少量静置，滤取胶液，浓缩至稠膏状，可加适量黄酒、冰糖和豆油冷凝，切块，晾干，即得。

【炮制】

1. 鹿角胶 取鹿角胶块，擦去灰尘，捣成碎块，烊化使用。或文火烘软后，切成小丁块。

2. 鹿角胶珠 取净蛤粉，置于炒制容器内，中火加热至灵活状态时，投入净鹿角胶丁，翻埋至鼓起呈圆球形，表面黄白色，内无溏心时，迅速取出，筛去蛤粉，放凉。每 100kg 鹿角胶块，用蛤粉 30 ～ 50kg。

【饮片性状】鹿角胶呈块状，黄棕色或红棕色，半透明，有的上部有黄白色泡沫层，质脆，易碎，断面光亮。气微，味微甜。

鹿角胶珠呈类圆形，表面黄白色或淡黄色，光滑，附有蛤粉，质松泡易碎。气微，味微甜。

【加工与炮制目的】鹿角胶味甘、咸，性温，归肾、肝经，具有温补肝肾、益精养血的功效。生品用于阳痿滑精、腰膝酸冷、虚劳羸瘦、崩漏下血、便血尿血、阴疽肿痛。如治妊娠胎动、漏血不止的鹿角胶汤（《圣济总录》）；治五劳七伤、腰脊疼痛的鹿角胶煎方（《太平圣惠方》）。

蛤粉炒后可降低鹿角胶的滞腻之性，矫正不良气味，便于服用，并使其质地酥脆，利于粉碎，可入丸、散剂。

【贮存】贮于干燥容器内，置于阴凉干燥处。防潮。

鹿角霜

【来源】本品为鹿科动物梅花鹿 *Cervus nippon* Temminck 或马鹿 *Cervus elaphus* Linnaeus 角熬制胶后的角块或粉渣。

【历史沿革】历代有烧、炙、熬、酒制、炒、水煮、牛乳大麦制、醋制、火煅、炼霜熬膏和制霜法等。现行主要的炮制方法为煎熬制霜法。《中国药典》收载的饮片为鹿角霜。

【采收】同鹿角胶项下。

【产地加工】同鹿角胶项下，取煎熬后的角块，干燥。

【炮制】鹿角霜　取熬去胶的鹿角块，除去杂质，捣碎或研碎。

【饮片性状】鹿角霜呈长圆柱形或不规则的块状，大小不一。表面灰白色，显粉性，体轻，质酥。断面外层较致密，白色或灰白色，内层有蜂窝状小孔，灰褐色或灰黄色。有吸湿性。气微，味淡，嚼之有黏牙感。

【加工与炮制目的】鹿角霜味咸、涩，性温，归肝、肾经，具有温肾助阳、收敛止血的功能，常用于脾肾阳虚、白带过多、遗尿尿频、崩漏下血、疮疡不敛。如治肾阳不足、精血亏损、阳痿、不孕的鹿角霜丸（《圣济总录》）。

【贮存】贮于干燥容器内，密闭，置于通风干燥处。防潮。

第十二节　发芽类中药的加工炮制

大豆黄卷

【来源】本品为豆科植物大豆 *Glycine max*（L.）Merr. 的成熟种子经发芽的加工品。

【历史沿革】历代有炒法、熬制、发芽法、焙、煮和醋制等。现行主要的炮制方法有淡竹叶与灯心草制、炒黄法等。《中国药典》收载的饮片为大豆黄卷。

【采收】大豆种子成熟时采收。将整株大豆收割，晒干脱粒，去除杂质。

【产地加工】取净大豆，用清水浸泡至膨胀，捞出，置于能排水的容器内，上盖湿布，每日淋水 2 次，保持湿润，待叶芽长至 0.5～1.0cm 时，取出，干燥。

【炮制】

1. 制大豆黄卷　取灯心草、淡竹叶，置于锅内，加入适量清水煎煮两次（每次 30～60 分钟），过滤去渣。将药汁与净大豆黄卷共置于锅内，用文火加热，煮至药汁被吸尽，取出干燥。每 100kg 大豆黄卷，用淡竹叶 2kg，灯心草 1kg。

2. 炒大豆黄卷　取净大豆黄卷，置于已预热的炒制容器内，用文火加热，微炒至较原色稍深，取出放凉。

【饮片性状】大豆黄卷略呈肾形，表面黄色或黄棕色，微皱缩，一侧有明显的脐点，一端有弯曲的胚根，外皮质脆，多破裂或脱落，气微，味淡，嚼之有豆腥味。

制大豆黄卷豆腥气较轻而微清香。

炒大豆黄卷颜色加深，偶见焦斑，略有香气。

【加工与炮制目的】大豆黄卷味甘，性平，归脾、胃、肺经，具有清利湿热、解表祛暑的功能。大豆黄卷生品多用于暑湿感冒、湿温初起、发热汗少、胸闷脘痞、肢体酸重、小便不利，或小儿撮口和发噤（《太平圣惠方》），也可用于湿痹、水肿。

制大豆黄卷宣发作用减弱，清热利湿作用增强。如治暑湿、湿温的豆卷汤（《中药临床应用》）。

炒大豆黄卷清解表邪作用极弱，长于利湿舒筋，兼益脾胃，适用于湿痹、水肿胀满。如用于湿邪所致的骨节疼痛、肢体重着、痛处不易转移者；治头风湿痹、筋挛膝痛、胃中积热、大便结涩的黄卷散（《普济方》）；治水肿胀满的大豆散（《圣济总录》）。

【贮存】贮于干燥容器内，密闭，置于阴凉干燥处。防蛀。

麦 芽

【来源】本品为禾本科植物大麦 *Hordeum vulgare* L. 的成熟果实经发芽的加工品。

【历史沿革】历代有熬制、微炒、炒黄、微炒黄、焙、巴豆炒、发芽、炒熟、煨、炒焦和炒黑法等。现行主要的炮制方法有炒黄、炒焦。《中国药典》收载的饮片为麦芽、炒麦芽、焦麦芽。

【采收】大麦到黄熟期，光合作用停止，麦粒中的养分不再增加，为收获的最佳时期。到完熟期，茎秆干枯变脆，很容易落粒，如遇多雨，易发芽，故须适时抢收。采收使用人工或机械化收割、脱粒等，得到大麦种子。

【产地加工】取新鲜成熟饱满的净大麦，用清水浸泡六至七成透，捞出，置于能排水的容器内，盖好，每日淋水 2～3 次，保持湿润。待叶芽长至约 0.5cm 时，取出干燥即得。

【炮制】

1. 炒麦芽 取净麦芽，置于已预热的炒制容器内，用文火加热，不断翻动，炒至表面棕黄色，鼓起，并有香气时，取出晾凉，筛去灰屑。

2. 焦麦芽 取净麦芽，置于已预热的炒制容器内，用中火加热，炒至有爆裂声，表面呈焦褐色，鼓起，并有焦香气时，取出晾凉，筛去灰屑。

【饮片性状】麦芽呈梭形。表面淡黄色，背面为外稃包围，基部胚根处生出幼芽和须根，须根数条，纤细而弯曲。质硬，断面白色，粉性。气微，味微甘。

炒麦芽形如麦芽。表面棕黄色，偶见焦斑。有香气，味微苦。

焦麦芽形如麦芽。表面焦褐色，有焦斑。有焦香气，味微苦。

【加工与炮制目的】麦芽味甘，性平，归脾、胃经，具有行气消食、健脾开胃、回乳消胀的功能，用于食积不消、脘腹胀痛、脾虚食少、乳汁郁积、乳房胀痛、妇女断乳、肝郁胁痛、肝胃气痛。生麦芽具有消食、健脾和胃、疏肝通乳的功效。对食积化热者，宜生用。常与谷芽、山楂、白术、陈皮等配伍，治消化不良；对米面积滞或果积有化积开胃作用，如小儿消食方（《中药临床应用》）。

炒麦芽性偏温而气香，具有行气、消食、回乳之功。如用于饮食停滞，可与山楂、神曲等同用；治中虚食少、脾胃虚弱、食少难消、脘腹胀闷，可与人参、白术、茯苓、神曲、砂仁等配伍，如健脾丸（《证治准绳》）；常与川芎、当归、白芍、熟地黄配伍，治妇女产后无儿食乳、乳房肿胀、坚硬疼痛难忍，如回乳四物汤（《疡医大全》）。

焦麦芽性偏温而味甘微涩，增强消食化滞、止泻的作用。常与白术、党参、炮姜、乌梅炭等配伍，治食积泄泻，如三仙散（《经验方》）。另外，还可用于治疗脾胃虚寒、大便溏泄。

【现代研究】麦芽含生物碱、黄酮、酶类、糖类、B 族维生素、脂肪、磷脂、糊精等成分。

有研究报道，生麦芽中总黄酮和麦黄酮的含量较大麦增加，炒麦芽和焦麦芽总黄酮的含量均高于生麦芽。

在大麦发芽过程中，酶活性因发芽程度不同而有显著差异。长出胚芽者酶的活性为 1∶7～1∶10，而无胚芽者酶的活性为 1∶3～1∶5；乳酸含量前者为 0.8%～1.0%，后者为 0.5%～0.75%。芽亦不能太长，太长则其他成分消耗多，纤维素含量高，药效降低。麦芽加热炮制时，随着加热程度的升高，淀粉酶效价降低或消失，但中医临床用炒麦芽及麦芽入煎剂时，均取得确切的临床疗效。可见，酶类并非麦芽唯一的有效成分。

麦芽在炮制过程中发生了美拉德反应，产物中含有的黄酮类及一系列的挥发性杂环化合物均具有一定的抗氧化作用。还应注意麦芽中可能有调节机体自身消化功能的物质及 B 族维生素、乳酸等。临床研究证明，单用炒麦芽回乳，效果强于己烯雌酚。麦芽生、炒品均有回乳作用，关键在于剂量，小剂量时消食开胃催乳，大剂量时耗气散血回乳。

辨析思考 生麦芽具有催乳作用，大剂量炒麦芽具有回乳作用，其药效物质基础及机制还有待进一步阐明。也有研究报道，麦芽小分子含氮化合物、多糖类的活性突出，值得关注。

【贮存】贮于干燥容器内，密闭，置于阴凉干燥处。防蛀。

第十三节 其他类中药的加工炮制

五倍子

【来源】本品为漆树科植物盐肤木 *Rhus chinensis* Mill.、青麸杨 *Rhus potaninii* Maxim. 或红麸杨 *Rhus punjabensis* Stew.var.*sinica*（Diels）Rehd.et Wils 叶上的干燥虫瘿，主要由绵蚜科昆虫五倍子蚜 *Melaphis chinensis*（Bell）Baker 寄生而形成。按其外形不同，分为"肚倍"和"角倍"。

【历史沿革】历代有杵为散、烧灰、烧熟、劈破烧熟、烧令烟尽、炒、煅、炒并焦油调、焙、烧存性、汤泡去瓤、炮、炒断烟为度、炒焦、火灰煨、炒黄、同绿豆共炒焦、炒黑、醋浸炒、醋煮、炒褐色存性、炙干、醋炒黑、青盐煮晒焙和造酿作饼（即百药煎）法等。现行主要的炮制方法有炒、醋蒸。《中国药典》收载的饮片为五倍子。

【采收】角倍蚜的虫瘿称为"角倍"，多于9—10月间采收；倍蛋蚜的虫瘿称为"肚倍"，多于5—6月间采收。如采收过时，则虫瘿开裂，影响质量。

【加工】采得后，放入沸水中煮3～5分钟，将内部仔虫杀死，晒干或阴干。

【炮制】

1. 五倍子 取原药材，敲开，除去虫垢、杂质，捣碎。

2. 炒五倍子 取净五倍子，置于预热的炒制容器内，用文火加热，炒至外表微黄色或黄色，取出，晾凉。

3. 醋蒸五倍子 取五倍子，用醋拌匀，置于蒸制容器内，蒸透，取出，干燥。每100kg 五倍子，用醋20kg。

【饮片性状】五倍子呈不规则碎片状。表面灰褐色或灰棕色，微有柔毛，内壁光滑。质硬而脆，断面角质样，有光泽。气特异，味涩。

炒五倍子外表微黄色至黄色，微有焦斑。气特异，味涩。

醋蒸五倍子表面颜色加深。微有醋香气，味涩。

【加工与炮制目的】五倍子味酸、涩，性寒，归肺、大肠、肾经，具有敛肺降火、涩肠止泻、敛汗、止血、收湿敛疮的功效，用于肺虚久咳、肺热痰嗽、久泻久痢、自汗盗汗、消渴、便血痔血、外伤出血、痈肿疮毒、皮肤湿烂。如治一切肿毒的五倍子散（《圣济总录》）；治风毒上攻、眼肿痒涩、痛不可忍者，或上下睑眦赤烂、浮肉瘀翳侵睛的神效驱风散（《博济方》）。

五倍子"敲开"修治，可除去虫垢、杂质，洁净药物；捣碎，便于调剂，宜于煎出有效成分。

五倍子在汤剂中以生品入药，在丸药中用炒品，二者药性和功能主治相同。如治肠风下血的地榆散（《增补万病回春》）。

醋蒸五倍子可增强收敛涩肠止泻的功能。

【现代研究】五倍子中含有鞣质、酚酸、多糖、三萜、脂肪、树脂和蜡质等成分，具有止泻、抗菌、抗炎、抗病毒、抗氧化、抗衰老、降血糖、抗癌、抗生育等药理活性。

五倍子的成熟期因地域和倍蚜的种类不同而略有差异，五倍子生长快速期均在成熟前的20～30 天内，此期占生长量的 80% 以上。在秋季迁移蚜羽化飞出前采收的五倍子单宁含量最多。因此，以五倍子成熟爆裂前 1～2 周为适宜采收期。采收过早，则个体小，重量轻，单宁含量少；采收过晚，则五倍子虫破壳而飞，倍子掸落，成为废物，或大量爆裂，颜色加深，质量下降。

蒸汽烫漂和沸水浸烫两种方式对新鲜五倍子预处理后，含水率和单宁酸含量均有降低，尤其是蒸汽烫漂后，含水率降至 47.68%，与未处理五倍子含水率（55.77%）呈显著性差异。自然干燥的五倍子中单宁酸质量分数为 50.12%～56.84%，没食子酸质量分数为 0.29%～0.46%，而烘干后五倍子中单宁酸质量分数仅为 32.48%～42.43%，没食子酸质量分数高达 2.97%～4.39%。烘箱和流化床干燥可将干燥时间降为 5 小时以内，但所得五倍子产品中单宁酸质量分数显著降低，均为 32%～43%；沸水浸烫或蒸汽烫漂后自然干燥能保证单宁酸的结构最接近原始状态，但干燥时间高达 200 小时以上。

醋炙法和发酵法均显著增加五倍子中没食子酸的含量。醋炙法可以增加五倍子中鞣花酸含量，发酵法则降低鞣花酸的含量。

研究显示，醋五倍子的最佳工艺条件为用醋量 20%，浸润 14 小时，蒸制 3 小时，其没食子酸、鞣花酸的含量较高，且抑菌活性强。

辨析思考 五倍子及发酵制成的百药煎传统上均作为染色剂。除五倍子含大量的没食子酸外，茶条槭叶、石榴皮中没食子酸的含量也较高。另外，秘鲁、厄瓜多尔、哥伦比亚等国家出产的塔拉（又名刺云实）*Caesalpinia spinosa* Kuntze 的豆壳中没食子酸的含量高达 50% 以上。

【贮存】置于通风干燥处。防潮，防虫，防压。

竹 沥

【来源】本品为禾本科植物淡竹 *Phyllostachy snigra*（Lodd.）Munro var.*henonis*（Mitf.）Stapf ex Rendle 的新鲜茎秆的干馏裂解液。

【历史沿革】历代有直接火烧制备竹沥汁、新菫竹烧取之、竹段装瓶倒悬炭火围逼制竹沥法等。现行主要的炮制方法为干馏法。《中国药典》未收载。

【采收】取鲜嫩淡竹茎，截成 0.3～0.5m 的段。

【产地加工】劈开洗净，装入坛内，装满后坛口向下，架起，坛的底面及周围用锯末和劈柴围严，用火烧，坛口下面置一罐，竹片受热后即有汁液流出，滴注罐内，至竹中汁液流尽为止。或取鲜竹，洗净，从两节之间锯开，竹节位于中间，纵向劈开两瓣，架在文火上加热，两端流出的汁液接于容器中，即得。

【饮片性状】竹沥为青黄色或黄棕色浓稠汁液，具烟熏气。味苦、微甜。

【加工与炮制目的】竹沥味甘、苦，性寒，入心、胃经，具有清热豁痰、镇惊利窍的功能，用于肺热痰壅、咳逆胸闷、痰热蒙蔽清窍诸证、中风痰迷、惊痫癫狂等。如治痰热上壅、顽痰胶结、咳喘痰多、大便干燥、烦闷癫狂的竹沥达痰丸（《中国药典》）；治中风口噤，以竹沥配姜汁饮之（《备急千金要方》）。

【现代研究】鲜竹沥的水溶性成分主要为天门冬氨酸、谷氨酸、丝氨酸等 13 种氨基酸，并含有葡萄糖、果糖、蔗糖等；醚提取液含愈创木酚、甲酚、苯酚、乙酸、苯甲酸、水杨酸等。

干馏法、烧制法、渗漉法、回流法等方法制备的竹沥中愈创木酚转移率分别为0.08%、0.11%、49.5%、84.5%。有报道称福建建瓯产竹沥中含有15种氨基酸，总含量为142.24μg/mL。

研究表明，竹沥具有祛痰镇咳作用，能促进小鼠小肠推进作用，其氨基酸成分具有镇咳作用。竹沥对各种腐败菌均具有较强的抑制作用，其中对金黄色葡萄球菌、枯草芽孢杆菌、大肠埃希菌和黑曲霉的抑制效果较为明显。

辨析思考 竹沥在临床上常用于祛痰、镇咳，疗效显著，但由于竹沥化学成分复杂多变，不同产地、不同制备工艺取得的竹沥在成分与疗效上均有较大差异，应明确其有效成分及质量控制标准。

【贮存】装瓶，置于阴凉处。

血余炭

【来源】本品为人发经过煅制而成的炭化物。

【历史沿革】历代有燔发、烧灰、炙、存性烧灰、"用皂角水洗净，入罐内烧存性"和密闭煅法等。现行主要的炮制方法为密闭煅。《中国药典》收载的饮片为血余炭。

【采收】健康人的自然黑发。

【产地加工】稀碱水洗净，晒干。

【炮制】**血余炭** 将收集的人发装于锅内，上扣一口径较小的锅，两锅结合处用盐泥或黄泥封固，上压重物，扣锅底部贴一白纸条或放几粒大米，用武火加热，煅至白纸或大米呈深黄色为度，离火，待凉后取出，剁成小块。

【饮片性状】血余炭为不规则的块状，乌黑而光亮，呈蜂窝状，研之清脆有声。质轻松，易碎。有臭气，味苦。

【加工与炮制目的】血余炭味苦、涩，性平，归肝、胃、膀胱经，具有止血化瘀的功能。本品入药必须煅制成炭，用于吐血、咯血、衄血、尿血、崩漏下血、外伤出血。如治出血的化血丹（《医学衷中参西录》）。

【现代研究】头发主要含有纤维蛋白，还含有脂肪、黑色素、铁、锌、铜、钙、镁等。

血余炭可显著缩短实验动物的出、凝血时间，而人发的水煎出液和乙醇煎出液则无效，血余炭的粗结晶止血作用更强。研究证实，血余炭的粗结晶具有内源性止血功能，其止血原理与血浆中cAMP含量降低有关。除去血余炭中的钙、铁离子后，其凝血时间延长，说明其止血作用可能与钙、铁离子有关。

研究表明，温度为350℃时制得的血余炭口服止血作用较强；300℃以下制得的血余炭煎剂，注射给药表现为中枢兴奋作用。亦有研究认为，血余炭最佳炮制工艺为在300℃下煅制20分钟，其浸出物、钙元素含量较高，具有明显的止血作用。

辨析思考 煅炭后的血余炭化学成分发生较大变化，其止血机制、止血的物质基础是揭示血余炭炮制机制的关键。

【贮存】贮于干燥容器内，密闭，置于干燥处。

冰 片

【来源】天然冰片（右旋龙脑）为樟科植物樟 *Cinnamomum camphora*（L.）Presl 的新鲜枝、

叶经提取加工制成，或龙脑香科龙脑香 *Dryobalanops aromatica* Gaertn.f. 的树脂或树干的加工品，习称龙脑冰片、梅片、梅花冰片；冰片（合成龙脑）为松节油、樟脑等为原料制成的化学合成品，习称机制冰片；艾片（左旋龙脑）为菊科植物艾纳香 *Blumea balsamifera*（L.）DC. 的新鲜叶经提取加工制成的结晶。

【炮制沿革】历代有研、焙、细研、炒、碾、升华和轻轻捶研法等。现行以生用为主。《中国药典》收载的饮片为天然冰片（右旋龙脑）、冰片（合成龙脑）、艾片（左旋龙脑）。

【采收】

1. 天然冰片　樟树新鲜枝、叶于每年 7—12 月采收，离地面 10cm 处砍下，枝条切成长 5～10cm 的碎枝。砍后尽可能及时加工，避免原料变质，影响出油率。

2. 艾片　艾纳香叶片于霜降前几天或有枯黄叶时，可陆续收集，11 月进入正式采收期，可延续至翌年 2 月上旬。晴天上午露水未干时，收集受潮软化的枯落叶，下午采收青叶和嫩梢。

【产地加工】

1. 天然冰片　将樟树新鲜枝、叶洗净粉碎，置于容器内，水蒸气蒸馏，得到龙脑精油（龙脑和其他杂质），再将龙脑精油冷冻并离心，分离出杂质（水和液体油分），离心后的固体部分龙脑含量可达 95% 以上，但仍有少量杂质需要用进一步升华的方法除去，制得天然冰片。龙脑冰片从龙脑香树干的裂缝处，采取干燥的树脂，遇空气结成团块；或砍下树干及树枝，切成碎片，经水蒸气蒸馏升华，冷却后得到结晶。

2. 冰片　自松节油蒸馏得到的蒎烯，加接触剂偏硼酸，与无水草酸作用，直接生成龙脑草酸酯，再以 NaOH 加热水解为粗龙脑，然后用汽油重结晶精制。或将樟脑作为原料，对右旋龙脑进行还原制得。

3. 艾片　艾纳香叶经水蒸气蒸馏，冷却得到的灰白色粉状物再经去油得到艾粉，艾粉再经多次蒸馏及其他相关工艺制成艾片。

【炮制】取原药材，除去杂质，用时研粉。

【饮片性状】天然冰片为无色透明或白色半透明的片状松脆结晶；气清香，味辛、凉。龙脑冰片为半透明片块、块状或颗粒状结晶；类白色至淡灰褐色；质松脆，气清香特异，味清凉。

冰片为无色透明或白色半透明的片状松脆结晶。气清香，味辛凉。研制后呈细粉状。

艾片为半透明白色片状、块状或颗粒状结晶。质稍硬而脆，手捻不易碎。气清香，辛辣味浓烈。

【加工与炮制目的】冰片味辛、苦，性微寒，归心、脾、肺经，具有开窍醒神、清热止痛的功能，用于热病神昏、惊厥、中风痰厥、气郁暴厥、中恶昏迷、目赤、口疮、咽喉肿痛、耳道流脓。如治急中风、目瞑牙噤的开关散（《圣济总录》）；治咽喉口齿新久肿痛的冰硼散（《外科正宗》）；治痰结咽喉、咯之不活的冰梅丸（《医经会解》）；治眼赤痛、卒生翳的龙脑膏（《太平圣惠方》）；治臁疮、流黄水发痒的黑灵丹（《海峰验方集》）。

冰片粉碎生用，便于入丸散剂与制剂。

【现代研究】天然冰片和龙脑冰片主含 D- 龙脑；艾片主含 L- 龙脑；合成冰片含龙脑 59.78%～58.93%，异龙脑 38.98%～37.52%，樟脑 2.70%～2.09%。此外，由龙脑香树脂制得的龙脑冰片尚含有葎草烯、石竹烯等倍半萜类成分和齐墩果酸、表珠子酸、积雪草酸、龙脑香醇酮、龙脑香二醇酮、古柯二醇等三萜类成分。

研究显示，3 种冰片改善心肌梗死的药效为艾片＞天然冰片＞合成冰片。

有报道显示，将龙脑樟枝、叶粉碎颗粒长度不超过 10cm，采用高压过热蒸汽（控温 180℃

左右）直接升华提取 35 ～ 40 分钟，用冷凝器使精油、天然冰片、水同时分离，可降低一半的提取时间，得率提高 10%，耗能降低 65%，减少废水排放 99%，产能提高 20 倍。

另外，采用超声波强化水蒸气蒸馏法，挥发油得率可达 1.18%，右旋龙脑的纯度达到 60.6%。而精制超临界萃取法优选的萃取条件为压力 30MPa，温度 45℃，二氧化碳流量 20L/h，萃取时间 90 分钟。

辨析思考 冰片中的樟脑具有一定毒性，对婴幼儿影响较为严重。合成冰片中的异龙脑对肝脏功能有不良影响，故需对安全性、毒效关系进行系统研究。另外，龙脑香科龙脑香主要分布于印度尼西亚的苏门答腊岛，由于大量开采，当地政府已禁止伐树取脑，其资源已经短缺。

据统计，全世界有 100 多种植物的精油中含有龙脑，这些植物分属于 27 科 66 属，其中樟科樟属植物约 250 种，冰片含量较为丰富。我国龙脑资源共有 18 科 33 属 68 种，其中樟属 46 种，樟属的香樟、油樟、阴香等是含有天然冰片的主要种类，对含冰片的植物资源开发具有一定意义。

【贮存】贮于密闭容器中，置于阴凉处。防挥发。

芦 荟

【来源】本品为百合科植物库拉索芦荟 *Aloe barbadensis* Miller、好望角芦荟 *Aloe ferox* Miller 或其他同属近缘植物叶的汁液浓缩干燥物。前者习称"老芦荟"，后者习称"新芦荟"。

【炮制沿革】历代有捣、细研、捣成粉、乳浸、皂角水磨、煨、微煅、炒、蒸和蒸熔等。现行主要的炮制方法为清炒。《中国药典》收载的饮片为芦荟。

【采收】在芦荟叶片生长旺盛期，春、夏、秋季分批收割，一般每 2 个月采收 1 次。每次每株可采割 2 ～ 3 片叶，但要留足上部嫩叶 8 ～ 9 片。采收时，一般从植株下部开始采割成熟叶片，从叶片与茎交接处，用刀从一边割一开口，然后用手撕下，这种采收方法既不伤芦荟植株，又可保持叶片完整。采收的鲜叶应整齐堆放在木箱或竹筐中，避免芦荟叶边缘齿互相刺伤叶片，造成叶汁外流和叶片出现伤斑，影响质量。

【产地加工】割下的叶片，切口向下，直接放于"V"形槽或其他盛器中，取其流出的汁液，干燥即可；也可将叶片洗净，切片，用同量的水煮 3 ～ 4 小时，再用纱布过滤，将滤液浓缩成黏稠状，倒入模型中烘干即可。

【炮制】

1. 芦荟 取原药材，除去杂质，加工成小碎块或研成细粉。

2. 炒芦荟 取净芦荟块，用文火炒至焦黑色为度。

【饮片性状】芦荟为不规则的碎块，棕褐色或墨绿色。质轻而松脆，断面光滑，有玻璃样光泽。有特异性臭气，味极苦。芦荟粉为红褐色无光泽的细粉（库拉索芦荟）或暗褐绿色具光泽的细粉（好望角芦荟）。

炒芦荟表面焦黑色。

【加工与炮制目的】芦荟味苦，性寒，归肝、胃、大肠经，具有清肝热、通便的功能，多生用，用于便秘、小儿疳积、惊风；外治湿癣。如治肝胆实火、头目眩晕的当归龙荟丸（《宣明论方》）；治大便不通的更衣片（《上海市药品标准》）；治小儿疳痢的芦荟丸（《太平圣惠方》）；与大黄同研为末外敷，可治癣疮。芦荟不入汤剂，内服打粉入丸、散，或研末入胶囊。外用可敷用。

炒芦荟药性缓和，功同芦荟。

【现代研究】芦荟含有蒽醌及其苷类、糖类（单糖、多糖及聚合体）、蛋白质、色酮、氨基酸、酶类、维生素、甾体等成分，具有调节免疫、抗氧化、抗溃疡、降血糖、降血脂、保肝、促进伤口愈合、抗癌、抗病毒、抗氧化等药理作用。

芦荟凝胶中多糖含量相比芦荟全叶中多糖含量高出69%～110%；生长期越长，芦荟凝胶中多糖含量与芦荟全叶中多糖含量的差异越大；芦荟全叶中芦荟苷的含量比芦荟凝胶中高出154%～410%，生长初期两者的差异较大，叶皮层中芦荟苷含量明显高于叶肉组织。库拉索芦荟生长期为24个月时多糖含量最高，芦荟多糖和芦荟苷的综合采收指数均达到最高值的采收期应为生长期24个月。

芦荟经不同方法炮制后，总蒽醌含量为醋蒸品＞盐炙品＞醋炙品＞酒炙品＞清炒品＞生品，游离蒽醌含量为醋蒸品＞醋炙品＞盐炙品＞酒炙品＞清炒品＞生品，结合蒽醌含量为生品＞清炒品＞酒炙品＞盐炙品＞醋炙品＞醋蒸品，说明炮制可使结合蒽醌发生水解。游离蒽醌类物质抗菌和抗病毒能力较强；结合蒽醌类物质泻下作用较强。生品中结合蒽醌类含量最高，醋炙品中游离蒽醌的含量最高。

辨析思考 芦荟叶片是否成熟可以通过观察叶肉凝胶的透明度进行判断，叶肉凝胶透明度越低，其有效成分含量越高。

【贮存】置于阴凉干燥处。

青　黛

【来源】本品为爵床科植物马蓝 *Baphicacanthus cusia*（Nees）Bremek.、蓼科植物蓼蓝 *Polygonum tinctorium* Ait. 或十字花科植物菘蓝 *Isatis indigotica* Fort. 的叶或茎叶经加工制得的干燥粉末、团块或颗粒。

【炮制沿革】历代有研、细研、水飞、滚水泡过和炒等。现行主要的炮制方法为制靛后水飞。《中国药典》收载的饮片为青黛。

【采收】

1. 马蓝 采收生长70天后的枝叶，通常还根据叶片的形态判断，以搓揉易碎叶面有隆起的时候（俗称起泡）采收。

2. 蓼蓝 7—8月采叶。9月末至10月上旬种子成熟时，割全草，晒干，脱粒为蓝实。

3. 菘蓝 为两年生草本，夏、秋两季当植株的叶生长茂盛时采收，此时叶片由墨色渐转为青灰白色，手抓发脆并有响声。1年可采叶3次，分别在6月中旬、7月下旬、10月割取，依次称为头刀、二刀、三刀。每次每株采叶2～3枚，留叶柄1～3cm，以利于新叶再生。选晴天收割，去除黄叶、烂叶及杂质，晒干为大青叶。

【产地加工】

1. 浸泡 取鲜茎叶，洗净，拣去杂质，浸入清水池中。浸泡时间因气温而定，一般夏天为2～4天，秋天为7～12天。以叶片松软，搓之即烂，而又未腐烂，浸出液呈绿色为度。茎脱皮时，捞除茎叶渣，及时打靛，防止浸泡液变质。

2. 加工 每50kg茎叶加入石灰4～5kg，充分搅拌。待由乌绿色变为蓝色时，将第1次泡沫打散，待将第2次泡沫打散（为蓝靛泡沫）40～60分钟后，将池中搅出大漩涡，使残留物质集中在池中央，沉淀约15小时，捞取液面泡沫，晒干或烘干即得。

【炮制】**水飞青黛**　取净青黛置于研钵内，加入适量清水，混合研细，再加多量清水，缓缓搅动，使细粉悬浮，倒入另一器皿中，待沉降后，倒去清水，将沉淀物晒干，研细。

【饮片性状】青黛为深蓝色极细粉末、块状，不溶于水；体轻而松，易飞扬，可黏手黏纸。微有草腥气，味淡。

【加工与炮制目的】青黛味咸，性寒，归肝、胃经，具有清热解毒、凉血的功能。外用治口腔炎、扁桃体炎等；内服治肺热咳嗽、斑疹、吐血、咯血。如治肺经咳嗽、热痰的青黛海石丸（《症因脉治》）；治肝热犯肺、头晕耳鸣、咳痰带血、咽喉不利、胸胁作痛的青蛤丸（《卫生鸿宝》）；治温病或温病化热、邪入营分、身热不退、皮肤斑疹的消斑青黛饮（《伤寒六书》）；治口舌生疮、咽疮肿痛的青黛散（《杂病源流犀烛》）。

水飞净制可除去石灰等杂质，净化药物，也可用作拌衣的材料。

【现代研究】青黛含有吲哚类生物碱，如靛玉红、靛蓝、异靛蓝、靛红（吲哚醌）等，还含有喹啉类生物碱（色胺酮）、十九烷、谷甾醇等成分。其中有机成分仅占总成分的10%左右，90%为无机成分，大部分为碳酸钙，并含有少量的二氧化硅，其中无机元素有钙、镁、硅、铁、钛、钠、铜、硼，并检测出含有砷和铅。

青黛因其原植物基源、产地及其制备方法不同，其所含化学成分有一定的差异。如文献报道，江西一些饮片含靛蓝量为1.68%～4.16%，个别"靛花"的含量为6.36%，而一般饮片含靛蓝量为0.36%～4.13%，个别"靛花"的含量为8.27%。又如从蓼蓝及马蓝原药材炮制加工的青黛，前者分离出 N- 苯基 -2- 萘胺、β- 谷甾醇和虫漆蜡醇，后者分离出异靛化合物。

马蓝茎叶浸泡过程中吲哚苷释放呈先升后降趋势，并伴随 β- 葡萄糖苷酶的催化水解。不同青黛炮制品中，靛玉红的含量为水飞＞泡制＞炒制＞细粉＞粗粉。

辨析思考　在青黛生产过程中，加入的石灰提供碱性环境，使吲哚酚发生缩合氧化反应，生成靛蓝等成分，而靛蓝和靛玉红体轻且难溶于水，可依附于碳酸钙的晶体表面，作为靛蓝与靛玉红的载体。因此，青黛中会混有大量石灰，对消化道产生刺激，影响其临床疗效，水飞净制能够减少石灰等杂质含量。青黛的加工还涉及发酵过程，需进一步明确发酵菌种和控制工艺。

【贮存】置于干燥处。

珍　珠

【来源】本品为珍珠贝科动物马氏珍珠贝 *Pteria martensii*（Dunker）、蚌科动物三角帆蚌 *Hyriopsis cumingii*（Lea）或褶纹冠蚌 *Cristaria plicata*（Leach）等双壳类动物受刺激而形成。

【历史沿革】历代有研粉、豆腐蒸、水飞、牡蛎煮、人乳浸后煮和豆腐煮法等。现行主要的炮制方法有豆腐煮、水飞、磨粉、超微粉碎。《中国药典》收载的饮片为珍珠、珍珠粉。

【采收】人工养殖的珍珠一般在接种后养殖2～3年，10—12月采收。天然珍珠全年可采，以12月为多。

【产地加工】捞取珠蚌，剖取珍珠，洗净，干燥。

【炮制】

1.珍珠　取原药材，除去杂质，洗净，晾干。

2.珍珠粉　取原药材，洗净污垢（垢重者，可先用碱水洗涤，再用清水漂去碱性），用纱布包好，再将豆腐置于砂锅或铜锅内，一般300g珍珠用两块250g重的豆腐，下垫一块，上盖一块，加清水淹没豆腐寸许，煮制2小时，至豆腐呈蜂窝状为止。取出，去豆腐，用清水洗净晒干，研细过筛，再用冷水水飞至舌舔无渣感为度。取出放入铺好纸的竹筐内晒干或烘干，再研细。

【饮片性状】珍珠呈球形、长圆形、卵圆形等。表面类白色、浅粉红色，光滑或微有凹凸，具特有的彩色珠光。质坚硬，破碎面显层纹。气微，味淡。

珍珠粉为类白色粉末，无光点，质重。气微腥，味微咸，尝之无渣。

【加工与炮制目的】珍珠味甘、咸，性寒，归心、肝经，具有安神定惊、明目退翳、解毒生肌的功能，用于惊悸失眠、惊风癫痫、目生云翳、疮疡不敛。如治小儿惊啼的真珠丸（《圣济总录》）；治口内诸疮的珍宝散（《丹台玉案》）。

珍珠质地坚硬，不溶于水，所以要水飞成极细粉，才能被人体吸收。做过装饰品的珍珠（习称"花珠"）外有油腻，必须用豆腐煮制，令其洁净。

【现代研究】珍珠主要含有碳酸钙、有机钙、碳酸镁、肽类、氨基酸、磷酸钙，锌、锰、铜、铁、硒、锗等微量元素，以及维生素、牛磺酸等。

有研究报道，珍珠各炮制品中总氨基酸含量为豆浆煮水飞珍珠＞豆腐煮水飞珍珠＞牛乳煮水飞珍珠＞水飞珍珠＞炒爆研细珍珠。前4个品种均含17种以上氨基酸，其中以甘氨酸和丙氨酸的含量最多，天冬氨酸、丝氨酸、精氨酸次之，炒爆研细珍珠在炒制过程中由于温度较高，部分氨基酸可能被破坏。

辨析思考 珍珠母在异物和自体退化组织的刺激下，分泌黏液质包裹异物而形成珍珠。从其形成机制上看，其内所含成分应以蛋白、黏多糖类为主，但现有研究主要关注了钙质组分，而其明目退翳、解毒生肌功效的物质基础尚不清晰。另外，传统多用水飞法制极细粉用于眼科，豆腐煮制的用意尚需进一步阐释。

【贮存】贮于干燥容器内，炮制品密闭，置于干燥处。

蛋黄馏油

【来源】本品为雉科动物家鸡 *Gallus gallus domesticus* Brisson 的蛋煮熟后的蛋黄干馏裂解出的油状物。

【历史沿革】历代有煮取蛋黄熬法、炒取油和炒法等。现行主要的炮制方法为干馏法。《中国药典》未收载。

【炮制】**蛋黄馏油** 鸡蛋煮熟后，取蛋黄置于锅内，以文火加热，除尽水分后用武火加热，至蛋黄油出尽为止，滤尽蛋黄油装瓶备用。在操作中主要掌握先文火使水分蒸发，后武火（280℃）析出油为度。

【饮片性状】蛋黄馏油为油状液体，具青黄色荧光。

【加工与炮制目的】蛋黄馏油味甘，性平，归心、肾经，具有清热解毒、敛疮生肌的功能，用于烫火伤、脓耳、湿疹、皮肤瘙痒、溃疡久不收口、疮痔疬癣、手足皲裂、外伤、诸虫疮毒等证。

【现代研究】蛋黄馏油主要含有磷脂（主要为卵磷脂）、脂肪酸、胆甾醇、叶酸、胡萝卜素及钙、磷、铁等无机元素。

气相层析结果表明，蛋黄油和蛋黄主要含有油酸、棕榈酸、亚油酸、棕榈油酸及其他饱和或不饱和脂肪酸。不同方法制备的蛋黄油虽有差异，但各种主要脂肪酸含量所占比例大致相同，尤其是干馏法和烘法制品，说明干馏法和烘法的炮制过程对蛋黄中脂肪酸成分影响不大。烘法和干馏法制品脂肪油含量均为97.0%以上，三氯甲烷提取法制品含量为88.9%，说明加热对脂肪油溶出有一定的影响。

传统炮制蛋黄油的方法为干馏法，加热温度为 260～280℃，近年来广泛应用的烘法温度也在 280℃左右。在此高温下，蛋黄中的蛋白类及其他成分可能发生分解，产生新的成分。有研究报道，在不同炮制品中检出磷脂酰乙醇胺、磷脂酸等磷脂成分，但药效实验证明总磷脂量的多少与蛋黄馏油的药理作用没有明显关系。另有报道显示，从蛋黄油碱性部分中可分离得到 9 种抗丝状菌活性成分，如纳尔哈尔满、哈尔满、3- 烷基吡啶及烷基苯并咪唑等芳杂环衍生物。研究表明，蛋黄油具有抗过敏、抗真菌的作用。

【贮存】装瓶，置于阴凉处。

黑豆馏油

【来源】本品由豆科植物黑大豆 *Glycine max*（L.）Merr. 的种子经干馏制得。

【历史沿革】清代有黑豆装罐火烧法。现行主要的炮制方法为干馏法。《中国药典》未收载。

【炮制】**黑豆馏油**　取净大豆，轧成颗粒，装入砂质壶中 2/3 处，盖好，用黏土泥密封壶盖及壶口周围，置于炉火上干馏，另在壶嘴上接一薄铁制成的冷凝器及接收瓶（连接处亦需密封），可得到黑色黏稠液体，即为传统粗制黑豆馏油。若进一步精制，则将粗制品放在分液漏斗内，静置 20～30 分钟分层，上层是馏油，下层为水和水溶性混合物，弃掉下层。取上层馏油置于蒸馏瓶内，于水浴上蒸馏，温度保持在 80～100℃，约蒸 30 分钟，蒸馏出来的是淡黄色透明液，为干馏油中的挥发性物质，临床验证无效，而留在蒸馏瓶中的残液（黑色而有光泽的浓稠物）可供临床应用。

【饮片性状】黑豆馏油为黑色、有光泽的浓稠液体，气焦臭。

【加工与炮制目的】黑豆馏油具有清热、利湿、收敛的功能，可用于牛皮癣、湿疹、神经性皮炎等。

【现代研究】从大豆干馏所得的油层用乙醚提取并按酸碱梯度分离，碱性部分得到吡啶、烷基吡啶、α- 吡考啉、喹啉、喹那啶、苯胺等；酸性部分得到石炭酸、多种煤酚、丁酸、戊酸、甲酸、乙酸等，其中石炭酸和乙酸的含量最高。

另有报道称，在脱脂大豆 400～450℃干馏物的碱性部分中分离得到纳尔哈尔满、哈尔满、菲啶及苯并喹啉等。气质联用法对黑豆馏油中黄油的挥发性成分进行分析，结果显示分离 47 个峰，鉴定了 30 个化合物，占其挥发油总相对含量的 62.01%，包括酮类、杂环类、酸类、苯酚类、酰胺类、吡咯类等 13 类化合物，其主要组分有 5,10- 二乙氧基 -2,3,7,8- 四氢 -1H,6H- 二吡咯，[1,2-α,1',2'-d]吡嗪、4- 氨基苯酚、己内酰胺、2-（1- 甲丙基）- 双环［2,2,1］庚烷等。

研究表明，大豆干馏物具有抗过敏、抗真菌、消炎、止痒、止痛及促进伤口愈合等作用。黑豆馏油凝胶可抑制二甲苯所致小鼠耳肿胀，对小鼠体重增长、胸腺重量没有影响。黑豆馏油凝胶对与皮炎、湿疹类疾病联系紧密的金黄色葡萄球菌、表皮葡萄球菌、大肠埃希菌均有抑制作用。

辨析思考　黑豆馏油治疗皮肤病刺激性小，疗效稳定，治疗范围广，安全可靠，但缺点是传统方法制备的黑豆馏油气味浓重，易污染衣物。随着技术进步，目前已开发出黑豆馏油软膏，黑豆馏油凝胶等不同的现代制剂。通过研究黑豆馏油中的有效成分或改进制作方法来改良馏油性状，将会提高其使用的便利性。

【贮存】装瓶，置于阴凉处。

索 引

主要参考文献

［1］张仲景.伤寒论［M］.北京：人民卫生出版社，1956.

［2］张仲景.金匮要略方论［M］.北京：人民卫生出版社，1955.

［3］雷敩.雷公炮炙论［M］.南京：江苏科学技术出版社，1985.

［4］太平惠民和剂局.太平惠民和剂局方［M］.刘景源，整理.北京：人民卫生出版社，2007.

［5］赵佶.圣济总录［M］.北京：人民卫生出版社，1962.

［6］王怀隐.太平圣惠方［M］.北京：人民卫生出版社，1958.

［7］李时珍.本草纲目［M］.北京：人民卫生出版社，1957.

［8］朱橚.普济方［M］.北京：人民卫生出版社，1959.

［9］陈嘉谟.本草蒙筌［M］.北京：中医古籍出版社，2008.

［10］徐大椿.医学源流论［M］.北京：人民卫生出版社，2007.

［11］顾世澄.疡医大全［M］.北京：中国中医药出版社，1996.

［12］赵学敏.本草纲目拾遗［M］.北京：人民卫生出版社，1957.

［13］金世元，王琦.中药饮片炮制研究与临床应用［M］.北京：化学工业出版社，2004.

［14］叶定江.中药炮制学［M］.上海：上海科学技术出版社，1996.

［15］蔡宝昌.中药炮制学［M］.北京：中国中医药出版社，2008.

［16］龚千锋.中药炮制学［M］.北京：中国中医药出版社，2016.

［17］王秋红，张世臣.历代中药炮制沿革［M］.北京：中国中医药出版社，2018.

［18］吴皓，李飞.中药炮制学［M］.北京：人民卫生出版社，2019.

［19］龙全江.中药材加工学［M］.北京：中国中医药出版社，2010.

［20］卫莹芳.中药材采收加工及贮运技术［M］.北京：中国医药科技出版社，2007.

［21］陈随清，秦民坚.中药材加工与养护学［M］北京：中国中医药出版社，2013.

［22］秦民坚，郭玉海.中药采收加工学［M］.北京：中国林业出版社，2008.

［23］张炳鑫.中药饮片切制工艺学［M］.北京：中国医药科技出版社，1998.

［24］王世清.中药加工、贮藏与养护［M］.北京：中国中医药出版社，2006.

［25］李典友.常见中草药高效种植与采收加工［M］.郑州：河南科学技术出版社，2019.

［26］谢晓亮，杨太新.中药材栽培实用技术500问［M］.北京：中国医药科技出版社，2015.

［27］鲍子云.宁夏中部干旱带高效节水特色农业综合生产技术［M］.银川：宁夏人民出版社，2018.

［28］卢先明.中药商品学［M］.北京：中国中医药出版社，2014.

［29］解军波，张彦青，桑林涛.中药材及饮片鉴定知识与方法［M］.北京：中国科学技术出版社，2015.

［30］周海平.中药临床应用［M］.北京：人民军医出版社，2007.

［31］国家药典委员会.中华人民共和国药典［M］.北京：中国医药科技出版社，2020.

全国中医药行业高等教育"十四五"规划教材

全国高等中医药院校规划教材（第十一版）

教材目录（第一批）

注：凡标☆号者为"核心示范教材"。

（一）中医学类专业

序号	书 名	主 编		主编所在单位	
1	中国医学史	郭宏伟	徐江雁	黑龙江中医药大学	河南中医药大学
2	医古文	王育林	李亚军	北京中医药大学	陕西中医药大学
3	大学语文	黄作阵		北京中医药大学	
4	中医基础理论☆	郑洪新	杨 柱	辽宁中医药大学	贵州中医药大学
5	中医诊断学☆	李灿东	方朝义	福建中医药大学	河北中医学院
6	中药学☆	钟赣生	杨柏灿	北京中医药大学	上海中医药大学
7	方剂学☆	李 冀	左铮云	黑龙江中医药大学	江西中医药大学
8	内经选读☆	翟双庆	黎敬波	北京中医药大学	广州中医药大学
9	伤寒论选读☆	王庆国	周春祥	北京中医药大学	南京中医药大学
10	金匮要略☆	范永升	姜德友	浙江中医药大学	黑龙江中医药大学
11	温病学☆	谷晓红	马 健	北京中医药大学	南京中医药大学
12	中医内科学☆	吴勉华	石 岩	南京中医药大学	辽宁中医药大学
13	中医外科学☆	陈红风		上海中医药大学	
14	中医妇科学☆	冯晓玲	张婷婷	黑龙江中医药大学	上海中医药大学
15	中医儿科学☆	赵 霞	李新民	南京中医药大学	天津中医药大学
16	中医骨伤科学☆	黄桂成	王拥军	南京中医药大学	上海中医药大学
17	中医眼科学	彭清华		湖南中医药大学	
18	中医耳鼻咽喉科学	刘 蓬		广州中医药大学	
19	中医急诊学☆	刘清泉	方邦江	首都医科大学	上海中医药大学
20	中医各家学说☆	尚 力	戴 铭	上海中医药大学	广西中医药大学
21	针灸学☆	梁繁荣	王 华	成都中医药大学	湖北中医药大学
22	推拿学☆	房 敏	王金贵	上海中医药大学	天津中医药大学
23	中医养生学	马烈光	章德林	成都中医药大学	江西中医药大学
24	中医药膳学	谢梦洲	朱天民	湖南中医药大学	成都中医药大学
25	中医食疗学	施洪飞	方 泓	南京中医药大学	上海中医药大学
26	中医气功学	章文春	魏玉龙	江西中医药大学	北京中医药大学
27	细胞生物学	赵宗江	高碧珍	北京中医药大学	福建中医药大学

序号	书　名	主　编		主编所在单位	
28	人体解剖学	邵水金		上海中医药大学	
29	组织学与胚胎学	周忠光	汪　涛	黑龙江中医药大学	天津中医药大学
30	生物化学	唐炳华		北京中医药大学	
31	生理学	赵铁建	朱大诚	广西中医药大学	江西中医药大学
32	病理学	刘春英	高维娟	辽宁中医药大学	河北中医学院
33	免疫学基础与病原生物学	袁嘉丽	刘永琦	云南中医药大学	甘肃中医药大学
34	预防医学	史周华		山东中医药大学	
35	药理学	张硕峰	方晓艳	北京中医药大学	河南中医药大学
36	诊断学	詹华奎		成都中医药大学	
37	医学影像学	侯　键	许茂盛	成都中医药大学	浙江中医药大学
38	内科学	潘　涛	戴爱国	南京中医药大学	湖南中医药大学
39	外科学	谢建兴		广州中医药大学	
40	中西医文献检索	林丹红	孙　玲	福建中医药大学	湖北中医药大学
41	中医疫病学	张伯礼	吕文亮	天津中医药大学	湖北中医药大学
42	中医文化学	张其成	臧守虎	北京中医药大学	山东中医药大学

（二）针灸推拿学专业

序号	书　名	主　编		主编所在单位	
43	局部解剖学	姜国华	李义凯	黑龙江中医药大学	南方医科大学
44	经络腧穴学☆	沈雪勇	刘存志	上海中医药大学	北京中医药大学
45	刺法灸法学☆	王富春	岳增辉	长春中医药大学	湖南中医药大学
46	针灸治疗学☆	高树中	冀来喜	山东中医药大学	山西中医药大学
47	各家针灸学说	高希言	王　威	河南中医药大学	辽宁中医药大学
48	针灸医籍选读	常小荣	张建斌	湖南中医药大学	南京中医药大学
49	实验针灸学	郭　义		天津中医药大学	
50	推拿手法学☆	周运峰		河南中医药大学	
51	推拿功法学☆	吕立江		浙江中医药大学	
52	推拿治疗学☆	井夫杰	杨永刚	山东中医药大学	长春中医药大学
53	小儿推拿学	刘明军	邰先桃	长春中医药大学	云南中医药大学

（三）中西医临床医学专业

序号	书　名	主　编		主编所在单位	
54	中外医学史	王振国	徐建云	山东中医药大学	南京中医药大学
55	中西医结合内科学	陈志强	杨文明	河北中医学院	安徽中医药大学
56	中西医结合外科学	何清湖		湖南中医药大学	
57	中西医结合妇产科学	杜惠兰		河北中医学院	
58	中西医结合儿科学	王雪峰	郑　健	辽宁中医药大学	福建中医药大学
59	中西医结合骨伤科学	詹红生	刘　军	上海中医药大学	广州中医药大学
60	中西医结合眼科学	段俊国	毕宏生	成都中医药大学	山东中医药大学
61	中西医结合耳鼻咽喉科学	张勤修	陈文勇	成都中医药大学	广州中医药大学
62	中西医结合口腔科学	谭　劲		湖南中医药大学	

（四）中药学类专业

序号	书名	主编	主编所在单位	
63	中医学基础	陈晶　程海波	黑龙江中医药大学	南京中医药大学
64	高等数学	李秀昌　邵建华	长春中医药大学	上海中医药大学
65	中医药统计学	何雁	江西中医药大学	
66	物理学	章新友　侯俊玲	江西中医药大学	北京中医药大学
67	无机化学	杨怀霞　吴培云	河南中医药大学	安徽中医药大学
68	有机化学	林辉	广州中医药大学	
69	分析化学（上）（化学分析）	张凌	江西中医药大学	
70	分析化学（下）（仪器分析）	王淑美	广东药科大学	
71	物理化学	刘雄　王颖莉	甘肃中医药大学	山西中医药大学
72	临床中药学☆	周祯祥　唐德才	湖北中医药大学	南京中医药大学
73	方剂学	贾波　许二平	成都中医药大学	河南中医药大学
74	中药药剂学☆	杨明	江西中医药大学	
75	中药鉴定学☆	康廷国　闫永红	辽宁中医药大学	北京中医药大学
76	中药药理学☆	彭成	成都中医药大学	
77	中药拉丁语	李峰　马琳	山东中医药大学	天津中医药大学
78	药用植物学☆	刘春生　谷巍	北京中医药大学	南京中医药大学
79	中药炮制学☆	钟凌云	江西中医药大学	
80	中药分析学☆	梁生旺　张彤	广东药科大学	上海中医药大学
81	中药化学☆	匡海学　冯卫生	黑龙江中医药大学	河南中医药大学
82	中药制药工程原理与设备	周长征	山东中医药大学	
83	药事管理学☆	刘红宁	江西中医药大学	
84	本草典籍选读	彭代银　陈仁寿	安徽中医药大学	南京中医药大学
85	中药制药分离工程	朱卫丰	江西中医药大学	
86	中药制药设备与车间设计	李正	天津中医药大学	
87	药用植物栽培学	张永清	山东中医药大学	
88	中药资源学	马云桐	成都中医药大学	
89	中药产品与开发	孟宪生	辽宁中医药大学	
90	中药加工与炮制学	王秋红	广东药科大学	
91	人体形态学	武煜明　游言文	云南中医药大学	河南中医药大学
92	生理学基础	于远望	陕西中医药大学	
93	病理学基础	王谦	北京中医药大学	

（五）护理学专业

序号	书名	主编	主编所在单位	
94	中医护理学基础	徐桂华　胡慧	南京中医药大学	湖北中医药大学
95	护理学导论	穆欣　马小琴	黑龙江中医药大学	浙江中医药大学
96	护理学基础	杨巧菊	河南中医药大学	
97	护理专业英语	刘红霞　刘娅	北京中医药大学	湖北中医药大学
98	护理美学	余雨枫	成都中医药大学	
99	健康评估	阚丽君　张玉芳	黑龙江中医药大学	山东中医药大学

序号	书名	主编		主编所在单位	
100	护理心理学	郝玉芳		北京中医药大学	
101	护理伦理学	崔瑞兰		山东中医药大学	
102	内科护理学	陈 燕	孙志岭	湖南中医药大学	南京中医药大学
103	外科护理学	陆静波	蔡恩丽	上海中医药大学	云南中医药大学
104	妇产科护理学	冯 进	王丽芹	湖南中医药大学	黑龙江中医药大学
105	儿科护理学	肖洪玲	陈偶英	安徽中医药大学	湖南中医药大学
106	五官科护理学	喻京生		湖南中医药大学	
107	老年护理学	王 燕	高 静	天津中医药大学	成都中医药大学
108	急救护理学	吕 静	卢根娣	长春中医药大学	上海中医药大学
109	康复护理学	陈锦秀	汤继芹	福建中医药大学	山东中医药大学
110	社区护理学	沈翠珍	王诗源	浙江中医药大学	山东中医药大学
111	中医临床护理学	裘秀月	刘建军	浙江中医药大学	江西中医药大学
112	护理管理学	全小明	柏亚妹	广州中医药大学	南京中医药大学
113	医学营养学	聂 宏	李艳玲	黑龙江中医药大学	天津中医药大学

（六）公共课

序号	书名	主编		主编所在单位	
114	中医学概论	储全根	胡志希	安徽中医药大学	湖南中医药大学
115	传统体育	吴志坤	邵玉萍	上海中医药大学	湖北中医药大学
116	科研思路与方法	刘 涛	商洪才	南京中医药大学	北京中医药大学

（七）中医骨伤科学专业

序号	书名	主编		主编所在单位	
117	中医骨伤科学基础	李 楠	李 刚	福建中医药大学	山东中医药大学
118	骨伤解剖学	侯德才	姜国华	辽宁中医药大学	黑龙江中医药大学
119	骨伤影像学	栾金红	郭会利	黑龙江中医药大学	河南中医药大学洛阳平乐正骨学院
120	中医正骨学	冷向阳	马 勇	长春中医药大学	南京中医药大学
121	中医筋伤学	周红海	于 栋	广西中医药大学	北京中医药大学
122	中医骨病学	徐展望	郑福增	山东中医药大学	河南中医药大学
123	创伤急救学	毕荣修	李无阴	山东中医药大学	河南中医药大学洛阳平乐正骨学院
124	骨伤手术学	童培建	曾意荣	浙江中医药大学	广州中医药大学

（八）中医养生学专业

序号	书名	主编		主编所在单位	
125	中医养生文献学	蒋力生	王 平	江西中医药大学	湖北中医药大学
126	中医治未病学概论	陈涤平		南京中医药大学	